27-09-2002

D1652703

Handbuch
Herz und Kreislauf

STIFTUNG WARENTEST

**In Zusammenarbeit mit
Annette Bopp**

ZU DIESEM BUCH

Herz-Kreislauf-Erkrankungen sind zur Todesursache Nr. 1 in Deutschland geworden – eine Entwicklung, die sich auch weiterhin fortsetzt.

Dabei muß man sich vor Augen führen, daß es in den meisten Fällen „hausgemachte" Ursachen sind, die zu einer Erkrankung oder zu einem lebensbedrohlichen oder gar tödlichen Verlauf führen. Viele Verbraucher stehen deshalb vor der Frage, was sie selbst zur Bewahrung ihrer Gesundheit tun können und welche finanziellen Aufwendungen für Kuren oder frei verkäufliche Arzneimittel Aussicht auf Erfolg versprechen.

Mit dem vorliegenden Buch wollen wir die Ursachen der wichtigsten Herz-Kreislauf-Erkrankungen darstellen, ihre Auswirkungen erläutern und vor allen Dingen zu der Erkenntnis beitragen, daß und wie Sie Ihr Leben ändern müssen und können, wenn Sie zu einer der Risikogruppen gehören. Nicht der belehrende Zeigefinger ist unser Ziel, sondern Sie in Ihrem Willen zu bestärken, für sich selbst Verantwortung zu übernehmen.

Wir beschäftigen uns aber in dem Buch nicht nur mit der Prävention – sicherlich einer der „billigsten" Wege, Erkrankungen oftmals zu vermeiden –, sondern informieren auch darüber, wie sich behandlungsbedürftige Situationen erkennen lassen, denn viele Krankheitsverläufe würden weniger schwerwiegend sein, wenn die Betroffenen rechtzeitig und richtig behandelt worden wären.

In jedem Fall aber gilt, daß es nicht ausreicht, Medikamente zu nehmen und im übrigen den alten Lebensstil beizubehalten. Das mag dem Umsatz der Pharmaindustrie dienen, Ihrer Gesundheit auf Dauer aber mit Sicherheit nicht.

Erkrankungen des Herzens und des Kreislaufs machen Angst. Angst vor der Behandlung, aber auch vor der Zukunft. Deshalb ist es ein wichtiges Ziel dieses Buches, Behandlungs- und Operationsmethoden zu schildern und darzustellen, wie das Leben „danach" aussieht und was die Betroffenen tun können, ihr Leben neu zu gestalten und in den Griff zu bekommen.

Dazu gehören auch praktische Ratschläge, zum Beispiel wie eine Rehabilitationsmaßnahme zu beantragen, eine Klinik zu finden, wie die Wiedereingliederung in das Berufsleben zu bewerkstelligen ist beziehungsweise welche anderen Alternativen es gibt, wann ein Schwerbehindertenausweis in Frage kommt, mit welchen Auswirkungen er verbunden ist und ähnliche Hilfen und Informationen mehr.

Ein Adressenteil informiert über wichtige und hilfreiche Anlauf- und Informationsstellen für Betroffene und ihre Angehörigen: über Kontaktstellen für ambulante Herzgruppen bis hin zu einschlägigen Reha-Kliniken.

Das Buch ist für Laien geschrieben, für Menschen also, denen medizinisches Wissen nicht geläufig ist. Um der Verständlichkeit und Nachvollziehbarkeit willen ist vielleicht manches, was Medizinern unverzichtbar erscheint, auf der Strecke geblieben – unseres Erachtens aber in einem Rahmen, der vertretbar ist, zumal das Buch natürlich nicht den Arzt ersetzen kann und soll.

ABBILDUNGSNACHWEIS

Lennart Nilsson, ©Boehringer Ingelheim International GmbH:
S. 22, 52, 62, 68, 105, 174, 180, 184, 230.
Science Photo Library/Focus, Hamburg: S. 15.
Deutsches Herzzentrum Berlin: S. 78/79, 90 (oben), 130/131, 166, 180, 214, 218, 227.
Universitätskrankenhaus Hamburg-Eppendorf: S. 135.
Universitätsklinikum Berlin-Steglitz: S. 158.
Minden Pharma GmbH: S. 90 (unten).

Der Abdruck der Adressen im Anhang erfolgte mit freundlicher Genehmigung der
Deutschen Herzstiftung e.V., Frankfurt,
des E. Theo Hofmann Verlags, Frankfurt und
der Stiftung Deutsche Schlaganfall-Hilfe.

IMPRESSUM

HERAUSGEBER UND VERLAG:
STIFTUNG WARENTEST
Lützowplatz 11-13, 10785 Berlin
Telefon: 0 30/26 31-0
Telefax: 0 30/26 31-24 22

VORSTAND:
Dr. jur. Werner Brinkmann

**WEITERE MITGLIEDER
DER GESCHÄFTSLEITUNG:**
Dr. Hans-Dieter Lösenbeck (Publikationen)
Prof. Dr. Carl-Heinz Moritz (Dienstleistungen,
Planung, Marketing)
Dr.-Ing. Peter Sieber (Warentest)

AUTORIN:
Diplom-Biologin Annette Bopp

FACHLICHE BERATUNG:
Prof. Dr. Manfred Anlauf
Prof. Dr. Hans Christoph Diener
Prof. Dr. Eckart Fleck
Joachim Fox
Dr. Gerd Glaeske
Prof. Dr. Max J. Halhuber
Frau Dr. Carola Halhuber
PD Dr. Christian Hamm
Dr. Jochen Jordan
Prof. Dr. Peter Kalmar
Dr. Helmut Oswald
Dr. Michael M. Ritter
Prof. Dr. Helmut Rottka
Prof. Dr. Peter S. Schönhöfer
Dr. Magnus Schraudolph
Prof. Dr. Klaus Peter Schüren
Prof. Dr. Peter Schwandt
Frau Prof. Dr. E. Steinhagen-Thiessen
Prof. Dr. Klaus Quiring

LEKTORAT:
Ingrid Burghardt-Falke

LEKTORATSASSISTENZ:
Petra Gottschalk

LAYOUT/BILDREDAKTION:
Karin Siemoneit

HERSTELLUNG:
Karin Siemoneit, Kerstin Uhlig

TITEL:
Gestaltung: Christian Braunwald,
Lutz-Olaf Walter, Berlin,
unter Verwendung einer Abbildung von
Frank Geisler, Berlin

ILLUSTRATIONEN:
Medizinische Zeichnungen:
Frank Geisler, Berlin
Cartoons: Johann Kiefersauer, Berlin

SATZ:
Type-Design GmbH, Berlin

DRUCK:
westermann druck GmbH, Braunschweig

VERTRIEB:
ZENIT-PRESSEVERTRIEB, Stuttgart

EINZELBESTELLUNG:
STIFTUNG WARENTEST
Vertrieb
Postfach 81 06 60
70523 Stuttgart
Telefon: 07 11/72 52-1 90
Telefax: 07 11/72 52-3 40

© 1996 by STIFTUNG WARENTEST, Berlin
2. aktualisierte Neuauflage

Alle Rechte vorbehalten. Ohne Genehmigung der Herausgeberin ist es nicht gestattet, das Buch oder Teile daraus nachzudrucken, auf fototechnischem Weg zu vervielfältigen, zu übersetzen oder in elektronische Systeme einzuspeisen.

ISBN-Nr. 3-924286-94-9

INHALT

ANATOMISCHE GRUNDLAGEN

HERZ UND BLUTGEFÄSSE ... 12
DER KREISLAUF ... 13
DAS HERZ ... 14
Wo sitzt das Herz? ... 14
Wie ist das Herz aufgebaut? ... 14
Die Herzklappen ... 17
Wie funktioniert das Herz? ... 19
Was reguliert den Herzschlag? ... 19
DIE ARTERIEN ... 20
DIE VENEN ... 20
DIE HERZKRANZGEFÄSSE ... 21

HERZ-KREISLAUF-ERKRANKUNGEN

ARTERIOSKLEROSE ... 22
DIE BLUTFETTE ... 25
Die Triglyzeride ... 25
Das Cholesterin ... 27
Wie kommt das Fett ins Blut? ... 27
High density lipoproteins – HDL ... 28
Low density lipoproteins – LDL ... 28
Very low density lipoproteins – VLDL ... 28
Chylomikronen ... 29
Lipoprotein(a) ... 29
Wie werden die Blutfettwerte gemessen? ... 30
Wie hoch sollen die Blutfettwerte sein? ... 30
Cholesterin gesenkt - Herzinfarkt abgewendet? ... 35
WIE DIE ABLAGERUNGEN IN DEN BLUTGEFÄSSEN ENTSTEHEN ... 36
VERERBTE FETTSTOFFWECHSELSTÖRUNGEN ... 37
Filter fürs Blut – die Apherese-Technik ... 38
WIE SIE EINER ARTERIOSKLEROSE VORBEUGEN KÖNNEN ... 38
Blutfette senken: Schlemmen ohne Reue ... 39
Wer rastet, der rostet ... 48
Ohne Rauch geht´s auch ... 50

BLUTHOCHDRUCK ... 52
ANZEICHEN FÜR BLUTHOCHDRUCK ... 53
WIE ENTSTEHT BLUTHOCHDRUCK? ... 54

INHALT

WIE WIRD DER BLUTDRUCK GEMESSEN?	54
Blutdruckselbstmeßgeräte	57
WIE HOCH DARF DER BLUTDRUCK SEIN?	58
WIE KÖNNEN SIE BLUTHOCHDRUCK VORBEUGEN?	58
WIE WIRD BLUTHOCHDRUCK BEHANDELT?	58
Blutdruck senken ohne Medikamente	59
Medikamente gegen zu hohen Blutdruck	60
THROMBOSEN	62
WIE ENTSTEHT EIN THROMBUS?	63
ANZEICHEN FÜR EINE THROMBOSE	64
FOLGEN EINER THROMBOSE	65
BEHANDLUNGSMÖGLICHKEITEN FÜR THROMBOSEN	65
Die medikamentöse Thrombolyse	65
Blutgerinnsel operativ entfernen	66
WIE SIE EINER THROMBOSE VORBEUGEN KÖNNEN	66

DIE FOLGEN VON HERZ-KREISLAUF-ERKRANKUNGEN

DURCHBLUTUNGSSTÖRUNGEN AM HERZEN *(Koronare Herzkrankheit, KHK)*	68
ANGINA PECTORIS	70
Anzeichen für Angina pectoris	70
Stabile und instabile Angina pectoris	72
Wie wird Angina pectoris behandelt?	72
BEIM ARZT	73
Was der Arzt Sie fragen wird	73
Die körperliche Untersuchung	76
Das EKG	77
Herzuntersuchungen mit Ultraschall	81
Pumpleistung und Durchblutung des Herzmuskels sichtbar machen	84
Die Koronar-Angiographie: Wie sehen die Herzarterien aus?	85
Leben mit der Diagnose: „Sie haben ein krankes Herz!"	92
WENN DAS HERZ ZUM VENTIL FÜR DIE SEELE WIRD	93
NIEMAND SORGT SO GUT FÜR SIE WIE SIE SELBST	95
Verschiedene Entspannungstechniken	96
DER HERZINFARKT	98
Was ist ein Herzinfarkt?	100
Anzeichen eines Herzinfarkts	101

INHALT

Erste Hilfe bei Herzinfarkt *101*
Im Krankenhaus *103*
Wann dürfen Sie wieder aufstehen? *108*
So weitermachen wie bisher? *108*
Die Anschlußheilbehandlung: In der Reha-Klinik *110*
Wieder zu Hause *117*
Zurück in den Beruf *118*
Wo sollten Sie Urlaub machen? *120*
Dem Rückfall vorbeugen *121*
Die Liebe nach dem Herzinfarkt *124*
BEHANDLUNG VON DURCHBLUTUNGSSTÖRUNGEN AM HERZEN *126*
Die Ballon-Dilatation *127*
Blutgefäße öffnen mit Laser-Licht *133*
Plaques mit dem Bohrkopf wegraspeln *134*
Der Stent – Drahtkorsett für die Ader *134*
Die Bypass-Operation *136*
Medikamente *152*
FRAUENHERZEN SCHLAGEN ANDERS *152*
Was ist bei Frauen anders als bei Männern? *153*
Zweierlei Maß? *154*
Was tun? *154*
Auch Frauen brauchen Reha-Maßnahmen *155*
Was müssen Frauen beachten? *156*
Können Östrogen-Pillen nach den Wechseljahren Frauen
vor dem Herzinfarkt schützen? *156*
Steigert die „Pille" das Risiko für Herz-Kreislauf-Krankheiten? *157*

HERZRHYTHMUSSTÖRUNGEN *158*
WENN DAS HERZ ZU SCHNELL SCHLÄGT (TACHYKARDIE) *160*
Wenn das Herz einen „Kurzschluß" hat *160*
Kammerflattern oder -flimmern – Vorsicht, Lebensgefahr! *161*
Vorhofflattern oder -flimmern – Vorsicht, Blutgerinnsel! *161*
WENN DAS HERZ ZU LANGSAM SCHLÄGT (BRADYKARDIE) *162*
Lebensrettender Schubs fürs Herz: Der Schrittmacher *163*

HERZSCHWÄCHE (Herzinsuffizienz) *166*
DIE DIAGNOSE DER HERZSCHWÄCHE *168*
Der Einschwemm-Katheter *168*
BEHANDLUNG DER HERZSCHWÄCHE *170*
Die Herz-Transplantation *170*
Das Kunstherz – noch nicht serienreif *172*

INHALT

HERZKLAPPENFEHLER *174*
   DIAGNOSE UND BEHANDLUNG VON HERZKLAPPENFEHLERN *176*
   Künstliche Herzklappen *176*

HERZMUSKELERKRANKUNGEN (Kardiomyopathien) *180*
   WENN DER HERZMUSKEL ZU GROSS WIRD *181*
   WENN DER HERZMUSKEL ZU DICK WIRD *182*
   HERZMUSKELENTZÜNDUNG *182*

DURCHBLUTUNGSSTÖRUNGEN IM KOPF *184*
   URSACHEN *185*
   Wenn Blutklümpchen die Kopfarterien blockieren *186*
   Wenn Plaques-Teilchen den Blutfluß hemmen *188*
   Wenn die Kopfarterie von Plaques fast ganz verstopft ist *188*
   Wenn Blutgerinnsel aus dem Herzen Hirnarterien verschließen *191*
   DER SCHLAGANFALL *192*
   Wie kommt es zum Schlaganfall? *193*
   Wer ist gefährdet? *194*
   Anzeichen für einen Schlaganfall *194*
   Erste Hilfe *194*
   Im Krankenhaus *195*
   Die Folgen eines Schlaganfalls *195*
   Das Leben nach dem Schlaganfall *199*

DURCHBLUTUNGSSTÖRUNGEN IM BAUCH *214*
   DAS ANEURYSMA *215*
   Die Operation eines Aneurysmas *217*

DURCHBLUTUNGSSTÖRUNGEN IN DEN BEINEN –
(Periphere arterielle Verschlußkrankheit, PAVK) *218*
   ANZEICHEN UND VERLAUF DER PAVK *221*
   BEIM ARZT *221*
   DIE BEHANDLUNG DER PAVK *222*
   Rauchverbot – da gibt es keine Kompromisse *223*
   Laufen, laufen, laufen *223*
   Wichtig: Sorgfältige Fuß-Hygiene *224*
   Worauf Sie täglich achten müssen *224*
   Medikamente *224*
   Ballon-Dilatation *226*
   Verstopfte Arterien mit Laser oder Bohrkopf öffnen *226*
   Drahtkorsett für brüchige Adern *227*
   Bypass-Operation *228*

INHALT

MEDIKAMENTE

MEDIKAMENTE GEGEN HERZ-KREISLAUF-ERKRANKUNGEN 230
MITTEL, DIE DIE BLUTFETTE SENKEN („LIPIDSENKER") 232
Lovastatin, Simvastatin, Pravastatin 234
Colestyramin, Colestipol 236
Fibrate (Gemfibrozil, Bezafibrat, Clofibrat u.a.) 237
Nikotinsäure 238
Andere Lipidsenker 239
THROMBOZYTENAGGREGATIONSHEMMER 240
Azetylsalizylsäure (ASS) 240
Ticlopidin 242
GERINNUNGSHEMMENDE MEDIKAMENTE 243
HARNTREIBENDE MITTEL („DIURETIKA") 247
Pflanzliche Diuretika 250
BETA-BLOCKER 250
KALZIUM-ANTAGONISTEN 253
ACE-HEMMER 255
NITRATE 258
MITTEL GEGEN HERZSCHWÄCHE 260
Herzglykoside 260
Weißdorn 262
DURCHBLUTUNGSFÖRDERNDE MEDIKAMENTE 262
ANTIOXIDANTIEN (VITAMIN C, BETA CAROTIN, VITAMIN E) 263
MAGNESIUM 264
KNOBLAUCH 265
FISCHÖL 265
Q10 – DAS „HERZWUNDER" 266
MEDIKAMENTE GEGEN HERZRHYTHMUSSTÖRUNGEN 266

ANHANG

Quellen 267
Gesprächs- und Selbsthilfegruppen für Herz-Kreislauf-Kranke 268
Kontaktadressen für ambulante Herzgruppen 271
Herz-Kreislauf-Rehabilitationskliniken 273
Kontaktadressen und Reha-Kliniken für Schlaganfallpatienten 296
Sachregister 301

ANATOMISCHE GRUNDLAGEN

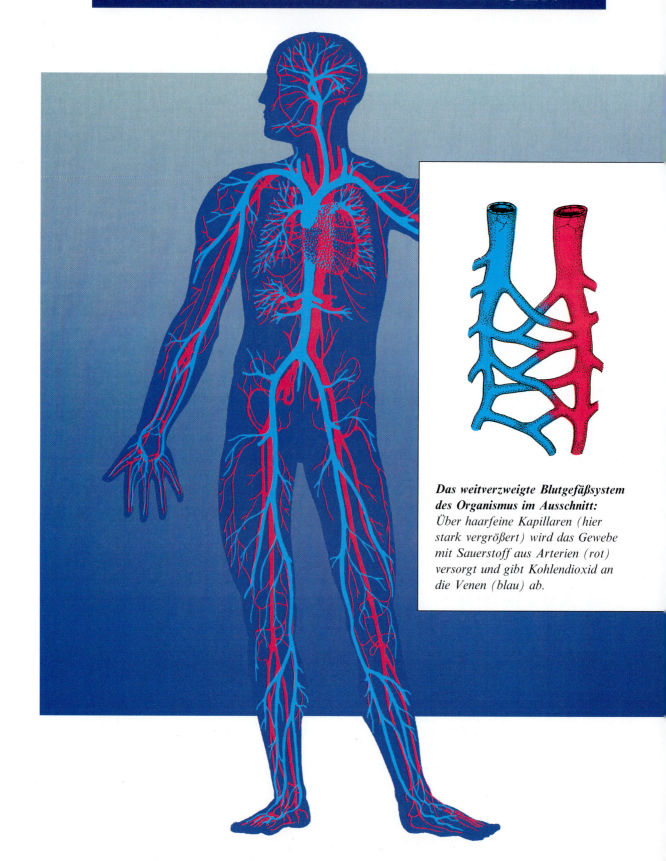

Das weitverzweigte Blutgefäßsystem des Organismus im Ausschnitt: Über haarfeine Kapillaren (hier stark vergrößert) wird das Gewebe mit Sauerstoff aus Arterien (rot) versorgt und gibt Kohlendioxid an die Venen (blau) ab.

Herz und Blutgefäße

DER KREISLAUF

Der Blutkreislauf ist zuständig für alle Austausch- und Transportvorgänge im Organismus. Große und kleine Adern durchziehen wie ein Netz den ganzen Körper. Sie bilden die „Straßen", auf denen das Blut Sauerstoff aus der Lunge und Nährstoffe aus Magen und Darm in die Gewebe transportiert. Umgekehrt fließen mit dem Blut Stoffwechselprodukte, die die Zellen nicht verarbeiten können, zu Nieren, Leber, Darm und Haut, die sie dann abbauen und ausscheiden. Das Blut befördert auch Hormone, Wasser, Salze und verschiedene Arten von Blutkörperchen, und es reguliert den Wärmehaushalt.

Das Herz bildet das Zentrum des Kreislaufsystems. Vom Herzen ausgehend, verzweigt sich das Adernetzwerk wie ein Baum. Von großen Ästen gehen kleinere ab, von diesen wiederum noch kleinere und feinere, bis in die entferntesten Körperwinkel. Die allerfeinsten Blutgefäße nennt man Haargefäße oder Kapillaren. Ihre Wände sind hauchdünn und durchlässig. Hier findet der Austausch von Gasen, Nähr- und Abfallstoffen statt. Die Kapillaren sind die Verbindungen zwischen Arterien und Venen. Arterien sind Blutgefäße, die vom Herzen wegführen. Adern, die das Blut zum Herzen zurückleiten, heißen Venen.

Insgesamt ist das Blutgefäßsystem über 100 000 Kilometer lang, das ist mehr als der doppelte Umfang der Erde! Innerhalb einer Minute durchfließt das Blut einmal den ganzen menschlichen Körper. Das bedeutet: Innerhalb eines Tages zirkuliert es mindestens 1440mal durch den Organismus (unter Belastung sogar zwei- bis dreimal so oft), während eines Monats 43 200mal, im Lauf eines Jahres 15 768 000mal und im Zeitraum eines 70jährigen Lebens – nein, diese Zahl ist nicht mehr vorstellbar!

HERZ UND BLUTGEFÄSSE

DAS HERZ

Motor für diese unglaubliche Leistung ist das Herz. Es pumpt das Blut durchschnittlich 70–80mal pro Minute in den Körper. Angenommen, ein Mensch lebt 70 Jahre, bedeutet das, daß das Herz zweieinhalb Milliarden mal schlägt und dabei insgesamt 200 bis 250 Millionen Liter Blut durch den Körper befördert.

Kein von Menschenhand konstruierter Motor würde pausenlos, ohne Wartung und Reparatur, eine solche Dauerleistung erbringen. Dabei ist das Herz nur ungefähr so groß wie eine kräftige Faust und wiegt wenig mehr als ein halbes Pfund, etwa 300 Gramm. Bei Sportlern, die ihr Herz sehr stark beanspruchen und ihm besondere Leistungen abverlangen, kann es um einiges größer und schwerer werden. Es wiegt dann rund ein Pfund.

Das Herz kennt keinen Schlaf und keine Pause. Es beginnt zu schlagen, sobald aus einer befruchteten Eizelle ein vier Wochen alter Embryo geworden ist. Von da an gibt es keine Ruhe bis zum Tod.

Wo sitzt das Herz?

Wenn Sie bei einem Freund oder einer Freundin ein Ohr auf die linke Brust legen, etwas unterhalb der Brustwarze, können Sie das Herz schlagen hören. Es sitzt direkt hinter dem Brustbein und den Rippen und zeigt mit seiner Spitze nach unten links. Seitlich und hinten ist es von der Lunge umgeben.

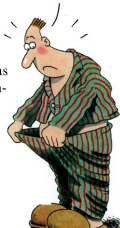

Wie ist das Herz aufgebaut?

Das Herz besteht aus zwei großen und zwei kleinen Kammern. Die großen Kammern heißen Ventrikel, die kleinen sind die Vorhöfe. Mediziner nennen den Vorhof auch Atrium.

Die rechte Herzkammer pumpt das Blut in die Lunge, wo es das mitgebrachte Kohlendioxid abgibt, Sauerstoff aufnimmt und dann zum linken Herzen fließt. Dieser Kreislauf wird Lungenkreislauf oder auch „kleiner Kreislauf" genannt. Die linke Herzkammer pumpt das Blut über die Körperschlagader zu den anderen Organen sowie in Kopf, Arme und Beine. Das ist der Körper- oder „große Kreislauf".

Aus der Lunge kommend, fließt das Blut also über die Lungenvene in den linken Vorhof, und von dort in den linken Ventrikel. Dieser pumpt das Blut in die Hauptschlagader des Körpers, die Aorta. Diese verzweigt sich danach in viele kleinere Arterien.

Alles Blut, das Sauerstoff ins Gewebe abgegeben und Kohlendioxid daraus aufgenommen hat, sammelt sich, aus dem Körper kommend, in der oberen und unteren Hohlvene, die in den rechten Herz-Vorhof mündet. Von dort fließt es in die rechte Herzkammer. Diese pumpt es durch die Lungenschlagader zur Lunge. Von dort fließt es durch die Lungenvene wiederum in den linken Herzvorhof und die linke Herzkammer, um von neuem in die Aorta und in den Körper zu gelangen.

Das
Herz

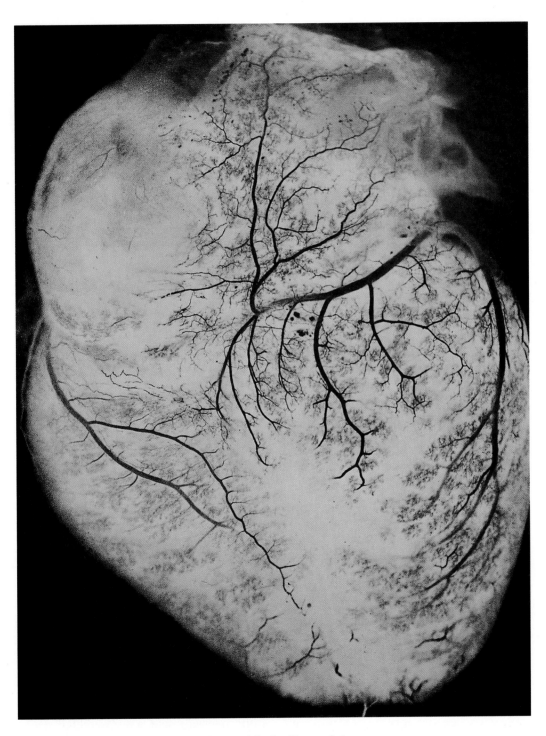

Wie ein feines Netz überziehen die Herzkranzgefäße den Herzmuskel

HERZ UND BLUTGEFÄSSE

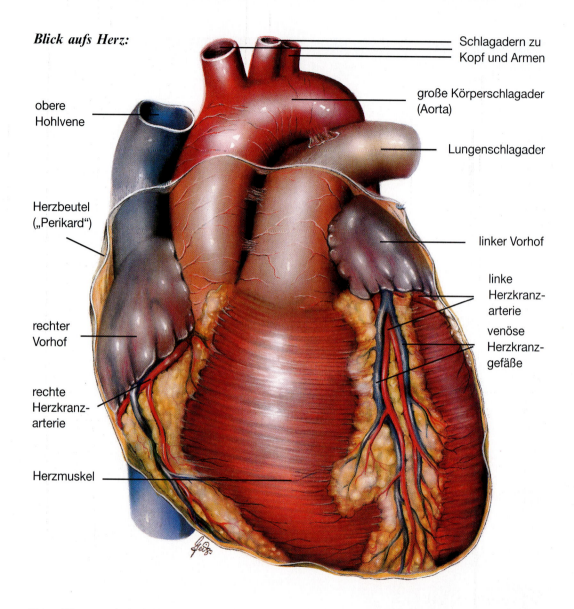

Blick aufs Herz:

- Schlagadern zu Kopf und Armen
- große Körperschlagader (Aorta)
- Lungenschlagader
- linker Vorhof
- linke Herzkranzarterie
- venöse Herzkranzgefäße
- obere Hohlvene
- Herzbeutel („Perikard")
- rechter Vorhof
- rechte Herzkranzarterie
- Herzmuskel

Der Herzmuskel („Myokard") ist umgeben vom Herzbeutel, dem „Perikard". Dieses besteht aus einer äußeren und einer inneren Schicht. Beide haben eine sehr glatte Oberfläche. Die innere Schicht ist direkt mit dem Herzmuskel verbunden, sie ist praktisch die Außenhaut des Herzens. Zwischen der inneren und äußeren Herzbeutel-Schicht besteht ein flüssigkeitsgefüllter Spalt. Der Herzmuskel gleitet bei jedem Herzschlag an dem flüssigkeitsbeschichteten äußeren Herzbeutel-Blatt entlang. Das bewirkt, daß der Muskel möglichst wenig am Herzbeutel reibt. Da dieser auch nach außen sehr glatt ist, ist die Reibung ebenso am umgebenden Lungengewebe und am Zwerchfell denkbar gering.

Herzklappen

Blick ins Herz:

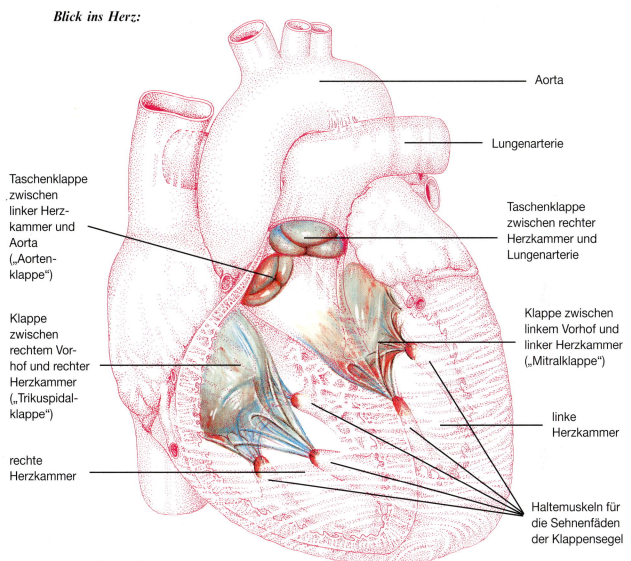

- Aorta
- Lungenarterie
- Taschenklappe zwischen linker Herzkammer und Aorta („Aortenklappe")
- Taschenklappe zwischen rechter Herzkammer und Lungenarterie
- Klappe zwischen rechtem Vorhof und rechter Herzkammer („Trikuspidalklappe")
- Klappe zwischen linkem Vorhof und linker Herzkammer („Mitralklappe")
- linke Herzkammer
- rechte Herzkammer
- Haltemuskeln für die Sehnenfäden der Klappensegel

Die Herzklappen

Zwischen Vorhöfen und Herzkammern und zwischen Herzkammern und Schlagadern befinden sich die Herzklappen. Sie funktionieren wie Ventile.

Die Klappen zwischen den Vorhöfen und Ventrikeln sind segelartig ausgebildet und mit sehnigen Fäden über fingerartig angeordnete Muskelwülste am Boden der muskulösen Kammern befestigt. Die Klappe zwischen rechtem Vorhof und rechtem Ventrikel ist dreiteilig und heißt Trikuspidalklappe, die zwischen linkem Vorhof und linkem Ventrikel ist zweiteilig und heißt Mitralklappe. Die Klappen zwischen den Herzkammern und der Lungen- beziehungsweise Körperschlagader sind taschenartig ausgebildet.

HERZ UND BLUTGEFÄSSE

Blick ins geöffnete Herz:

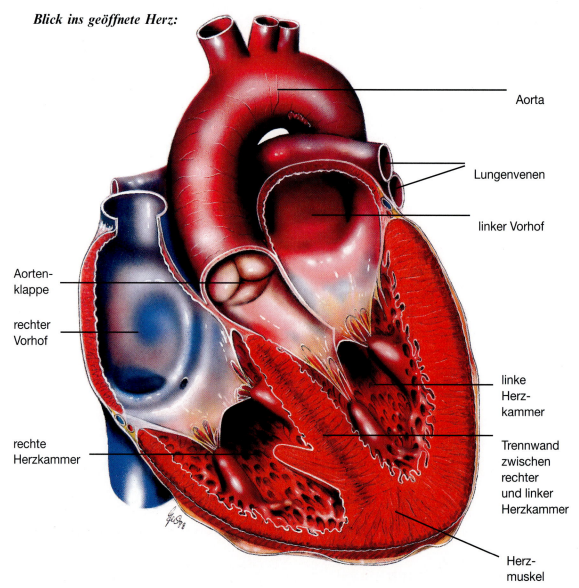

Aorta

Lungenvenen

linker Vorhof

Aortenklappe

rechter Vorhof

rechte Herzkammer

linke Herzkammer

Trennwand zwischen rechter und linker Herzkammer

Herzmuskel

Wenn die Herzkammern sich zusammenziehen, um das Blut in den Kreislauf zu pumpen, übersteigt der Druck in ihrem Innern den Druck in Lungen- beziehungsweise Körperschlagader sowie in den Vorhöfen. Dadurch öffnen sich die Klappen zu diesen Blutgefäßen hin, und diejenigen zu den Vorhöfen schließen sich. Sobald die Kammern leer sind, werden sie schlaff. Durch den jetzt höheren Druck in den Schlagadern schließen sich die Taschenklappen und verhindern somit, daß Blut ins Herz zurückströmt.

Zwischenzeitlich sind die Vorhöfe mit Blut gefüllt. Der Druck ist dort nunmehr höher als in den Herzkammern, die Segelklappen öffnen sich, und das Blut kann in die Ventrikel fließen.

Wie funktioniert das Herz?

Um das Blut in den Lungen- beziehungsweise Körperkreislauf zu pumpen, ziehen sich die Herzkammern zusammen („Systole"). Das dauert ungefähr eine Drittelsekunde. Währenddessen erschlaffen die Vorhöfe und füllen sich erneut mit Blut.

Blick in linken Herzvorhof und linke Herzkammer:

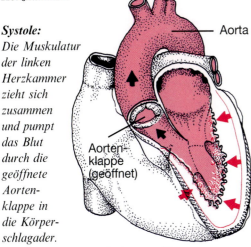

Systole:
Die Muskulatur der linken Herzkammer zieht sich zusammen und pumpt das Blut durch die geöffnete Aortenklappe in die Körperschlagader.
Die Klappe zum Vorhof ist geschlossen (hier nicht erkennbar).

Diastole:
Die Herzkammer erschlafft, die Klappe zum Vorhof öffnet sich, das sauerstoffreiche Blut aus den Lungenvenen fließt durch den Vorhof in die Herzkammer. *Die Aortenklappe ist geschlossen.*

Sie ziehen sich zusammen, wenn die Herzkammern leer sind und pumpen dabei das Blut in die Ventrikel hinein („Diastole"). Diese Phase dauert etwa zwei Drittelsekunden. Vorhöfe und Ventrikel füllen und leeren sich also immer im Wechsel.

Den Impuls, sich zusammenzuziehen, erhalten die Herzkammern aus einem Nervengeflecht im rechten Vorhof, dem Sinusknoten. Er gibt elektrische Impulse ab, die dann spezielle Herzmuskelzellen am Übergang zwischen Vorhof und Ventrikel erreichen. Diese Zone heißt „Atrio-Ventrikular-Knoten", auch AV-Knoten genannt. Von dort laufen die elektrischen Impulse über weitere Erregungsleitungssysteme weiter bis in die Herzspitze.

Die schwachen Ströme, die dabei fließen, kann man ableiten und daran ablesen, ob das Herz gesund ist und gleichmäßig schlägt (Elektrokardiogramm, EKG, siehe Seite 77).

Was reguliert den Herzschlag?

Wie schnell das Herz schlägt, hängt ab von Nervenreizen, Hormonen und dem eigenen Steuermechanismus des Herzens. Das vegetative Nervensystem, das wir nicht willentlich oder bewußt beeinflussen können, sorgt dafür, daß bei Bedarf das Blut schneller durch den Körper gepumpt wird, damit Organe oder Muskeln mehr Sauerstoff bekommen. Das Herz kann seine Leistung so steigern, daß es innerhalb kürzester Zeit statt der üblichen fünf bis sechs Liter Blut pro Minute mehr als zwanzig Liter durch die Adern schickt. Wenn wir unter Streß stehen oder Angst haben, schüttet die Nebenniere die Hormone Adrenalin und Noradrenalin aus.

HERZ UND BLUTGEFÄSSE

Auch sie veranlassen das Herz, schneller zu schlagen und versetzen den ganzen Körper in Alarmbereitschaft.

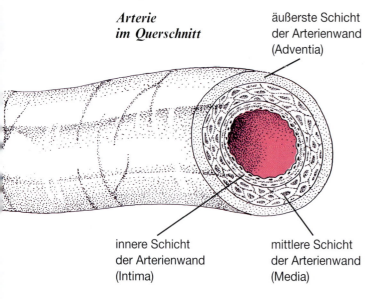

Arterie im Querschnitt
- äußerste Schicht der Arterienwand (Adventia)
- innere Schicht der Arterienwand (Intima)
- mittlere Schicht der Arterienwand (Media)

DIE ARTERIEN

Arterien sind hohle Schläuche. Ihre Wand besteht aus mehreren Schichten, ähnlich wie bei einem Elektrokabel. Die innerste Schicht, die „Intima", ist ein sehr dünnes Häutchen, umgeben von wenig Bindegewebe. Sie besteht aus sehr weichen, glitschigen Zellen, die eine überaus glatte Oberfläche bilden, an der das Blut gut vorbeifließen kann. Über die Intima laufen Stoff-, Flüssigkeits- und Gasaustausch.

Dahinter sitzt eine Schicht mit weichen, glatten Muskelzellen und einem Netz elastischer Fasern, die „Media". Die Muskelzellen können sich zusammenziehen oder dehnen und regulieren dadurch den Blutdurchfluß.

Die dritte Lage der Arterienwand, die „Adventitia", verbindet die Ader mit dem umliegenden Gewebe. Sie besteht aus faserigen Zellen und ist von Nervengeflechten durchzogen. Diese sorgen dafür, daß eine Ader sich – beispielsweise bei Kälte – zusammenzieht oder – bei Wärme – erweitert. Bei Arterien, die weit entfernt vom Herzen verlaufen, enthält die Media besonders viele elastische Fasern und Muskelzellen. Bei herznahen Arterien sind es weniger.

Mit zunehmendem Alter läßt die Elastizität aller Blutgefäße nach. Dieser Alterungsprozeß („Physiosklerose") hat nichts zu tun mit der Krankheit Arteriosklerose.

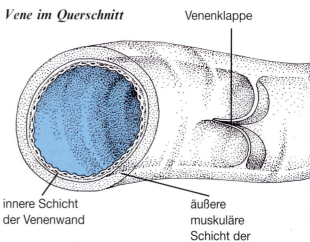

Vene im Querschnitt
- Venenklappe
- innere Schicht der Venenwand
- äußere muskuläre Schicht der Venenwand

DIE VENEN

Die Wand der Venen ist dünner als die der Arterien. Sie besteht nur aus zwei Lagen: einem wiederum sehr dünnen inneren Häutchen und einer umgebenden Muskelschicht. Im Längsverlauf vieler Venen, vor allem in den Beinvenen, sind in bestimmten Abständen querliegende Klappen eingebaut. Ähnlich wie die Segel der Herzklappen sorgen sie dafür, daß das Blut nur in eine Richtung – zum Herzen zurück – fließen kann.

Herzkranzgefäße

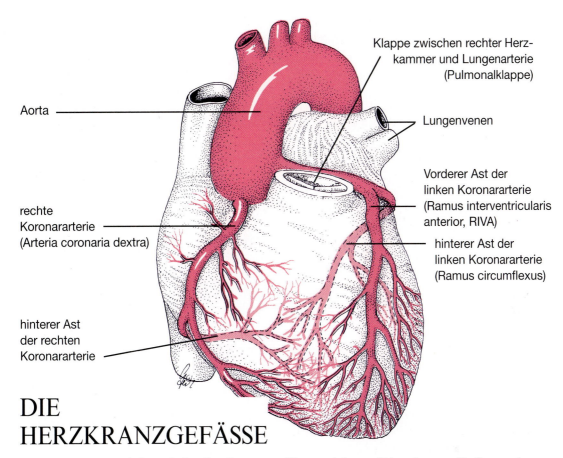

- Aorta
- rechte Koronararterie (Arteria coronaria dextra)
- hinterer Ast der rechten Koronararterie
- Klappe zwischen rechter Herzkammer und Lungenarterie (Pulmonalklappe)
- Lungenvenen
- Vorderer Ast der linken Koronararterie (Ramus interventricularis anterior, RIVA)
- hinterer Ast der linken Koronararterie (Ramus circumflexus)

DIE HERZKRANZGEFÄSSE

Das Herz sorgt dafür, daß alle Organe und Gewebe des Körpers ausreichend Nähr- und Sauerstoff bekommen, wer aber versorgt das Herz? Das ist Aufgabe der Ader, die für den Körperkreislauf zuständig ist: der Aorta. Dort, wo die Hauptschlagader aus dem Herzen austritt, kurz hinter der Aortenklappe, zweigen zwei Adern ab. Das sind die rechte und die linke Koronararterie. Sie durchbluten das Herz mit ungefähr einem viertel Liter Blut in der Minute.

Die rechte Arterie „beliefert" mit zwei größeren Ästen die rechte Herzkammer und die Herzhinterwand. Die linke Kranzarterie verzweigt sich kurz nach ihrem Ursprung an der Aorta in zwei Haupt-Adern. Die eine verläuft an der Vorderseite der linken Herzkammer nach unten, die andere biegt zur Seite ab und versorgt die Seiten- sowie Teile der Hinterwand der linken Herzkammer.

Wie alle Arterien enden auch die Herzkranzgefäße in feinen Kapillaren. Diese gehen über in Venen, die das verbrauchte Blut wieder zurück zum rechten Herzvorhof führen.

An ihrem Ursprung an der Aorta sind die Herzkranzgefäße ungefähr drei bis vier Millimeter dick, danach verzweigen sie sich weiter und werden dabei immer dünner. Das ganze Herz ist so überzogen von einem feinen Adernnetz.

HERZ-KREISLAUF-ERKRANKUNGEN

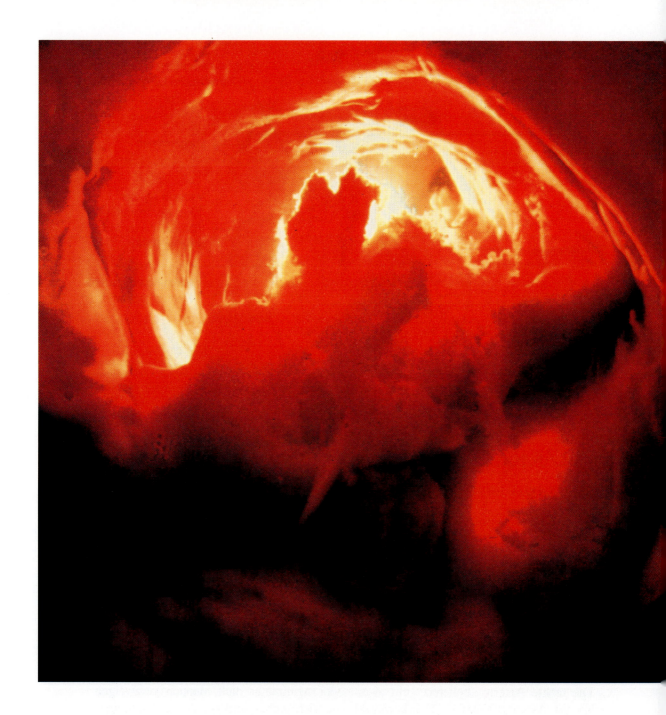

Wie schroffe Felskanten ragen massive Arterienverkalkungen ins Innere der Hauptschlagader eines Erwachsenen

Arteriosklerose

Mediziner bezeichnen die Verhärtung einer Arterie als „Arteriosklerose". Fett und Kalk haben sich in der Ader abgelagert, so daß ihr Querschnitt abnimmt. Der Blutdurchfluß und damit auch die lebenswichtige Versorgung der Organe mit Nährstoffen und Sauerstoff sind dann erheblich beeinträchtigt. Arteriosklerose wird im Volksmund wegen der Kalkeinlagerungen auch „Arterienverkalkung" genannt.

Die fett- und kalkhaltigen Ablagerungen in den Blutgefäßen sind die wichtigste Ursache für Herz-Kreislauf-Leiden und damit die mit Abstand häufigste Todesursache in allen westlichen Industrienationen.

An den arteriosklerotischen Ablagerungen bilden sich leicht Blutgerinnsel, so daß die Adern mit der Zeit immer weiter zuwachsen, bis sie den Blutfluß ganz blockieren. Geschieht das in den Herzkranzgefäßen, kommt es zum Herzinfarkt (siehe Seite 98), bei Schlagadern, die das Gehirn versorgen, zum Schlaganfall (siehe Seite 192). Beides sind die wichtigsten und gefährlichsten Folgen der Arteriosklerose.

Verliert eine Schlagader ihre Elastizität, hält sie den Blutdruckschwankungen nicht mehr gut stand. Sie kann sich erweitern („Aneurysma", siehe Seite 215) und wird brüchig. Mürbe Adern platzen leicht. Das führt dann zu schwersten inneren Blutungen.

Der Grundstein für eine Arteriosklerose wird schon in der Kindheit gelegt. Deshalb bezeichnen manche Ärzte sie auch als „Kinderkrankheit" (siehe Kasten). Aber im Unterschied zu Masern oder Scharlach ist Arteriosklerose keine Infektion, die von Bakterien oder Viren verursacht wird. Das Immunsystem kann dagegen keine Antikörper bilden. Es gibt keinen Impfstoff und kein Arzneimittel, das Arteriosklerose heilen könnte.

Das heißt jedoch nicht, daß Ärzte und Betroffene völlig hilflos sind. Im Gegenteil, es gibt viele Möglichkeiten, den Ablagerungen in den Blutgefäßen vorzubeugen (siehe Seite 38). Es ist sogar möglich, daß sie sich zurückbilden (siehe Seite 36). Und selbst hochgradig verengte Adern können unter bestimmten Bedingungen wieder so durchgängig werden, daß die Betroffenen ein weitgehend normales Leben führen können.

Arteriosklerose ist eine Zivilisationskrankheit, die in industriell hochentwickelten Ländern besonders häufig ist – dort, wo es den Menschen gut geht, wo Maschinen menschliche Muskelkraft ersetzen, wo viel Auto gefahren und wenig

ARTERIO-SKLEROSE

zu Fuß gegangen wird, wo es im Überfluß zu essen gibt, wo die Menschen viel Fett und Fleisch auf den Tisch bringen. Denn das Fett – hauptsächlich tierisches Fett – spielt für das Entstehen der Arteriosklerose eine ganz wichtige Rolle.

Arteriosklerose ist eine „Kinderkrankheit"

Auch wenn die Auswirkungen der Arteriosklerose erst im mittleren Lebensalter spürbar werden – der Grundstein für die Ablagerungen in den Arterien wird bereits in der Kindheit gelegt. Das erkannten amerikanische Ärzte 1951 in Korea. Die Mediziner obduzierten die Leichen von damals im Krieg gefallenen US-Soldaten und nahmen dabei besonders die Herzkranzgefäße unter die Lupe. Statt der von ihnen erwarteten gesunden Adern fanden sie bei einem Drittel der toten GIs faserige, streifige Fettablagerungen in der inneren Schicht der Blutgefäße. Bei fast der Hälfte der Soldaten hatten sich auf den Fettstreifen bereits kleine, warzenähnliche Auswüchse gebildet.

Diese „Plaques" stellten zwar noch keine akute Bedrohung dar, das Blut konnte in den Herzkranzgefäßen der überwiegend sehr jungen Männer noch ungehindert fließen. Aber sie zeigten, daß die Arteriosklerose bereits begonnen hatte. Mehr noch: Die Krusten in der Aderwand waren schon vor Jahren entstanden und seitdem gewachsen, langsam, aber stetig. Innerhalb der nächsten 20 Jahre hätten einige dieser Männer mit Sicherheit einen Herzinfarkt erlitten. Bei jedem zehnten Soldaten waren die Plaques bereits so dick, daß sie mindestens ein Blutgefäß vollständig oder in hohem Maße blockierten. Diese Männer hätten schon früher einen Infarkt bekommen.

RISIKOFAKTOREN FÜR ARTERIOSKLEROSE

Ablagerungen in den Blutgefäßen werden durch bestimmte Faktoren begünstigt. Einige davon können Sie selbst beeinflussen, einige sind naturgegeben oder ererbt.

Risiken, die Sie selbst beeinflussen können:

- fett- und fleischreiche Ernährung,
- Rauchen,
- zu hoher Blutdruck,
- viel Streß in Beruf und Privatleben,
- wenig Bewegung,
- Übergewicht,
- Zuckerkrankheit, die im Alter entsteht (Diabetes Typ II).

Risiken, die vererbt werden und die mit Medikamenten und Lebensstil beeinflußbar sind:

- angeborene Zuckerkrankheit (Diabetes Typ I),
- ererbte Fettstoffwechselstörungen.

Nicht beeinflußbar sind:

- Alter
- Geschlecht.

DIE BLUTFETTE

Unter Blutfetten verstehen Mediziner Triglyzeride und Cholesterin. Diese Fette braucht der Organismus, um Energie zu gewinnen und zu speichern, um Hormone und Vitamin D herzustellen, um Gallensäuren zu bilden oder Zellwände aufzubauen.

Triglyzeride und Cholesterin sind also von Natur aus nicht schädlich, sondern lebensnotwendig. Der Körper bezieht sie aus der Nahrung über die Verdauung im Darm oder bildet beide Substanzen selbst, wenn er sie nicht über die Nahrung bekommt. Zum Gesundheitsrisiko werden sie erst, wenn sie im Übermaß vorhanden sind.

Die Triglyzeride

Alle Fette, ob tierischen oder pflanzlichen Ursprungs, sind Triglyzeride. Ihr Name bezieht sich auf ihren chemischen Aufbau: Ein Molekül Glyzerin ist mit drei Fettsäuren verbunden.

Triglyzeride sind eine sehr energiereiche chemische Verbindung und dienen deshalb dem Organismus als Energiespeicher im Fettgewebe, als Baufett und als Wärmeschutz unter der Haut.

Bekommt der Körper zu wenig Fett über die Nahrung, stellt er Triglyzeride selbst her. Er wandelt dann Zucker in Fett um.

Triglyzeride stellen etwa 95 Prozent der fetthaltigen Substanzen („Lipide") im Fettgewebe, etwa 30 Prozent der Lipide in der Leber und etwa 15 Prozent der Lipide im Blut.

QUELLEN FÜR PFLANZLICHE UND TIERISCHE FETTE

Fettlieferanten sind sowohl pflanzliche als auch tierische Produkte:

Pflanzliche Fette: Nüsse (Kokos-, Erd-, Paranüsse und andere), Sonnenblumen, Raps, Disteln, Mais- und Weizenkeime, Kürbis- und Traubenkerne, Leinsamen.

Tierische Fette: Schweinefleisch, Rindfleisch, Fisch, Geflügel, Wurst, Käse, Butter, Sahne, Milch, Quark, Joghurt.

Bei Milchprodukten ist auf der Verpackung immer der Fettgehalt aufgedruckt. Wer fettarm essen will, kann Magermilchjoghurt oder -quark kaufen oder auch mageren Käse, der weniger als 20 Prozent Fett enthält.

Fisch, Geflügel und Fleisch enthalten völlig unterschiedliche Fettarten. In welchem Maße sie ungesund sind, hängt davon ab, ob sie reich oder arm an ungesättigten Fettsäuren sind (siehe Seite 26).

ARTERIO-SKLEROSE

DIE BEDEUTUNG VON GESÄTTIGTEN UND UNGESÄTTIGTEN FETTSÄUREN

Jede Fettsäure besteht aus vielen Kohlenstoff- und Wasserstoffteilchen, die miteinander verbunden sind. Diese Verbindung kann „einfach" oder „doppelt" sein. Sind alle Bindungen zwischen Kohlenstoffteilchen in einer Fettsäure „einfach", ist es eine „gesättigte" Fettsäure. Weist sie eine Doppelbindung auf, stellt sie eine „einfach ungesättigte", mit mehreren Doppelbindungen eine „mehrfach ungesättigte" Fettsäure dar.

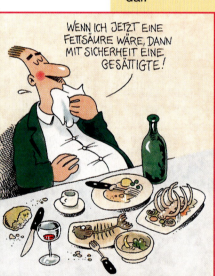

Die meisten Nahrungsfette enthalten ein Gemisch aus verschiedenen Fettsäuren. Ölsäure beispielsweise, die wichtigste Fettsäure in Olivenöl, ist einfach ungesättigt. Sie kann die Cholesterinwerte ein wenig, die Triglyzeride jedoch erheblich senken. Olivenöl ist aber auch aus einem weiteren Grund gesund: Es kann das „gute" Cholesterin (HDL, siehe Seite 28) vermehren sowie das „schlechte" (LDL, siehe Seite 28) vermindern.

Linolsäure, wichtigster Bestandteil in Diätmargarine, Distelöl, Maiskeimöl und Sonnenblumenöl, hat zwei Doppelbindungen und ist deshalb mehrfach ungesättigt. Sie kann die Cholesterinspiegel im Blut deutlich herabsetzen. Aber Vorsicht: Diese Wirkung ist nur halb so stark wie die cholesterinsteigernde der gesättigten Fettsäuren. Sie dürfen also nicht glauben, daß es genügt, Diätmargarine aufs Frühstücksbrötchen zu streichen und ansonsten weiter sorglos Fleisch, Wurst und vollfetten Käse essen.

Fettsäuren in Fischölen sind drei-, vier- oder fünffach ungesättigt. Sie gehören zu den Omega-3-Fettsäuren und senken vor allem erhöhte Triglyzerid-Spiegel. Außerdem können sie die Fließeigenschaften des Blutes verbessern, so daß sich weniger Blutklümpchen bilden. Beides schützt vor Arteriosklerose. Besonders reich an Omega-3-Fettsäuren sind Lachs, Makrele, Hering und Thunfisch.

Wird ein Fett gehärtet, bedeutet dies, daß die Doppelbindungen zu Einfachbindungen gemacht werden. Das verändert die Eigenschaften des Fettes, der Schmelzpunkt erhöht sich. Flüssige Öle können so zu streichfähigen Fetten gehärtet werden. Das macht sich die Lebensmittelindustrie bei der Herstellung von Margarine und Bratfett zunutze.

Tierische Fette enthalten hohe Anteile gesättigter Fettsäuren, ebenso manche Pflanzenfette, zum Beispiel Kokos- und Palmfett. Die meisten pflanzlichen Fette und Öle hingegen sind von Natur aus reich an ungesättigten Fettsäuren (siehe Kasten Seite 27).

Die Blutfette

Das Cholesterin

Cholesterin wurde im 18. Jahrhundert entdeckt, und zwar in Gallensteinen. Der Name „Cholesterin" ist griechisch und leitet sich aus dem Wort „stereos" ab, was wörtlich übersetzt soviel wie „feste Galle" (= Gallenstein) bedeutet. Tatsächlich setzen sich die meisten Gallensteine aus Cholesterinkristallen zusammen.

Cholesterin kommt ausschließlich in tierischem Fett vor, beispielsweise in Butter, Sahne, Käse, Milch, Fleisch. Es sieht in reiner Form weiß und wachsartig aus. Mehr als 95 Prozent des Cholesterins im Körper speichert die Leber oder binden die Körperzellen. Nur etwa 5 Prozent zirkulieren – von der Leber freigesetzt oder frisch aus dem Darm aufgenommen – im Blut.

Wie kommt das Fett ins Blut?

Triglyzeride und Cholesterin sind nicht wasserlöslich. Fetthaltige Substanzen („Lipide") können im wäßrigen Blut nur transportiert werden, wenn sie sich mit wasserlöslichen Eiweißkörpern („Proteinen") umhüllen. Solche Fett-Eiweiß-Verbindungen nennt man „Lipoproteine". In dieser Form zirkulieren die Blutfette im Kreislauf wie winzig kleine Fett-Tröpfchen.

Lipoproteine lassen sich physikalisch nach ihrer Dichte unterscheiden, außerdem nach den Anteilen von Cholesterin und Triglyzeriden, die sie mit sich tragen, und nach ihrer Größe. Mit zunehmender Dichte werden die Lipoproteine immer kleiner.

DER ANTEIL GESÄTTIGTER UND UNGESÄTTIGTER FETTSÄUREN IN DEN NAHRUNGSFETTEN (in %)

Alle Fette enthalten gesättigte sowie einfach und mehrfach ungesättigte Fettsäuren. Je geringer der Anteil der gesättigten Fettsäuren, desto gesünder das Fett.

	ges. FS	einfach unges. FS	mehrfach unges. FS
Butter	60	37	3
Talg	54	43	3
Schweineschmalz	43	49	8
Kokosfett	92	6	2
Palmöl	46	44	10
Baumwollsaatöl	25	25	50
Olivenöl	19	73	8
Erdnußöl	19	50	31
Safloröl	10	15	75
Sonnenblumenöl	8	27	65
Sojaöl	14	24	54

Alle Angaben sind Circa-Angaben und in Prozent ausgedrückt.
Abkürzungen: FS = Fettsäuren, ges. = gesättigt, unges. = ungesättigt.

Quelle: Österreichische Apothekerzeitung, 38. Jg. Folge 16, 21. 4. 1984, in: Bittere Pillen, 50. Aufl. 1988/89, S. 668.

Lipoproteine mit hoher Dichte heißen „**h**igh **d**ensity **l**ipoproteins", abgekürzt **HDL**. Solche mit niedriger Dichte heißen „**l**ow **d**ensity **l**ipoproteins", abgekürzt **LDL**. Darüber hinaus gibt es noch Lipoproteine mit besonders geringer Dichte, sie heißen „**v**ery **l**ow **d**ensity **l**ipoproteins", abgekürzt **VLDL**. Und es gibt Chylomikronen, sie haben die geringste Dichte aller dieser Teilchen.

ARTERIO-SKLEROSE

High density lipoproteins – HDL

HDL sind die leeren „Fett-Tankwagen" des Blutes. Ihre Aufgabe besteht darin, überschüssiges Cholesterin aus den Zellen aufzunehmen und zur Leber zu transportieren, wo es abgebaut wird. HDL nennt man deshalb auch das „gute" Cholesterin. Je mehr davon vorhanden ist, desto mehr Cholesterin-Überschuß kann dem Blut entzogen werden.

Im „vollgetankten" Zustand enthalten HDL viel Cholesterin und kaum Triglyzeride. Sie werden höchstens ein zehnmillionstel Millimeter groß.

Low density lipoproteins – LDL

LDL sind kugelige Gebilde mit einem Kern aus Cholesterin. Ihr Durchmesser beträgt bis zu zwanzig millionstel Millimeter, sie sind also fast doppelt so klein wie HDL. Im Gegensatz zu ihnen sind sie stets „vollgetankt", denn sie dienen den Zellen als Cholesterin-Lieferanten.

Für die Arteriosklerose spielen LDL eine besonders wichtige Rolle, weil überschüssige LDL sich in den Gefäßwänden ablagern. LDL gelten deshalb als „schlechtes" oder „böses" Cholesterin. Wenn im Blut zuviel davon vorhanden ist, steigt die Gefahr für eine Arteriosklerose.

Wie reguliert der Organismus seinen LDL-Bedarf? Vereinfacht können Sie sich das so vorstellen: Benötigt eine Zelle LDL, bildet sie an ihrer Oberfläche Andockstellen („Rezeptoren") für LDL aus. Diese machen daran fest, werden durch die Zellwand ins Zellinnere eingeschleust, lösen sich dort auf und geben dabei ihre fetthaltige Last ab. Ist der Cholesterinbedarf der Zelle gedeckt, bildet sie keine neuen Rezeptoren mehr aus.

Die Zellen können jedoch auch selbst Cholesterin herstellen. Der wichtigste Schritt dabei wird durch einen speziellen Eiweißstoff, ein Enzym, ermöglicht, das „HMG-CoA-Reduktase" genannt wird (ausgeschrieben heißt das Hydroxymethylglutaryl-Coenzym-A-Reduktase). Diesen Mechanismus macht sich ein Medikament zunutze, das zu hohe LDL-Spiegel senken kann (siehe Seite 234).

Der wichtigste Cholesterin-Verbraucher ist die Leber. Sie stellt daraus Gallensäuren her, die sie zur Verdauung in den Dünndarm abgibt. Viel Cholesterin benötigt auch die Nebenniere. Sie produziert daraus Cortison. Die normalen Körperzellen verwenden Cholesterin für den Aufbau der Zellwand. Außerdem brauchen es die Zellen in den weiblichen Eierstöcken beziehungsweise in den männlichen Hoden, um Geschlechtshormone zu synthetisieren.

Very low density lipoproteins – VLDL

VLDL transportieren überwiegend Triglyzeride, weniger Cholesterin, und sind winzig klein: etwa achtzig millionstel Millimeter groß. Die Leber stellt VLDL her und gibt sie ans Blut ab. Fettgewebe und Muskeln benutzen sie als Energielieferanten. Sie entziehen den VLDL die Triglyzeride. Dadurch schrumpfen die VLDL-Körperchen und wandern zurück zur Leber, wo sie auch ihr Cholesterin abgeben.

Die Blutfette

Chylomikronen

Diese Fett-Tröpfchen sind die größten von allen, sie werden bis zu ein tausendstel Millimeter groß. Sie transportieren überwiegend Triglyzeride.

Lipoprotein(a)

Seit kurzem haben Wissenschaftler neben dem LDL ein weiteres Blutfett entdeckt, das für die Entstehung der Arteriosklerose eine Rolle spielt, das Lipoprotein(a). Es ähnelt dem LDL. Man hat festgestellt, daß die Werte für Lipoprotein(a) bei Menschen, die unter koronarer Herzkrankheit leiden oder die bereits einen Herzinfarkt hatten, im Durchschnitt höher sind. Warum das so ist, weiß man derzeit noch nicht. Fest steht nur, daß die Konzentration von Lipoprotein(a) erblich festgelegt ist. Das ist bei ungefähr einem Viertel der Bevölkerung der Fall. Diese Menschen sind besonders anfällig für Arteriosklerose.

Im Unterschied zu den anderen Blutfetten kann man die Konzentration von Lipoprotein (a) weder mit Medikamenten noch durch die Ernährung oder Sport beeinflussen. Wer hohe Lipoprotein(a)-Werte hat, sollte deshalb wenigstens genau auf seine LDL-Werte achten, um zumindest diesen Risikofaktor für Herz-Kreislauf-Leiden klein zu halten.

Die Werte für Lipoprotein(a) werden heute nur selten bestimmt. Erst wenige Labors können diese Substanz messen, der Vorgang ist aufwendig und teuer.

Wie man den Zusammenhang zwischen Cholesterin und Arteriosklerose entdeckt hat

Am Ende des zweiten Weltkrieges fiel den Medizinern auf, daß in Europa die Menschen deutlich seltener am Herzinfarkt starben. Gleichzeitig stellten sie fest, daß sich die Ernährungsgewohnheiten geändert hatten: Die Menschen aßen weniger Fett. Es wurde im Krieg zur Produktion von Sprengstoff (Nitroglyzerin) und Pulver gebraucht. Außerdem gab es wenig Fleisch, viele Menschen waren mangel- oder unterernährt.

1948 begann eine große Studie in dem US-amerikanischen Ort Framingham (die Studie heißt deshalb „Framingham-Studie"). Sie sollte prüfen, ob zwischen hohen Blutfettwerten und Herzinfarkt ein Zusammenhang besteht. Das Ergebnis: Je höher der Cholesterinspiegel im Blut, desto größer das Risiko, einen Herzinfarkt zu erleiden. Andere Risikofaktoren (außer dem Rauchen) spielen dabei eine untergeordnete Rolle. Erst bei Menschen über 50 Jahre ist die Korrelation zwischen Herzinfarkt und Blutfettgehalt schwächer. Bei jungen Männern ist der Zusammenhang am deutlichsten.

ARTERIO-SKLEROSE

Wie werden die Blutfettwerte gemessen?

Da es sich um Fette im Blut handelt, braucht das Labor eine Blutprobe. Der Arzt nimmt Ihnen einige Milliliter Blut aus der Armvene ab, und zwar möglichst morgens, wenn Sie noch nicht gefrühstückt haben.

Die Cholesterinwerte schwanken im Tages- und auch im Jahresverlauf. Wenn die Werte knapp über oder unter den Grenzwerten liegen oder zu hoch sind, genügt es nicht, nur einmal zu messen. Erst wenn die Cholesterinspiegel dauerhaft zu hoch sind, sollten Sie gemeinsam mit Ihrem Arzt darüber nachdenken, was zu tun ist.

Es gibt auch mobile Cholesterin-Meßstationen, in denen die Werte anhand einer Blutprobe aus der Fingerkuppe kostenlos bestimmt werden. Diese Messung ist nur ein grober Orientierungswert und kann die genaue Bestimmung der Blutfette im Labor nicht ersetzen. Aber sie kann Ihnen einen Hinweis geben, ob Cholesterin oder Triglyzeride erhöht sind.

Wie hoch sollen die Blutfettwerte sein?

Wie hoch die Cholesterinspiegel bei Erwachsenen sein dürfen, ist unter Medizinern Gegenstand heftiger Kontroversen. Die amerikanischen und europäischen Konsensus-Konferenzen – Zusammenkünfte von Wissenschaftlern vieler Länder mit dem Ziel, einheitliche Regeln zu beschließen – haben sich darauf geeinigt, den oberen Grenzwert für das Gesamtcholesterin generell für alle Erwachsenen auf 200 Milligramm pro Deziliter (abgekürzt mg/dl) festzusetzen. Bei Werten darüber, so die Meinung der Lipid-Spezialisten, steigt das Risiko für eine Arteriosklerose.

Viele Ärzte halten diese Empfehlung für falsch und kritisieren den Wert als zu niedrig angesetzt. Sie glauben, daß damit eine Cholesterin-Hysterie geschürt werde, die nur dazu führe, daß Menschen unnötig Medikamente schlucken oder strikte Diätpläne auf sich nehmen müssen. Sie messen dem Cholesterin grundsätzlich weniger Bedeutung beim Zustandekommen von Arteriosklerose und koronarer Herzkrankheit bei.

Dennoch sind die Argumente, daß hohe Blutfettwerte Arteriosklerose und damit auch Herzinfarkt beziehungsweise koronare Herzkrankheit entscheidend begünstigen können, nicht von der Hand zu weisen. Mehrere große Studien haben gezeigt, daß hohe Cholesterinwerte bei Menschen, die bereits einen Herzinfarkt hatten, das Risiko für einen zweiten Infarkt deutlich erhöhen. Auch Beobachtungen und Vergleiche verschiedener Nationalitäten verdeutlichen den Stellenwert von Cholesterin: Chinesen und Japaner erleiden weitaus seltener Herzinfarkte, obwohl sie mehr rauchen. Asiaten haben aufgrund ihres hohen Fisch- und Gemüseverzehrs wesentlich niedrigere Lipidspiegel als Europäer und Nordamerikaner, was dafür spricht, daß den Blutfetten eine größere Bedeutung zukommt als dem Rauchen.

Als Richtwerte für Männer und Frauen bis 60 Jahre gelten heute im allgemeinen (alle Angaben in Milligramm pro Deziliter, abgekürzt mg/dl):

Die Blutfette

> Für Personen, bei denen keine weiteren Risikofaktoren für Arteriosklerose bestehen, das heißt, die nicht rauchen, einen normalen Blutdruck haben und nicht zuckerkrank sind:
>
> | | |
> |---|---|
> | Gesamtcholesterin | höchstens 250 mg/dl |
> | LDL | höchstens 155 mg/dl |
> | HDL | mindestens 35 mg/dl |
> | Triglyzeride | höchstens 200 mg/dl |

> Für Personen, die bereits eine Arteriosklerose haben oder einen Herzinfarkt hatten oder die durch zwei weitere (oder noch mehr) Risikofaktoren (Rauchen, Zuckerkrankheit, zu hoher Blutdruck) besonders gefährdet sind:
>
> | | |
> |---|---|
> | Gesamtcholesterin | höchstens 200 mg/dl |
> | LDL | höchstens 135 mg/dl |
> | HDL | mindestens 40 mg/dl |
> | Triglyzeride | höchstens 200 mg/dl |

Dabei sagt allerdings der Wert für das Gesamtcholesterin oft nur wenig aus. Entscheidend sind die Anteile von LDL und HDL. Je höher die Werte für HDL sind, desto besser. Denn HDL ist ja das „gute", und LDL das „schlechte" Cholesterin (siehe Seite 28).

Viele Menschen mit hohem Gesamtcholesterin bekommen keine Arteriosklerose, weil sie genügend HDL haben, um das überschüssige Cholesterin abzubauen. Erst wenn zu wenige HDL vorhanden sind, sind hohe Cholesterin-Werte alarmierend. Ein Beispiel: Jemand mit einem Gesamtcholesterin von 270 mg/dl kann kerngesund sein, weil der HDL-Wert 70 mg/dl beträgt. Umgekehrt kann jemand infarktgefährdet sein, wenn er ein gleich hohes Gesamtcholesterin, aber ein HDL von nur 30 mg/dl hat.

Wichtig für die Einschätzung Ihrer Werte ist auch, ob Ihre Großeltern, Eltern oder Geschwister einen Herzinfarkt erlitten haben. Bei solcher „familiärer Belastung" sollten die Richtwerte für Cholesterin strenger beachtet werden als bei Menschen, in deren Verwandtschaft niemand an Arteriosklerose leidet.

Wenn bei Ihnen hohe Cholesterinwerte gemessen werden, bedeutet das noch nicht, daß Sie gleich Medikamente nehmen müssen. In den meisten Fällen genügt es, die Ernährung auf „Mittelmeerkost" umzustellen (siehe Seite 41).

Für ältere Menschen gelten andere Regeln

Umstritten ist auch, ob bei älteren Menschen über 60 Jahre ebenso strenge Maßstäbe wie bei Jüngeren angelegt werden sollen oder ob für sie nicht höhere Richtwerte gelten dürfen. Mehrere Untersuchungen haben ergeben, daß der Zusammenhang zwischen hohen Cholesterinwerten und dem Risiko für einen Herzinfarkt bei Menschen über 65 Jahre nicht mehr so deutlich ist wie bei Jüngeren. Offenbar steigen die Cholesterinspiegel mit dem Alter von Natur aus.

ARTERIO-SKLEROSE

Es wäre also übertrieben, alten Menschen pauschal eine Diät aufzunötigen oder ihnen gar blutfettsenkende Medikamente zu verordnen, nur weil die „normalen" Richtwerte von 200 mg/dl Gesamtcholesterin überschritten sind.

Viele Ärzte halten es für vertretbar, bei über 65jährigen den Richtwert für Gesamtcholesterin auf 290 mg/dl zu erhöhen. Noch weniger Beachtung müsse hohen Cholesterinwerten bei über 70jährigen geschenkt werden.

Außerdem sollte der individuelle Gesundheitszustand berücksichtigt werden. Wer bereits gegen andere Beschwerden mehrere Medikamente einnehmen muß, braucht vielleicht nicht unbedingt auch noch blutfettsenkende Mittel. Zudem sind chronologisches und biologisches Alter bei den meisten Menschen nicht identisch. Jemand kann noch mit 85 völlig gesunde Blutgefäße haben, bei anderen sind sie schon mit 58 mürbe.

Wer allerdings bereits einen Herzinfarkt hatte, an Angina pectoris leidet oder nachgewiesenermaßen Arteriosklerose hat, sollte darauf achten, daß die Cholesterinwerte nicht über der Norm liegen. Um dieses Ziel zu erreichen, ist es sinnvoll, fettarm zu essen (siehe Seite 39) und gegebenenfalls auch blutfettsenkende Medikamente zu nehmen (siehe Seite 232).

WAS SIE SICH VOM ARZT SAGEN LASSEN SOLLTEN

Lassen Sie sich vom Arzt immer die konkreten Werte geben. Es genügt nicht, wenn er Ihnen sagt, daß „alles in Ordnung" ist. Wenn Sie Verantwortung für sich übernehmen sollen, müssen Sie auch wissen, wie hoch Ihre Werte sind. Sie sollen bei der nächsten Untersuchung erkennen können, ob Ihr Bemühen um einen gesunden Lebensstil erfolgreich war.

Lassen Sie sich deshalb genau sagen:

- die Werte für das Gesamtcholesterin
- die Werte für LDL
- die Werte für HDL
- die Werte für Triglyzeride.

Besprechen Sie mit Ihrem Arzt, wie er diese Werte einschätzt und welche Konsequenzen Sie daraus ziehen sollen.

Mit einer Rechnung können Sie Ihr Herzinfarkt-Risiko ganz grob abschätzen: Teilen Sie den Wert für Gesamtcholesterin durch den Wert für HDL (beispielsweise 260 durch 55). Liegt das Ergebnis über 4,5, ist das Risiko für einen Herzinfarkt erhöht. Liegt es darunter, haben Sie weniger zu befürchten.

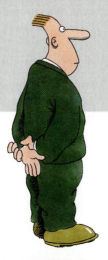

Die Blutfette

Sollen schon bei Kindern die Cholesterinwerte gemessen werden?

Wissenschaftler sind sich noch uneinig, ob bereits bei Kindern die Blutfette routinemäßig in Reihenuntersuchungen („Screening") gemessen werden sollten. Die einen sagen, ja, unbedingt – dann könne man schon früh erkennen, ob jemand die Anlage für krankhaft hohe Cholesterinspiegel im Blut geerbt hat oder sich falsch ernährt. Andere meinen, ein solches Screening sei völlig überflüssig, weil die einzige Konsequenz darin bestünde, den Kindern gesünderes Essen vorzusetzen. Das sei jedoch eine Binsenweisheit, dafür brauche man keine teuren Blutuntersuchungen im Labor.

Allerdings sprechen die wenigen Zahlen, die für Schulkinder heute vorliegen, eine deutliche Sprache, wie hoch der Anteil arteriosklerosegefährdeter Menschen bereits unter den Jugendlichen ist: Ein Test bei Grundschulkindern in München ergab, daß ein Drittel der 6- bis 10jährigen bereits zuviel Fett im Blut hat, nämlich über 200 mg/dl Gesamtcholesterin. Bei jedem Zehnten zwischen 10 und 15 Jahren sind arteriosklerotische Gefäßveränderungen festzustellen, und fast die Hälfte dieser Jugendlichen raucht, bewegt sich zu wenig oder hat zu hohen Blutdruck. Das heißt: Diese Kinder vereinigen fast alle wesentlichen Risikofaktoren für Herz-Kreislauf-Erkrankungen in sich.

Nun ist Bayern nicht Hamburg und die Kost bayerischer Kinder nicht unbedingt für die aller deutschen Kinder typisch. Aber man sollte diese Ergebnisse auch nicht als unbedeutend abtun oder unterschätzen. Sie weisen darauf hin, daß die Ernährung schon bei den Kleinen im argen liegt. Dem ist leicht abzuhelfen. „Mittelmeerkost" (siehe Seite 41) schmeckt auch Kindern und trägt dazu bei, die Gefahr für Arteriosklerose zu verringern.

Wenn in der Familie viele Verwandte an Herzkrankheiten gestorben sind oder Durchblutungsstörungen haben, sollte der Arzt das Cholesterin auch bei den Kindern messen. Und sie sollten ganz bewußt fettarm ernährt werden. Dafür gelten die gleichen Regeln wie für Erwachsene (siehe Seite 39).

Aber Vorsicht! Sagen Sie den Kindern nicht, daß sie eine „Diät" halten müssen, sonst machen Sie sie leicht zu Außenseitern unter den Gleichaltrigen. Seien Sie ruhig großzügig und lassen Sie sie auch mal über die Stränge schlagen. Verbieten Sie ihnen nicht, auf dem Kindergeburtstag Grillwürstchen zu essen. Und ein Klacks Sahne auf dem Kirschkuchen ist ebenso vertretbar wie das Leberwurstbrot am Abend oder ein Teelöffel Butter auf den Dampfkartoffeln. Sie können die „Sünde" am nächsten Tag wieder wettmachen.

Zwischen Eltern und Kindern kann es bekanntermaßen erbitterte Kämpfe ums Essen geben. Versuchen Sie, den Kleinen die gesunde Vollwerternährung nicht über Verbote, sondern über Belohnungen schmackhaft zu machen (Motto: „Apfelmus statt Sahnestückchen"). Sie ernten sonst Widerwillen und Abwehr. Und aus lauter Trotz gehen die Kinder dann heimlich zum Schnellimbiß und holen sich eine Currywurst mit Pommes.

ARTERIO-SKLEROSE

Wie Sie den Kindern gesunde Ernährung schmackhaft machen können

Wer von klein auf viel Fett ißt und nicht auf eine gesunde Ernährung achtet, wird schon als Jugendlicher die ersten Ablagerungen in den Herzkranzgefäßen haben. Mit 45 oder 50 Jahren sind die Adern dann richtig verstopft, der Herzinfarkt droht oder hat sich bereits ereignet.

Es lohnt sich also, schon bei den Kindern auf eine gesunde Kost zu achten. Lieblingsgerichte kann man auch so zubereiten, daß sie den Regeln der Vollwerternährung entsprechen:

■ Nehmen Sie für Pommes frites frische Kartoffeln statt tiefgekühlter Fertigware und braten Sie sie mit wenig oder ganz ohne Fett in einer beschichteten Pfanne oder im Ofen auf Backpapier knusprig.

■ Für einen Hamburger können Sie mageres Hackfleisch braten, zwischen ein Vollkornbrötchen legen und mit frischem Salat und Tomaten garnieren.

■ Backen Sie Pfannkuchen und Rührkuchen mit Vollkornmehl. Auch Spaghetti gibt es aus Vollkornmehl.

■ Fischfilet können Sie frisch panieren und in wenig Öl backen, das kommt den vielgeliebten Fischstäbchen nahe, schmeckt aber besser und ist gesünder.

■ Zum Süßen können Sie Süßstoff oder Vollrohrzucker (siehe Seite 41) statt des ernährungsphysiologisch wertlosen raffinierten Haushaltszuckers verwenden.

■ Seien Sie in Ihren Ernährungsgewohnheiten selbst Vorbild. Kinder ahmen alles nach, auch das Essen. Wenn Sie nicht ständig Schokolade naschen, wird Ihr Kind seltener danach fragen. Wenn Sie mittags Vollkornnudeln essen, kommt Ihr Kind gar nicht darauf, sie nicht zu mögen. Wenn Sie den Kindergeburtstag mit „vollwertigem" Kuchen und Gebäck ausrichten (dafür gibt es tolle, kindgerechte Rezepte, und es schmeckt genauso lecker wie die üblichen Naschereien), werden andere Kinder zu Hause auch danach verlangen. Und wenn Sie einem Kleinkind keine Süßigkeiten anbieten, vermißt es sie auch nicht.

Wer schon von Kindesbeinen an gesunde Kost gewöhnt ist, wird sich auch als Erwachsener daran halten und um „fast food" einen Bogen machen. Denn was Hänschen nicht lernt, lernt Hans nur noch schwer.

Vorbild Amerika

Amerikanische Ärzte messen bei Kindern über 3 Jahre routinemäßig auch das Cholesterin, wenn die Kleinen wegen irgendwelcher Wehwehchen in die Praxis kommen. Liegt das Gesamtcholesterin über 180 mg/dl, schreiben die Ärzte einen Brief an die Eltern mit Vorschlägen für eine Ernährungsumstellung. Kind und Eltern werden zwei Monate später erneut in die Praxis einbestellt, um zu besprechen, ob es damit geklappt hat und um erneut das Cholesterin zu messen.

Die Erfahrung zeigt, daß die Sorge um das Wohl des Kindes viele Eltern motiviert, sich sorgfältiger um den täglichen Speiseplan zu kümmern und genauer darauf zu achten, daß die Kinder nicht im Schnellimbiß essen. Und wenn sie erst einmal für die Kinder etwas Gutes kochen, essen sie selbst auch mit.

Die Blutfette

Cholesterin gesenkt – Herzinfarkt abgewendet?

Es wäre falsch zu denken, die Herzinfarktgefahr sei gebannt, wenn das Cholesterin niedrig ist. So einfach ist die Sache nicht. Und es ist auch nicht damit getan, täglich Tabletten zu schlucken und gegen die anderen Risikofaktoren nichts zu unternehmen.

Daß Cholesterin nicht der einzige Risikofaktor für Herz-Kreislauf-Krankheiten sein kann, zeigen Vergleiche der Statistiken aus verschiedenen Ländern:

■ In Frankreich – traditionell ein Land des guten, reichhaltigen Essens – sterben nur ein Drittel soviele Menschen am Herzinfarkt wie in den USA, obwohl die Franzosen durchschnittlich ebenso hohe Cholesterinwerte haben. Aber sie trinken gern und viel Rotwein und senken damit offenbar auch die Gefahr für einen Infarkt (siehe Seite 47).

■ Griechen verwenden für Gemüse und Salate viel gesundes Olivenöl, Holländer hingegen sprechen liebend gern Butter und fettem Käse zu – und in beiden Ländern ist die Lebenserwartung in etwa gleich.

■ Schwedische Männer sterben fünfmal so oft an Herzinfarkten wie Japaner, die durchschnittlich wesentlich niedrigere Cholesterinspiegel haben, aber statistisch werden die Männer in beiden Ländern gleich alt.

Solche Vergleiche zeigen, daß Cholesterin ein wichtiger, aber auch nicht zu überschätzender Risikofaktor unter diversen anderen ist. Nicht mehr, aber auch nicht weniger. Jeder muß für sich selbst entscheiden, wie er sein persönliches Risiko für Herz-Kreislauf-Krankheiten eindämmen will. Möglichkeiten dafür gibt es genug (siehe Seite 38). Bei jüngeren Menschen mit hohen Cholesterinwerten gebietet es der gesunde Menschenverstand, weniger Fett und Fleisch zu essen. Medikamente sollten Personen vorbehalten sein, die trotz gesunder Ernährung auf Dauer stark erhöhte Blutfettwerte haben, unter familiärer Hypercholesterinämie leiden (siehe Seite 37) oder zusätzlich weitere Risikofaktoren für Herz-Kreislauf-Krankheiten aufweisen.

Grundlegend anders ist die Situation bei Menschen, die bereits einen Herzinfarkt überlebt haben. Sie tun gut daran, die Cholesterinwerte möglichst unter der Norm zu halten, denn der Nutzen ist groß: Je niedriger die Blutfette, desto kleiner das Risiko für einen zweiten Infarkt. Das haben wissenschaftliche Studien inzwischen bewiesen.

Die besten Erfolge stellen sich dann ein, wenn blutfettsenkende Medikamente mit einer strikt fettarmen vegetarischen Ernährung gekoppelt werden. Neue Untersuchungen aus den USA zeigen, daß mit dieser Kombination selbst vorhandene arteriosklerotische Ablagerungen zurückgehen oder verschwinden können.

ARTERIO-SKLEROSE

WIE DIE ABLAGERUNGEN IN DEN BLUTGEFÄSSEN ENTSTEHEN

Das Blutgefäßsystem in unserem Organismus ist nicht nur ein simples, fein verzweigtes Röhrengeflecht. Die Adern sind aktiv an Regulationsvorgängen im Kreislauf beteiligt. Die Gefäßwand hat einen eigenen Stoffwechsel, der auch kleine Reparaturen ermöglicht, wenn die Innenwand – wodurch auch immer – beschädigt ist. Die Adern können sich aufgrund der Muskelzellen in der Gefäßwand zusammenziehen oder erweitern und regulieren damit den Blutstrom und die Temperatur.

Wenn das Blut viel Fett enthält, lagern sich überflüssige LDL leicht an den Innenwänden der Blutgefäße ab. Bis heute konnte nicht hieb- und stichfest nachgewiesen werden, wie und warum es dazu kommt. Einige Experimente legen nahe, daß eine Verletzung der zarten Adern-Innenhaut („Intima") ausschlaggebend ist. Hinzu kommt die offenbar erbliche Unfähigkeit des Organismus, solche Verletzungen problemlos zu reparieren. Die Frage ist nur, was die Intima verletzt.

Möglicherweise schädigen LDL die Gefäßinnenwand, wenn sie in einer speziellen chemischen Form („oxidiert") vorliegen. Oxidiertes LDL entsteht, wenn es von einer besonderen Form von Sauerstoffmolekülen („freie Radikale") angegriffen wird. Solcherart veränderte LDL wirken wie Gift auf die empfindlichen Zellen der Gefäßinnenwand.

Wenn diese Hypothese stimmt, müßte einer Arteriosklerose mit Substanzen, die „freie Radikale" einfangen können, vor-

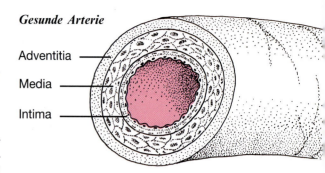

Gesunde Arterie

Adventitia
Media
Intima

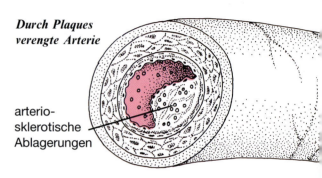

Durch Plaques verengte Arterie

arteriosklerotische Ablagerungen

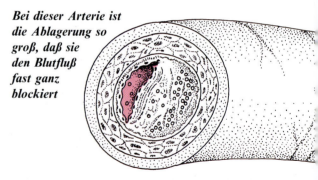

Bei dieser Arterie ist die Ablagerung so groß, daß sie den Blutfluß fast ganz blockiert

zubeugen sein. Solche „Radikalenfänger" sind beispielsweise die Vitamine C und E (siehe Seite 263). Die Forschungen hierzu sind zur Zeit noch nicht abgeschlossen.

Auch Bluthochdruck oder Giftstoffe können die Adernwand angreifen und verletzen. An solchen Stellen bleiben Blutplättchen hängen und klumpen zusammen. Außerdem wird die beschädigte Gefäßinnenwand durchlässig für allerlei

Zellen, die normalerweise dort nichts zu suchen haben, zum Beispiel für Freßzellen („Makrophagen"). Diese stopfen sich voll mit LDL und dringen in die Gefäßwand ein. Dabei entstehen „Schaumzellen" (sie heißen so, weil das Innere der Makrophagen unter dem Mikroskop blasig-schaumig aussieht), die schließlich so vollgefressen sind, daß sie platzen. Dabei geben sie das Cholesterin frei und locken somit neue Makrophagen an. Diese nehmen erneut LDL auf und platzen, und so geht das immer weiter.

Währenddessen vermehren sich die unter der inneren Zellschicht liegenden Muskelfasern und bilden gemeinsam mit den an der Oberfläche hängengebliebenen Blutzellen einen Klumpen aus elastischen Fasern und Bindegewebe, in den sich außer Zellschutt und Cholesterin auch Kalk einlagern kann. Solche Krusten nennen Mediziner „Plaques".

Je nachdem, wieviel Fett und Kalk die Plaques enthalten, ist ihre Oberfläche weich oder hart. Manche Stellen sind rund und erhaben wie kleine Pickel, an anderen bilden sich harte Schrunden. Die Ablagerungen werden mit der Zeit immer dicker und fester, so daß schließlich ein unregelmäßig geformtes, mehr oder weniger scharfkantiges Gebilde in das Innere der Ader hineinragt. Daran bleiben Blutbestandteile hängen und verstopfen den Hohlraum immer mehr. Schließlich findet das Blut keine Lücke mehr, durch die es noch hindurchfließen kann – die Ader ist dicht. Das dahinterliegende Gewebe wird nicht mehr durchblutet und gerät in Sauerstoffnot, wodurch die Zellen schließlich absterben. Das nennen Mediziner einen Infarkt.

Von der Oberfläche der Plaques können auch Teile abreißen, die der Blutstrom dann wegspült. Sie bleiben bevorzugt an Verzweigungen von Blutgefäßen hängen, oder sie sind so groß, daß sie eine kleinere Ader vollständig verstopfen. Deshalb liegt bei Arteriosklerose die Gefahr nicht nur in den Ablagerungen, die das Blutgefäß allmählich immer weiter verschließen, sondern auch in den Blutklümpchen, die sich von den Plaques lösen. Sie geraten plötzlich und ohne jede Vorankündigung in den Kreislauf und führen im schlimmsten Fall einen Schlaganfall (wenn sie eine der Hirnadern verschließen) oder einen Herzinfarkt (wenn sie die Herzkranzgefäße verstopfen) herbei.

VERERBTE FETTSTOFFWECHSEL-STÖRUNGEN

Es gibt Menschen, die bereits bei der Geburt so hohe Cholesterinspiegel haben, daß sie als junge Erwachsene einen Herzinfarkt erleiden. Diese Krankheit – die „familiäre Hypercholesterinämie" – wird vererbt.

Es gibt zwei Formen davon. Die Betroffenen haben entweder keine oder zu wenige funktionsfähige Andockstellen für LDL auf der Zelloberfläche (siehe Seite 28). Ohne solche Rezeptoren können die Zellen aber keine LDL aufnehmen, und auch die Leber kann sie nicht abbauen. Sie sammeln sich deshalb ständig weiter im Blut an.

Die Form, bei der etwa die Hälfte der Rezeptoren fehlt, ist relativ häufig: Etwa einer von 500 Menschen ist davon betroffen. Bei diesen Personen enthält das Blut schon bei der Geburt doppelt so viele LDL wie normalerweise bei Säuglingen. Bereits

ARTERIO-SKLEROSE

im Alter von 30 Jahren drohen die ersten Herzinfarkte. Diese Art von „familiärer Hypercholesterinämie" läßt sich mit gesunder Ernährung und cholesterinsenkenden Medikamenten meist gut beeinflussen (siehe Seite 232).

Die schwerere Form, bei der die Rezeptoren ganz fehlen, kommt nur bei einem unter einer Million Menschen vor, also extrem selten. Dann hat schon das Neugeborene sechsfach erhöhte LDL-Spiegel. Mit zwei Jahren können die ersten Herzanfälle auftreten, mit zwanzig ist ein Infarkt nahezu unvermeidbar. Dabei haben diese Kinder und Jugendlichen keine anderen Risikofaktoren. Sie bekommen den Infarkt, obwohl sie nicht rauchen, keinen erhöhten Blutdruck haben, normalgewichtig und auch nicht zuckerkrank sind. Gegen diese Art von familiärer Hypercholesterinämie hilft nur die „Apherese", eine Behandlung, bei der die überschüssigen LDL mit einer Art Filter aus dem Blut herausgefischt werden.

Filter fürs Blut – Die Apherese-Technik

Mit einer speziellen Maschine lassen sich LDL aus dem Blut herausfiltern. Diese Methode nennen Mediziner „Apherese-Technik". Sie eignet sich jedoch nur für wenige Patienten mit besonders schwerer familiärer Hypercholesterinämie (siehe oben), die mit anderen Mitteln nicht ausreichend behandelt werden können. Es ist keinesfalls eine Methode, die für andere Patienten mit hohen Cholesterinspiegeln in Frage kommt, auch wenn dies offensichtlich verlockend erscheint.

Das System funktioniert ähnlich wie eine künstliche Niere. Dem Patienten wird aus einer Armvene kontinuierlich Blut entnommen und in ein Filtersystem geleitet. Die Blutflüssigkeit („Plasma") wird von den festen Blutbestandteilen (rote Blutkörperchen) abgetrennt. Mit verschiedenen Methoden kann nun das Plasma vom Cholesterin gereinigt werden und anschließend – ohne Cholesterin – wieder zusammen mit den festen Blutbestandteilen dem Patienten zurückgegeben werden.

Die Behandlung muß alle ein bis zwei Wochen über viele Jahre erfolgen. Während die Betroffenen vorher meist mehrere Herzinfarkte durchgemacht haben und die Herzkranzgefäße ständig weiter verstopfen, ermöglicht die Apherese ihnen ein weitgehend normales Leben – sie sind arbeits- und leistungsfähig.

Noch ist die Methode allerdings zu jung, um auch ihre langfristigen Folgen bereits einschätzen zu können.

WIE SIE EINER ARTERIOSKLEROSE VORBEUGEN KÖNNEN

Wenn Sie nicht zu denjenigen gehören, die erblich mit hohen Cholesterinwerten belastet sind, haben Sie es zu einem großen Teil selbst in der Hand, keine Arteriosklerose zu bekommen. Die meisten Risikofaktoren können Sie direkt beeinflussen, indem Sie:

■ hohe Blutfettwerte über die Ernährung senken,

■ Übergewicht abspecken,

Wie vorbeugen?

■ hohen Blutdruck senken, indem Sie salzarm essen, sich viel bewegen, dafür sorgen, daß Sie nicht zu dick sind und – falls nötig – Ihre Medikamente zuverlässig einnehmen,

■ aufhören zu rauchen,

■ Sport treiben, um sich genügend zu bewegen, wenn Sie im Beruf viel sitzen müssen.

Blutfette senken: Schlemmen ohne Reue

Cholesterin- und fettarm essen, heißt nicht, daß Sie Diät halten müssen. Diät bedeutet in vielen Fällen Verzicht und Einschränkung, und meistens schmeckt sie nicht. Cholesterinarme Kost ist keine Diät – sie ist ein Genuß. Eine „leichte Küche" mit Speisen, die kein Völlegefühl verursachen, sondern auf höchst angenehme Weise sättigen. Sogar ausgewiesene Schlemmer-Köche haben die fettarme Kost inzwischen auf ihre Fahnen geschrieben. Es gibt heute viele Gourmet-Tempel, bei denen mindestens ein Vollwert-Menü auf der Speisekarte steht. Und auch die ganz normalen Restaurants haben sich dem Trend angepaßt, viele bieten sogar vegetarische Gerichte an.

Die wichtigsten Regeln für eine fettarme und vollwertige Ernährung lauten:

■ Auf Fett verzichten, wann immer es möglich ist. Und zwar nicht nur auf die cholesterinreichen Produkte wie Wurst und vollfetten Käse, sondern generell weniger Fett benutzen – beim Kochen, Braten und Backen. Das macht die Speisen nicht nur gesünder, sondern erstaunlicherweise sogar schmackhafter. Nicht mehr als ein Drittel der mit dem Essen aufgenommenen Gesamtenergie sollte aus Fett stammen!

■ Die Nahrungsmittel so belassen, wie sie sind, also möglichst wenig oder schonend kochen oder backen („Vollwert-Ernährung"). Getreide beispielsweise wird nicht als Auszugsmehl verarbeitet, sondern im vollen Korn. Gemüse kommt nicht durchgegart auf den Tisch, sondern knackig, mit „Biß". Salate oder Rohkost gehören zu jeder Mahlzeit. Weißer Haushaltszucker wird weitgehend gemieden und häufig durch Süßstoff oder Vollrohrzucker ersetzt (siehe Seite 41).

■ Reichlich Ballaststoffe essen. Sie fördern die Verdauung und binden Gallensäuren – und damit auch Cholesterin – im Dünndarm. Mindestens 30 bis 40 Gramm Ballaststoffe sollten Sie täglich zu sich nehmen. Die wichtigsten Lieferanten dafür sind Vollkornbrot (drei bis vier Scheiben täglich genügen, um die Hälfte des Bedarfs zu decken), alle Getreideprodukte (Nudeln, Graupen, Flocken), Hülsenfrüchte (Bohnen, Erbsen, Linsen), frisches Gemüse und rohes Obst.

Auf eine fettarme und vollwertige Ernährung zu achten, bedeutet weniger Verzicht als vielmehr eine Bereicherung des täglichen Speisezettels: Sie schwelgen in Gemüse und Obst, Sie essen Vollkornbrot, Geflügel und jede Menge Fisch. Dabei brauchen Sie weder auf Schalentiere noch auf Leberwurst, Eisbein, Butter oder Sahne vollständig zu verzichten. Sie müssen nur lernen, vernünftig mit solchen Kalorien- und Cholesterin-„Bomben" umzugehen. Und Sie sollen sich darüber im klaren sein, was Sie essen und wie oft – Sie sollen bewußt essen und nicht nur Nahrung aufnehmen.

ARTERIO-SKLEROSE

SO VIEL FETT STECKT IN ...

Sie sollten täglich nicht mehr als 50 bis 70 Gramm Fett essen. Diese Tabelle mit den Fettgehalten wichtiger Nahrungsmittel erleichtert Ihnen das Ausrechnen.

LEBENSMITTEL	FETT (in Gramm)	LEBENSMITTEL	FETT (in Gramm)
Fleisch und Wurst (je 100 Gramm):		**Milch und -produkte:**	
Rinderhack	14	1 Glas (0,2 Liter) Vollmilch	8
Rindersteak, durchwachsen	19	1 Glas fettarme Milch	3
Roastbeef	10	1 Glas Magermilch	0,2
Schweinebauch	37	1 Glas Buttermilch	1
Schweinefilet	12	1 Eßlöffel Sahne	3
Kotelett	13	1 Eßlöffel Crème fraîche	5
Schnitzel, mager	3	Quark, 40%ig (100 Gramm)	11
Lamm	16	Quark, 20%ig (100 Gramm)	5
Bierschinken	19	Magerquark (100 Gramm)	0,3
1 Bockwurst (115 Gramm)	29	1 Becher Fruchtjoghurt	5
1 Bratwurst (150 Gramm)	46	1 Becher Magerjoghurt	0,2
1 Weißwurst (125 Gramm)	34		
1 Frankfurter Würstchen	24	**Süßes:**	
Fleischwurst	27	1 Portion Eiscreme	11
Lachsschinken (ohne Fettrand)	7	Kekse (100 Gramm)	11
Leberkäse	30	Marzipan (100 Gramm)	25
Leberwurst	41	1 Müsliriegel	5
Mettwurst	45	1 Stück Schokolade	2,2
Schinken, roh	33	1 Beutel Cashewnüsse	19
Schinken, gekocht	13	10 Haselnüsse	9

(„Brigitte"-Extra, Beilage in Heft 12/93)

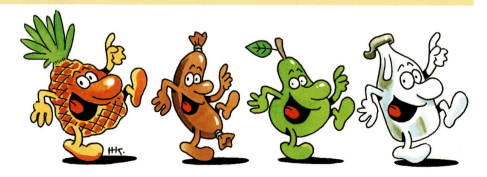

Wie vorbeugen?

AUF SÜSSES BRAUCHEN SIE NICHT ZU VERZICHTEN

Haushaltszucker steht bei Ernährungsphysiologen schon lange auf der Abschußliste. Er liefert nur wertlose Kalorien, denn er enthält keine Vitamine, Mineralien, Ballaststoffe oder Spurenelemente. Die Deutschen essen täglich durchschnittlich 100 Gramm Zucker, manche Kinder sogar bis zu 400 Gramm. Zucker ist in vielen Lebensmitteln versteckt, zum Beispiel in Konserven, Fertiggerichten, Früchtejoghurt, Früchtequark, Instant-Nachspeisen, Eiscreme oder Pudding. Eineinhalb Liter Cola enthalten genauso viel Zucker wie 20 Äpfel. Nußcremes als Brotaufstrich setzen sich zur Hälfte aus Zucker und zu weiteren 30 Prozent aus Fett zusammen.

Selbst wenn Sie Haushaltszucker meiden, brauchen Sie auf Süßes nicht zu verzichten. Ersetzen Sie den raffinierten Zucker durch Süßstoff oder Vollrohrzucker (erhältlich in Reformhäusern oder Bio-Läden). Es handelt sich dabei um eingedickten und getrockneten Zuckerrohrsaft, der nicht raffiniert wird und viele Mineralien, Vitamine und Spurenelemente enthält. Vollrohrzucker schmeckt nicht ganz so süß wie Haushaltszucker und hat ein etwas malziges Aroma. Sie können ihn in vielen Gerichten verarbeiten, zum Beispiel in Rührkuchen, für süße Nachspeisen, Quark, Kompott.

Wenn Sie abnehmen müssen oder wollen, sollten Sie zum Süßen besser Süßstoff verwenden, denn natürlich hat auch Vollrohrzucker Kalorien.

Essen Sie ein Stück Obst oder einen Vollkornkeks, wenn Sie zwischendurch Appetit auf etwas Süßes haben. Das ist immer noch gesünder als Sahnetorte oder Schokolade.

Essen wie die Götter am Mittelmeer

Es gibt einen für jeden verständlichen Leitfaden, wie die ideale herzfreundliche Kost aussehen sollte: Essen Sie so, wie es in den Mittelmeerländern üblich ist. Holen Sie sich die Ferien an den Tisch: mit viel Fisch, kräftigen Suppen mit viel Gemüse, Nudeln (möglichst Vollkornnudeln ohne Ei oder Hartweizengrießnudeln), ungebundenen Saucen, knackigen Salaten, Joghurt mit Knoblauch und Gurke, frischem Obst. Sparen Sie Fett bei der Zubereitung, indem Sie einen Römertopf benutzen oder Alu-Folie (für die Zubereitung im Backofen) oder eine beschichtete Pfanne.

Auch das in Frankreich, Spanien und Italien so beliebte Glas Rotwein zum Essen ist erlaubt. Möglicherweise verhindern die im roten Rebensaft enthaltenen Phenole die LDL-Oxidation (siehe Seite 47) und schützen so vor Arteriosklerose und – über einen anderen biochemischen Mechanismus – auch vor Thrombosen.

Wenn Sie es einrichten können, sollten Sie im Anschluß an das Mittagessen eine Stunde Siesta halten. Die Ruhe läßt Sie entspannen und hilft dem Bauch bei der Verdauung. Hinterher schaffen Sie Ihr Arbeitspensum dann doppelt so schnell. Und doppelt so gut.

Berufstätige sollten nach dem Mittagessen wenigstens einen kleinen Verdauungsspaziergang machen. Das schaffen auch gestreßte Manager – sie müssen sich die Zeit dafür nur genauso im Terminkalender eintragen wie eine wichtige Besprechung.

ARTERIO-SKLEROSE

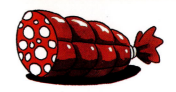

Fett und Fett sind zweierlei

Rund die Hälfte des mit der Nahrung aufgenommenen Cholesterins erhält der Körper über Fleisch- und Wurstwaren, ungefähr ein Drittel über Eier, annähernd zehn Prozent aus Butter und Sahne. Sie würden überrascht sein, wenn Sie wüßten, wieviel Fett in Ihren alltäglich verspeisten Lebensmitteln steckt. Streichleberwurst beispielsweise enthält pro 100 Gramm 40 bis 60 Gramm Fett. Eine Portion Pommes frites bringt 25 Gramm Fett auf die Waage, eine Tüte Kartoffel-Chips sogar 60 bis 70 Gramm. Ein Riegel Milchschokolade kommt auf knapp fünf Gramm Fett, eine Nougat-Praline auf vier bis sechs Gramm. Fisch – an sich fettarm – wird zur Kalorienbombe, wenn Sie ihn panieren und in Öl backen oder Remoulade und mit Mayonnaise angemachten Kartoffelsalat dazu essen. Bedenken Sie, daß auch Halbfett- oder die modischen „Leicht"-Produkte Fett enthalten. Gehen Sie nicht verschwenderisch damit um, auch wenn die Parole „Du darfst" trügerisch dazu verlockt.

Cholesterinreich und damit vom Einkaufsplan weitgehend gestrichen sind:

- alle Innereien (Herz, Leber, Nieren, Bries, Hirn, Zunge);

- alle fetten Wurstsorten (Leber-, Mett-, Brat-, Bock-, Blut-, Fleisch- und Gelbwurst, Leber- und Fleischkäse, Mortadella), Wurst- und Fleischkonserven;

- Kaviar, Schalentiere (Hummer, Krabben, Muscheln);

- Eigelb und Süßspeisen, die mit vielen Eiern zubereitet werden, beispielsweise Zabaione, Kuchen (speziell Biskuit, Blätter- und Brandteig), Kokosmakronen, Sahne- und Cremetorten;

- fettreiche Milchprodukte (Crème fraîche, Schlagsahne, Käse und Quark mit 40 oder mehr Prozent Fett, Vorzugsmilch, Vollmilch, Vollmilchjoghurt, Cremespeisen, Sahneeis);

- Kokos- und Palmkernfett (Kokosfett enthält viele gesättigte Fettsäuren, siehe Seite 27), Schmalz, Speck, Mayonnaisen, Remoulade;

- Krapfen und im schwimmenden Fett Gebackenes;

- Eierlikör (enthält zuviel Eigelb);

- Nüsse (außer Walnüssen).

Zu salzig und deshalb zu meiden sind:

- Fertiggerichte aus der Tiefkühltruhe oder als Konserve;

- Knabber-Erdnüsse;

- Fertigsaucen und Würzmittel wie „Maggi" oder „Aromat".

Zu stark gezuckert und deshalb zu meiden sind:

- Limonaden, Cola-Getränke, gezuckerte Fruchtsaftgetränke (auch Fruchtnektare);

- Konservenobst.

Wie vorbeugen?

Ein- bis zweimal pro Woche erlaubt sind:

- mageres Fleisch von Rind, Schwein, Kalb, Wild, Lamm;

- magere Wurst, Geflügelwurst;

- Frühstücksei;

- etwas saure Sahne (in einer Sauce, in der Suppe, am Salat);

- Butter aufs Frühstücksbrötchen;

- ein Riegel Schokolade oder Marzipan, eine kleine Handvoll Bonbons, eine kleine Tüte Lakritz oder Gummibärchen, vier Kugeln Milcheis;

- Mandeln.

Unbesorgt schlemmen dürfen Sie mit:

- magerem Bratenaufschnitt von Geflügel, Rind, Schwein, Kalb, Schinken ohne Fettrand, Bündner Fleisch, magerem Kassler, Roastbeef, Sülzen, allen Wurstwaren mit einem Fettgehalt bis zu 15 Prozent;

- Fisch aller Art, Hauptsache frisch, zum Beispiel: Hering, Makrele, Seelachs, Rotbarsch, Seezunge, Steinbeißer, Hecht, Forelle, Karpfen, Heilbutt, Goldbarsch, Renke (Felchen), Lachs, Scholle, Sardinen, Thunfisch (keine Konserven oder tiefgekühlten Fertiggerichte – sie sind meist zu stark gesalzen);

- magerem Geflügel (Haut und Fettränder abschneiden oder nur das schiere Fleisch kaufen), gedünstet, nicht gebraten;

- Eischnee (auf Nachspeisen oder Kuchen);

- frischen Früchten aller Art;

- fettarmer Milch und ebensolchen Milchprodukten;

- Pflanzenölen mit einfach oder mehrfach ungesättigten Fettsäuren, möglichst naturbelassen und kaltgepreßt, Diätmargarine oder anderer Margarine mit mindestens 50 Prozent Anteil an mehrfach ungesättigten Fettsäuren;

- Vollkornprodukten aller Art;

- Nudeln aus Vollkorn oder Hartweizen, ohne Eigelb;

- Getreide, möglichst als Vollkorn (Weizen, Buchweizen, Dinkel, Grünkern, Reis, Hirse, Hafer), auch als Flocken;

- Kartoffeln, Bratkartoffeln (aber bitte nicht mit reichlich Speckwürfeln, dafür eher mit Zwiebeln!), Kartoffelpüree (mit Magermilch angerührt), Kartoffelklößen;

- Pudding aus entrahmter oder fettarmer Milch, roter Grütze, Sorbet, Frucht- oder Wassereis;

- Gebäck oder Klößen aus Quark-Öl-Teig, Mürbe- oder Hefeteig;

- Dampfnudeln, Pfannkuchen (mit wenig Ei und möglichst aus Vollkornmehl);

- Kuchen aus Vollkornmehl mit wenig Ei, gesüßt mit Süßstoff oder Vollrohrzucker;

- frischem Gemüse aller Art;

- Salaten und Rohkost;

- frischen Kräutern;

- Mineralwasser, Tee, Kaffee, Gemüse- und naturreinen Fruchtsäfte (ungezuckert), Limonaden mit Süßstoff.

ARTERIO-SKLEROSE

> ### WERTVOLLE FETTE RICHTIG LAGERN
>
> Gutes Olivenöl oder Pflanzenöle mit einem hohen Anteil an mehrfach ungesättigten Fettsäuren müssen Sie richtig lagern, sonst verderben sie schnell. Bewahren Sie das Öl in grünen oder braunen Glasflaschen kühl (aber nicht im Kühlschrank) auf, und setzen Sie es nicht dem direkten Sonnenlicht aus. Stellen Sie noch geschlossene Flaschen in die Speisekammer oder in den Keller, angebrochene ins Küchenregal oder den Küchenschrank, und zwar so kühl wie möglich, also nicht neben oder über den Herd. Kaufen Sie die Öle nur in kleinen Mengen, dann verbrauchen Sie sie schneller, als sie ranzig werden können.
>
> Zum Kochen oder Braten eignet sich kaltgepreßtes Oliven- oder Distelöl nicht. Dafür nehmen Sie besser reines Sonnenblumenöl oder anderes Pflanzenöl.

Fettarme Kost – schmackhaft zubereitet

Wenn Sie sich schwertun, fettarm zu kochen, können Ihnen folgende Tricks bei der Umstellung helfen:

■ Backen Sie statt Rührkuchen Obsttorte mit dünnem Boden und Vanillesauce statt Sahne.

■ Kaufen Sie fettarmen Käse auf dem Wochenmarkt statt im Supermarkt – frischer Käse vom Bauern schmeckt besser als die oft recht faden Produkte der Großhersteller.

■ Braten Sie grundsätzlich nur in beschichteten Pfannen und verzichten Sie dabei auf Fett. So gelingen sogar Bratkartoffeln, wenn Sie beachten, daß der Bratvorgang länger dauert und auf kleinerer Flamme erfolgen muß (die Kartoffelstückchen wenden, wenn die Ränder braun werden).

■ Geben Sie Butter oder Öl immer erst zum Schluß ans Gemüse, dann brauchen Sie erheblich weniger, als wenn Sie das Gemüse darin garen.

■ Ersetzen Sie in hellen Saucen Sahne durch Magermilch (Achtung: immer gut rühren, brennt leichter an!).

■ Dünsten Sie Auberginen in wenig Wasser und füllen, pürieren oder braten Sie sie anschließend weiter, das spart Fett.

■ Dämpfen statt Kochen oder Braten erhält Vitamine und Mineralstoffe und erübrigt die Zugabe von Fett (es gibt spezielle Kochtöpfe mit Siebeinsätzen zum Dämpfen).

■ Dicken Sie Saucen mit Kartoffeln an statt mit einer butterhaltigen Mehlschwitze (Kartoffel mit Gewürzen und etwas Gemüsebrühe im Mixer pürieren).

■ Gießen Sie beim Braten ausgelaufenes Fett immer ab, anstatt es für die Sauce zu verwenden. Dafür gibt es auch spezielle Fettabschöpfer (zum Beispiel in Form von Kannen, in Haushaltswarengeschäften) – das Fett bleibt in der Kanne, den Saft können Sie wieder über den Braten gießen.

Wie vorbeugen?

Fast food und zuviel Fleisch – schlecht für die Herzarterien und schädlich für die Umwelt dazu

Hamburger und Würstchen aus den Schnellimbißketten sind zumeist fett, cholesterinreich und enthalten kaum Ballaststoffe.

Der Fleischkonsum der westlichen Welt ist enorm. Allein in den USA werden täglich 100 000 Rinder und 250 000 Schweine geschlachtet. Sie landen unter anderem in 47 Millionen Hot Dogs und ungezählten Hamburgern, die pro Stück bis zu 1000 Kalorien und erhebliche Mengen Fett enthalten (siehe Tabelle unten). Täglich verspeisen die US-Amerikaner 815 Milliarden Kalorien, das sind genau 200 Milliarden mehr, als für ein vernünftiges Leben nötig ist. Jeden zweiten Dollar, den US-Bürger fürs Essen außer Haus ausgeben, tragen sie in Fast-food-Restaurants. In Europa dürften die Zahlen zwar niedriger liegen, aber auch bei uns wird immer noch zu schnell und zu hastig gegessen, dazu noch von ernährungsphysiologisch meist schlechter Qualität.

Bedenklich stimmt auch, daß mehr als die Hälfte der Ernte in westlichen Ländern nicht der Ernährung der Menschen dient, sondern dem Mästen von Vieh. Der Wechsel zu einer vegetarisch betonten Kost – man muß ja nicht gleich radikal völlig auf Fleisch oder gar auch Fisch verzichten – wäre also nicht nur gesünder, sondern würde auch die Anteile der landwirtschaftlichen Produktion wieder in ein sinnvolleres Gleichgewicht verschieben.

Die durch überhöhten Fleischkonsum ausgelöste Arteriosklerose bezeichnen Vegetarier gern als „Rache der verspeisten Tiere". Sie können sich – zumindest in dieser Beziehung – zu Recht an die Brust klopfen: Die Anhänger der fleischlosen Kost sind Musterschüler in Sachen gesunder Ernährung. Nur jeder vierte Vegetarier hat Cholesterinwerte über 200 Milligramm pro Deziliter (mg/dl), bei kaum einem steigen sie über 250 mg/dl. Sie bekommen selten einen Herzinfarkt, noch seltener Bluthochdruck (Gemüse ist reich an blutdrucksenkendem Kalium), und sie haben fast nie Übergewicht. Noch bilden Vegetarier allerdings eine Minderheit in der Bevölkerung.

FAST FOOD IN ZAHLEN

Hier die Fettanteile, Kalorien und Natriummengen (als Maß für den Salzanteil – wichtig für Menschen mit Bluthochdruck!) der häufigsten Fast food-Produkte:
(entnommen aus: Ärzte-Zeitung, Forschung & Praxis, Jg. 10, Nr. 128, 18. 9. 1991)

	Kalorien	Fett (in Teelöffeln)	Natrium (in Milligramm)
MacDonalds Big Mäc	570	8	979
MacDonalds Viertelpfünder mit Käse	525	7	1220
Burger King Whopper	626	9	842
Burger King Whopper mit Käse	709	10	1126
Double Beef Whopper mit Käse	970	15	1206
Wendy's Triple Cheeseburger	1040	15	1848

ARTERIO-SKLEROSE

Lecker, locker, leicht gekocht

Glauben Sie nicht, daß Sie bei der „leichten Küche" hungern müssen. Sie können sich nach wie vor satt essen. Wenn Sie sich das nicht vorstellen können – hier ist ein Beispiel für einen ganz normalen Wochentag:

Frühstück: zwei Scheiben Vollkornbrot (oder ein Vollkornbrötchen) mit Margarine und magerem Schinken oder süßstoffgesüßter Marmelade. Dazu Kaffee oder Tee und ein Glas frisch gepreßten Orangensaft. Wer mag, kann die Vollkornschnitten auch durch ein Müsli ersetzen. Dahinein gehören: Vollkornflocken, frisches Obst, Weizenkeime, Leinsamen, Magermilchjoghurt, Vollrohrzucker oder ein Schuß flüssiger Süßstoff.

Zwischendurch: ungezuckerte oder mit Süßstoff bestreute Beeren in Magermilch-Joghurt oder ein Apfel oder einige Radieschen oder Salatgurkenscheiben oder Möhren zum Knabbern.

Mittagessen: Gemüsebrühe mit Lauchstreifen, Vollkornbandnudeln mit einer Sauce aus Tomaten und frischen Kräutern oder aus Putengeschnetzeltem mit Tomaten und Kräutern, dazu ein gemischter Salat (angemacht mit Salz und Pfeffer, frischen Kräutern, Essig und wenig kaltgepreßtem Pflanzenöl).

Zwischendurch: eine Scheibe Knäckebrot mit Margarine und magerem Kräuter- oder Früchtequark. Oder ein Apfel, eine Apfelsine, eine Banane oder ein Schälchen anderes frisches Obst (ungezuckert).

Abends: zwei Scheiben Vollkornbrot, 100 Gramm geräucherte Makrele, ein Teller Rohkost (Möhren, Radieschen, Tomaten, Paprika). Oder ein Geflügelsalat aus 100 Gramm Hühnchen oder Pute mit buntem Blattsalat (Radicchio, Frisée-, Kopf-, Eisbergsalat).

Na, haben Sie Appetit bekommen? Cholesterinarm kochen ist gar nicht so schwer, und es schmeckt köstlich! Inzwischen sind auch viele Kochbücher im Handel, die speziell für die cholesterinarme Küche konzipiert sind. Lassen Sie sich davon verführen!

DER CHOLESTERINGEHALT WICHTIGER LEBENSMITTEL

(in Milligramm pro 100 Gramm)

Lebensmittel	mg
Bockwurst	100
Kartoffeln	0
Vollmilch	11
Sahne (30%ig)	109
Quark (40%ig)	37
Quark (10%ig)	1
Camembert (50%ig)	93
Schmelzkäse (45%ig)	82
Schnittkäse (45%ig)	59
Äpfel	0
Butter	280
Brötchen	0
Hering	60
Aal	142
Lachs	60
Schellfisch	60
Austern	260
Miesmuscheln	150
Krebs/Hummer	155
Kaviarersatz	260
Kalbfleisch	90
Rindfleisch	70
Schweinefleisch	70
Kalbshirn	2150
Kalbsbries	250
Schweineleber	250
Herz	150
Brathähnchen	75
Puter (Keule)	75
Gänsebraten	75

(test 12/90, Seite 73)

Wie vorbeugen?

Die Sache mit dem Ei

Im Eigelb steckt besonders viel Cholesterin – es soll ja eigentlich einem jungen Küken als Nahrung dienen, um bis zum Schlüpfen heranzuwachsen. Je nach Herkunft und Alter liegt der Cholesteringehalt eines Eidotters bei circa 300 Milligramm. Weiße Eier enthalten vier bis elf Prozent mehr Cholesterin als braune, grüne Eier sogar fast 20 Prozent mehr.

Mit rohfaserreichem Hühnerfutter (Heu, Stroh, Grünmehl, Gerste) oder chemischen Futterzusätzen läßt sich der Cholesteringehalt um bis zu einem Drittel senken. Allerdings auf Kosten des guten Geschmacks. Je weniger Cholesterin der Dotter enthält, desto kleiner wird er und desto mehr verliert er leider auch an Aroma.

Ein Gläschen in Ehren...

...brauchen Sie nicht zu verwehren. Aber Sie müssen trotzdem vorsichtig sein bei alkoholischen Getränken. Alkohol enthält viele Kalorien und macht deshalb dick. Und natürlich birgt Alkohol die Gefahr, danach süchtig zu werden.

Wer einer Arteriosklerose vorbeugen will, darf Alkohol (in Maßen) durchaus genießen. Ein oder zwei Gläser Wein – insbesondere Rotwein – oder Sekt täglich sind für Herz und Kreislauf keineswegs schädlich, sondern sogar gesund. Das haben große wissenschaftliche Studien aus den USA und Neuseeland bestätigt. Schnaps und harte Drinks bekommen dem Herzen weniger gut.

Rotwein läßt die HDL ansteigen, verhindert die Oxidation der LDL und hemmt die Blutplättchen am Zusammenklumpen. Ein „Viertele" zum Essen, zwei Gläser Sekt zum Anstoßen bei einem festlichen Anlaß, ein Glas Punsch an einem kalten Wintertag oder zwei Gläser Bier oder Rotwein beim gemütlichen Beisammensein – das sind Mengen, die kein Arzt verbieten wird. Nur bei bestimmten Fettstoffwechselerkrankungen – wenn erhöhte Triglyzeridwerte ganz im Vordergrund stehen - kann es sein, daß jeglicher Alkoholgenuß ungünstig ist.

Problematisch wird es, wenn täglich mehr als ein halber Liter Wein, zwei „Halbe" Bier oder vergleichbare Mengen anderer Alkoholika durch die Kehle rinnen. So viel Alkohol macht dann nicht nur der Leber zu schaffen, sondern schädigt auch den Herzmuskel und läßt die Triglyzeride steigen. Wer viel und regelmäßig Alkohol trinkt, schadet deshalb nicht nur der Leber, sondern auch dem Herzen.

Jedes Pfund zuviel belastet das Herz

Übergewicht macht krank. Das ist Ihnen bestimmt schon einmal vorgehalten worden, wenn Sie dazu neigen, Speck anzusetzen. Bei Arteriosklerose ist Übergewicht besonders schädlich. Denn zu viele Pfunde auf den Hüften bedeuten fast immer auch zuviel Fett im Blut – und damit erhöhte Gefahr für Ablagerungen in den Arterien.

Übergewicht belastet außerdem das Herz. Je mehr Gewicht Sie mit sich herumschleppen, desto mehr muß das Herz arbeiten, um den Körper mit ausreichend Sauerstoff zu versorgen. Bei dicken Menschen ist das so ähnlich, als laufe ein Kleinwagenmotor in einer Lastwagenkarosserie. Übergewicht fördert außerdem

ARTERIO-SKLEROSE

die Zuckerkrankheit und Bluthochdruck und macht träge.

Keiner verlangt, daß Sie wochenlang hungern, um eine Bodybuilder-Figur oder Model-Maße zu bekommen. Sie sollen sich wohlfühlen in Ihrer Haut. Aber sorgen Sie dafür, daß Sie nicht zuviel Fett ansetzen.

Es gibt eine allgemein gültige Faustregel, mit der Sie erkennen können, ob Sie Übergewicht haben: Nehmen Sie Ihre Körpergröße in Zentimetern und ziehen Sie davon 100 ab, dann erhalten Sie Ihr Normalgewicht. Ein Beispiel: Sie sind 1,62 m groß. Dann beträgt Ihr Normalgewicht 62 Kilogramm. Wiegen Sie zehn Prozent mehr oder weniger – in diesem Fall sechs Kilo –, liegt das auch noch in den zulässigen Grenzen.

Diese Regel ist nach heutigen Erkenntnissen allerdings veraltet. Sie wird dem individuellen Körperbau nicht gerecht. Eine zuverlässigere Maßeinheit ist der „Body-Mass-Index" (BMI). Er errechnet sich nach einer mathematischen Formel: Körpergewicht (Kilogramm) geteilt durch Körpergröße (Meter) im Quadrat. Liegt

> ### *BEISPIEL*
>
> Sie wiegen 60 kg und sind 1,65 m groß. Dann müssen Sie 1,65 mit 1,65 multiplizieren, das ergibt 2,72. 60 geteilt durch 2,72 macht 22. Ihr BMI beträgt also 22.

der BMI bei Männern über 28, bei Frauen über 27, ist das ein Hinweis für Übergewicht.

Seien Sie ehrlich zu sich selbst, wenn Sie Ihr Gewicht überprüfen. Es finden sich so leicht faule Ausreden. Die Palette reicht von „mollig ist schön", „mein Mann/meine Frau braucht ja was zum Anfassen", „schon meine Eltern waren dick" bis zu „ich muß Reserven für Notzeiten haben". Solche Ausflüchte sind nur bis zu einem gewissen Grad erlaubt. Bei der Berechnung des Normalgewichts beziehungsweise des BMI sind die kleinen, tolerierbaren Pölsterchen bereits einkalkuliert. Was darüber hinausgeht, muß weg. Danach werden Sie sich selbst wohler fühlen. Sie werden beweglicher sein, leistungsfähiger, frischer.

Muten Sie sich keine radikalen Nulldiäten zu. Damit nehmen Sie nur kurzfristig ab. „FdH" ist immer noch das probateste Mittel, um Gewicht zu verlieren – „iß die Hälfte". Sie müssen Ihrem Körper über die Nahrung weniger Kalorien zuführen, als er verbraucht. Dann mobilisiert er die Fettreserven und baut die Pölsterchen an Hüften, Po und Bauch ab. Allerdings: Das dauert seine Zeit. Ein halbes Jahr sollten Sie einkalkulieren, um Ihr Zielgewicht zu erreichen. Wenn es mehr sind als zehn Kilo, brauchen Sie sogar länger. Nur wenn Sie langsam, aber regelmäßig abnehmen, essen Sie sich die Pfunde nicht gleich wieder an.

Wer rastet, der rostet

Schon der heilkundige Pfarrer Sebastian Kneipp predigte: „Untätigkeit schwächt, Übung stärkt, Überlastung schadet". Bewegung an der frischen Luft war für ihn eines der wichtigsten Mittel, um gesund zu bleiben. Tatsächlich leiden Bauern und Hafenarbeiter, denen bei schwerer kör-

Wie vorbeugen?

perlicher Arbeit ständig der Wind um die Nase weht, selten an Arteriosklerose.

Aber heutzutage haben Maschinen die Schwerarbeit übernommen. Autos, Rolltreppen und Fahrstühle nehmen uns das Laufen ab. Sitzende Bürotätigkeiten oder eintönige Arbeiten an Fließband oder Fertigungscomputer dominieren in der Berufswelt. Kein Wunder, daß die meisten Menschen sich zu wenig bewegen. Das Herz verhält sich wie jeder andere Muskel auch: Läßt man es in Ruhe, wird es faul und träge und „jammert" bei jeder kleinen Beanspruchung. Wird es trainiert, kann es mehr leisten.

Ein gesundes Herz können Sie nicht überfordern. Bevor Sie ihm schaden, geraten Sie so außer Puste, daß Sie von selbst eine Pause einlegen. Wer intensiv Ausdauertraining betreibt, hat in Ruhe einen sehr langsamen Herzschlag, der Puls kann unter 50 Schläge pro Minute sinken. Gleichzeitig vergrößert sich das Herz (bei Leistungssportlern ist es generell größer als bei Gelegenheitssportlern).

Bewegung läßt überflüssige Pfunde schmelzen. Blutdruck und Blutfettwerte werden günstig beeinflußt. Die HDL-Konzentrationen steigen, die von LDL, VLDL und Triglyzeriden hingegen sinken. Die Skelettmuskeln werden stärker durchblutet, Nerven und Muskeln arbeiten besser zusammen. Das verringert den Sauerstoffbedarf der Muskulatur und bedeutet weniger Arbeit fürs Herz. Bewegung ist also keine Belastung, sondern eine Entlastung.

Aber man muß kein Marathonläufer sein, um sich vor verkalkten Adern zu schützen. Wenn Sie sich Ihr Leben lang wenig bewegt haben, dürfen Sie nicht von Null auf Hundert starten. Sie sollten sich langsam in ein tägliches, Ihnen angenehmes Bewegungspensum eingewöhnen und dieses im Laufe mehrerer Monate behutsam steigern.

Nicht jede Sportart ist gesund. Alle Bewegungen, die Muskeln oder Körperteile einseitig beanspruchen, bei denen Sie gepreßt atmen und sich kurzfristig sehr anstrengen müssen, schützen nicht vor einer Arteriosklerose. Dazu gehören Leichtathletiksportarten wie Hoch- und Weitsprung, Kurzstreckenlauf, Kugelstoßen, Speerwurf, ebenso Gewichtheben und Ringen. Ungünstig sind auch Liegestütze, Squash oder Tauchen.

Tennis und alle Ballspiele (Volley-, Hand-, Fußball) liegen im Grenzbereich. Wollen Sie jedes Spiel gewinnen — machen Sie also Leistungssport –, schaden Sie sich eher. Betreiben Sie den Sport hingegen spielerisch, mit Freude an der Bewegung, am Austausch mit Freunden, und möglichst an der frischen Luft, dann entspannt er und trägt dazu bei, Sie vor Arteriosklerose zu schützen.

Sportarten, die den ganzen Organismus für längere Zeit kontinuierlich beanspruchen, nützen Kreislauf und Blutgefäßen. Das trifft zu für: Langstreckenlauf – auch Joggen (täglich zwei bis vier Kilometer) –, Spazierengehen (täglich zwei bis drei Stunden), Schwimmen, Golf, Skilanglauf, Radfahren, Gymnastik (viele Fitneß-Center bieten ein gezieltes Herz-Kreislauf-Training an!).

Entscheidend ist, daß Sie regelmäßig Sport treiben und daß das Training Spaß macht. Wer verbissen und getrieben von Ehrgeiz oder freudlos sein tägliches Pensum Bewegung absolviert, wird davon wenig Nutzen haben. Alles, was zum Streß wird, ist negativ. Alles, was den Spieltrieb fördert, ist gesund. Ein Sportarzt hat dafür die „Regel mit den 5 Ls" erfunden: „Lässige Langläufer leben länger lustig" –

ARTERIO-SKLEROSE

wobei Sie den Langlauf auch durch eine andere spielerische Sportart ersetzen können.

Wenn Sie zu den Sportmuffeln gehören, kann Ihnen ein Hund Beine machen – er zwingt Sie, spazieren zu gehen.

Wenigstens sollten Sie die Gelegenheiten nutzen, die Ihnen der Alltag zur Bewegung bietet:

■ Machen Sie abends einen Spaziergang.

■ Gehen Sie in der Mittagspause eine Viertelstunde an die frische Luft.

■ Nehmen Sie für kleine Besorgungen nicht das Auto, sondern gehen Sie zu Fuß.

■ Lassen Sie den Aufzug links liegen, gehen Sie Treppen bis ins vierte Stockwerk zu Fuß.

■ Machen Sie am Wochenende eine Radtour oder eine Wanderung mit Freunden oder mit der Familie.

■ Gehen Sie bei schlechtem Wetter schwimmen. In fast jeder mittelgroßen Stadt gibt es heutzutage Erlebnisbäder, die einen Regentag zum Fest machen.

Ohne Rauch geht's auch

„Rauchen gefährdet Ihre Gesundheit." Das steht auf jeder Zigarettenschachtel. Jeder Raucher kennt diesen Mahnsatz. Und raucht trotzdem. Es können noch so viele Meldungen über die Todesraten durch den blauen Dunst veröffentlicht werden – wer am Glimmstengel hängt, wird deshalb davon nicht ablassen. Schließlich hat es jeder selbst in der Hand, womit er sich unter die Erde bringt. Die einen fliegen mit dem Gleitschirm von schneebedeckten Dreitausendern und brechen sich dabei das Genick, andere rasen mit dem Motorrad über die Landstraße und landen an einem Baum. Raucher inhalieren täglich 20 Zigaretten oder mehr und sterben am Herzinfarkt oder Lungenkrebs. Was ist der schönere Tod?

So makaber das klingt – es ist etwas Wahres dran. Wer zündelt, darf sich nicht wundern, wenn er ein Feuer entfacht. Wer einen riskanten Sport treibt, kann lebensgefährlich oder sogar tödlich verletzt werden. Und wer raucht, kann früh an Durchblutungsstörungen oder Lungenkrebs sterben. Er kann, er muß nicht. Aber das Risiko dafür ist deutlich höher als bei Nichtrauchern.

„Die Summe aller Laster ist gleich", werden Sie als Raucher vielleicht sagen und darauf verweisen, daß andere mehr Alkohol trinken oder zu dick sind. Sie rauchen eben und haben sonst keine Laster. Sie haben recht. Sie sind selbst für Ihr Leben verantwortlich. Wenn Sie trotz aller Warnungen rauchen, wissen Sie, worauf Sie sich einlassen. Sie nehmen in Kauf, daß

■ die Giftstoffe des Zigarettenrauches Ihre Arterien schädigen;

■ sich in den Adern Fett, Kalzium und Zellschutt ablagern und immer dickere Krusten bilden, bis die Adern völlig „zu" sind;

■ Sie kurzatmig werden und Angina pectoris bekommen (siehe Seite 70);

■ Sie einen Herzinfarkt erleiden (siehe Seite 98) oder einen Schlaganfall (siehe Seite 192) oder die Durchblutung in Ihren Beinarterien stockt (siehe Seite 219).

Wenn Sie aufhören zu rauchen, können Sie alle diese Krankheiten zwar nicht hundertprozentig vermeiden, aber Sie können

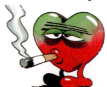

doch ein Gutteil dazu beitragen, daß sie nicht entstehen. Arteriosklerose ist genauso wenig wie Krebs eine Krankheit, die auf einen einzigen Auslöser zurückgeht. Es sind immer mehrere beteiligt, bis es dazu kommt. Der „blaue Dunst" ist bei Arteriosklerose dennoch einer der weitaus wichtigsten.

Deshalb wird Ihnen jeder Arzt nahelegen, das Rauchen aufzugeben, wenn Sie zu den Risikogruppen gehören (siehe Seite 24). Versuchen Sie es wenigstens, und zwar mit all Ihrer Kraft. Bauen Sie sich Brücken, damit es Ihnen leichter fällt. Locken Sie sich selbst mit Belohnungen. Suchen Sie sich Verbündete. Bitten Sie Freunde, Sie nicht zu hänseln, sondern zu unterstützen, nicht mehr zur Zigarette zu greifen. Inzwischen gilt es ja auch bei uns eher als chic, nicht zu rauchen. Nichtraucherzonen gibt es in vielen öffentlichen Plätzen, auch in Restaurants, so daß Ihnen die Abstinenz zumindest dort leichter gemacht wird.

Ob Sie es schaffen, mit dem Rauchen aufzuhören, hängt ganz allein von Ihrem Willen ab. Sie müssen davon überzeugt sein, daß es besser für Sie ist, keine Zigarette mehr anzurühren. Es genügt nicht zu wissen, daß Rauchen schädlich ist – Sie sollten so viel Angst vor der Zigarette entwickeln, daß Sie ein schlechtes Gewissen bekommen – und zwar sich selbst gegenüber – und mit dem Glimmstengel-Konsum aufhören wollen. Wenn dieser Wille fehlt, werden Sie immer wieder rückfällig werden. Dann nützen Ihnen keine Nikotinpflaster, keine Akupunktur oder sonstigen angeblichen Hilfsmittel zur Raucherentwöhnung. Wenn Sie diesen Willen jedoch haben, werden Sie merken, daß es gar nicht so schwer ist, nicht mehr zu rauchen.

Und Sie werden merken, daß Ihre Sinne zu neuem Leben erwachen. Denn der ständige Qualm hat Geruchs- und Geschmackssinn abgestumpft. Jetzt riechen Sie wieder, wie im Frühling die frisch umgebrochene Erde duftet und Sie schmecken die Kräuter an der Suppe.

WIE SCHÄDLICH IST DAS PASSIVRAUCHEN?

Viele Menschen stört es sehr, wenn sie in ein verrauchtes Zimmer kommen oder wenn im Restaurant am Nebentisch geraucht wird. Das ist verständlich. Ob es aber gefährlich für Herz und Kreislauf eines Erwachsenen ist, wird unter Wissenschaftlern noch heftig und höchst kontrovers debattiert.

Ob jemand Raucher störend findet, ist wohl auch eine Frage der persönlichen Toleranz und der individuellen Empfindlichkeit. Die einen finden den „blauen Dunst" zur „blauen Stunde" in einer Bar gemütlich. Oder glauben, daß nur eine verräucherte Kneipe eine „richtige" Kneipe ist. Anderen bleibt darin schlicht die Luft weg.

Sie sollten sich von Ihrem persönlichen Empfinden leiten lassen, wie Sie auf Raucher in Ihrer Umgebung reagieren wollen. Machen Sie andere darauf aufmerksam, daß es Sie stört, wenn in Ihrer Nähe geraucht wird. Wer abends in eine Kneipe geht, muß allerdings damit rechnen, daß er dort keine frische Seeluft schnuppern wird. Wenn Sie im Hotel übernachten, müssen Sie auch tolerieren, daß jemand in der Lobby eine Zigarre raucht. Aber Sie dürfen sehr wohl verlangen, daß jemand an Ihrem Tisch fragt, ob es Sie stört, wenn geraucht wird. Und Sie können Ihren Kollegen am Arbeitsplatz nahelegen, in Ihrer Gegenwart doch bitte auf die Zigarette zu verzichten. Oder Ihren Chef bitten, daß er Ihnen einen rauchfreien Arbeitsplatz zuweist. Notfalls können Sie den Betriebsrat einschalten.

Daß Erwachsene in Anwesenheit von Kindern nicht rauchen, ist eine Selbstverständlichkeit. Und wenn Sie es bei Jugendlichen tun, dürfen Sie sich nicht wundern, wenn diese selbst zur Zigarette greifen. Auch hier sind Erwachsene Vorbild.

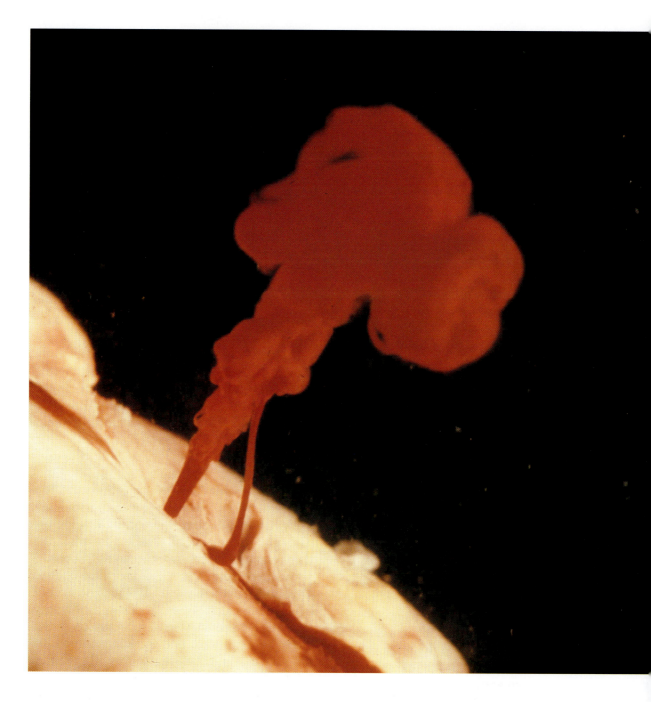

Wie eine Fontäne schießt Blut aus einem Riß in der Herzwand. Er entstand aufgrund einer Schwachstelle im Herzmuskel nach einem Infarkt, die dem zu hohen Blutdruck nicht mehr standhielt.

Bluthochdruck

Bereits jedes zwanzigste Kind – das sind fünf Prozent aller Schüler(innen) – und schätzungsweise jeder fünfte der über 40jährigen in der Bundesrepublik hat einen zu hohen Blutdruck („Hypertonie"). Bei älteren Menschen ist der Anteil noch höher: Jeder dritte der über 60jährigen hat eine Hypertonie. Die Krankheit gehört zu den wichtigsten Risikofaktoren für Herzinfarkt und Schlaganfall.

Wenn das Blut ständig unter zu hohem Druck durch den Körper fließt, kann die zarte Innenwand der Arterien einreißen, mit der Folge, daß sich an dieser Stelle Plaques bilden (siehe Seite 36). Das engt den Querschnitt der Ader ein.

Etwa jeder fünfte Mann und jede sechste Frau haben einen grenzwertig erhöhten Blutdruck (siehe Seite 58), bei rund 18 Prozent der Männer und 11 Prozent der Frauen ist der Blutdruck eindeutig zu hoch.

ANZEICHEN FÜR BLUTHOCHDRUCK

Bluthochdruck tut nicht weh und verursacht auch sonst keine Beschwerden. Es gibt kaum körperliche Signale, die andere oder Sie selbst wahrnehmen können, die auf einen zu hohen Blutdruck schließen lassen. Hypertonie ist deshalb ein Leiden mit hoher Dunkelziffer. Viele Menschen leben damit, ohne etwas davon zu wissen. Schätzungsweise nur die Hälfte der Hypertoniker ist sich ihrer Krankheit bewußt. Von diesen befindet sich wiederum nur die Hälfte in ärztlicher Behandlung.

Lassen Sie Ihren Blutdruck bei jedem Arztbesuch – egal, warum Sie in der Praxis sind – messen. Falls der Arzt bei Ihnen zu hohe Werte feststellt, sollte er die Messung mehrfach und in verschiedenen Situationen überprüfen. Da Sie im Sprechzimmer immer aufgeregter sind als sonst, können Sie davon ausgehen, daß Ihr normaler Blutdruck um einiges niedriger ist als der beim Arzt gemessene.

Sie können auch in eine Apotheke gehen und den Blutdruck dort bestimmen lassen.

BLUTHOCHDRUCK

WIE ENTSTEHT BLUTHOCHDRUCK?

Nur bei wenigen Menschen können die Ärzte die Ursachen für den Bluthochdruck eindeutig bestimmen. Dazu gehört eine Erkrankung der Blutgefäße in den Nieren oder des Nierengewebes. Auch Funktionsstörungen bestimmter Drüsen (beispielsweise der Nebenniere) können eine Hypertonie verursachen, ebenso Medikamente (hormonhaltige Mittel wie die „Pille" oder Präparate gegen Wechseljahrsbeschwerden und weibliche Zyklusstörungen sowie cortisonhaltige Tabletten).

Bei über drei Viertel der Hypertoniker ist der Blutdruck jedoch erhöht, ohne daß die Ärzte einen Grund dafür finden („essentielle Hypertonie"). Wenn in der Familie Bluthochdruck gehäuft vorkommt, ist es wahrscheinlich, daß auch der Nachwuchs diese Veranlagung geerbt hat beziehungsweise erben wird.

Sicher ist, daß einige Verhaltensweisen und Lebensumstände den Blutdruck steigern können. Dazu gehören:

- Übergewicht,
- hoher Alkoholkonsum,
- Rauchen,
- anhaltender Streß im Beruf oder Privatleben (wenn Sie ständig „unter Hochdruck stehen"),
- kochsalzreiche Kost,
- Lärm,
- Lakritz.

WIE WIRD DER BLUTDRUCK GEMESSEN?

Sicher haben Sie schon einmal erlebt, wie der Arzt den Blutdruck mißt. Er legt eine Manschette um den Oberarm und bläst sie mit einem Blasebalg auf, bis die Schlagader so abgepreßt ist, daß kein Blut mehr durchkommt. Dabei legt der Arzt die Membran seines Hörrohrs („Stethoskop") auf die Innenseite der Armbeuge am Ellenbogen. Damit hört er den Puls. Um den Blutdruck zu bestimmen, läßt der Arzt Luft aus der Armmanschette heraus, so daß das Blut wieder fließen kann. An einer Meßsäule auf dem Tisch oder einem runden Meßinstrument in der Hand, einem Manometer, kann er ablesen, bei welchem Druck der Puls zu hören ist und wann das Geräusch wieder verschwindet. Das sind die oberen und unteren Werte für den Blutdruck.

Der erste Wert gibt den systolischen Wert an. Das ist der Blutdruck beim Zusammenziehen der Herzkammern („Systole", siehe Seite 19). Der zweite Wert gibt den diastolischen Wert an. Das ist der Blutdruck beim Erschlaffen der Herzkammern („Diastole", siehe Seite 19) – dafür ist die Elastizität der Gesamtheit der Arterien verantwortlich. Der Blutdruck wird in Millimetern Quecksilbersäule (abgekürzt „mm Hg") gemessen.

In Arztnotizen oder Krankenakten findet sich für den Blutdruck häufig die Abkürzung „RR". Das geht zurück auf den Erfinder des Meßverfahrens, den italienischen Arzt Scipione Riva-Rocci, der von 1863 bis 1937 in Pavia gelebt hat.

Wie den Blutdruck messen?

Gegebenenfalls wird der Arzt Ihnen ein Gerät anlegen, das den Blutdruck 24 Stunden lang in regelmäßigen Abständen aufzeichnet. Das Aufblasen der Druckmanschette stört zwar ein bißchen – vor allem nachts –, aber es ist vertretbar, daß Sie mal eine Nacht schlechter schlafen, wenn dabei ersichtlich wird, wann und wie lange der Blutdruck zu hoch ist.

BLUTDRUCK SELBST MESSEN – ABER RICHTIG

Es gibt eine Reihe von guten Blutdruck-Meßgeräten, mit denen Sie leicht zu Hause selbst Ihre Werte überwachen können. Diese Werte sind realistischer als die beim Arzt in der Praxis gemessenen, weil Sie nicht aufgeregt sind und den Blutdruck in Alltagssituationen ermitteln können. Wenn Sie regelmäßig messen, können Sie mit der Zeit Beschwerden und Symptome besser deuten und ungünstige Einflüsse schneller erkennen beziehungsweise meiden. Aus Ihren Aufzeichnungen kann sich auch der Arzt ein exakteres und zuverlässigeres Bild über Ihr Blutdruckprofil im Tagesverlauf machen und die Medikamente darauf abstimmen.

Sie können das Meßgerät kaufen, bei einer Apotheke oder beim Arzt ausleihen (die meisten sind auch gut für Linkshänder geeignet). Prüfen Sie sofort bei Erhalt, ob es richtig funktioniert und die Eichplakette auf der Rückseite noch ausreichend lange gültig ist. Benutzen Sie immer nur ein geeichtes Meßgerät.

Ältere Patienten entscheiden sich besser für ein vollautomatisches Gerät, das keine Ansprüche an Fingerfertigkeit oder Sehkraft stellt. Die elektronischen Geräte mit Digitalanzeige oder Geräte mit einem Zeigermanometer mit Lichtanzeige eignen sich auch für hörgeschädigte Patienten.

Lassen Sie sich genau erklären, wie das Gerät zu bedienen ist und üben Sie das korrekte Messen ein paarmal mit Hilfe des Arztes oder Apothekers.

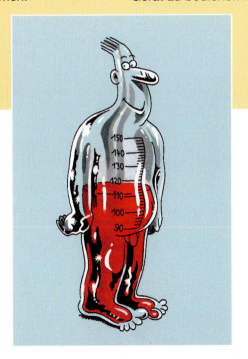

BLUTHOCHDRUCK

FOLGENDES MÜSSEN SIE BEIM SELBSTMESSEN BEACHTEN:

- Messen Sie immer im Sitzen und immer am selben Arm. Legen Sie den Unterarm auf einen Tisch, der untere Rand der Manschette sollte sich etwa auf Herzhöhe befinden.

- Messen Sie nie, wenn Sie aufgeregt sind – es sei denn, Sie wollen den Blutdruck gerade für solche Situationen wissen.

- Die Armmanschette sollte dem Armumfang angepaßt sein. Wer sehr kräftige Oberarme hat, braucht möglicherweise eine größere Manschette, sonst werden fälschlicherweise zu hohe Werte gemessen. Sondergrößen sind auf Bestellung meist schnell lieferbar.

- Legen Sie die Manschette ungefähr zwei Fingerbreit über der Armbeuge an.

- Legen Sie das Mikrofon immer auf die Ellenbogeninnenseite.

- Verschließen Sie die Manschette nicht zu fest, aber auch nicht zu locker. Zwei Finger dürfen zwischen sie und den Arm passen.

- Pumpen Sie die Manschette um etwa 30 mm Hg über den erwarteten systolischen Blutdruckwert auf.

- Halten Sie den Arm während der Messung ruhig.

- Achten Sie genau auf die Anzeige: Wann hören Sie die ersten Pulssignale (systolischer Wert), wann verschwinden sie (diastolischer Wert)?

- Notieren Sie die gemessenen Werte mit Datum, Uhrzeit und gegebenenfalls sonstigen Ereignissen (beispielsweise: „nach dem Spaziergang", „nach dem Abendessen", „vor dem Besuch von XY").

- Wenn Sie die Messung wiederholen wollen, müssen Sie eine halbe Minute warten und die Manschette vollständig entlüften.

- Wenn Sie Ihren Blutdruck über lange Zeit täglich kontrollieren müssen, sollten Sie dies am besten immer vor dem Frühstück und vor dem Abendessen tun. Damit bekommen Sie zuverlässige Anhaltswerte.

- Wenn Sie ein Gerät gekauft haben, müssen Sie es alle zwei Jahre nacheichen lassen. Das machen alle Meß- und Eichämter (Adressen im Branchen-Telefonbuch) für eine geringe Gebühr. Wenn Sie das Gerät dafür über den Fachhandel an den Hersteller schicken, kann die Rechnung erheblich höher ausfallen.

Wie den Blutdruck messen?

Blutdruckselbstmeßgeräte

Die Tests der STIFTUNG WAREN-TEST bei Blutdruckmeßgeräten für die Selbstkontrolle zeigten im Laufe der Jahre Erfolge – Qualität und Meßgenauigkeit sowie die Bedienungshandlichkeit wurden ständig verbessert. 1996 erhielten alle 14 getesteten Geräte das Urteil „zufriedenstellend". Neu war, daß die Geräte nicht mehr nach der Korotkow-Methode arbeiteten, bei der Geräusche über der Arterie, die zwischen dem Oberwert des Blutdrucks (systolischer Druck) und dem Unterwert (diastolischer Druck) auftreten, das Meßkriterium sind. Die neuen Geräte registrieren und analysieren bei jedem Pulsschlag auftretende Druckschwankungen in der Manschette an Oberarm oder Handgelenk, sie arbeiten nach dem oszillometrischen Meßprinzip. Weil Kabel und Mikrophon wegfallen, ist die Bedienung der oszillometrischen Geräte etwas einfacher; auch die Kosten sind etwas niedriger als bei den Korotkow-Geräten.

Einen großen Fortschritt stellen sie für den Anwender jedoch nicht dar: Mittlere Abweichungen von 8 mm Hg galten noch als zufriedenstellend. Fehler beim Anlegen der Manschette sind nicht ausgeschlossen. Bei den Handgelenk-Geräten muß die Messung in Herzhöhe erfolgen, was leicht vergessen wird. Dann aber sind die Werte nicht zutreffend. Das Aufpumpen der Manschette kann für zarte ältere Personen durchaus eine blutdrucksteigernde Anstrengung sein. Wird der Manschettendruck nicht mit den vorgeschriebenen 2 bis 3 mm Hg pro Sekunde abgelassen, sondern – wie häufig – viel schneller, kann der systolische Druck zu niedrig, der diastolische Druck zu hoch gemessen werden.

Innovationen

Neue Geräte, die zum Teil schon vor Jahren in Japan entwickelt wurden, messen jetzt den Blutdruck nach der oszillometrischen Methode am Zeigefinger, eine kleine Manschette paßt sich der Fingergröße an, dann wird der Meßvorgang durch Knopfdruck gestartet. Anschließend können Blutdruck und Puls abgelesen werden. Da der Blutdruck in den kleinen Schlagadern der Finger beim gesunden, ruhig in einem gut temperierten Raum liegenden Menschen nur unwesentlich niedriger ist als in der Oberarmarterie, bestehen prinzipiell keine Bedenken gegen eine solche Messung – nur vertrauen sollte man ihr nicht zu sehr, sagen Experten.

Unter Alltagsbedingungen und bei Hochdruckpatienten könnten einige Probleme auftreten. Ist es kalt, so verengen sich die Arterien, bei schlanken Frauen können die Finger „absterben", auch Hochdruckmedikamente, zum Beispiel Beta-Blocker (siehe Seite 250), können die Fingerdurchblutung beeinträchtigen. Schließlich reduzieren bei länger bestehender Hochdruckkrankheit, bei zusätzlicher Zuckerkrankheit oder Fettstoffwechselstörung häufig arteriosklerotische Verengungen zwischen Herz und Fingerarterie den Blutfluß. Fingermeßgeräte sind in Deutschland noch nicht zugelassen, können aber zum Beispiel auf Flughäfen und im Ausland erworben werden.

BLUT-
HOCHDRUCK

WIE HOCH DARF DER BLUTDRUCK SEIN?

Als obere Grenze für einen normalen Blutdruck gilt bis zum 50. Lebensjahr ein Wert von 140/90 mm Hg. Alle Werte, die darunter liegen, sind unbedenklich. Problematisch sind jedoch alle, die diastolisch (zweiter Wert) über 90 liegen, und zwar unabhängig vom Alter.

Bei diastolischen Werten, die in wiederholten Messungen zwischen 91 und 95 mm Hg liegen, sprechen Mediziner von einer „Grenzwerthypertonie", bei diastolischen Werten von 96 bis 104 mm Hg von einer „milden Hypertonie". In beiden Fällen sollte der Blutdruck überwacht und beeinflußbare Risikofaktoren wie Rauchen, Übergewicht und Streß abgebaut werden. Bei vielen Menschen pendelt sich der Blutdruck innerhalb einiger Monate von selbst wieder auf Normalwerte ein. Medikamente sind meist noch nicht nötig.

Bleibt der Blutdruck jedoch über Wochen oder gar Monate – auch nach Ausschaltung der genannten mitverursachenden Faktoren – beim oberen Wert über 160 und beim unteren Wert über 95, sind blutdrucksenkende Medikamente erforderlich, damit keine Folgekrankheiten entstehen. Wenn der diastolische Wert sogar über 115 klettert, bedeutet dies ein deutlich erhöhtes Risiko für Herzinfarkt und Schlaganfall. Dann muß der Blutdruck unbedingt medikamentös gesenkt werden.

Schlecht eingestellter Bluthochdruck kann bei verengten Herzkranzgefäßen leicht eine Angina pectoris (siehe Seite 70) auslösen und damit das Risiko für einen Infarkt erheblich steigern.

Wenn der Blutdruck anhaltend über 160/95 klettert, erhöht sich das Risiko für einen Schlaganfall um das siebenfache, für eine Herzschwäche um das vier- bis siebenfache, und für eine Durchblutungsstörung in den Beinen um das zwei- bis dreifache.

WIE KÖNNEN SIE BLUTHOCHDRUCK VORBEUGEN?

Alles, was der Arzt Ihnen als Vorbeugemaßnahmen für Arteriosklerose empfiehlt (siehe Seite 38), ist auch als Prophylaxe für Bluthochdruck sinnvoll: sich viel bewegen, gesund ernähren, nicht ständig gestreßt sein, nicht rauchen, Alkohol nur in Maßen konsumieren.

Dies sind Lebensregeln, die Ihnen in diesem Buch immer wieder begegnen werden. Es sind die wichtigsten, mit denen Sie Herz-Kreislauf-Erkrankungen entgegenwirken können. Das meiste davon haben Sie selbst in der Hand. Es lohnt sich also, das Leben darauf einzustellen.

WIE WIRD BLUTHOCHDRUCK BEHANDELT?

Solange der untere Blutdruckwert nicht über 100 mm Hg kettert, sollten Sie erst einmal versuchen, den Blutdruck ohne Medikamente zu senken.

Wie den Blutdruck senken?

Blutdruck senken ohne Medikamente

Regel Nummer 1: Übergewicht abbauen

Am wichtigsten ist, daß Sie – falls Sie zuviel wiegen – Ihr Übergewicht abbauen. Allein dadurch kann der Blutdruck auf normale Werte sinken. Abzunehmen kostet Sie vielleicht ein bißchen Mühe und Disziplin, aber es ist sinnvoller, als einfach eine Tablette zu schlucken und ansonsten weiterhin unvernünftig viel und fett zu essen. Außerdem sind die Nebenwirkungen der blutdrucksenkenden Medikamente nicht gerade unerheblich (siehe Seite 60).

Regel Nummer 2: Salz reduzieren

Kochsalz läßt den Blutdruck steigen – nicht bei jedem Menschen, aber bei sehr vielen. Essen Sie deshalb weniger Salz. In Brot, Wurst und Käse steckt bereits soviel verborgenes Salz, daß Sie beim Kochen möglichst darauf verzichten sollten. Anfangs mag Ihnen nur leicht gesalzenes Essen fad schmecken, aber schon bald gewöhnen Sie sich daran. „Je schlechter der Koch, desto mehr salzt er", heißt eine alte Küchenweisheit. Es ist etwas Wahres dran. Ohne Salz bewahren die Speisen mehr ihren Eigengeschmack.

So können Sie sich die salzarme Zubereitung erleichtern:

■ Verbannen Sie den Salzstreuer vom Eßtisch, dann greifen Sie nicht automatisch danach.

■ Gewöhnen Sie sich ab, schon Salz übers Essen zu streuen, noch bevor Sie es probiert haben.

■ Würzen Sie beim Kochen mit Pfeffer, Paprika und frischen Kräutern anstatt mit Salz. Benutzen Sie salzfreie Spezialwürze als Universalgewürz (gibt's im Supermarkt und Reformhaus). Meiden Sie flüssige Würze, sie ist die reinste Salz-Brühe.

■ Bringen Sie keine Konserven oder Fertiggerichte auf den Tisch. Sie sind stark gesalzen, um die Ware haltbarer zu machen. Und Köche in den Firmen für Tiefkühlware greifen häufig gern recht tief ins Salzfaß.

■ Streichen Sie gepökeltes Fleisch (Kassler, Rippchen, geräucherten Speck, rohen Schinken) und marinierten oder in Salz eingelegten Fisch (Heringsfilets in Sauce, Salzhering, Matjes) von Ihrem Speisezettel.

■ Meiden Sie Mayonnaise, Tomatenmark, Remoulade, Ketchup – alle werden bei der Herstellung stark gesalzen. Das gleiche gilt für Salzstangen, Chips, gesalzene Nüsse und Cornflakes.

■ Trinken Sie natriumarmes Mineralwasser. Die Natriummengen sind auf den Flaschenetiketten ausgewiesen. Mehr als 100 Milligramm Natrium pro Liter sollte das Wasser nicht enthalten.

Außerdem ist es wichtig, daß Sie sich kaliumreich ernähren. Das trägt dazu bei, daß Sie weniger blutdrucksenkende Medikamente brauchen. Kaliumreich sind Bananen, Kartoffeln, Erbsen, weiße Bohnen, Linsen, Spinat und Rosenkohl.

BLUT-HOCHDRUCK

Regel Nummer 3: Alkohol in Maßen genießen

Wer viel Alkohol trinkt, treibt seinen Blutdruck in die Höhe. Außerdem enthalten Bier, Wein und Schnäpse reichlich Kalorien – sie machen dick.

Trinken Sie also nicht mehr als ein bis zwei Gläser Wein oder Bier pro Tag, wenn Sie bereits hohen Blutdruck haben. Auch bei feierlichen Anlässen und Festen sollten Sie nicht über die Stränge schlagen – oder die „Sünde" in den folgenden zwei Wochen durch strikten Alkoholverzicht wieder wettmachen.

Regel Nummer 4: Das Rauchen aufgeben

Rauchen läßt kurzfristig den Blutdruck steigen. Unklar ist noch, ob das auch für Kettenraucher gilt. Fest steht jedoch, daß bei Hypertonikern der Blutdruck sinkt, wenn sie das Rauchen aufgeben.

Regel Nummer 5: Sich regen bringt Segen

Ebenso wie Sie mit Sport oder Bewegung einem Bluthochdruck vorbeugen können (siehe Seite 48), können Sie ihm damit auch entgegenwirken. Wenn Sie joggen, Tennis spielen, wandern, schwimmen oder sich ansonsten sportlich betätigen, verbrauchen Sie Energie. Das hilft mit, überflüssige Pfunde abzubauen, und es entspannt. Beides trägt dazu bei, den Blutdruck zu senken.

Medikamente gegen zu hohen Blutdruck

Wenn alles nichts nützt und Sie trotz intensivster Bemühungen, gesund zu leben, Ihren Blutdruck nicht in den Griff bekommen, gibt es eine ganze Reihe von Medikamenten, die Ihnen der Arzt verordnen kann. 1990 wanderten über 4,3 Milliarden DM für blutdrucksenkende Mittel in die Kassen der Apotheken. Seien Sie sich aber darüber im klaren, daß diese Medikamente keine Wundermittel sind. Einige haben ziemlich unangenehme Nebenwirkungen, und sie können nicht abfangen, was Sie sich und Ihrem Organismus durch ungesundes Leben antun.

Jeder, der ein blutdrucksenkendes Mittel einnimmt, ist in den ersten Wochen ein „relativer Hypotoniker". Das heißt, der Blutdruck wird anfangs ziemlich drastisch gesenkt, so daß Sie das körperlich spüren: Sie sind schnell müde und neigen zu leichten Schwindelanfällen. Manche lassen dann die Medikamente wieder weg. Sie glauben, nun sei der Blutdruck wieder normal. Falsch! Er steigt sofort wieder an, sobald die Arzneimittel fehlen, und bleibt dann weiterhin zu hoch. Damit wächst auch wieder die Gefahr für Folgekrankheiten, vor allem für einen Schlaganfall.

Es ist deshalb wichtig, daß Sie – wenn Sie blutdrucksenkende Mittel nehmen müssen – in den ersten Wochen immer wieder Rücksprache mit Ihrem Arzt halten. Berichten Sie ihm über die von Ihnen beobachteten Nebenwirkungen, besprechen Sie gemeinsam, ob Sie die Dosis verringern sollen. Nach einiger Zeit hat sich der Körper an den niedrigeren Druck gewöhnt, und die Beschwerden verschwinden.

Wie den Blutdruck senken?

Zu den blutdrucksenkenden Medikamenten gehören entwässernde Mittel (siehe Seite 247), Beta-Blocker (siehe Seite 250), Kalzium-Antagonisten (siehe Seite 253) und ACE-Hemmer (siehe Seite 255).

Für die Therapie des Bluthochdrucks gibt es ein von internationalen Experten ausgearbeitetes Schema, an das sich auch die meisten deutschen Ärzte im Grundsatz halten (siehe Kasten). Sie weichen dennoch häufig davon ab, weil es sehr vom Einzelfall abhängt, mit welchem Medikament zu beginnen ist.

Die einzelnen Substanzen lassen sich auch miteinander kombinieren. Das ist sinnvoll, wenn eine allein zu wenig oder keine Wirkung zeigt, oder um bei vergleichbarer Wirkung die Verträglichkeit zu verbessern.

SCHEMA ZUR MEDIKAMENTÖSEN BEHANDLUNG DES BLUTHOCHDRUCKS

Die „Deutsche Liga zur Bekämpfung des hohen Blutdrucks" in Heidelberg hat ein Schema erarbeitet, das den Ärzten die Wahl der Medikamente erleichtern soll. Es empfiehlt anfangs eine Monotherapie, bei der nur eine Substanz eingesetzt wird, um nicht gleich mit Kanonen auf Spatzen zu schießen. Die Kombination der hoch wirksamen Medikamente sollte Patienten mit stark erhöhtem Blutdruck vorbehalten bleiben. Grundsätzlich sollte der Arzt erst eine niedrige Dosis verordnen und diese in der Menge ganz „ausreizen", bevor er sich für ein anderes Mittel oder eine Kombination verschiedener Substanzen entscheidet.

Zur Monotherapie eignen sich alle blutdrucksenkenden Substanzen. Mit welcher begonnen wird, muß der Arzt im Einzelfall und in Abhängigkeit von den individuellen körperlichen Voraussetzungen des Patienten sowie seinen Lebensumständen entscheiden. Geeignet sind harntreibende Mittel, Beta-Blocker, Alpha-1-Blocker, Kalzium-Antagonisten oder ACE-Hemmer.

Sinkt der Blutdruck mit einem dieser Medikamente nicht genügend ab, werden zwei Substanzen miteinander kombiniert: harntreibendes Mittel und Beta-Blocker oder Kalzium-Antagonist oder Alpha-1-Blocker (dazu gehört zum Beispiel die Substanz Doxazosin) oder ACE-Hemmer. Alternativ ist es auch möglich, einen Kalzium-Antagonisten gleichzeitig mit einem Beta-Blocker oder einem ACE-Hemmer zu geben.

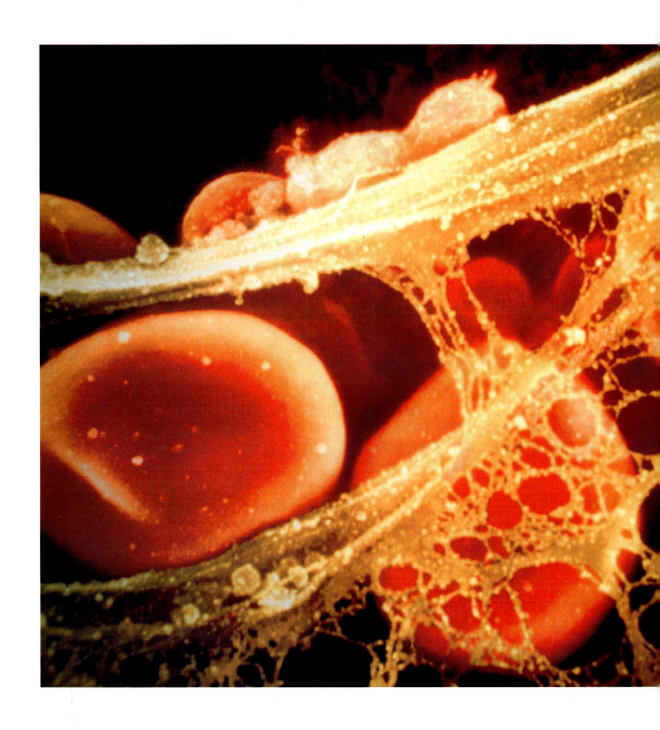

Wie ein feines Gespinst überziehen Fibrinfäden rote Blutkörperchen – ein Blutpfropf ist entstanden.

Thrombosen

Eine Thrombose ist der vollständige oder teilweise Verschluß eines Blutgefäßes durch einen Pfropf aus geronnenem Blut („Thrombus"). Wie kommt es dazu? Im wesentlichen spielen drei Faktoren eine Rolle:

- Schäden an der Gefäßwand,
- „zähflüssiges" Blut, das leicht gerinnt,
- Strömungshindernisse in der Blutbahn.

Außerdem können eine Thrombose begünstigen:

- Venenentzündungen,
- Krampfadern,
- Schwangerschaft,
- höheres Lebensalter (über 60 Jahre),
- erhöhte Fibrinogenspiegel im Blut,
- Übergewicht,
- die „Pille",
- Verletzungen,
- Operationen,
- lange Bettlägerigkeit,
- Hitze, bei der der Körper stark austrocknet.

Es gibt zwei Arten von Thromben: solche, die aus zusammengeklumpten Blutplättchen (das ist eine bestimmte Sorte von Blutkörperchen) bestehen („weißer Thrombus"), und solche, bei denen sich ein dichtes Netz aus Fibrin gebildet hat, in dem sich rote Blutkörperchen fangen („roter Thrombus").

Fibrin ist ein für die Blutgerinnung wichtiger Eiweißstoff. Wenn das Blut jedoch zuviel davon enthält, kann das Thrombosen begünstigen. Es ist sozusagen eine „Blutgerinnung am falschen Ort", nämlich innerhalb der Ader und nicht an einer offenen Wunde. Deshalb sind erhöhte Werte für Fibrinogen – einer Vorstufe von Fibrin – ein Hinweis auf eine erhöhte Thrombose- beziehungsweise Herzinfarktgefahr.

WIE ENTSTEHT EIN THROMBUS?

Thromben können sich im gesamten Adernnetz bilden. Wo die Wand eines Blutgefäßes – wodurch auch immer – aufgerauht oder verletzt ist, können die ständig im Blut zirkulierenden Blutplättchen hängenbleiben beziehungsweise das Blut kann daran leicht gerinnen. Es bildet sich ein mehr oder weniger fest mit der Aderwand verbackener Klumpen.

Solange dieser dort liegenbleibt und fest mit der Wand verwächst, passiert gar nichts. Wenn sich der Pfropf jedoch von der Aderwand löst und mit dem Blut wegschwimmt, wird es gefährlich. Er gelangt über den Kreislauf in kleinere Blutgefäße und kann diese verstopfen („Embolie").

Ein Beispiel: Hat sich der Thrombus in einer der tiefen Venen in den Beinen oder im Becken gebildet, gelangt er von dort auf direktem Wege über die rechte Herzkammer in die Lungenschlagader. Dort bleibt er in einer kleineren Ader,

THROMBOSEN

DER RISIKOFAKTOR FIBRINOGEN

Fibrinogen ist eine Eiweiß-Substanz, die ganz wesentlich an der Blutgerinnung beteiligt ist. Sie fördert das Zusammenballen von Blutkörperchen und -plättchen. Je nachdem, ob das Blut viel oder wenig Fibrinogen enthält, ist es eher zäh- oder dünnflüssig.

Bei erhöhten Werten steigt die Gefahr für Herz-Kreislauf-Krankheiten – insbesondere Herzinfarkt, Thrombosen und Schlaganfall – um das Vierfache. Viele Ärzte sehen deshalb in Fibrinogen einen unabhängigen Risikofaktor, dem genauso viel Bedeutung zukommt wie Cholesterin.

Fibrinogen steigt auch an, wenn andere Risikofaktoren für Thrombosen und Arteriosklerose hinzukommen: Rauchen, Übergewicht und Zuckerkrankheit. Vor allem das Rauchen erhöht den Fibrinogenanteil im Blut, und zwar in Abhängigkeit von der Anzahl der täglich gerauchten Zigaretten. Rund die Hälfte der Herz-Kreislauf-Schäden bei Rauchern – so vermuten die Ärzte – sind auf erhöhte Fibrinogenspiegel zurückzuführen.

Fibrinogen läßt sich mit Bewegung, mäßigem Alkoholkonsum sowie mit Medikamenten – insbesondere Fibraten (siehe Seite 237) und Beta-Blockern (siehe Seite 250) – senken.

durch die er nicht mehr hindurchpaßt, hängen und blockiert einen Teil der Lungendurchblutung. Das führt zu einem Rückstau des Blutes bis ins Herz.

Kleinere Embolien dieser Art können Herzrasen, Atemnot, Schmerzen im Brustkorb, Angstzustände, Blässe, Fieber und kalte Schweißausbrüche verursachen. Größere Lungenembolien können tödlich enden.

ANZEICHEN FÜR EINE THROMBOSE

Die meisten Thrombosen entstehen in den Beinvenen. Typisch dafür sind folgende Symptome:

■ Plötzliche, ziehende Schmerzen in der Wade, ähnlich wie bei einem sehr starken Muskelkater,

■ ziehende Schmerzen im ganzen Bein,

■ Gänsehaut an einem der beiden Beine,

■ unversehens geschwollene Beine, vor allem am Knöchel und an der Wade,

■ einseitiges Schweregefühl im Bein,

■ bläuliche Hautverfärbung, wenn das Bein herabhängt.

Die Behandlung

Wenn Sie solche Anzeichen spüren oder an sich feststellen, können Sie zusätzlich folgenden Test machen: Im Sitzen mit beiden Händen die Wade umfassen (Daumen nach vorne, die Finger am Wadenmuskel) und mit den Fingern fest in den Muskel drücken. Wenn Sie dabei einen heftigen, scharfen Schmerz spüren, besteht der dringende Verdacht auf eine Venenthrombose. Rufen Sie dann möglichst rasch einen Arzt. Und legen Sie sich sofort hin – jede Bewegung kann dazu führen, daß der Pfropf sich löst!

FOLGEN EINER THROMBOSE

Häufig löst sich der Blutpfropf nicht ab, sondern verwächst fest mit der Aderwand. Dann kann er den Blutstrom erheblich blockieren. Bildet sich ein Thrombus in den großen Beinvenen, staut sich das Blut, und das Bein schwillt an. Der Druck in den Venen steigt, das Gewebe lagert Wasser ein („Ödeme").

Die schlechte Durchblutung zeigt sich auch an der Haut. Sie verfärbt sich bläulich, wird dünn und spröde wie Pergamentpapier, die Blutgefäße scheinen dunkel durch. Bei kleinsten Stößen kann die Haut aufplatzen, und es entsteht eine offene Stelle, die nur schwer wieder zuheilt („offenes Bein" oder „Ulcus cruris").

Bis sich ein solches Geschwür bildet, können Monate, manchmal sogar Jahre vergehen. Es entsteht überwiegend dann, wenn der Thrombus nicht entfernt werden kann und wenn der Betroffene sich nicht an die Behandlungsregeln hält.

BEHANDLUNGSMÖGLICHKEITEN FÜR THROMBOSEN

Am besten wird der Blutpfropf gleich, nachdem er sich gebildet hat, entfernt. Das geht medikamentös („Thrombolyse") oder durch eine Operation („Thrombektomie").

Die medikamentöse Thrombolyse

Es gibt Medikamente, die geronnenes Blut auflösen können. Sie greifen das Fibrin an, einen Eiweißstoff, der das Zusammenklumpen der Blutplättchen ermöglicht. Diesen Vorgang nennen Ärzte „Thrombolyse". Die Mittel dafür sind Streptokinase, Urokinase oder t-PA (siehe Seite 104). Die Thrombolyse ist nur möglich, wenn das Blutgerinnsel sich gerade erst gebildet hat und noch nicht mit der Venenwand verwachsen ist. Mehr als drei Tage dürfen seit den ersten Anzeichen für die Thrombose nicht vergangen sein.

Ungeeignet für diese Therapie sind Patienten, die frisch operiert worden sind, einen hohen Blutdruck oder ein schwaches Herz haben, über 65 Jahre alt sind, unter Diabetes oder anderen schweren, chronischen Krankheiten leiden.

Eine Thrombolyse muß immer im Krankenhaus vorgenommen werden. Der Arzt muß ständig die Gerinnungsfähigkeit des Blutes überwachen. Wird das Blut zu dünnflüssig, drohen Blutungen in Organen oder im Gehirn.

THROMBOSEN

Damit sich nicht sofort erneut ein Thrombus bildet, erhalten die Patienten nach einer Thrombolyse noch für mindestens ein halbes Jahr gerinnungshemmende Medikamente (siehe Seite 243) oder Arzneimittel, die verhindern, daß die Blutplättchen zusammenklumpen (siehe Seite 240).

Blutgerinnsel operativ entfernen

Mehr Zeit als bei der Thrombolyse hat der Arzt auch zur operativen Entfernung des Blutpfropfes nicht. Nur wenn der Thrombus noch nicht mit der Venenwand verwachsen ist, läßt er sich herausziehen und damit vollständig beseitigen. Die Frist dafür beträgt nur wenige Tage.

Um beispielsweise einen Thrombus in einer tiefen Beinvene zu entfernen, öffnet der Arzt eine Vene in der Leiste und schiebt einen Katheter mit einem aufblasbaren Ballon bis hinter den Blutpfropf. Ein zweiter Katheter oberhalb der eröffneten Vene verhindert, daß das Blutgerinnsel an anderer Stelle im Körper zu einer Embolie führt. Nun wird der Ballon hinter dem Blutpfropf aufgeblasen und zurückgezogen, wobei er das Gerinnsel vor sich herschiebt, bis es an der Einschnittstelle herauskommt. Ist der Thrombus erfolgreich entfernt, zieht der Arzt auch den anderen Ballon-Katheter wieder heraus, schließt die Wunden und legt einen festen Druckverband an. Wichtig ist, daß der gesamte Blutpropf herausgezogen wird. Bleiben Reste in der Vene, bildet sich daran sofort erneut ein Gerinnsel, und der ganze Eingriff war vergebens.

Im Anschluß an eine solche „Thrombektomie" müssen „blutverdünnende" Medikamente (siehe Seite 243) eingenommen werden.

Die Risiken dieser Operation sind nicht unerheblich. Der Blutverlust dabei ist relativ hoch und der Erfolg nicht garantiert, wenn der Arzt den Blutpfropf nicht vollständig entfernen kann und das Gerinnsel für eine medikamentöse Auflösung bereits zu alt ist. Bei Thrombosen an den Unterschenkelvenen ist der Eingriff meist nicht möglich.

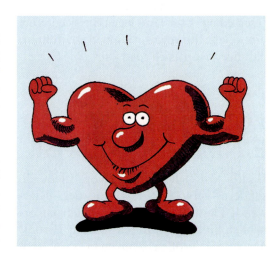

WIE SIE EINER THROMBOSE VORBEUGEN KÖNNEN

Wenn Sie zu Thrombosen neigen, ist es am sichersten, die Gerinnungsfähigkeit des Blutes herabzusetzen. Das geht mit gerinnungshemmenden Medikamenten (siehe Seite 243). Wenn Sie bereits Durchblutungsstörungen aufgrund eines „weißen Thrombus" hatten, können Sie mit Thrombozytenaggregationshemmern (Azetylsalizylsäure, siehe Seite 240) dafür sorgen, daß die Blutplättchen daran gehindert werden, Klümpchen zu bilden.

Die Behandlung

Viel Bewegung ist das beste Mittel, damit das Blut sich nicht staut und nicht zusammenklumpt. Beim Laufen helfen die Wadenmuskeln den Venen wie eine Pumpe, das Blut zum Herzen zurückzubefördern. Täglich mindestens eine Stunde spazierengehen ist deshalb die beste Prophylaxe.

Wer bereits Krampfadern hat, viel stehen muß oder häufiger Venenentzündungen hat, ist besonders gefährdet, eine Thrombose in einer oberflächlichen Vene zu bekommen. Diese sind zwar nicht so gefährlich wie jene in den tiefen Venen, aber Sie sollten trotzdem ganz gezielt für eine gute Durchblutung Ihrer Beine sorgen. Folgendes müssen Sie dabei beachten:

■ Bei Reisen im Auto alle zwei Stunden Rast machen und die Beine vertreten. Auf der Stelle hüpfen und laufen, einen kleinen „Standspurt" einlegen.

■ Bei langen Flug- oder Zugreisen immer bequeme, flache Schuhe anziehen. Während des Fluges oder der Fahrt die Füße im Sitzen nebeneinander auf den Boden stellen und die Fußspitzen heben, mit den Fersen aber auf dem Boden bleiben, und umgekehrt (Fersen heben und Fußspitzen am Boden lassen). Mindestens 30 bis 50mal. Das hat die gleiche Wirkung auf die Wadenmuskulatur und die Unterschenkelvenen wie ein Spaziergang und vermeidet „dicke Füße".

■ Wer bereits Krampfadern hat, sollte ständig oder zumindest hin und wieder elastische Gummistrümpfe oder -strumpfhosen tragen, die der Hausarzt verordnen kann. Der starke Kompressionsdruck des Strumpfes auf die oberflächlichen Venen sorgt dafür, daß die Blutgefäße nicht ausleiern und fördert das Zurückfließen des Blutes durch die tiefen Venen.

■ Sooft es geht, die Beine hochlegen.

■ Morgens die Beine erst warm, dann kalt abduschen. Mehrmals wechseln, mit kalt aufhören.

■ Nicht zu warm schwimmen (maximale Wassertemperatur, auch im Thermalbad: 32,5 Grad Celsius). Hitze erweitert die Venen. Sie verlieren dadurch an Elastizität.

■ Nach einer Operation oder Geburt möglichst früh wieder aufstehen, „Fußkreise" machen (siehe Kasten) und die Beine bewegen.

„FUSSKREISE" BRINGEN DAS BLUT IN SCHWUNG

Nach einer Geburt oder einer Operation ist die Gefahr für Thrombosen besonders groß. Es gibt außer Medikamenten auch ein simples Mittel, um ihnen entgegenzuwirken: „Fußkreise". So wird´s gemacht:

Sie liegen auf dem Rücken auf dem Bett. Öffnen Sie die Beine etwas und lassen Sie die Füße kreisen, links herum, rechts herum, wie Sie Lust haben. Mindestens zehnmal mit jedem Fuß. Diese Übung sollten Sie unbedingt vor jedem Aufstehen und ansonsten tagsüber so oft wie möglich machen.

DIE FOLGEN VON HERZ-KREISLAUF-ERKRANKUNGEN

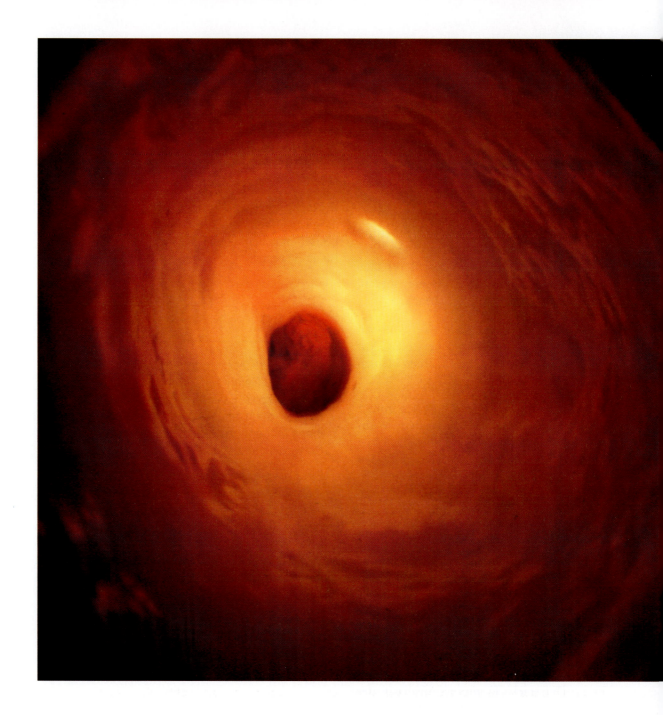

Ein Blutpfropf blockiert eine Herzarterie

Durchblutungsstörungen am Herzen *Koronare Herzkrankheit (KHK)*

Die feinen Arterien der Herzkranzgefäße („Koronarien", siehe Seite 21) sind am empfindlichsten gegen Arteriosklerose. Ablagerungen in diesen Adern wirken sich besonders katastrophal aus. Wenn Haupt- oder Nebenäste der Koronarien verstopft sind, erhält der Herzmuskel zu wenig Sauerstoff. Ist das rechte Herzkranzgefäß betroffen, stagniert die Versorgung an der rechten Herzkammer und an der Hinterwand der linken Herzkammer. Ist die linke Koronararterie blockiert, fehlt es der Herzvorderwand oder der Seiten- und Hinterwand der linken Herzkammer an Sauerstoff.

Häufig sind es gar nicht die dicken Ablagerungen, von denen die größte Gefahr ausgeht. Sie brauchen Jahre, bis sie sich angesammelt haben und drosseln die Sauerstoffversorgung langsam und stetig. Das schafft dem Körper die Möglichkeit, Umgehungsadern („Kollateralen") auszubilden, mit denen er die Engstelle umgeht. Dann erhält der Herzmuskel zwar nicht dieselbe Menge Sauerstoff wie früher, als das ursprüngliche Blutgefäß noch durchlässig war, aber immerhin genug, um mit nicht zu hohen Belastungen gut fertig zu werden.

DIE WICHTIGSTEN RISIKOFAKTOREN FÜR DIE KORONARE HERZKRANKHEIT

1. Erhöhte Blutfettwerte (siehe Seite 30) beziehungsweise zu niedrige Werte für HDL (siehe Seite 28),

2. familiäre Veranlagung,

3. Bluthochdruck,

4. Bewegungsmangel, Übergewicht, Streß,

5. Rauchen.

Gefährlicher sind die kleinen, weichen Ablagerungen, die noch nicht fest verkrustet sind. Sie reißen leicht auf, mit der

DURCHBLUTUNGSSTÖRUNGEN AM HERZEN

Folge, daß Blutbestandteile daran hängenbleiben, und es kommt zur Thrombose (siehe Seite 63). Ein solcher Blutpropf kann akut eine der Herzkranzarterien verstopfen und den Blutstrom völlig unterbinden. Der Körper erhält dann gar nicht erst die Chance, eine Umgehungsader auszubilden.

Wenn der Sauerstoffbedarf des Herzens größer ist als die Menge, die ihm das Blut über die Herzkranzgefäße zur Verfügung stellen kann, kommt es zu Angina pectoris.

Der vollständige Verschluß einer Kranzarterie führt oft zum Herzinfarkt (siehe Seite 98). Je nachdem, welche Arterie blockiert ist, gehen dabei kleine oder größere Bereiche des Herzmuskels zugrunde. Wenn so viel Gewebe abstirbt, daß das Herz nicht mehr pumpen kann, ist der Herzinfarkt tödlich. Geschieht das akut und ohne Vorzeichen, sprechen Ärzte vom „Sekundenherztod". Dieser „plötzliche Herztod" kann auch ohne vorausgehenden Infarkt auftreten.

Wenn Herzmuskelzellen im Bereich des Sinusknotens oder AV-Knotens (siehe Seite 19) geschädigt werden, also in Bereichen des Herzens, die für den Anstoß des Herzschlages zuständig sind, entstehen die langsamen Formen von Herzrhythmusstörungen („Bradykardie", siehe Seite 162).

Durch Sauerstoffmangel können auch praktisch überall im Herzmuskel „Herde" entstehen, die für schnelle Formen der Herzrhythmusstörungen („Tachykardie", siehe Seite 160) – auch in Form von Extraschlägen – verantwortlich sind.

Durchblutungsstörungen des Herzens können auch durch eine erhöhte Spannung in den Muskelzellen der Arterienwand in den Herzkranzarterien („Spas-men") ausgelöst werden. Die Adern ziehen sich dabei zusammen, wodurch sich der Blutdurchfluß verringert. Solche Spasmen können besonders an arteriosklerotischen Engstellen auftreten.

ANGINA PECTORIS

Angina pectoris gehört zu den häufigsten Beschwerden vor und nach einem Herzinfarkt. Wenn die Adern schon ziemlich verstopft sind, gerät der Herzmuskel in Sauerstoffnot, sobald er mehr arbeiten muß. Beispielsweise, wenn die Skelettmuskeln stärker durchblutet werden müssen, weil Sie eine Kiste anheben, zur S-Bahn rennen oder eine Treppe hochsteigen. Das Herz schlägt bei solchen Anstrengungen schneller und kräftiger, um das Blut rascher durch den Körper zu pumpen.

Das muß es auch, wenn Sie sich aufregen oder freuen, sich ärgern oder wütend sind. Dann sorgt das Nervensystem dafür, daß das Herz schneller schlägt. Auch dafür braucht es mehr Sauerstoff.

Die für die Durchblutungsstörungen am Herzen typischen anfallsartigen Schmerzen heißen medizinisch „Angina pectoris". Das ist lateinisch und bedeutet übersetzt so viel wie „Brustenge". Es gibt eine „stabile" und eine „instabile" Angina pectoris (siehe Seite 72).

Anzeichen für Angina pectoris

Ein Engegefühl in der Brust ist das typische Signal für eine Sauerstoffunterversorgung des Herzens. Es macht Angst und ist oft begleitet von heftigen, dumpfen Schmerzen hinter dem Brustbein.

Angina pectoris

Die Schmerzen können drücken, ziehen, brennen, stechen. Sie können Beklemmungen auslösen, den Hals würgend einschnüren oder im Oberbauch ein starkes Druckgefühl hervorrufen, so daß Sie annehmen, Sie haben zu viel oder zu fettreich gegessen. Häufig setzen sie auch tatsächlich nach einem üppigen Essen ein, ebenso bei kaltem, windigem Wetter oder starker Erregung. Sie zwingen zur Ruhe, zum Kürzertreten. Sobald das Herz wieder auf Normalleistung zurückschalten kann, verschwinden die Beschwerden, und der „Spuk" ist vorbei.

Grundsätzlich legen alle Schmerzen, die in Abhängigkeit von Belastung oder Anstrengung auftreten, den Verdacht auf eine Angina pectoris nahe. Dabei ist es ziemlich unerheblich, wo diese Schmerzen auftreten – ob in Brustkorb, Arm, Bauch, Kiefer, Hals oder Rücken.

Zwei charakteristische Merkmale sind es, die Angina pectoris-Schmerzen von anderen Krankheiten unterscheiden: Die Schmerzen dauern meistens nur wenige Minuten, und sie sind fast immer belastungsabhängig. Schmerzen, die stundenlang anhalten und nicht in Folge körperlicher oder seelischer Anstrengung auftreten, haben selten mit dem Herzen zu tun. Eine medizinische Lehrweisheit lautet: „Wenn es am Herzen weh tut, ist es meistens nicht das Herz."

WORAN SIE ANGINA PECTORIS ERKENNEN

■ Werden Sie wachsam, wenn Sie merken, daß Sie hin und wieder einen seltsamen Druck in der Brust spüren. Oder stechende Schmerzen beim Laufen.

■ Schieben Sie eine Schwäche bei Belastung nicht einfach darauf, daß Sie nicht mehr der oder die Jüngste sind. Wenn Sie genau hinhorchen, werden Sie feststellen können, ob es sich bei Ihren Beschwerden um erste, leise Anzeichen für eine Angina pectoris handelt. Gehen Sie dann sofort zum Arzt. Es kann Ihnen das Leben retten.

■ Erste Hinweise für verstopfte Herzkranzgefäße können auch Gefühle sein, die Sie allgemein einer ungünstigen Lebensphase zuschreiben, beispielsweise wenn Sie sich häufig unwohl fühlen oder Übelkeit spüren. Beobachten Sie dann, ob diese Gefühle unter Belastung auftreten. Wenn ja, sollten Sie Ihr Herz untersuchen lassen. Und zwar auch dann, wenn Sie auf die Frage: „Spüren Sie ein Engegefühl in der Brust?" mit „Nein" antworten.

DURCHBLUTUNGSSTÖRUNGEN AM HERZEN

Was ist Angina pectoris für ein Gefühl?

Der englische Arzt William Heberden (1710–1801) beschrieb die Symptome der Angina pectoris so:
„Ein Schmerz, der sich besonders nach dem Steigen und gleich nach dem Essen einstellt, sich bis zum Vernichtungsgefühl steigern kann und beim Stehenbleiben verschwindet, später auch nach Fahren, Reiten, Schlucken, Husten, Stuhlgang, Sprechen, Erregung, beim Liegen auf der Seite, ja sogar im Schlaf auftritt, unter dem Brustbein sitzt, häufig – mehr nach links als nach rechts – in die Arme und Hände ausstrahlen kann, nichts mit Atemnot zu tun hat, fast nur Männer betrifft und die Brust so einengt, daß man den Schmerz als „Angina pectoris" (Brustenge) bezeichnen kann."

Stabile und instabile Angina pectoris

Ärzte unterscheiden zwei Arten von Angina pectoris. Die eine tritt typischerweise unter Belastung auf. Das ist die „stabile" Angina pectoris.

Bei der „instabilen" Angina pectoris kommen und gehen die Beschwerden ohne ersichtlichen Anlaß, auch in Ruhe oder schon bei geringster Belastung. Die Symptome setzen plötzlich und unvermittelt ein und gehen zum Teil auf Spasmen in den Herzkranzarterien zurück. Die instabile Angina pectoris ist wesentlich gefährlicher als die stabile. Bei fast der Hälfte der Betroffenen ereignet sich innerhalb kurzer Zeit ein Infarkt. Die Betroffenen müssen deshalb meistens sofort zur stationären Behandlung ins Krankenhaus.

Wie wird Angina pectoris behandelt?

Bei einem akuten Angina-pectoris-Anfall empfiehlt es sich, sofort eine Nitro-Kapsel zu zerbeißen oder Nitroglyzerin aus der Sprayflasche in den Mund zu sprühen (siehe Seite 259). Ihr Arzt wird Ihnen zur Vorbeugung eines Infarktes Beta-Blocker (siehe Seite 250) und eventuell auch Kalzium-Antagonisten (siehe Seite 253) verordnen. Nehmen Sie diese Medikamente am besten morgens nach dem Aufstehen ein, noch vor dem Frühstück.

WIE SIE SICH BEI EINEM ANGINA-PECTORIS-ANFALL VERHALTEN ODER IHM VORBEUGEN SOLLTEN

■ Brechen Sie die anstrengende Tätigkeit, die Ihnen einen Angina-pectoris-Anfall verursacht, sofort ab. Legen oder setzen Sie sich hin, kommen Sie zur Ruhe.

■ Sprühen Sie sich ein Nitro-Präparat in den Mund oder zerbeißen Sie eine Nitro-Kapsel. Achten Sie darauf, daß Sie diese Mittel immer bei sich haben. Stecken Sie sie in die Jacken- oder Manteltasche, stellen Sie sie auf Ihren Nachttisch, deponieren Sie sie im Büro, am Arbeitsplatz.

BEIM ARZT

Viele Menschen haben Angst, zum Arzt zu gehen, wenn sie den Verdacht haben, daß das Herz nicht richtig durchblutet wird. Sie verdrängen die Warnsignale und beruhigen sich mit der Vermutung, „es wird schon nichts Schlimmes sein". Wenn Ärzte sehr genau nachfragen, kommen sie fast immer dahinter, daß einem Herzinfarkt einige Warnsignale des Körpers vorausgegangen sind. Der Betroffene hat sie nur geflissentlich überhört oder aus Unkenntnis nicht darauf geachtet.

Es kann Ihr Leben retten, wenn Sie sich rechtzeitig untersuchen lassen. Je früher eine Arteriosklerose der Herzkranzgefäße entdeckt wird, desto größer sind die Chancen, einen Infarkt zu vermeiden. Wenn er sich erst einmal ereignet hat, kann der Schaden nur begrenzt werden, indem die vom Infarkt verursachte Narbe am Herzmuskel möglichst klein gehalten wird.

Die Untersuchungen beim Internisten oder Kardiologen tun nicht weh und sind auch nicht sehr zeitaufwendig. Fassen Sie sich also ein Herz und gehen Sie lieber einmal mehr zum Arzt als einmal zu wenig.

Ob Sie dabei Ihren Hausarzt aufsuchen, einen Internisten oder gleich einen Kardiologen, bleibt Ihnen überlassen. Es gibt sehr gute Allgemeinärzte, die durchaus in der Lage sind, eine Herzkrankheit zu erkennen und richtig einzuschätzen. Andere haben damit weniger Erfahrung, tun sich aber schwer, ihre Patienten an einen Spezialisten zu überweisen. Sie befürchten, mit dem Patienten einen Krankenschein und damit bares Geld zu verlieren. Ein guter Hausarzt weiß, daß ein herzkranker Patient zu ihm zurückkehren wird, wenn die akute Behandlung abgeschlossen ist. Er weiß, daß ein krankes Herz lebenslanger Fürsorge bedarf.

Gefährlich sind für Sie Internisten, die sich einbilden, selbst Spezialisten zu sein und Sie deshalb nicht – zum Beispiel zum Kardiologen – weiter überweisen. Wenn Sie den Eindruck haben, daß Ihr Hausarzt zu dieser Ärztegruppe gehört, sollten Sie gleich von sich aus den Spezialisten aufsuchen.

Sie müssen einen Arzt finden, der in der Lage ist, Sie auf Ihrem Weg mit der Herzkrankheit lebenslang zu begleiten. Sie müssen Vertrauen haben können zu diesem Arzt. Wenn er Ihnen helfen soll, muß er Ihre Lebenssituation genau kennen, Ihre privaten und beruflichen Kümmernisse. Umgekehrt muß er sich auf Sie verlassen können. Darauf, daß Sie seinen Rat beherzigen und Medikamente, die er verordnet, auch einnehmen.

Wenn Sie das Gefühl haben, daß Ihr Arzt Ihre Fragen ausweichend beantwortet, Ihnen keine klare Auskunft gibt, ob Ihr Herz gesund ist oder nicht, sollten Sie zusätzlich einen Internisten oder Kardiologen um Rat fragen. Tun Sie das schnell, wenn Sie mit Ihrem Hausarzt unzufrieden sind. Lassen Sie sich von ihm auch nicht hinhalten („Zum Spezialisten können Sie später noch gehen, wir warten erstmal ab"). Wenn Ihr Herz tatsächlich krank ist, dürfen Sie keine Zeit verlieren.

Was der Arzt Sie fragen wird

Je nachdem, ob Sie zu Ihrem Hausarzt gehen oder zu einem Ihnen noch unbekannten Spezialisten, wird er Sie eher knapp oder sehr ausführlich befragen. Ihrem

DURCHBLUTUNGSSTÖRUNGEN AM HERZEN

Hausarzt, der Sie und Ihre Familie gut kennt, brauchen Sie nur die akuten Krankheitssymptome zu beschreiben. Ein Ihnen fremder Arzt wird sich außerdem erzählen lassen, wie Sie leben, was Sie beruflich machen, ob Sie in der Vergangenheit krank waren, welche Kinderkrankheiten Sie hatten – er erhebt eine genaue „Anamnese". Je ausführlicher er das tut, desto besser. Nur dann kann er sich ein umfassendes Bild von Ihnen machen. Folgende Fragen sollte ein fremder Arzt Ihnen stellen:

■ Welche Kinderkrankheiten haben Sie durchgemacht? Scharlach, Diphtherie oder schwere Mandelentzündungen können Schäden am Herz zurücklassen, die sich erst spät zeigen.

■ Hatten Sie einmal eine fiebrige Gelenkentzündung an Knie oder Schulter, die nach einigen Wochen wieder abgeklungen ist? Solches „rheumatisches Fieber" kann die bindegewebigen Anteile des Herzens in Mitleidenschaft ziehen und dabei die Herzklappen (siehe Seite 175) schädigen.

■ Welche Krankheiten haben Sie in Ihrem Leben bereits durchgemacht? Versuchen Sie, sich bei dieser Frage so genau wie möglich an alles zu erinnern. Manchmal steckt in diesen Schilderungen ein wichtiger Hinweis für Ihre jetzigen Beschwerden.

■ Sind Ihr Vater, Ihre Mutter oder Ihre Großeltern herzkrank oder gar bereits an Herzkrankheiten verstorben? Sind oder waren sie eher korpulent oder eher schlank? Sind andere Verwandte herzkrank? Sind die Eltern oder Großeltern alt geworden oder jung gestorben? Sind in der Verwandtschaft Schlaganfälle, Zuckerkrankheit, Fettstoffwechselstörungen, Gicht oder chronische Krankheiten vorgekommen?

■ Welchen Beruf üben Sie aus? Ist es der Beruf, den Sie erlernt haben, für den Sie ausgebildet worden sind? Wie kommen Sie mit Ihren Vorgesetzten und Kollegen zurecht? Macht Ihre Arbeit Ihnen Spaß?

■ Sind Sie zufrieden mit Ihrer privaten Lebenssituation? Haben Sie Kinder? Wie ist das Verhältnis zu Ihrer Partnerin/Ihrem Partner und zu Ihren Kindern?

■ Welche Hobbys haben Sie? Gehen Sie gerne an die frische Luft?

■ Sind Sie wegen anderer Krankheiten bei weiteren Ärzten in Behandlung? Nehmen Sie zur Zeit Medikamente ein? (Wenn ja, bringen Sie diese zur Untersuchung am besten gleich mit.) Spüren Sie davon Nebenwirkungen? Nehmen Sie vom Arzt nicht verordnete, sondern von Ihnen selbst gekaufte Mittel ein? Wie bekommen Ihnen diese?

Wenn der Arzt Sie soweit kennengelernt hat, wird er nun nach Ihren konkreten Beschwerden fragen. Dies wird auch Ihr Hausarzt tun. Zum Beispiel:

■ Wo spüren Sie Schmerzen? Sitzen sie direkt über dem Herzen oder eher diffus in der Brust oder hinter dem Brustbein?

■ Wie fühlen sich die Schmerzen an? Sind sie dumpf, schwer zu orten? Oder sind sie eher stechend, schneidend, so daß Sie kaum durchatmen können?

■ Können Sie Treppen steigen, ohne eine Pause einlegen zu müssen? Können Sie zum Bus rennen, ohne innehalten zu müssen?

■ Liegt Ihnen zur Zeit etwas besonders auf der Seele? Haben Sie Kummer?

Beim Arzt

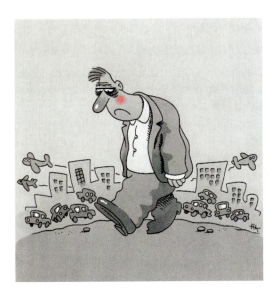

■ Reagieren Sie empfindlich auf Wetterwechsel? Steigern sich die Beschwerden bei kalter Witterung?

■ Treten die Schmerzen auf, wenn Sie gut gegessen haben?

■ Wie lange dauern die Schmerzen? Nur Sekunden oder durchaus mehrere Minuten? Oder länger?

■ Wann lassen die Schmerzen nach? Wenn Sie sich ausruhen? Wenn Sie sich bewegen und tief durchatmen?

■ Wie gut haben Sie in den letzten Wochen geschlafen?

■ Müssen Sie tagsüber und/oder nachts häufiger als sonst zur Toilette?

■ Haben Sie zur Zeit viel oder eher wenig Appetit?

Mit diesen Fragen versucht der Arzt, herauszufinden, ob Ihren Herzbeschwerden ein Sauerstoffmangel wegen verengter Herzkranzgefäße oder andere Ursachen zugrunde liegen. Es gibt Herzschmerzen, die einer Angina pectoris ähneln, aber überhaupt nichts damit zu tun haben. Sie beruhen nicht auf einem Sauerstoffmangel durch eingeengte Koronararterien, sondern möglicherweise auf Fehlstellungen der Brustwirbelsäule. Die daraus resultierenden Muskelverspannungen wirken sich bis zum Herzen aus. Ärzte nennen das „Dyskardien".

Auch Kreislaufstörungen können die Herzfunktion beeinträchtigen. Und starke seelische Konflikte können nervliche Fehlregulationen auslösen, die Schmerzen in der Herzgegend zur Folge haben (siehe Kasten auf Seite 76). Wichtigstes Unterscheidungskriterium dieser Herzbeschwerden zur Angina pectoris ist, daß sie sich unter Belastung nicht verschlimmern. Das EKG (siehe Seite 77) bleibt normal.

EINMAL JÄHRLICH ZUM GESUNDHEITS-CHECK-UP

Neuerdings gibt es für Männer und Frauen über 35 Jahre einen Gutschein der Krankenkassen für einen alljährlichen Rundum-Check-up. Ihr Hausarzt prüft, ob Sie fit und gesund sind. Er mißt den Blutdruck, hört die Lunge ab, schreibt ein EKG (siehe Seite 77), tastet die Leber ab, bestimmt wichtige Blutwerte und mustert Sie von Kopf bis Fuß.

Nutzen Sie diesen Service. Anhand der Ergebnisse können Sie mit Ihrem Arzt beraten, ob Sie Ihren Lebensstil ändern oder beruflich kürzertreten sollten und ob Ihr Herz intakt ist.

DURCHBLUTUNGSSTÖRUNGEN AM HERZEN

Wenn Kummer aufs Herz drückt

Wenn Menschen etwas auf dem Herzen haben, haben sie es häufig am Herzen (siehe auch Seite 93). Der Druck auf der Seele ist so groß, daß sie sich ein Ventil sucht, über das sie sich Luft machen kann. Herzbeschwerden sind manchmal solche Hilferufe der Seele. Wenn jemand vom Partner verlassen wird, wenn ein geliebter Mensch stirbt, wenn ein tiefer Konflikt mit Vater oder Mutter besteht, wenn jemand seiner Frau/ihrem Mann untreu wird, wenn die Entlassung bevorsteht und Arbeitslosigkeit droht – all das sind mögliche Anlässe für Herzbeschwerden. Sie beruhen aber nicht auf einer schlechten Sauerstoffversorgung des Herzmuskels oder anderen Herzkrankheiten, sondern auf seelischen Störungen, die sich in Form von nervösen Herzbeschwerden ausdrücken.

Dagegen helfen keine Nitro-Sprays. Solche Herzbeschwerden verschwinden nur, wenn sich der Kummer, der ihnen zugrunde liegt, beheben läßt. Seelische Probleme sind bei Psychotherapeuten oder Psychologen am besten aufgehoben. Gespräche, Analysen und andere Therapieformen erhellen die Hintergründe für private oder berufliche Konflikte und zeigen Lösungswege auf.

Die körperliche Untersuchung

Nachdem der Arzt Ihre Beschwerden kennt, wird er Sie körperlich untersuchen. Diese Untersuchung ist wichtig. Sie kann dem erfahrenen Arzt oft mehr Hinweise geben als eine Diagnostik mit aufwendigem technischem Gerät.

Nach einer allgemeinen Betrachtung fühlt er Ihnen erst einmal den Puls. Klopft das Herz kräftig oder schwach, schnell oder langsam? Schlägt es regelmäßig oder kommt es manchmal ins Stolpern? Ist die Schlagader gut gefüllt? Läßt sich der Puls an allen Stellen gut tasten? Normalerweise geht das am Handgelenk, in der Armbeuge, am Kieferwinkel, in der Leiste, am Fußrücken und hinter dem Fußknöchel.

Die Hand des Arztes kann am Brustkorb einiges über das Herz erfühlen. Sie kann die Herzspitze tasten, meistens knapp unterhalb der linken Brustwarze. Damit erkennt der Arzt, wie groß das Herz ist. Wenn er die flache Hand oberhalb des Herzens auf den Brustkorb preßt, kann er fühlen, ob das Blut ohne Behinderung aus dem Herzen in die Aorta fließt. Engen Ablagerungen die Aortenklappe (siehe Seite 18) ein, preßt die Herzkammer das Blut wie durch eine feine Düse in die Schlagader. Dabei entstehen Wirbel, die mit der flachen Hand als Vibration oder Schwirren zu spüren sind.

Mit dem Stethoskop hört der Arzt Lunge und Herz ab. Die Herztöne verraten etwas über die Druckverhältnisse in den Kammern und Arterien. Bei Herzkranken kommt es häufig zu ungewöhnlichen zusätzlichen Herztönen. Mit dem Stethoskop ermittelt der Arzt auch Herzgeräusche. Hörbare Strömungswirbel entstehen durch Veränderungen an den Herzklappen (siehe Seite 17) oder Löcher in der Herzscheidewand.

Möglicherweise hört der Arzt mit dem Stethoskop auch die Fließgeräusche an anderen Stellen der Schlagadern ab, beispielsweise an Hals, Bauch und Beinen. Wenn die Hauptschlagadern eingeengt sind, besteht die Wahrscheinlichkeit, daß auch die Herzkranzarterien betroffen sind.

Außerdem mißt der Arzt Ihren Blutdruck (siehe Seite 54). Falls Sie Ihr Gewicht nicht wissen, wird er Sie auf die Waage stellen und fragen, wie groß Sie sind. Er wird Ihnen Blut abnehmen, um Cholesterin (siehe Seite 27) und Triglyzeride (siehe Seite 25) und andere Blutwerte zu bestimmen.

Ob die Herzströme normal sind, kann der Arzt nicht hören oder tasten. Dafür braucht er technische Hilfe, er muß ein EKG schreiben.

Das EKG

Den Anstoß, sich zusammenzuziehen, erhalten die Herzmuskelzellen aus einem elektrischen Impuls, den spezielle Zellen im Herzen am Sinusknoten (siehe Seite 19) aussenden. Dieser Impuls dehnt sich über den AV-Knoten auf beide Herzkammern aus. Jeder Herzschlag beruht auf solch einem elektrischen Anstoß.

Da das Körpergewebe elektrische Ströme leiten kann, lassen sich die Herzimpulse an der Hautoberfläche ableiten und messen. Die Spannungsunterschiede sind dort aber nur noch sehr klein. Sie betragen ein tausendstel Volt oder ein Millivolt, abgekürzt mV.

Das Verfahren, mit dem die elektrischen Ströme des Herzens erfaßt werden, heißt Elektro-Kardiogramm, abgekürzt EKG.

Was passiert beim EKG?

Um die schwachen Ströme aufzunehmen, klemmt die medizinisch-technische Assistentin oder die Sprechstundenhilfe, die das EKG aufzeichnet, kleine Metall-Plättchen (Elektroden) an Arme, Beine und auf den Brustkorb, die sie mit einem Gummiband oder einer Klammer befestigt (manche haben auch kleine Saugnäpfe). Die Plättchen sind über dünne Kabel mit dem Aufzeichnungsgerät verbunden.

An Armen und Beinen werden je eine, an der Brustwand insgesamt sechs Elektroden befestigt. Ein normales EKG registriert 12 verschiedene Ableitungen der Herzströme und zeigt dabei die elektrische Erregungsleitung in Form von Kurven an.

Viele EKG-Geräte sind mit einem Mini-Computer ausgestattet, der die aufgezeichneten Kurven sofort auswertet und eine Diagnose ausdruckt. Solche Automatik mag hilfreich sein – den Blick eines erfahrenen Arztes kann die Technik jedoch nicht ersetzen.

DURCHBLUTUNGSSTÖRUNGEN AM HERZEN

WAS DIE EKG-KURVE ZEIGT

Wenn Sie ein EKG-Blatt in die Hand nehmen, sehen Sie darauf eine Linie mit vielen großen und kleinen, mehr oder weniger steilen Zacken und Wellen, die sich in regelmäßigen Abständen wiederholen. Sie entsprechen bestimmten Abschnitten am Herzen, an denen sich der elektrische Impuls gerade befindet.

Betrachten Sie eine dieser Zackenlinien einmal näher (siehe untenstehenden Ausschnitt). Am Anfang sehen Sie einen kleinen Buckel. Er zeigt an, daß der elektrische Impuls in den Herz-Vorhöfen ist. Dieser kleine Bukkel heißt „P-Welle". Sie geht in eine gerade Linie über - jetzt ist der Impuls am AV-Knoten, dem Übergang vom Vorhof zur Herzkammer. Wenn er die Herzkammern erfaßt, zeigt sich das im EKG in drei Zacken. Die erste weicht von der Grundlinie ein wenig nach unten ab („Q-Zacke"). Auf sie folgt ein steiler, hoher Ausschlag („R-Zacke"). Sie fällt scharf nach unten ab in die „S-Zacke", die wieder zur Grundlinie ansteigt. Die sanfte Welle am Schluß der Kurve ist die „T-Welle". Sie zeigt an, daß der Impuls ausgelaufen ist und sich die elektrische Erregung wieder zurückbildet.

Je nachdem, welche Ableitung aufgezeichnet wird, ändert sich der Zackenausschlag nach oben und unten. Die Abfolge von P, Q, R, S und T bleibt jedoch immer gleich.

Abbildung A (rechts) zeigt das EKG eines Patienten, der bei einer Belastung von 75 Watt starke Angina-pectoris-Beschwerden hatte. Die Ableitungen V_3, V_4 und V_5 der EKG-Kurve zeigen deutlich ST-Strecken-Senkungen als Ausdruck der durch Belastung provozierten Minderdurchblutung (rotmarkierte Kreise). Derselbe Patient (Abbildung B) nach einer erfolgreichen Ballon-Dilatation kann beschwerdefrei bis 150 Watt belastet werden. Das EKG zeigt keine wesentlichen Veränderungen mehr.

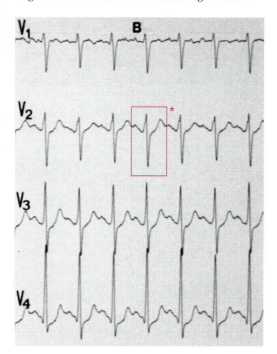

*Ausschnitt

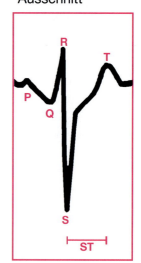

Das EKG

DIE EKG-KURVE BEI ANGINA PECTORIS

An der EKG-Kurve zeigt sich ein Sauerstoffmangel des Herzens an der Strecke zwischen S-Zacke und T-Welle. Diese „ST-Strecke" verläuft bei gesundem Herzen auf der Null-Linie. Gerät das Herz in Sauerstoffnot, sinkt sie unter die Null-Linie ab. Ärzte nennen das „ST-Strecken-Senkung".

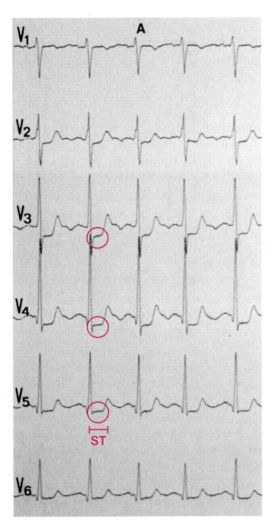

Was kann der Arzt am EKG erkennen?

Wenn Teile des Reizleitungssystems des Herzens ausfallen, sieht man das am Verlauf der EKG-Kurven. Herzrhythmusstörungen (siehe Seite 159) lassen sich damit deshalb besonders gut erkennen.

Bei einem Herzinfarkt sterben Herzmuskelzellen ab. Sie werden von der elektrischen Impuls-Welle nicht mehr erfaßt. Auch das wird im EKG sichtbar. Die R-Zacke verschwindet, die Q-Zacken zeigen sich in Ableitungen über dem abgestorbenen Gewebe verbreitert und verändert. Außerdem kann der Arzt sehen, ob sich der Infarkt an der Herzvorder- oder -hinterwand ereignet hat.

Ein Ruhe-EKG, das im Liegen aufgezeichnet wird, gibt dem Arzt viele Informationen, aber nicht genug, wenn er den Verdacht auf eine Arteriosklerose der Herzkranzgefäße erhärten will. Das Ruhe-EKG sagt nämlich nichts darüber aus, wie belastbar das Herz ist. Gerade das ist jedoch eine der wichtigsten Informationen, die der Arzt braucht, um eine Angina pectoris zu erkennen. Diese erhält er nur mit Hilfe eines Belastungs-EKGs.

DURCHBLUTUNGSSTÖRUNGEN AM HERZEN

Belastungs-EKG: Das Herz auf dem Prüfstand

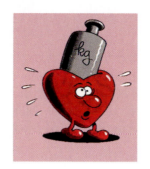

Mit dem Belastungs-EKG kann der Arzt eine Angina pectoris diagnostizieren, selbst wenn das Ruhe-EKG völlig unauffällig war. Weil das Herz aufgrund einer Angina pectoris zu wenig Sauerstoff bekommt, verändern sich die Herzströme und damit das EKG. Das zeigt sich allerdings nur, wenn Sie sich körperlich anstrengen müssen.

Um zu erfahren, wann Ihr Herz in Sauerstoffnot gerät, läßt Sie der Arzt auf dem Standfahrrad („Ergometer") strampeln oder auf dem Laufband joggen. Gleichzeitig leitet er ein EKG ab und zeichnet Puls und Blutdruck auf.

Anfangs wird Ihnen das Fahrradfahren oder Laufen noch ganz leicht fallen, dann stellt der Arzt den Widerstand am Ergometer stufenweise immer höher. Sie müssen immer stärker treten und bringen dabei eine immer größere Leistung. Diese mißt das Ergometer in Watt. Sie beginnen meist mit 60 bis 80 Watt, das kommt einem langsamen Schlendern gleich. Innerhalb von sechs Minuten soll eine Belastung erreicht werden, bei der ein Puls von 190 abzüglich des Lebensalters auftritt. Gesteigert wird in zweiminütigen Abständen um jeweils ca. 25 Watt.

Wieviel Watt Sie schaffen, hängt von Ihrer Kondition und – natürlich – der Sauerstoffversorgung Ihres Herzens ab. Ihr Arzt erkennt an der ständig laufenden EKG-Kurve, wann er den Widerstand nicht mehr erhöhen darf. Er überwacht auch den Blutdruck. Sie brauchen also keine Angst zu haben, beim Belastungs-EKG plötzlich umzukippen. Der Arzt wird Ihnen nicht mehr zumuten, als Sie aushalten können.

Zeigen Sie beim Belastungs-EKG, was in Ihnen steckt. Fordern Sie sich. Aber schlagen Sie sofort Alarm, wenn Sie die ersten Beschwerden spüren.

Allerdings: So ganz zuverlässig zeigt auch das Belastungs-EKG nicht, ob die Herzkranzgefäße verstopft sind. Veränderungen am EKG können auch auftreten, wenn Sie bestimmte Medikamente nehmen (zum Beispiel Mittel gegen Herzrhythmusstörungen oder Herzglykoside wie Digitalis, siehe Seite 260). Und selbst bei verengten Herzarterien kann die Herzstromkurve unauffällig bleiben. Nämlich dann, wenn Ihre Belastungsgrenze nicht erreicht wurde. Das passiert, wenn Sie keine gute Kondition haben und Ihnen die Beine schwach werden, bevor Ihr Herz schlapp macht.

Jeder Arzt, der ein Belastungs-EKG aufzeichnet, sollte eine Notfallausrüstung für die Wiederbelebung griffbereit haben. Bei Herzkranken kann es nämlich – wenngleich äußerst selten – während des Tests zum Kammerflimmern, einer Herzrhythmusstörung (siehe Seite 161), kommen. Die Herzkammern ziehen sich dabei in unregelmäßiger, extrem schneller Abfolge zusammen, so daß nicht genügend Blut nachfließen kann. Sie pumpen dann zu wenig Blut in den Kreislauf, der Betroffene fällt in Ohnmacht. Kammerflimmern kann der Arzt mit elektrischen Stromstößen (das Gerät heißt „Defibrillator") wieder „abschalten", so daß das Herz seinen normalen Herzschlag wieder aufnimmt.

Herzuntersuchungen mit Ultraschall

Eine solche Komplikation kann natürlich auch bei anderen Anstrengungen auftreten, wenn kein Arzt in der Nähe ist. Wenn sie jedoch beim Belastungs-EKG einsetzt, ist der Arzt sofort zur Stelle und kann entsprechend eingreifen. Sie brauchen also keine Angst vor solchen Zwischenfällen zu haben, und schon gar nicht sollten Sie sich aus lauter Furcht davor nicht genug anstrengen!

Wichtig: Ein Belastungs-EKG sollte immer von einem Arzt abgenommen werden! Eine Assistentin erkennt die Kriterien, wann es abgebrochen werden sollte, meist nicht schnell genug.

Langzeit-EKG: Das Herz im Dauer-Test

Manchmal ist es notwendig, ein EKG über viele Stunden laufen zu lassen, um herauszufinden, in welchen Situationen das Herz aus dem Takt kommt. Für solche „Langzeit-EKGs" gibt es besonders kleine Aufzeichnungsgeräte. Sie sind so groß wie ein Walkman. Sie können sie in die Jackentasche stecken oder an den Gürtel klemmen. Die Elektroden für die Ableitung der Ströme sind wie üblich auf die Brust geklebt.

Sie tragen das Gerät einen ganzen Tag lang und auch über Nacht ständig mit sich. Es zeichnet währenddessen pausenlos Ihre Herzstromkurve auf eine Band-Kassette auf – Minute für Minute, bei allem, was Sie tun. Ob Sie essen, arbeiten, mit Kollegen plaudern, einkaufen, spazierengehen, ausruhen, mit Ihrem Partner/Ihrer Partnerin streiten oder ihn/sie körperlich lieben – das EKG ist immer dabei. Damit der Arzt später die EKG-Unregelmäßigkeiten den jeweiligen Situationen zuordnen kann, führen Sie ein Tagebuch. Sie schreiben genau auf, was Sie wann tun oder was sich zu welcher Uhrzeit ereignet hat. Notieren müssen Sie auch, wann Sie welche Beschwerden haben.

Am nächsten Tag nimmt Ihnen der Arzt das Gerät wieder ab und läßt sich die EKG-Kurven ausdrucken oder wertet sie am Bildschirm aus. Teilweise hat ihm der Computer die Arbeit bereits abgenommen. Der Arzt sieht, wann und bei welchen Tätigkeiten Ihr Herz zu wenig Sauerstoff bekommt. Er erkennt auch, ob Sie das selbst merken – Sie notieren ja, ob Sie Beschwerden haben oder nicht. „Stumme" Sauerstoffnot des Herzens, die Ihnen nicht auffällt, weil Sie nichts davon spüren, kommt so ans Licht.

Herzuntersuchungen mit Ultraschall

Mit Ultraschall kann der Arzt in den Körper hineinschauen, ohne ihn zu verletzen. Das tut nicht weh und ist vollkommen unschädlich. Der Schall durchdringt die Haut, und das Echo, das Haut, Organe, Muskeln und Bindegewebe zurückwerfen, wird auf dem Bildschirm sichtbar. Dabei kann man auch bewegte Strukturen in voller Aktion beobachten. Sie kennen das vermutlich von Ultraschall-Bildern bei schwangeren Frauen.

Der Arzt kann mit der „Echokardiographie" – so nennen Mediziner diese Ultraschall-Untersuchung – das gesamte Herz in seiner Funktion beurteilen. Sie zeigt das Herz der Länge nach „aufgeschnitten". Zu sehen sind die Herzkammern, die Vorhöfe, die Herzklappen mit ihren Segeln und der Herzbeutel. Der Arzt kann zusehen, wie Ihr Herz arbeitet.

DURCHBLUTUNGSSTÖRUNGEN AM HERZEN

Er beobachtet, wie die Herzkammern und Vorhöfe sich zusammenziehen und wie die Klappensegel sich aneinanderlegen. Er sieht, ob das Herz vergrößert und ob die Herzwand dicker als normal ist, ob die Klappen richtig funktionieren, die Kammern und Vorhöfe sich gut zusammenziehen und das Blut vollständig auswerfen. Während der Echokardiographie läuft meistens gleichzeitig ein EKG mit, damit einzelne Herzaktionen dem EKG-Streifen richtig zugeordnet werden können.

Die Herzkranzgefäße gibt die Echokardiographie nicht wieder. Sie sind dafür zu klein und zu dünn.

Bei der Untersuchung liegen Sie mit entblößtem Oberkörper auf einer Liege. Auf die Herzgegend kommt etwas glitschiges Gel als Kontaktvermittler zwischen Haut und Ultraschallkopf. Der Arzt führt diesen nun über das Herz und verfolgt dabei das Ultraschallbild auf einem Monitor. Je nachdem, wie der Arzt den Schallkopf über den Brustkorb führt, kann er das Herz aus verschiedenen Blickwinkeln betrachten oder auch einzelne Strukturen genauer unter die Lupe nehmen.

Flüssigkeitsgefüllte Hohlräume – dazu gehören die Herzkammern und die Vorhöfe – erscheinen im Ultraschall schwarz. Haut, Muskeln und Bindegewebe werden hell mit unterschiedlichen Grauwerten dargestellt.

Wenn Sie wollen, können Sie während der Untersuchung zuschauen, wie Ihr Herz schlägt. Lassen Sie sich vom Arzt die wichtigsten Umrisse erklären. Vielleicht brauchen Sie ein wenig Zeit, um sich in das schwarz-weiße „Schneegestöber" des Ultraschall-Bildes auf dem Monitor einzusehen.

Die Echokardiographie hat die früher in der Herzdiagnostik üblichen Röntgenaufnahmen des Brustkorbs weitgehend ersetzt. Sie zeigt das Herz genauer und in seiner Funktion anschaulicher als ein Röntgenbild. Nur wenn der Verdacht besteht, daß die Herzschmerzen durch Muskelverspannungen aufgrund einer Fehlstellung oder Fehlhaltung der Wirbelsäule auftreten, ist es sinnvoll, ein Röntgenbild der Brustwirbelsäule anzufertigen.

Doppler-Effekt: Den Blutstrom sichtbar machen

Mit einer Zusatzeinrichtung am normalen Ultraschall-Meßgerät – dem „Doppler" – kann der Arzt auf Knopfdruck den Blutstrom sicht- und hörbar machen. Das Gerät blendet auf dem Bildschirm das Blut farbig – meistens rot und blau – ein, gleichzeitig kann der Arzt einen Lautsprecher zuschalten, der die Strömungsgeräusche wiedergibt. Das klingt, als fahre eine kleine Dampflok durchs Zimmer, es faucht und zischt.

Mit dem Doppler erkennt der Arzt, ob das Blut ungehindert und mit normaler Geschwindigkeit fließt.

Der Blick ins Herz von der Speiseröhre aus

Wenn die Echokardiographie einzelne Herzstrukturen nicht deutlich genug wiedergibt, kann es sein, daß der Arzt eine Spezialuntersuchung anordnet, die „transösophageale Echokardiographie". Das komplizierte Wort „transösophageal" bedeutet, daß der Schallkopf durch die Spei-

Herzuntersuchungen mit Ultraschall

seröhre – den „Ösophagus" – geschoben wird. Im Grunde ist die transösophageale Aufnahme nichts anderes als eine normale Echokardiographie. Sie wird eben nur von der Speiseröhre aus und nicht über dem Brustkorb vorgenommen. Sie ergibt sehr präzise, von keinem Gewebe gestörte oder überlagerte Bilder vom Herzen.

Diese Untersuchung wird fast immer in der Klinik vorgenommen. Wenn Sie wegen Ihres Herzleidens nicht sowieso stationär aufgenommen worden sind, geht das auch ambulant. Der Arzt schiebt wie bei einer Magenspiegelung einen dünnen Schlauch durch den Mund in die Speiseröhre. Darin ist ein Ultraschallkopf eingebaut, der nun das Herz von innen beschallt. Die Echos sieht man wie bei allen anderen Ultraschallaufnahmen auf einem Bildschirm.

Der Blick ins Innere der Adern

Neuerdings ist es gelungen, Ultraschallköpfe zu fertigen, die so klein sind, daß sie mit einem Katheter in die Blutgefäße hineingeschoben werden können, sogar in die nur wenige Millimeter dünnen Herzkranzgefäße. Die Miniatur-Schallköpfe liefern ein 360-Grad-Rundumbild des Gefäßquerschnitts. Sogar der dreischichtige Feinbau der Arterienwand (siehe Seite 20) läßt sich erkennen.

Der Arzt führt bei der „intravasalen" oder „intraluminalen Sonographie", wie Ärzte dieses neue Verfahren nennen, einen 1,5 Millimeter dünnen Draht über eine Arterie in der Leiste bis zum Austritt der Aorta aus dem Herzen. Von dort schiebt er den Katheterdraht in die Herzkranzgefäße (siehe Seite 86).

Diese Ultraschallbilder zeigen Ablagerungen in der Ader so detailgenau, daß sogar ersichtlich wird, woraus die Plaques bestehen: ob sie überwiegend Bindegewebe enthalten oder Kalk oder Fett. Auch beginnende arteriosklerotische Veränderungen der Arterienwand, die das Gefäß noch nicht markant einengen, sind erkennbar. Der Arzt sieht also, wo zukünftig ein Engpaß entstehen wird. Bei bestehenden Ablagerungen kann er sehen, in welchem Ausmaß sie dem Blut den Weg versperren und aus ihrer Zusammensetzung ableiten, womit er sie am besten behandeln kann.

Die intravasale Sonographie birgt jedoch einige Risiken. Sie ist ein „invasives" Verfahren, das heißt, der Arzt muß ein Blutgefäß öffnen. Das bringt immer die Gefahr mit sich, daß Krankheitskeime eingeschleppt werden. Auch das Risiko, daß bei dem Eingriff eine Ader verletzt wird, ist nicht gerade klein. Es ist vergleichbar mit den Risiken einer Koronar-Angiographie (siehe Seite 85) oder einer Ballon-Dilatation (siehe Seite 127). Manchmal werden die Verfahren auch kombiniert.

Nur wenige Universitäts-Kliniken verfügen heute über solche teuren und empfindlichen Ultraschall-Katheter. Und nur wenige Ärzte haben bislang Erfahrung damit. Die intravasale Sonographie ist ein medizintechnisches Verfahren, das noch in den Kinderschuhen steckt. Sie dient derzeit überwiegend Forschungszwecken. In den kommenden Jahren wird die Methode jedoch sicher an Bedeutung gewinnen, denn sie zeigt das Innere der Blutgefäße genauer und realistischer als andere Verfahren.

DURCHBLUTUNGSSTÖRUNGEN AM HERZEN

Pumpleistung und Durchblutung des Herzmuskels sichtbar machen

Wenn der Arzt trotz Ultraschall und EKG noch keine Klarheit hat, ob den Beschwerden seines Patienten eine Durchblutungsstörung am Herzen zugrundeliegt, kann er eine „Myokard-Szintigraphie" anordnen („Myokard" ist der medizinische Begriff für den Herzmuskel). Dabei wird am Ende eines Belastungs-EKGs eine radioaktiv markierte Substanz ins Blut gespritzt und ihre Anreicherung im Herzen mit einer Spezial-Kamera („Gamma-Kamera") registriert. Keine Angst – die dabei freigesetzte Radioaktivität ist ungefährlich. Sie entspricht etwa der einer Röntgenaufnahme. Die radioaktiven Substanzen zerfallen innerhalb weniger Tage.

Der Arzt erkennt mit der Myokard-Szintigraphie, ob der Herzmuskel ausreichend durchblutet wird. Dabei dient Thallium als radioaktive Strahlungsquelle. Es ähnelt in seiner chemischen Struktur dem Kalium, das die Herzmuskelzellen brauchen. Die Zellen können zwischen Kalium und Thallium nicht unterscheiden und nehmen das radioaktive Thallium ebenso auf wie Kalium. Um den ganzen Herzmuskel zu erfassen, nimmt die Gamma-Kamera das Herz aus verschiedenen Richtungen auf: von vorne, von der Seite und in der Diagonale. Je besser das Herz durchblutet ist, desto mehr Thallium reichert sich im Herzmuskel an. In der Szintigraphie wird das in Farbabstufungen sichtbar. Der Arzt erkennt dabei auch, wie stark ein Herzinfarkt den Herzmuskel geschädigt hat, da narbiges Gewebe schlecht durchblutet ist.

Die Myokard-Szintigraphie wird in zwei Etappen aufgenommen. Einmal kurz nachdem der Arzt die Thallium-Lösung in die Vene gespritzt hat. Und ein zweites Mal zwei bis drei Stunden später. Bereiche, die vorher unter Belastung aufgrund einer Arteriosklerose in den Herzarterien schlecht durchblutet waren, sind nun wieder normal durchblutet. Das zeigt sich in einer guten Thallium-Anreicherung. Eine verminderte Thallium-Anreicherung läßt darauf schließen, daß das Herz nicht richtig durchblutet wird.

Bei der Herzbinnenraum-Szintigraphie geht es darum, das Volumen der Herzkammern vor und nach dem Zusammenziehen sichtbar zu machen. Dafür verwenden die Ärzte radioaktives Technetium. Es heftet sich an die roten Blutkörperchen und wird nicht ins Gewebe aufgenommen. Die Gamma-Kamera zeichnet die von den Technetium-Teilchen ausgesandten Impulse auf. Ein gleichzeitig laufendes EKG ermöglicht es dem Arzt, die Impulskurven der Herztätigkeit zuzuordnen. Daraus läßt sich die Pumpleistung des Herzens ermitteln.

DAS HERZMINUTENVOLUMEN

Normalerweise pumpt das Herz das Blut mit 70 bis 80 Schlägen pro Minute, wobei mit jedem Schlag 70 bis 80 Milliliter Blut ausgeworfen werden. Multipliziert man dieses Herzschlagvolumen mit der Herzschlagfrequenz, so erhält man das „Herzminutenvolumen" (HMV). Es gibt Aufschluß über die Funktionsfähigkeit des Herzens. In Ruhe beträgt das HMV 5 bis 6,5 Liter pro Minute und kann unter körperlicher Belastung bis auf 15 bis 25 Liter pro Minute ansteigen.

Die Koronar-Angiographie

Die Koronar-Angiographie: Wie sehen die Herzarterien aus?

All diese aufwendigen Verfahren geben aber keine Auskunft darüber, in welchem Ausmaß Herzkranzgefäße durch Ablagerungen eingeengt sind. Weder Sonographie noch Szintigraphie oder EKG tragen zur Entscheidung bei, ob am Herzen operiert werden muß oder nicht. Die präzisesten Informationen über den Zustand der Herzarterien erhält der Arzt bis heute mit der Herzkatheter-Untersuchung („Koronar-Angiographie"). Viele Ärzte überweisen die Patienten deshalb nach dem Belastungs-EKG oft gleich zum „Herzkatheter", wie sie das Verfahren abgekürzt nennen.

In den 50er Jahren entwickelten die Mediziner eine Methode, mit der man die Herzkranzgefäße sichtbar machen kann, auch die Ablagerungen innerhalb der Adern. Seither hat diese Technik erhebliche Fortschritte gemacht und gehört inzwischen zum diagnostischen Standard-Repertoire vieler Kliniken. In der Bundesrepublik werden jährlich über 200 000 Koronar-Angiographien vorgenommen.

Die Koronar-Angiographie ist eine Kombination aus Katheter-Untersuchung und Röntgenaufnahme. Da sie ein invasives Verfahren ist, bei dem die Ärzte die Blutbahn öffnen, müssen Sie vor dem Eingriff Ihre schriftliche Einwilligung geben und unterschreiben, daß der Arzt Sie über die Risiken aufgeklärt hat.

Wie geht die Koronar-Angiographie vor sich?

Bevor die Untersuchung beginnt, werden Sie in der Leistengegend rasiert. An den Körperhaaren können Krankheitskeime haften, die während des Eingriffs in die Blutbahn verschleppt werden. Deshalb tragen die Ärzte auch sterile Kittel und Handschuhe. Ihr Körper – außer der Einstichstelle an der Leiste – ist mit sterilen Tüchern abgedeckt. Der Katheter, ein dünner, weicher Schlauch, wird von der rechten Leistenarterie aus bis zum Herzen geschoben. Manchmal dient auch die Armarterie als Ausgangspunkt. Dann liegt die Einstichstelle in der Ellenbogenbeuge.

Erschrecken Sie nicht, wenn Sie ins Untersuchungszimmer kommen. Der ganze Raum gleicht einem Maschinenleitstand. Er steckt voller Bildschirme, Apparate, Computer. In großen, krakenartigen Röhren hängen Röntgengeräte von der Decke, die genau über Ihrer Brust positioniert werden können. Um sich gegen die Röntgenstrahlen abzuschirmen, tragen die Ärzte Bleischürzen. Auch Ihr Unterkörper sollte damit bedeckt sein, um strahlenempfindliche Organe – vor allem die Keimdrüsen – zu schützen. Der Raum ist abgedunkelt, damit die Ärzte bei der Untersuchung auf den Monitoren den Weg des Katheters verfolgen können.

Die Koronar-Angiographie wird auf Videobänder aufgezeichnet, damit die Ärzte sie später noch einmal in allen Einzelheiten nachvollziehen und Details an den Herzarterien genauer begutachten können.

DURCHBLUTUNGSSTÖRUNGEN AM HERZEN

Während des Eingriffs sind Sie bei vollem Bewußtsein. Nur an der Einstichstelle betäubt der Arzt die Haut über der Leistenarterie. Andere Narkosemittel brauchen Sie nicht, Sie bekommen aber meist ein starkes Beruhigungsmittel, damit Sie sich während der Untersuchung nicht aufregen. Innerhalb der Blutgefäße spüren Sie keine Schmerzen. Der Arzt sticht die Leistenarterie mit einer Nadel an, ähnlich wie beim Blutabnehmen. Durch diese Nadel hindurch schiebt er einen dünnen, biegsamen, weichen Draht in die Ader. Das ist die Leitschiene für den Katheter. Während der Untersuchung verwendet der Arzt verschiedene Katheter. Deshalb schiebt er über den Draht ein feines Röhrchen. Es hat die Aufgabe, beim Wechseln der Katheter die Ader abzudichten, damit kein Blut austritt.

Nun beginnt die eigentliche Untersuchung. Der erste Katheter wird durch die Arterie entgegen der Strömungsrichtung des Blutes in die Aorta geschoben und durch die Aortenklappe hindurch in die linke Herzkammer. Dort mißt die Katheterspitze Druck und Sauerstoffgehalt des Blutes. Auf dem Monitor kann der Arzt ständig verfolgen, wo sich der Katheter gerade befindet. Sie übrigens auch, wenn es Sie interessiert. Sie sind ja bei vollem Bewußtsein.

Danach spritzt der Arzt 30 bis 40 Milliliter eines Kontrastmittels über den Katheter ins Herz. Damit wird die linke Herzkammer auf dem Bildschirm sichtbar. Der Arzt kann sehen, wie das Herz schlägt und daraus Rückschlüsse auf die Funktionsfähigkeit ziehen.

Es kann sein, daß Sie währenddessen im Körper eine Hitzewelle spüren, vielleicht wird Ihnen auch übel. Das ist eine Reaktion auf die chemischen Stoffe des Kontrastmittels. Die Hitzewelle verebbt

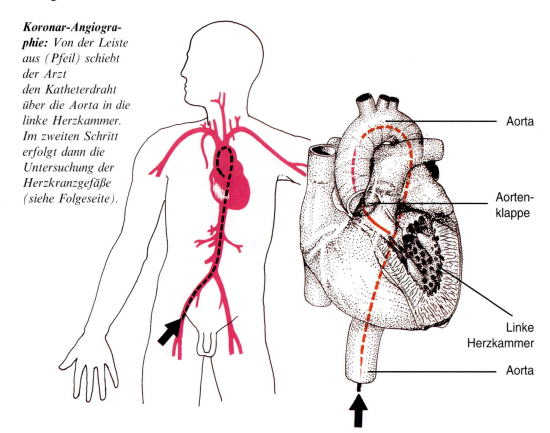

Koronar-Angiographie: *Von der Leiste aus (Pfeil) schiebt der Arzt den Katheterdraht über die Aorta in die linke Herzkammer. Im zweiten Schritt erfolgt dann die Untersuchung der Herzkranzgefäße (siehe Folgeseite).*

Die Koronar-Angiographie

rasch, auch der Brechreiz läßt meist schnell wieder nach. Bei sehr empfindlichen Menschen, die zu Allergien neigen, kann das Kontrastmittel den Blutdruck stark senken. Der Arzt fragt Sie deshalb in den Gesprächen vor der Untersuchung, ob Sie schon einmal allergisch auf Kontrastmittel reagiert haben, und gibt Ihnen dann vorher dagegen Medikamente.

Um die Herzkranzgefäße auf dem Bildschirm sichtbar zu machen, braucht der Arzt einen anderen Katheter. Er zieht den ersten Schlauch heraus und schiebt einen speziell vorgeformten Katheter durch die Leistenarterie in die Aorta bis kurz vor die Herzklappe. Dort entspringen die Herzkranzarterien (siehe Seite 21). Was nun folgt, ist Feinarbeit, die ein Höchstmaß an Fingerspitzengefühl erfordert. Der Arzt muß mit der Katheterspitze, die etwa 150 Zentimeter von der Steuerungsstelle an der Leistenarterie entfernt ist, die Einmündungsöffnung der Herzarterien treffen. Ihr Durchmesser beträgt an dieser Stelle etwa drei bis vier Millimeter. Vorsichtig schiebt und dreht er den Katheter, bis er den „Einstieg" gefunden hat.

Liegt der Katheter richtig, spritzt er einige Milliliter Kontrastmittel in die Herzkranzgefäße. Nun erscheinen auch die Herzarterien auf dem Monitor, fein verzweigt wie ein Geflecht aus Ästen und Ästchen. Die Röntgenanlage nimmt automatisch aus verschiedenen Richtungen Bilder davon auf. Sie müssen dabei tief einatmen und die Luft anhalten, damit das Zwerchfell nicht im Weg ist.

Ist die Koronar-Angiographie beendet, zieht der Arzt den Katheter wieder zurück, ebenso den Führungsdraht und das dünne Röhrchen. Er verschließt die kleine Wunde mit einem Druckverband,

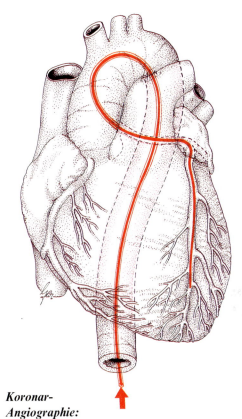

Koronar-Angiographie:
Die Herzkranzgefäße entspringen direkt am Austritt der Aorta aus dem Herzen. Diese jeweils wenige Millimeter große Öffnung muß der Arzt treffen, um den Katheterdraht (rot markiert) in die Herzarterien schieben zu können.

damit aus der Arterie kein Blut mehr austritt. Sie sollten in den ersten Stunden nach der Untersuchung ruhig liegenbleiben, sonst schließt sich die Arterie nicht richtig, und es kann ein ziemlich großer Bluterguß entstehen.

Mit dem Herzkatheter können auch andere Teile des Herzens, die rechte Herzkammer (siehe Seite 168), die Lungenschlagader und die Aorta dargestellt werden. Das Prinzip ist dasselbe wie bei der Untersuchung der Herzkranzgefäße.

DURCHBLUTUNGSSTÖRUNGEN AM HERZEN

Die Risiken der Koronar-Angiographie

Sie können sich vorstellen, daß eine solche Untersuchung nicht ganz ungefährlich ist. Die bisherigen Statistiken zeigen, daß eine von 2000 Koronar-Angiographien tödlich endet. Sicher kommt Ihnen dabei der Gedanke, daß ausgerechnet Sie dieser eine Fall sein könnten. Die statistische Zahl sagt jedoch nicht viel aus. Bedenken Sie, daß in diese Berechnungen alle Patienten eingehen, an denen je an irgendeinem Ort weltweit eine Herzkatheter-Untersuchung vorgenommen worden ist. Da sind fast Gesunde ebenso dabei wie Schwerstkranke. Und versierte Koronar-Labors mit tausenden von Eingriffen ebenso wie solche, die diese Untersuchungen erst seit kurzem machen. Das Risiko, daß bei der Untersuchung etwas passiert, ist um so größer, je stärker das Herz bereits geschädigt ist. Das ist generell bei allen Eingriffen so.

Die wichtigste Komplikation neben den Unverträglichkeitsreaktionen auf Kontrastmittel (siehe Seite 86) sind Herzrhythmusstörungen. Sie kommen zustande, wenn die Spitze des Katheters die Herzwand in der linken Kammer berührt. Meistens sind solche Herzrhythmusstörungen harmlos und lassen sich schnell beheben.

Gefährlicher ist das „Kammerflimmern", das auch entstehen kann, wenn der Katheter die Herzwand reizt. „Kammerflimmern" bedeutet, daß der Herzmuskel sich in so rasend schneller Folge zusammenzieht, daß kein Blut mehr in den Kreislauf gelangt (siehe Seite 161). Es kommt zu Kreislaufstillstand und kurzer Ohnmacht. Sobald das EKG zeigt, daß das Herz zu flimmern beginnt, versetzen die Ärzte ihm einen kräftigen Stromstoß („Defibrillation"). Es steht kurz still, der Rhythmus des Sinusknotens, von dem die Erregung für den Herzschlag ausgeht, bekommt wieder die Oberhand, und das Herz kehrt zu seinem alten, gesunden Takt zurück.

Allerdings weiß man nie, zu welchen Zwischenfällen es während der Katheter-Untersuchung kommt. Die Koronar-Angiographie sollte deshalb ambulant nur in ausgewiesenen Spezialpraxen oder besser in der Klinik stattfinden.

Was zeigt die Koronar-Angiographie?

Sie haben bei der Beschreibung der Untersuchungstechnik schon erfahren, was die Koronar-Angiographie alles sichtbar macht. Wenn die Ärzte den Film und die aufgezeichneten Werte nun genau analysieren, erfahren sie über das Herz eine ganze Menge. Die Ergebnisse zeigen,

■ ob der Herzmuskel der linken Herzkammer das Blut richtig in den Körperkreislauf pumpt,

■ ob sich bei der Systole alle Bereiche der linken Herzkammer zusammenziehen oder Narben als Folge eines früheren Herzinfarktes den Herzschlag beeinträchtigen,

■ ob die Herzklappen zwischen linkem Vorhof und linker Herzkammer und zwischen der linken Herzkammer und der Körperschlagader (Aorta) dicht schließen,

■ ob und wieviel Blut über eine eventuell undichte Mitralklappe (siehe Seite 17) ins Herz zurückfließt,

Die Koronar-Angiographie

- wieviel Blut die Herzkammern aufnehmen können,
- wieviel Blut die linke Herzkammer bei jeder Systole in die Aorta pumpt,
- ob sich als Folge eines Herzinfarktes eine Herzwand gedehnt und eine kleine sackförmige Ausbuchtung – medizinisch „Aneurysma" genannt – gebildet hat,
- ob und welche Herzkranzgefäße durch arteriosklerotische Ablagerungen verengt sind,
- wo sich die Engstellen befinden,
- wie stark die Ablagerungen den Blutfluß behindern.

Erst nach genauer Analyse dieser Daten können die Ärzte abschätzen, ob ein Eingriff nötig ist und welcher sich am besten eignet, um die Beschwerden zu beheben. Kein Arzt wird am Herzen operieren, ohne eine Koronar-Angiographie vorgenommen zu haben.

Was folgt aus der Koronar-Angiographie?

Anhand des Angiographie-Films kann der Arzt Ihnen sagen, welchen Eingriff er gegebenenfalls für sinnvoll hält: Möglicherweise wird er Ihnen – je nachdem, wie groß die Ablagerungen sind und wo sie liegen – raten, die Blutgefäße mit einer Ballon-Dilatation wieder durchgängig zu machen (siehe Seite 127). Oder er wird Ihnen empfehlen, sich einer Bypass-Operation zu unterziehen (siehe Seite 136).

Oder er wird Ihnen keinen dieser Eingriffe vorschlagen. Es gibt Menschen, deren Herzarterien voller Ablagerungen sind, und die trotzdem kaum Beschwerden haben. In diesen Fällen hat der Herzmuskel von selbst um diese Engstellen herum Umgehungsadern wachsen lassen, so daß die Blutversorgung trotz der Engpässe gewährleistet bleibt. Es kann auch sein, daß Operation oder Ballon-Dilatation bei Ihnen erst einmal zurückgestellt werden können oder gar nicht in Frage kommen, weil zum jetzigen Zeitpunkt keiner der Eingriffe Erfolg verspricht. Oder der Arzt hält es für ausreichend, der Arteriosklerose mit Medikamenten (siehe Seite 231) und einer weitgehenden Ausschaltung der Risikofaktoren (siehe Seite 24) zu Leibe zu rücken.

Auch eine Koronar-Angiographie, die von allen Diagnose-Verfahren am aussagekräftigsten ist, muß mit Vorsicht gedeutet werden. Sie ergibt zwar ein Abbild der Herzkranzgefäße, aber dieses wird nur dann richtig interpretiert, wenn alle anderen Untersuchungsergebnisse bei der Bewertung mit einfließen.

Lassen Sie sich vom Arzt den Befundbericht und eine Skizze der Koronar-Angiographie mit nach Hause geben. Dort können Sie sich alles in Ruhe noch einmal ansehen und durchlesen. Das Gespräch mit dem Arzt wird Ihnen zwar eine Orientierung geben können, aber später, zu Hause, werden Ihnen dann doch noch viele Fragen einfallen. Notieren Sie sich alle und sprechen Sie sie beim nächsten Arztbesuch an. Und einiges werden Sie auch aus dem Befundbericht ablesen können. Er wird allerdings mit medizinischen Fremdwörtern gespickt sein, die Ihnen einige Rätsel aufgeben. Sie können sich besser darin zurechtfinden, wenn Sie sich die einzelnen Begriffe vorher vom Arzt erklären lassen oder in einem medizinischen Lexikon nachschlagen.

DURCHBLUTUNGSSTÖRUNGEN AM HERZEN

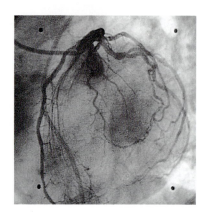

Röntgenbild der Herzkranzgefäße

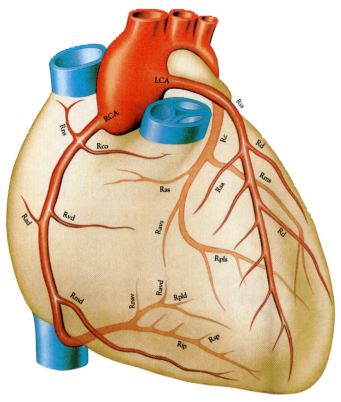

An einer solchen halbschematischen Darstellung des Herzens markieren die Ärzte die Befunde der Koronar-Angiographie: wo sich die Engstellen befinden, wie stark sie den Blutfluß behindern. Die Abkürzung RCA steht für die rechte, LCA für die linke Koronararterie. Die anderen Abkürzungen bezeichnen die wichtigen Seitenäste der Hauptstämme der Herzkranzgefäße.

WAS STEHT IN EINEM BEFUNDBERICHT NACH KORONAR-ANGIOGRAPHIE?

Ein Befundbericht kann folgendermaßen aussehen:

Laevokardiographie: Im Bereich des postero-basalen Segments akinetische Kontraktionsstörung bei ansonsten gutem Kontraktionsverhalten des li. Ventrikels in RAO-Projektion. Der li.-ventrikuläre Füllungsdruck war grenzwertig normal, die EF mit 51% reduziert.

Koronarangiographie: Intermediärtyp der arteriellen Myokardversorgung.

Linke Koronararterie: Kurzer, unauffälliger Hauptstamm mit Aufzweigung in den Ramus circumflexus und RIVA. Der Ramus circumflexus weist nach Abgang des ersten kräftigen Ramus marginalis grobe Plaquesbildungen mit kurzstreckiger Gefäßektasie auf mit deutlichen Flußveränderungen in diesem Bereich. Eine haemodynamisch wirksame Stenosierung ist nicht nachweisbar. Der RIVA und seine Diagonaläste sind frei von Stenosen.

Rechte Koronararterie: Zentrale, kurzstreckige, ca. 90%ige Stenose vor Abgang des Konusastes mit nachfolgenden, längerstreckigen arteriosklerotischen Wandveränderungen.

Zusammenfassung: Laevographischer Nachweis einer akinetischen Kontraktionsstörung im Bereich des postero-basalen Segments des li. Ventrikels. Der li.-ventrikuläre Füllungsdruck war grenzwertig normal, die EF mit 51% reduziert. Koronarangiographischer Nachweis einer 90%igen zentralen Stenose der RCA.

Therapieempfehlung: PTCA der RCA-Stenose.

Die Koronar-Angiographie

ÜBERSETZUNG DES BEFUNDBERICHTS:

Untersuchung der linken Herzhälfte mit Kontrastmittel: Im hinteren oberen Bereich läßt sich eine eingeschränkte Pumpbewegung bei ansonsten guter Funktion der linken Herzkammer feststellen, und zwar bei einer Projektion, die halb von vorn und halb von der Seite aufgenommen worden ist. Der Füllungsdruck in der linken Herzkammer war grenzwertig normal, die Auswurffraktion mit 51% deutlich verringert – das heißt, die linke Herzkammer pumpt nicht mit voller Kraft.

Koronarangiographie: Hier wird angegeben, ob eher die linke („Linksversorgungstyp") oder die rechte Herzkranzarterie („Rechtsversorgungstyp") die überwiegende Versorgung des Herzmuskels mit sauerstoffreichem Blut gewährleistet. Beim hier vorliegenden Beispiel ergab die Untersuchung einen Zwischentyp. Das heißt, beide Adern sind gleichermaßen beteiligt.

Linke Koronararterie: Ergebnis der Untersuchung am linken Hauptstamm der Herzkranzgefäße: Kurzer, unauffälliger Hauptstamm mit Aufzweigung in den einen umschlingenden Seitenast (Ramus circumflexus) und den nach unten absteigenden Ast (Ramus interventricularis anterior – RIVA). Der Ramus circumflexus weist nach Abgang des ersten kräftigen Seitenastes grobe Ablagerungen mit einer kurzstreckigen Gefäßerweiterung auf, die in diesem Bereich deutlich den Blutfluß verändert. Eine Verengung, die den Blutfluß nachhaltig beeinträchtigt, ist nicht nachweisbar. Der nach unten absteigende Ast und seine Diagonaläste sind frei von Verengungen.

Rechte Koronararterie: Nun folgt der Befund für das rechte Herzkranzgefäß: Kurzstreckige, zentral gelegene 90%ige Verengung vor Abgang des Seitenastes mit nachfolgenden, längerstreckigen arteriosklerotischen Wandveränderungen (Ablagerungen).

Zusammenfassung: Nachweis einer eingeschränkten Pumpbewegung des Herzmuskels im Bereich des oberen linken Teils der linken Herzkammer. Der Füllungsdruck in der linken Herzkammer war grenzwertig normal, der Anteil des von dort in den Kreislauf ausgeworfenen Blutes reduziert. In der Koronarangiographie zeigte sich eine 90%ige Verengung des rechten Herzkranzgefäßes.

Behandlungsempfehlung: Ballon-Dilatation der oben erwähnten Gefäß-Verengung.

DURCHBLUTUNGSSTÖRUNGEN AM HERZEN

ANGST VOR DER KORONAR-ANGIOGRAPHIE?

Fast jeder dürfte schwache Knie bekommen, wenn er sich einer Koronar-Angiographie unterziehen soll. Es ist nun einmal keine angenehme Vorstellung, einen Draht ins Herz geschoben zu bekommen. Außerdem sitzt die Angst im Nacken, was danach bevorsteht – ein weiterer Eingriff, womöglich eine Operation? Schon allein die Eröffnung des Arztes, ein krankes Herz zu haben, hat für Unruhe, Zukunftsangst und Unsicherheit gesorgt. Und nun auch noch so eine riskante Untersuchung.

Viele Patienten, denen eine Koronar-Angiographie bevorsteht, fühlen sich besser und haben weniger Angst davor, wenn sie mit Leidensgenossen reden können, die das ganze bereits hinter sich haben. Fast alle sagen nämlich: „Es war gar nicht so schlimm." Sprechen Sie also Zimmernachbarn oder Mitpatienten in der Klinik an. Oder bitten Sie Ihren Arzt, daß er Sie mit anderen Patienten zusammenbringt, die Ihnen von dem Eingriff berichten können. Zwar kann auch der Arzt Ihnen viele Fragen beantworten, aber jemand, der selbst die Untersuchung hat über sich ergehen lassen müssen, kann Ihnen aus erster Hand noch viel besser sagen, wie sich das ganze anfühlt.

Leben mit der Diagnose: „Sie haben ein krankes Herz!"

Für jeden Menschen bedeutet es einen Schock, wenn der Arzt ihm eröffnen muß: „Sie sind herzkrank." Ihnen wird es kaum anders gehen. Gefühle wie Beklommenheit und Angst steigen auf. Verleugnen Sie sie nicht. Geben Sie sie zu, lassen Sie sie zu. Weinen Sie, wenn Ihnen danach zumute ist. Trauern Sie um den Verlust Ihrer ehemals bärenstarken Gesundheit. Aber verlieren Sie dabei nicht aus dem Sinn, daß Ihre Zukunft allemal lebenswert ist, auch wenn Sie vielleicht auf die eine oder andere liebgewordene Gewohnheit verzichten müssen.

Stecken Sie den Kopf nicht in den Sand und schlagen Sie ärztliche Warnungen nicht in den Wind. Sprechen Sie über alles, was Sie bewegt, mit Ihrem Partner/Ihrer Partnerin und/oder Ihren engsten Freunden. Sie brauchen jetzt das Echo der Menschen, die Sie am besten kennen. Sie brauchen ihr Verständnis, ihre Bereitschaft zuzuhören. Sprechen Sie auch mit Ihrem Arzt. So manche Angst wird er Ihnen nehmen können, vieles werden Sie aus eigener Kraft selbst bewältigen müssen.

Fragen, über die Sie früher kaum nachgedacht haben, stellen sich nun: Wie wird die Zukunft aussehen? Werde ich meinen Beruf weiter ausüben können? Muß ich Termine absagen? Steht mir ein Krankenhausaufenthalt bevor? Was darf ich überhaupt noch tun, ohne mein Herz zu gefährden?

Nehmen Sie sich Zeit, alle diese Fragen so gut wie möglich zu beantworten. Ihr Arzt wird Ihnen dabei helfen, so gut er kann. Trotzdem bleiben viele Entscheidungen letztlich Ihnen ganz allein überlassen. Sie tragen die Verantwortung für Ihren Körper. Seien Sie sich dessen bewußt. Delegieren Sie sie nicht an andere. Vertrauen Sie nicht darauf, daß medizinische Technik, Medikamente und nötigenfalls auch andere Eingriffe bis hin zur Operation die Dinge schon richten werden. Sie selbst sind jetzt gefordert. Denken Sie darüber nach, wie Sie Ihr Leben verändern können, um das Risiko – beispielsweise für einen Herzinfarkt – so klein wie möglich zu halten.

WENN DAS HERZ ZUM VENTIL FÜR DIE SEELE WIRD

Es gibt Konstellationen im Leben, die Sie innerlich erstarren lassen. Einige Beispiele:

■ Sie sind beruflich und/oder privat dermaßen eingespannt und gefordert, daß Sie alle Kraft aufbieten müssen, um die von Ihnen selbst und von anderen in Sie gesetzten Erwartungen zu erfüllen, und das viele Jahre lang.

■ Sie leben in einer unglücklichen Partnerschaft, aus der es für Sie kein Entrinnen gibt, weil Sie sich den Kindern verpflichtet fühlen. Oder weil Sie Ihre möglicherweise sehr kranke Partnerin/Ihren Partner nicht im Stich lassen können.

■ Sie leben allein und fühlen sich täglich einsamer.

■ Sie arbeiten in einem Beruf, der Ihnen aus tiefstem Herzen zuwider ist, aus dem Sie aber nicht herauskommen, weil Sie nichts anderes gelernt haben, reichlich Schulden bei der Bank aufgelaufen sind und die Lage auf dem Arbeitsmarkt auch nicht rosig ist.

■ Sie schuften Tag für Tag, ohne zu Hause oder am Arbeitsplatz Anerkennung zu finden. Für alle ist es selbstverständlich, daß Sie sich kaputtmachen, aber keiner ist Ihnen dafür dankbar. Und das über Jahre hinweg.

■ Sie wollen alles kontrollieren, bei allem das letzte Wort haben. Nichts geht ohne Sie. Andere können es Ihnen nie recht machen, so daß Sie letzten Endes das meiste selbst erledigen. Verantwortung abzugeben ist Ihre Sache nicht.

■ Bloß keine Schwäche zeigen. Es beschämt Sie zutiefst, daß andere Sie hilflos sehen, traurig, verzweifelt. Gefühle mitzuteilen, sich anzulehnen, das Herz zu öffnen für Trost oder Zuspruch – all das ist Ihnen zuwider. Es fällt Ihnen unendlich schwer, die Tür zu Ihrer Seele aufzumachen. Sie haben es nie richtig gelernt oder immer nur schlechte Erfahrungen damit gemacht.

■ Ihr Leben besteht aus Fassaden, hinter denen Sie Ihr wahres Ich verstecken. Sie müssen das Gesicht wahren, weil sonst alles zusammenbrechen würde, was Sie sich mühsam aufgebaut haben. Alle Freunde würden Sie meiden, Ihre Ehe ginge in die Brüche, Ihre Verwandten würden mit dem Finger auf Sie zeigen, Ihre gesellschaftliche Stellung würde auf Null sinken. Niemand weiß, wie es in Ihrem Inneren wirklich aussieht. Aber Sie müssen funktionieren, denn das erwartet man von Ihnen.

DURCHBLUTUNGSSTÖRUNGEN AM HERZEN

■ Sie haben einen verantwortungsvollen Job, der alles von Ihnen fordert. Ihre ganze Kraft geht dabei drauf, Sie fühlen sich abends völlig ausgelaugt. Aber Sie haben den brennenden Ehrgeiz, die in Sie gesetzten Erwartungen unter keinen Umständen zu enttäuschen. Sie müssen das schaffen, koste es, was es wolle. Sie dürfen auf keinen Fall versagen. Und Ihrem Kollegen XY, dem, der es immer darauf abgesehen hat, Ihnen Steine in den Weg zu legen, Ihrer Karriere zu schaden, dem werden Sie's schon zeigen.

All das sind keineswegs seltene Lebenskonstellationen. Sie kommen immer wieder vor, in Ihrer Nachbarschaft, bei Ihren Freunden, in Ihrer Verwandtschaft, bei Ihren Kollegen, vielleicht geht es sogar Ihnen selbst so. Das spüren Sie dann am eigenen Leib, denn so viel Anspannung und Streß bleiben für den Organismus nicht folgenlos. Wer sich ständig verstellen muß, immer nur den Schein wahrt, nicht mit sich im reinen ist, Tag für Tag unwillig zur Arbeit geht – der muß irgendwann krank werden. Die Seele sucht sich an irgendeiner Stelle im Organismus ein Ventil, um den anhaltenden Druck, unter dem sie steht, abzulassen. Häufig ist es das Herz. Und häufig sind es die Herzkranzgefäße, die die Anspannung nicht mehr verkraften. Es ist, als würde die Blockade der Lebenskräfte ihre Entsprechung in den Engpässen der Herzarterien finden.

Wer dauernd unter Hochspannung steht, verhärtet leicht auch innerlich, sonst würde er den Druck gar nicht aushalten. Da kann es kein seelisches Gleichgewicht mehr geben, auch kein Entspannen, kein Loslassen, kein Sich-gehen-lassen. Da gibt es nichts Spielerisches mehr, keine Freude, keine Leichtigkeit. Es gibt nur noch Pflichten, Zwänge, Verbissenheit, dieses besessene Ich-muß, Ich-muß, Ich-muß. Viele Menschen verinnerlichen das so, daß sie gar keine Notiz mehr davon nehmen. Sie können sich ihr Leben nicht mehr anders vorstellen.

Das macht krank, und sehr oft herzkrank. Die Beschwerden zwingen dazu, sich mit der Lebenssituation auseinanderzusetzen. Es ist, als ob der Körper Ihnen damit sagt: Du machst mich kaputt, wenn Du so mit Dir umgehst. Ich versage Dir den Dienst. Denk gefälligst darüber nach, was Du anders machen kannst. Das ist die Chance, die Ihnen letztendlich jede Krankheit gibt.

Natürlich brauchen Sie ärztliche Hilfe, um Ihren Organismus wieder ins Lot zu bringen: Medikamente (um das Herz zu stützen oder den Blutdruck zu senken), vielleicht auch eine Operation, um die Engpässe in den Herzarterien zu umgehen. Aber Sie brauchen auch die Auseinandersetzung mit Ihrem bisherigen Leben. Stellen Sie sich ihr.

Nehmen Sie sich innerlich an der Hand, atmen Sie tief durch, und dann betrachten Sie einmal schonungslos und ungeschminkt Ihre Vergangenheit, Ihr bisheriges Leben. Wie sind Sie mit sich umgesprungen? Können Sie nicht endlich Schluß machen mit der Heuchelei und Geheimniskrämerei, mit den Lügen, der Kulissenschieberei? Können Sie nicht versuchen, ehrlich zu sein zu sich selbst, sich zu öffnen für Zärtlichkeit, Zuwendung, Liebe? Wie lange wollen Sie noch in Ihrem selbstgebastelten Käfig sitzen, nur Äußerlichkeiten oder Ihnen von außen auferlegten Zwängen Bedeutung beimessen? Wollen Sie nicht endlich auch einmal erfahren, was es heißt, loszulassen, zu entspannen, sich glücklich zu fühlen, weinen zu können vor Erleichterung?

Für Entspannung sorgen

Es ist nie zu spät, damit anzufangen. Auch eine Herzerkrankung gibt Ihnen die Chance, mit sich ins Reine zu kommen. Ärzte können Ihnen bei der Bewältigung Ihrer Krankheit ein großes Stück weiterhelfen. Aber diese Hilfe wird Kosmetik bleiben, wenn Sie nicht bereit sind, Verantwortung für sich zu übernehmen.

NIEMAND SORGT SO GUT FÜR SIE WIE SIE SELBST

Wer Tag für Tag von Termin zu Termin hetzt, mittags hastig ein belegtes Brötchen ißt, bis spät in die Nacht über Akten brütet und dabei zwei Kannen Kaffee braucht, um wach zu bleiben – wer diesen Lebensstil monate- oder gar jahrelang praktiziert, gerät leicht in die Gefahr, einen Herzinfarkt zu erleiden. Der Körper läßt sich solchen Mißbrauch nicht ungestraft gefallen. Wenn Sie einen Automotor ständig überdreht laufen lassen, kommt es früher oder später zu einem „Kolbenfresser". So ähnlich verhält es sich auch bei Herz und Blutgefäßen.

Wenn jemand ständig unter Hochdruck steht, muß das Herz Spitzenleistungen erbringen. Und die Adern müssen extreme Blutdruckschwankungen ertragen. Intakte Blutgefäße machen das eine Zeitlang mit. Wenn sich jedoch bereits arteriosklerotische Herde gebildet haben, können die geschädigten Adern solche Blutdruckspitzen nicht mehr richtig abfangen. Die Arteriosklerose nimmt zu, die Ader verstopft schneller.

Sie haben es selbst in der Hand, wie Sie leben. Sie müssen überlegen, was Sie an Ihrem Alltag ändern können, um Zeit für sich zu bekommen. Die Ausrede, „das geht jetzt nicht", gilt nicht. Wenn Sie Ihren Infarkt haben, sind Sie gezwungen, sich Zeit zu nehmen. Dann geht es auch. Muß es erst soweit kommen?

■ Denken Sie einmal nach: Läßt sich nicht vor oder nach einem Termin oder am Abend ein kleiner Spaziergang einlegen? Schon eine halbe Stunde genügt, um abzuschalten. Können Sie Ihre Geschäftsreise nicht so planen, daß Sie vor Ihrer Besprechung noch eine Stunde Zeit haben, um frische Luft zu schöpfen? Wenn Sie nur wollen, lassen sich viele solcher kleinen Ruhepausen über den Tag verteilt organisieren. Sie müssen nur daran denken und sie bewußt einplanen.

■ Werden Sie gelassener gegenüber dem Alltag. Lassen Sie die Dinge auf sich zukommen, anstatt sie zu erzwingen. Je mehr Kraft Sie aufwenden, um etwas zu erreichen, desto verbissener werden Sie, desto mehr spannen Sie sich und Ihr Inneres an. Fangen Sie an, bewußt loszulassen. Hetzen Sie nicht ständig hinter Zielen her, die andere Ihnen setzen. Überlegen Sie, was Sie für sich erreichen wollen und was Ihnen Ihr Ziel wert ist. Ihr Leben sollte dabei nicht der Einsatz sein.

■ Decken Sie Ihren Feierabend auch nicht ständig mit irgendwelchen Aktivitäten zu. Wann haben Sie sich das letzte Mal in einen Sessel gesetzt und die Seele baumeln lassen? Einfach in den Garten geguckt, wie die Amsel nach einem Wurm sucht, wie die Wolken am Himmel ziehen. Zugehört, wie die Vögel zwitschern und die Bäume rauschen. Wenn Sie solche Dinge bewußt wahrnehmen, wenn Sie dabei ein bißchen in sich hineinhorchen, werden Sie merken, wie Ihr Körper entspannt. Wie die Muskeln in den Beinen locker werden, wie Ihre Arme nach unten sinken, wie Sie insgesamt schwerer werden, wie kurz vor dem Einschlafen. Das ist Entspannung.

Verschiedene Entspannungstechniken

Entspannung können Sie lernen. Welche Methode für Sie die richtige ist, sollten Sie nach Ihren persönlichen Neigungen aussuchen: Autogenes Training, funktionelle Entspannung nach Fuchs, Feldenkrais-Lernmethode, Muskelentspannung nach Jacobson, Meditation oder Yoga – um nur einige zu nennen. Beraten Sie sich mit Ihrem Arzt, welche für Sie am besten ist. Wenn Sie mit einer Methode nicht zurechtkommen, sollten Sie eine andere ausprobieren, bis Sie die für Sie richtige gefunden haben.

Wir stellen Ihnen im folgenden die erwähnten Methoden kurz vor.

Autogenes Training

Autogenes Training sind Übungen, mit denen Sie die Entspannung bewußt herbeiführen. Sie legen sich auf den Rücken oder setzen sich locker auf einen Stuhl. Sie schließen die Augen und sagen sich vor, daß Ihr linkes Bein warm und schwer wird. So lange, bis Sie es tatsächlich spüren. Dann machen Sie das gleiche mit dem anderen Bein und danach mit beiden Armen. Zum Schluß sind Sie so gelöst, daß Sie fast einschlafen. Um wieder wach zu werden, strecken und dehnen Sie sich in alle Richtungen, spannen die Muskeln kräftig an und räkeln sich. Danach setzen Sie sich langsam auf und fühlen sich erfrischt wie nach einem langen, erholsamen Schlaf.

Autogenes Training müssen Sie lernen, einzeln oder in einer Gruppe. Sie können es nicht einfach nach dieser Beschreibung nachmachen. Kurse für Autogenes Training bieten viele Ärzte, aber auch Psychologen, Volkshochschulen oder andere therapeutische Einrichtungen an. Sie finden einmal pro Woche statt und dauern ein bis zwei Monate. Wenn Sie regelmäßig üben, beherrschen Sie das Autogene Training wahrscheinlich bald so gut, daß Sie keine Anleitung mehr brauchen.

Die Kassen übernehmen die Kosten dafür nur selten. Erkundigen Sie sich, ob Sie möglicherweise einen Teil der Gebühren erstattet bekommen.

Funktionelle Entspannung nach Fuchs

Diese Methode ist keine Entspannungstechnik an sich, sondern eine Möglichkeit der Psychotherapie auf Körper- und Gesprächsebene. Sie müssen dabei nicht liegen, sondern können auch sitzen, gehen oder stehen. Es geht darum, hellhörig zu werden für die eigene Körpersprache, in Verbindung zu kommen mit der persönlichen Lebensgeschichte. Sie üben, sich und Ihren Körper in seinen Ausdrucksmöglichkeiten wahrzunehmen.

Diese Entspannungsmethode lernen Sie am besten im Einzelunterricht. Adressen von Therapeuten erfahren Sie über: Frau G. Martin, Hauptstraße 44, 23738 Riepsdorf.

Die Kassen übernehmen selten die Kosten. Erkundigen Sie sich vorher danach, und lassen Sie sich gegebenenfalls vom Arzt bescheinigen, daß Sie den Kursus dringend benötigen.

Für Entspannung sorgen

Feldenkrais-Lernmethode

Die Methode hat ihren Namen von dem Physiker Moshe Feldenkrais. Es geht dabei um die Selbstkenntnis und das Empfinden der eigenen Verhaltens- und Bewegungsmuster. Dies soll ermöglichen, gezielt Veränderungen einzuleiten, um körperliche – und seelische – Schäden zu verhüten. Sie lernen, sich selbst wahrzunehmen und zu entspannen. Dabei gewinnen Sie nach und nach ein Körpergefühl, das Ihnen insgesamt eine gesunde Lebenshaltung ermöglicht.

Da die Feldenkrais-Methode nicht leicht zu erlernen ist, sollten Sie sich dafür einen guten Lehrer suchen, der selbst über viel Erfahrung damit verfügt. Adressen erfahren Sie bei der Feldenkrais-Gilde e. V., Theresienstraße 102/V, 80333 München.

Die Kosten müssen Sie selbst tragen.

Meditation

Es gibt verschiedene Formen von Meditation, am bekanntesten und am besten untersucht ist die Transzendentale Meditation (TM), die bekannt geworden ist, weil die Beatles in den siebziger Jahren bei dem indischen Meditations-Gelehrten Maharishi Mahesh Yogi damit begonnen haben. Inzwischen gibt es eine ganze Reihe von Meditations-Lehrern, die in Deutschland die Technik der TM vermitteln. Man bekommt eine persönliche Silbenkombination („Mantra"), die das Meditieren erleichtert. Ratsam sind zwei Meditationen täglich (morgens und abends) von je 20 Minuten Dauer.

Die TM wird weltweit einheitlich gelehrt, ist einfach in der Anwendung und erfordert kein Üben im eigentlichen Sinn oder eine Änderung der Lebensweise. Wer die Technik einmal gelernt hat (erforderlich sind ca. zwei bis vier Termine mit dem Meditations-Lehrer), kann sie überall und jederzeit anwenden.

Meditieren kann bei Herzkranken besonders entspannend wirken. Es senkt den Blutdruck und baut Streß ab. Im November 1995 veröffentlichte das Journal der Vereinigung der amerikanischen Herzspezialisten („American Heart Association"), „Hypertension", eine Studie, wonach Transzendentale Meditation (TM) einen siebenmal stärkeren blutdrucksenkenden Effekt hat als eine Ernährungsumstellung oder ein Muskelentspannungstraining.

Die Kassen übernehmen die Kosten für das Erlernen der Meditation nicht. Adressen von Lehrern für TM können Sie erfragen bei der Gesellschaft für Transzendentale Medizin, Am Berg 13, 49143 Bissendorf, Tel.: (0 54 02) 72 27.

Muskelentspannung nach Jacobson

Auf dem Rücken liegend oder in anderer entspannter Haltung lernen Sie bei dieser Methode, bestimmte Muskelgruppen stark anzuspannen und dann loszulassen. Durch diesen Wechsel erleben Sie die Entspannung sehr bewußt und intensiv und können die Übungen später leicht auch selbst durchführen.

Sie können diese Entspannungsmethode allein oder in einer Gruppe lernen. Fragen Sie in einer psychologischen oder psychotherapeutischen Praxis an Ihrem Wohnort (Branchen-Telefonbuch) nach Therapeuten. Teilweise bieten auch Volkshochschulen Kurse an. Die Kosten dafür müssen Sie selbst übernehmen.

DURCHBLUTUNGSSTÖRUNGEN AM HERZEN

Yoga

Yoga ist eine Jahrtausende alte indische Meditationskunst. Was heute in Europa praktiziert wird, ist nur ein schwacher Abglanz der vielfältigen Yoga-Tradition. Aber es genügt, um uns hierzulande Körperbewußtsein und Entspannung zu vermitteln. Es gibt eine ganze Reihe verschiedener Yoga-Schulen, die meisten lehren das Hatha-Yoga.

Yoga können Sie auf kleinstem Raum praktizieren. Sie brauchen dafür einen körpergroßen Teppich oder eine Matte als Unterlage und bequeme Kleidung, die Sie nicht einengt (Trainingsanzug). Sie setzen sich bequem auf den Boden oder legen sich auf den Rücken und atmen mehrmals tief durch. Dann nehmen Sie nacheinander verschiedene Körperhaltungen ein, die aufeinander aufbauen, bis schließlich der ganze Körper gut durchblutet und entspannt ist.

Mit Yoga lernen Sie, sich selbst und Ihren Körper wahrzunehmen. Dafür brauchen Sie einen guten Lehrer, der die Übungen nicht als Gymnastik versteht. Sie sollen sich während der Yoga-Haltungen fordern, aber nicht anstrengen. Sobald Sie Ihre persönliche Grenze erreicht haben, sollten Sie so in der Haltung bleiben, daß sie Ihnen nicht wehtut. Sie müssen dabei ruhig und nicht etwa gepreßt ein- und ausatmen können.

Yoga müssen Sie längere Zeit – mindestens ein bis zwei Jahre – unter Anleitung lernen, bevor Sie es zu Hause selbst ausführen. Sie können sonst viel falsch machen und sich dabei schaden. Wenn Sie an der Wirbelsäule operiert worden sind, Probleme mit den Bandscheiben haben oder sonst nur eingeschränkt beweglich sind, sollten Sie Ihren Arzt fragen, ob Sie Yoga machen dürfen und worauf Sie achten müssen.

Yoga-Unterricht bekommen Sie in Ballett-Schulen, in der Volkshochschule, in Sportvereinen oder bei speziellen Therapeuten (Adressen im Branchen-Telefonbuch oder beim Berufsverband Deutscher Yoga-Lehrer, Riemenschneiderstraße 4, 97250 Erlabrunn).

Die Kassen übernehmen die Kosten für Yoga-Kurse nicht.

Eine Lebensweisheit

Greifen und festhalten
kann ich seit der Geburt.

Teilen und schenken
mußte ich lernen.

Jetzt übe ich das Lassen.

DER HERZINFARKT

Tag für Tag werden in Deutschland rund 11 000 Menschen mit dem Verdacht auf einen frischen Herzinfarkt ins Krankenhaus eingeliefert. Ungefähr 1100mal bestätigt sich der Verdacht, etwa 230 Menschen sterben täglich daran. 1990 sind – so weist es die Statistik aus – in den alten Bundesländern 74 000 Menschen an einem akuten Herzinfarkt gestorben, zwei Drittel von ihnen noch vor der Aufnahme ins Krankenhaus. Mehr als 3000 dieser Opfer waren noch keine 40 Jahre alt. 1991 wies die Statistik für Gesamtdeutschland 90 326 Infarkttote aus.

Die Zahlen für die nicht tödlich endenden Infarkte liegen noch weitaus höher. Schätzungsweise 270 000 Menschen in der Bundesrepublik (alte und neue Bundesländer) erleiden jährlich einen Infarkt.

Der Herzinfarkt

Früher galt der Herzinfarkt als typische Manager-Krankheit. Der abgehetzte Karriere-Mann, der von morgens bis nachts nur seinen Termin-Kalender und geschäftliche Besprechungen im Kopf hat, war der typische Infarkt-Kandidat. Heute hat sich dieses Bild gewandelt. Chefs und leitende Angestellte haben vielfach erkannt, daß solcher Lebensstil ziemlich ungesund ist. Der moderne Business-Mann raucht nicht oder allenfalls Pfeife, trinkt wenig Alkohol, treibt mindestens einmal in der Woche Sport, ernährt sich gesund, hat kein Übergewicht und nimmt sich Zeit für Entspannung außerhalb des Berufsstreß´.

Viel gefährdeter, einen Herzinfarkt zu erleiden, sind heute Arbeiter und Angestellte, die wenig Eigenverantwortung im Beruf haben und unter starkem Leistungsdruck stehen, um den Arbeitsplatz nicht zu verlieren. Der Baggerführer, der ständig Überstunden macht, der Schichtarbeiter, der immer fürchten muß, Opfer der nächsten Rationalisierungswelle zu werden. Männer, die chronisch unter Druck stehen, von denen der Chef immer mehr Arbeitseinsatz und die Familie immer mehr Geld für die Erfüllung ihrer Wünsche nach Konsumgütern erwarten. Menschen, die gern deftige deutsche Hausmannskost essen, und für die Entspannung ein Fremdwort ist. Die typischen Infarkt-Kandidaten stammen heute aus sozial schwächeren Bevölkerungsschichten mit niedrigem Einkommen und oft schlechten Wohnverhältnissen.

Männer sind häufiger betroffen als Frauen, aber der Trend schwächt sich bei den Männern eher ab, bei den Frauen verstärkt er sich. Dies veranschaulicht die folgende Tabelle:

Infarkttote (BRD)	Frauen	Männer
1969	22 000	42 000
1977	28 000	47 000
1985	34 000	48 000
1990	32 000	42 000

(Statistisches Bundesamt, zit. in Ärzte-Zeitung, 21. 12. 1992)

Daß so viele Herzinfarkte tödlich enden, liegt vor allem daran, daß die Betroffenen zu spät ins Krankenhaus eingeliefert werden. Kostbare Zeit vergeht, weil Angehörige den Infarkt mit einer Kreislaufschwäche verwechseln oder als Magenverstimmung, Rheuma oder Zahnschmerzen fehlinterpretieren. Aber gerade schnelles Handeln hat bei einem Herzinfarkt schon vielen Menschen das Leben gerettet. Nur wenn ein Patient innerhalb der ersten sechs Stunden nach dem Infarkt in die Klinik kommt, läßt sich ein Blutgerinnsel in den Herzkranzgefäßen noch mit Medikamenten auflösen. „Lyse" nennen Ärzte dieses Verfahren (siehe Seite 104). Und nur wenn der Patient rasch ärztlich betreut wird, haben Mediziner die Chance, das Herz so gut wie möglich zu entlasten, die Durchblutung zu verbessern, Komplikationen und Folgeschäden des Infarktes zu vermeiden.

Vier von fünf Deutschen wissen nichts über die Anzeichen eines Infarktes und tun genau das Falsche. Viele probieren diverse Hausmittel aus, bevor sie zum Telefonhörer greifen. Andere rufen den Arzt erst nach Stunden, wenn sich die Beschwerden einfach nicht bessern wollen, oder sind nicht in der Lage, am Telefon die Symptome deutlich zu schildern.

DURCHBLUTUNGSSTÖRUNGEN AM HERZEN

Was ist ein Herzinfarkt?

Wenn eine arteriosklerotische Engstelle innerhalb einer Herzkranzarterie sich durch einen Blutpfropf verschließt, werden alle dahinter liegenden Herzmuskelbezirke nicht mehr durchblutet. Die Zellen geraten in akute Sauerstoffnot und gehen innerhalb weniger Stunden zugrunde. Je nachdem, an welcher Stelle der Engpaß auftritt, sterben entweder lebenswichtige Teile des Herzmuskels ab oder auch nur kleinere, unwichtigere Bereiche. Eine Engstelle weit oben, in einer der großen Herz-

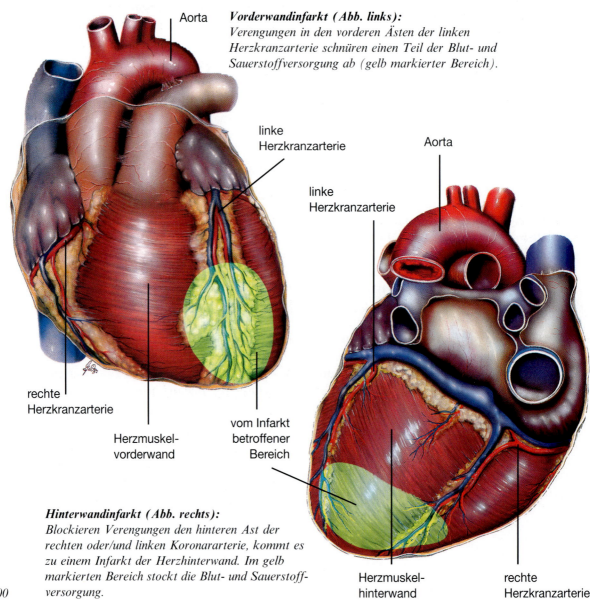

Vorderwandinfarkt (Abb. links):
Verengungen in den vorderen Ästen der linken Herzkranzarterie schnüren einen Teil der Blut- und Sauerstoffversorgung ab (gelb markierter Bereich).

Hinterwandinfarkt (Abb. rechts):
Blockieren Verengungen den hinteren Ast der rechten oder/und linken Koronararterie, kommt es zu einem Infarkt der Herzhinterwand. Im gelb markierten Bereich stockt die Blut- und Sauerstoffversorgung.

Der Herzinfarkt

kranzarterien, behindert die Versorgung eines viel größeren Anteils des Herzmuskels als eine Stelle, die weiter unten in einem kleineren Gefäß liegt.

Verstopft ein Blutpfropf die linke Herzkranzarterie, kommt es meist zu einem Vorderwandinfarkt; ist die rechte Herzkranzarterie blockiert, entsteht ein Vorder- oder Hinterwandinfarkt.

Je ausgedehnter der Infarkt ist, desto gravierender sind die Folgen. Abgestorbenes Herzmuskelgewebe wird nie wieder funktionsfähig. Es hinterläßt eine Narbe, bei der die abgestorbenen Herzmuskelbezirke durch Bindegewebe ersetzt sind. Je nachdem, wie groß dieser narbige Bereich ist, kann das Herz entweder noch genügend Kraft aufbringen, um trotzdem das Blut weiterhin in den Körper zu pumpen, oder es versagt.

Häufig ereignen sich Herzinfarkte am frühen Morgen, etwa zwischen fünf und neun Uhr, im Winter häufiger als im Sommer. Ein Stoff, der die Blutgerinnung fördert (Fibrinogen, siehe Seite 64), reichert sich in der kalten Jahreszeit im Blut an. Das Blut ist dann zähflüssiger und klumpt leichter zusammen. Ähnliches gilt für die Blutzusammensetzung im Tagesverlauf. Frühmorgens neigt das Blut eher dazu, Klümpchen zu bilden, als nachmittags oder abends. Eine Erklärung dafür gibt es derzeit allerdings noch nicht.

Viele Menschen bekommen einen Infarkt gerade dann, wenn sie sich von Arbeitshetze und streßbeladenen Wochen erholen – dann, wenn niemand damit rechnet. Möglicherweise spielen dabei Streßhormone und Veränderungen im vegetativen Nervensystem eine Rolle.

Anzeichen eines Herzinfarkts

Typische Anzeichen für einen Herzinfarkt sind:

■ heftige, anhaltende Schmerzen im Brustkorb, die in Arme (häufig auch nur in den linken Arm), Schulterblätter, Nacken, Bauch oder Unterkiefer ausstrahlen. Die Schmerzen brennen wie Feuer, drücken wie ein Stein auf die Brust oder schneiden wie mit dem Messer ins Fleisch;

■ starkes Enge- oder Druckgefühl oder Brennen im Brustkorb;

■ plötzlicher kalter Schweißausbruch;

■ blasse, fahle Gesichtsfarbe;

■ plötzliche Übelkeit mit Erbrechen („Mir wird plötzlich so schlecht");

■ plötzlicher Kreislaufzusammenbruch mit oder ohne Ohnmacht;

■ Luftnot, die dazu führt, daß der Betroffene sich hinsetzen oder hinlegen muß („ich ersticke", „Luft! Luft!").

Erste Hilfe bei Herzinfarkt

■ Am allerwichtigsten: Rufen Sie sofort einen Arzt. Am besten gleich den Notarzt oder einen Krankenwagen (über die Feuerwehr). Bis Ihr Hausarzt bei Ihnen ist, vergeht viel zuviel Zeit. Er müßte alles stehen und liegen lassen und sofort zu Ihnen kommen. Das kann er bei einem normalen Praxisbetrieb kaum, es sei denn, er wohnt in der unmittelbaren Nachbarschaft. Der Kampf gegen den Herzinfarkt ist immer ein Kampf gegen die Zeit. Jede

DURCHBLUTUNGSSTÖRUNGEN AM HERZEN

Sekunde ist kostbar, jede Minute kann Leben retten. Wer innerhalb der ersten zwei bis vier Stunden nach einem Infarkt in die Klinik kommt, hat die besten Überlebenschancen. Wer später eingeliefert wird, stirbt viermal häufiger.

Das liegt auch daran, daß innerhalb der ersten Stunden nach einem Infarkt das Herz besonders anfällig ist für Störungen in der Herzschlagfolge. Häufig kommt es dann zum „Kammerflimmern" (siehe Seite 161). Das Herz schlägt dabei in rasender Folge, mehr als 300mal in der Minute, und zwar unabhängig von der Größe des Infarkts. Der Kreislauf bricht völlig zusammen, weil sich die Herzkammern durch das Kammerflimmern nicht mehr mit Blut füllen. In der Klinik kann diese Herzrhythmusstörung sofort mit einem Stromstoß behoben werden, zu Hause sind Sie ihr hilflos ausgeliefert und sterben daran.

Wichtige, lebensrettende Therapiemöglichkeiten – beispielsweise die medikamentöse Auflösung eines Blutpfropfes („Lyse", siehe Seite 104) – werden versäumt, weil die Patienten stundenlang zu Hause liegen, in der Hoffnung, der Schwächeanfall gebe sich schon wieder. Es ist deshalb keinesfalls übertrieben, bei dem Verdacht auf einen Herzinfarkt den Notarzt- oder Krankenwagen zu rufen.

■ Auch jeder Angina pectoris-Anfall, der länger als eine Viertelstunde anhält, ist infarktverdächtig. In diesem Fall dürfen Sie ebensowenig zögern, sofort den Notarzt zu rufen. Das gilt selbstverständlich auch für das Wochenende oder die Nacht.

■ Schalten Sie nachts die Außenbeleuchtung am Haus an, damit der Arzt sich schnell zurechtfindet und nicht erst lange nach Ihrer Hausnummer suchen muß.

■ Zweitwichtigste Handlung, nachdem Sie den Arzt gerufen haben: Beruhigen Sie den Patienten. Reden Sie ihm gut zu, daß gleich alles besser wird, daß der Arzt schon unterwegs ist. Lassen Sie ihn keinesfalls allein. Herzinfarkt-Patienten haben oft Todesangst.

■ Falls Arzneimittel gegen Herzanfälle im Haus sind – Nitro-Spray oder Nitro-Kapseln –, geben Sie dem Patienten zwei bis drei Sprühstöße in den Mund oder eine bis zwei Kapseln zum Zerbeißen.

■ Schalten Sie Radio oder Fernseher ab.

■ Setzen Sie den Patienten in einen bequemen Stuhl oder lassen Sie ihn sich hinlegen. Achten Sie darauf, daß der Oberkörper gut mit Kissen abgepolstert ist, damit er etwas erhöht liegt.

■ Öffnen Sie alle beengenden Kleidungsstücke: Gürtel, Hose, Rock, Krawatte, Schuhe, Büstenhalter.

■ Decken Sie den Patienten zu, damit er nicht friert.

■ Vermeiden Sie alles, was den Kranken aufregen könnte.

■ Öffnen Sie ein Fenster.

■ Wenn der Betroffene bewußtlos ist: Legen Sie ihn auf die Seite. Ziehen Sie den unten liegenden Arm unter dem Körper durch nach hinten, winkeln Sie ein Bein etwas an. Der Kopf liegt – etwas nach hinten überstreckt – auf dem Unterarm des oberen Armes. Ärzte nennen diese Haltung die „stabile Seitenlage". Sie verhindert, daß die Zunge in den Rachen fällt und die Luftröhre abdichtet – der Patient würde ersticken.

■ Wenn Sie professionelle Erste Hilfe wie Herzmassage oder Mund-zu-Mund-Beatmung nicht gut beherrschen, lassen Sie es sein. Sie schaden dem Patienten dann meist mehr, als Sie ihm helfen.

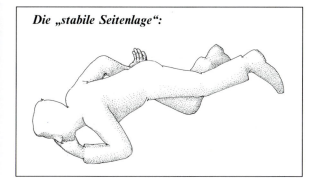

Die „stabile Seitenlage":

Im Krankenhaus

Wer einen Herzinfarkt erleidet, muß immer ins Krankenhaus, und zwar ins nächstgelegene. Den Wunsch, in eine weiter entfernte Klinik gebracht zu werden, weil Sie dort schon einmal waren und das Personal kennen, wird Ihnen kein Notarzt erfüllen. Das Risiko, daß sich auf dem Weg dorthin Ihr Zustand verschlechtert, ist zu groß. Zudem ist die Ausrüstung in einem Kranken- oder Notarztwagen auf lebensrettende Maßnahmen im Notfall begrenzt. Bei einem Herzinfarkt kann es jedoch einige Komplikationen geben, für die diese Ausrüstung nicht mehr genügt. Sie müssen also auf dem schnellsten Wege in das nächstgelegene Krankenhaus. Später, wenn sich Ihr Zustand stabilisiert hat, können Sie den für Sie zuständigen Ober- oder Chefarzt um eine Verlegung in Ihre Wunsch-Klinik bitten.

Im Krankenhaus stellen die Ärzte erst einmal fest, ob der Verdacht auf einen frischen Infarkt begründet ist. Sie schreiben ein Ruhe-EKG, um zu sehen, welche Teile des Herzens vom Infarkt betroffen sind. Es mag sein, daß dieses EKG noch keinen Hinweis für einen frischen Herzinfarkt gibt. Manchmal dauert es Stunden oder sogar Tage, bis ein EKG ein eindeutiges Bild ergibt.

Anhand einer Blutprobe können die Ärzte jedoch sehr schnell erkennen, ob ein Infarkt eingetreten ist oder nicht. Das Blut enthält dann charakteristische Substanzen (herzmuskelspezifische Enzyme), die für einen frischen Infarkt symptomatisch sind. Es handelt sich dabei um Eiweißstoffe, die von absterbenden Herzmuskelzellen freigesetzt werden. Je mehr dieser Substanzen sich im Blut finden, desto ausgedehnter war der Infarkt. Mit ihnen läßt sich auch bestimmen, wann der Infarkt eingetreten ist.

Patienten mit einem frischen Herzinfarkt kommen auf die Intensivstation, damit Puls, Blutdruck und Herzrhythmus fortlaufend überwacht werden können. Sie bekommen Medikamente gegen die Schmerzen und gegen die Angst sowie Mittel, die die Blutgerinnung hemmen. Ist der Blutdruck zu hoch, kommen noch blutdrucksenkende Arzneien dazu.

Wenn der Patient frühzeitig genug eingeliefert wurde, legt der Arzt eine Infusion an, um Blutgerinnsel, die die Herzkranzgefäße verstopfen und den Blutfluß blockieren, aufzulösen. Diese „Lyse"-Therapie ist ein relativ junges Verfahren, das jedoch schon vielen Menschen das Leben gerettet hat.

DURCHBLUTUNGSSTÖRUNGEN AM HERZEN

INTENSIVSTATION – MUSS DAS SEIN?

Intensivstationen vermitteln immer das beklemmende Bewußtsein: Hier sind Menschen in akuter Lebensgefahr. Es versetzt die meisten Patienten deshalb in Angst und Schrecken, wenn sie hören, daß sie auf die Intensivstation gebracht werden. Kein Wunder – die vielen Apparate und Schläuche, das Piepsen und Fiepen, Blubbern und Ticken der Geräte wirkt bedrohlich. Es vermittelt das Gefühl, der seelenlosen Technik hilflos ausgeliefert zu sein. Das ständige Kommen und Gehen, das unaufhörliche Hin und Her auf der Intensivstation beunruhigt die Patienten zusätzlich. Auch die meisten Angehörigen sind beklommen, wenn sie jemanden auf der Intensivstation besuchen.

Trotzdem: Ein Patient, der gerade einen Herzinfarkt erlitten hat, muß auf die Intensivstation. Nur dort können die lebenswichtigen Körperfunktionen kontinuierlich überwacht werden, so daß auch kleine Unregelmäßigkeiten sofort auffallen. Nur dort sind Ärzte, Pfleger und Schwestern innerhalb von Sekunden zur Stelle, wenn lebensbedrohliche Komplikationen auftreten. In den ersten Tagen nach dem Infarkt ist die Gefahr dafür am größten.

Vielleicht ist es beruhigend zu wissen, daß fast alle Patienten die Intensivstation lebend verlassen. Entgegen ihrem Image sind diese Abteilungen nämlich viel mehr lebenserhaltende als lebensbedrohende Stationen. Und schon weil die Betten dort immer rar sind, behält kein Arzt einen Patienten länger als unbedingt erforderlich auf „Intensiv".

Die Lyse-Therapie: Blutgerinnsel einfach auflösen

Die Lyse ist einer der wichtigsten Gründe, einen Herzinfarkt-Patienten sofort in die nächste Klinik zu bringen. Je eher das Blut wieder ungehindert fließen kann, desto geringer ist der Schaden, den die Herzmuskelzellen durch die Sauerstoffnot erleiden. Die Lyse besteht in einer Infusion mit einem Medikament, das Blutgerinnsel auflöst, eine Art „Rohr-frei" für die Adern. Dies gelingt jedoch nur, wenn die Lyse wenige Stunden nach dem Infarkt erfolgt.

Innerhalb der ersten sechs bis zwölf Stunden nach einem Infarkt sollte der Arzt immer eine Lyse versuchen. Auch bei kleinen Herzinfarkten lohnt sich die Infusion, zumal unsicher ist, ob nicht ein zweiter, größerer Infarkt folgt.

Als „Pfropfenlöser" dienen die Eiweißstoffe Streptokinase, Urokinase oder t-PA, die Fibrin angreifen und auflösen. Fibrin ist eine körpereigene Substanz, die das Blut gerinnen läßt. Es bildet ein dichtes Netz, in dem sich die roten Blutkörperchen fangen und fest miteinander verklumpen. Streptokinase ist ein von der Bakterienart Streptokokken produziertes Eiweiß, Urokinase kommt im menschlichen Gewebe und im Harn vor. t-PA ist eine gentechnisch hergestellte Substanz, die dem vom Körper selbst produzierten Anti-Gerinnungs-Stoff gleicht.

Der Herzinfarkt

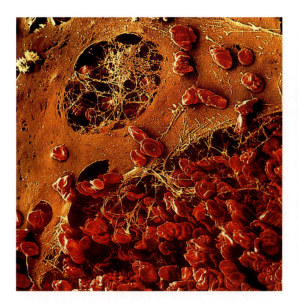

Ein Pfropfen t-PA hat die äußere Fibrinschicht (goldfarben) aufgelöst. Die roten Scheibchen sind rote Blutkörperchen.

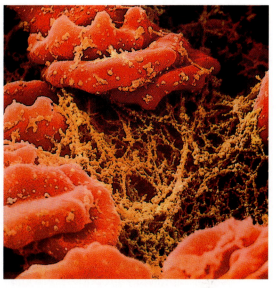

Das Fibrinnetz hat sich unter dem Einfluß von t-PA weiter aufgelöst.

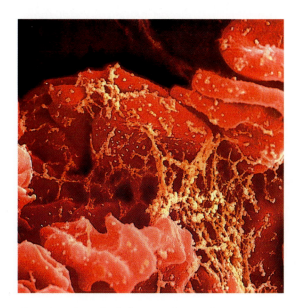

Von dem ehemals dicht verwobenen Gespinst aus Fibrin sind nur noch Reste übrig.

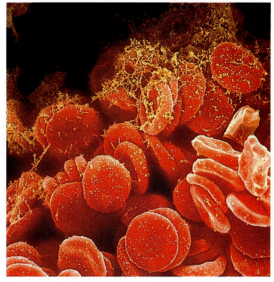

t-PA hat seinen Zweck erfüllt: Das Fibrinnetz ist zerstört, der Blutpfropf löst sich auf.

DURCHBLUTUNGSSTÖRUNGEN AM HERZEN

„WUNDERMITTEL" GEGEN HERZINFARKT?

Vor einigen Jahren kam eine neue, gentechnisch hergestellte Substanz für die Lyse auf den Markt, die anfangs als „Lebensretter" und „Revolution in der Behandlung des Herzinfarkts" gefeiert wurde. Das angebliche „Wundermittel" sei doppelt so wirksam wie Streptokinase und habe keine Nebenwirkungen, hieß es. „Tissue Plasminogen Activator", abgekürzt t-PA, sollte endlich dem Herzinfarkt seinen Schrecken nehmen.

t-PA ist eine Substanz, die das menschliche Blut selbst produziert, um Blutgerinnsel aufzulösen. Es aktiviert einen Stoff (Plasminogen), der das dichte Fibrinnetz, aus dem solche Gerinnsel bestehen, angreift und auflöst. Unsere Blutgefäße bilden ständig winzige Mengen t-PA. Es vernichtet die kleinen und kleinsten Blutklümpchen, die auch bei Gesunden immer wieder den Blutfluß in den Adern blockieren.

Leider sind die vollmundigen Versprechungen über den „Infarkt-Stopper" t-PA nicht eingetroffen. t-PA hat im wesentlichen die gleichen Nebenwirkungen und Risiken wie Streptokinase oder Urokinase. Es wirkt auch nicht gezielter als die beiden anderen Substanzen, also nur gegen Blutgerinnsel in den Herzkranzgefäßen, wie anfangs angenommen wurde. Allerdings wirkt es schneller als die anderen Mittel, und einige Kliniken setzen es deshalb bevorzugt ein. t-PA ist jedoch – schließlich wird es mit hohem Aufwand gentechnisch hergestellt – sehr teuer. Eine Behandlung damit kostet derzeit rund 2500 DM, Streptokinase belastet das Klinik-Budget dagegen nur mit rund 500 DM, also mit nur etwa einem Fünftel.

Herzinfarkt-Patienten bekommen keineswegs eine minderwertige Behandlung, wenn der Arzt ihnen eine Streptokinase- oder Urokinase-Infusion legt. Sie erhalten mit diesen beiden Substanzen vielfältig geprüfte und bewährte Lyse-Mittel, die erst jüngst wieder Gegenstand großer internationaler Studien waren und für empfehlenswert befunden wurden.

Der Herzinfarkt

Unerwünschte Wirkungen der Lyse-Therapie

Da Urokinase eine körpereigene Substanz ist, löst sie keine allergischen Reaktionen aus und ist deshalb gut verträglich. Sie ist jedoch für die Infarktbehandlung vom Bundesgesundheitsamt nicht zugelassen, der Arzt setzt sie auf eigene Verantwortung ein. t-PA ist genauso gut verträglich und für diese Therapie zugelassen.

Auf Streptokinase beziehen sich alle wesentlichen wissenschaftlichen Studien zum Einsatz der Lyse-Therapie nach einem Herzinfarkt. Sie ist deshalb das am besten untersuchte Mittel. Allergien, die bei dieser Substanz auftreten können, wenn wiederholt lysiert werden muß, lassen sich durch Medikamente verhindern.

Die größte Gefahr bei der Lyse ist, daß es an anderer Stelle im Körper zu Blutungen kommt, beispielsweise im Magen, Darm oder gar im Gehirn. Streptokinase, Urokinase oder t-PA verhindern ja, daß winzige Lecks in den Adern, die jederzeit spontan an Blutgefäßen entstehen können und normalerweise folgenlos bleiben, sofort abgedichtet werden. Das Blut kann also ständig nachsickern. Es dauert wesentlich länger, bis das Leck wieder dicht ist. Wenn sie im Gehirn vorkommen, sind solche Ader-Leckagen lebensgefährlich. Aber auch bei Patienten mit frischen Magengeschwüren können bedrohliche Blutungen einsetzen.

Da die Lyse-Substanzen das Blut generell etwas „dünnflüssiger" machen, entstehen bei vielen Patienten auch Blutergüsse an der Stelle, an der die Infusion gelegt worden ist.

Diese unerwünschten Wirkungen sind der Grund, warum der Notarzt nicht gleich zu Hause oder während des Transports ins Krankenhaus ein Lyse-Mittel spritzt. Außerdem ist er nur in der Lage, einen Verdacht auf einen Herzinfarkt zu diagnostizieren, er hat nicht das Instrumentarium, ihn eindeutig festzustellen. Er würde einen Patienten, bei dem er einen Herzinfarkt vermutet, unnötigen Gefahren aussetzen, wenn er das Lyse-Mittel allein daraufhin infundieren würde. Es könnte ja durchaus sein, daß der „Herzinfarkt" sich doch als Gallenkolik, Kreislaufzusammenbruch, nervöser Herzschmerz, Lungenembolie, Bauchspeicheldrüsenentzündung oder Zwölffingerdarmblutung entpuppt.

Wer nicht mit der Lyse behandelt werden darf

Eine Lyse kommt nicht in Betracht für Patienten und Patientinnen

■ mit schwerem Bluthochdruck, der nicht mit Medikamenten beherrscht werden kann,

■ mit Verletzungen,

■ die sich innerhalb der letzten zwei Wochen einer Operation unterziehen mußten,

■ die im letzten halben Jahr einen Schlaganfall erlitten haben,

■ die im vorausgegangenen Vierteljahr ein Magen- oder Zwölffingerdarmgeschwür hatten,

■ die schwanger sind oder gerade ein Kind geboren haben.

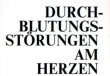

DURCH-BLUTUNGS-STÖRUNGEN AM HERZEN

Wann dürfen Sie wieder aufstehen?

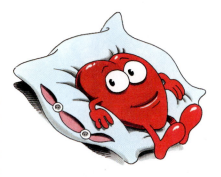

Wahrscheinlich werden Sie annehmen, daß Sie nach einem Herzinfarkt erst einmal mehrere Wochen im Bett bleiben müssen, um sich zu schonen. Falsch! Heute müssen Herzinfarkt-Patienten – früher als ihnen manchmal lieb ist – die Füße wieder vors Bett stellen. Je länger Sie nämlich liegenbleiben, desto größer ist die Gefahr, daß das Blut erneut Klümpchen bildet, auf diese Weise eine Thrombose in den Bein- oder Beckenvenen auftritt und der Kreislauf instabil wird. Außerdem wächst das Risiko einer Lungenentzündung.

Solange Sie noch fest im Bett liegen, kommt eine Krankengymnastin zu Ihnen und beginnt mit „Trockenübungen" im Liegen. Wenn sich nach dem Infarkt keine weiteren Komplikationen einstellen, werden Ärzte und Krankenschwestern spätestens nach einer Woche dafür sorgen, daß Sie die ersten Schritte wagen. Die erste Bewährungsprobe Ihrer Kraft heißt dann: Sie sollen sich selbst waschen und auf den Toilettenstuhl. Danach dürfen Sie auf dem Bettrand sitzen und schließlich im Krankenzimmer auf und ab gehen.

Schritt für Schritt geht es dann weiter: Sie dürfen sich zum Essen an den Tisch setzen, selbst zur Toilette gehen, leichte Gymnastikübungen im Sitzen machen, jeden Tag den Flur ein Stückchen weiter erkunden, später sogar über die Treppe in den nächsten Stock gehen. Bei allem wird Sie eine Krankenschwester oder -gymnastin begleiten. Sie brauchen also keine Angst zu haben, daß Sie plötzlich umfallen. Häufig wird der Arzt auch anordnen, daß ein Langzeit-EKG aufgezeichnet wird, damit er merkt, ob etwas Sie zu sehr anstrengt. Außerdem kontrolliert er damit, ob das Herz wieder normal schlägt.

Verläuft alles planmäßig, dürfen Sie auch längere Spaziergänge im Haus und im Garten machen. Nach zwei bis drei Wochen entläßt Sie das Krankenhaus in die Anschlußheilbehandlung in eine Reha-Klinik. Nur Patienten mit schwerem Infarkt und Komplikationen in der Nachbehandlung bleiben ungefähr vier Wochen in der Akutklinik.

So weitermachen wie bisher?

Wenn Sie einen Herzinfarkt überstanden haben, haben Sie dem Tod ins Auge gesehen. Das wühlt auf und ängstigt. Es ist völlig verständlich, daß Sie nach einem solchen Erlebnis Zeit brauchen, um wieder zu sich zu finden. Um nachzudenken, welche Lebensumstände oder Verhaltensweisen den Herzinfarkt begünstigt haben. Und um zu überlegen, was Sie kurz- und mittelfristig daran ändern können.

Bei vielen Infarkt-Patienten dauert es jedoch nicht lange, dann gewinnt der Alltag wieder die Oberhand über tiefsinnige und zuweilen auch unbequeme Gedanken, was zu tun ist, um einem zweiten Infarkt vorzubeugen. Sie sind ja noch einmal

Der Herzinfarkt

davongekommen. Eigentlich können Sie doch so weitermachen wie bisher. Gut, Sie müssen sich ein bißchen schonen, sich nicht mehr so viel Arbeit aufhalsen, dem Chef auch mal die Meinung sagen. Sie werden den „Rettungsring" um den Bauch verkleinern, und statt Butter essen Sie jetzt nur noch Diätmargarine. Sie werden sich nach einem Sportverein umsehen und endlich mit dem Rauchen aufhören. Ja, Sie sind wirklich voller guter Vorsätze.

Aber eigentlich brauchen Sie doch keine Reha-Maßnahme, wie der Arzt sie Ihnen empfohlen hat. Da ist man den ganzen Tag nur unter Kranken, das macht doch nur depressiv, nicht gesund. Und dann diese ständigen Ermahnungen für ein gesundes Leben. Aus lauter Trotz würden Sie am liebsten sofort in die nächste Kneipe gehen, ein schönes Rumpsteak bestellen und zwei Bier und zwei Korn dazu. Und endlich mal wieder eine Zigarette rauchen. Außerdem haben Sie die Nase voll von der Krankenhausluft und wollen endlich wieder nach Hause.

Wahrscheinlich werden Ihnen solche oder ähnliche Gedanken durch den Kopf gehen, wenn Sie einen Herzinfarkt überstanden haben. Das ist normal. Problematisch wird es erst, wenn dies die einzigen Gedanken bleiben. Wenn Sie nicht begreifen, daß Ihr Körper Ihnen mit dem Infarkt ein ganz deutliches Signal gegeben hat, das Ihnen sagen soll: So geht es nicht weiter. Du mußt an Deinem Leben etwas ändern. Überleg´ Dir gefälligst, was. Wenn Du das nicht tust, könnte es sein, daß Du das nächste Warnzeichen nicht mehr überlebst.

Ein Herzinfarkt ist – wie jede schwere Krankheit – nicht nur ein Schicksalsschlag, sondern immer auch eine Chance. Sie selbst haben es in der Hand, Ihr Leben so zu gestalten, daß Sie einem zweiten Infarkt so weit wie möglich vorbeugen. Daß Sie ihn nicht mit hundertprozentiger Sicherheit verhüten können – gut. Das darf Sie aber nicht dazu verleiten, den Kopf in den Sand zu stecken und einfach so weiterzumachen wie bisher.

Nutzen Sie die Zeit und die Ruhe, die Ihnen die Anschlußheilbehandlung gibt (bei der Sie übrigens erstaunlich fröhliche und lebenslustige Menschen treffen werden und keineswegs nur Kranke), um über Ihr bisheriges Leben nachzudenken. Reden Sie mit Ihrer Frau/Ihrem Mann nicht nur übers Wetter oder darüber, wie schlecht in der Klinik der Kaffee schmeckt. Öffnen Sie ihr oder ihm die Tür zu Ihrer Seele. Geteilte Fragen sind fast schon beantwortete Fragen. Sprechen Sie über Ihre Ehe oder Ihre Partnerschaft, über die Probleme mit den Kindern, über Ihre Wünsche und Vorstellungen für die nächsten zehn bis zwanzig Jahre. Über Reisen, die Sie endlich machen wollen, über das Gespräch mit dem Chef, den Sie vielleicht fragen müssen, ob Ihre Arbeit anders gestaltet werden kann. Und sprechen Sie mit Ihrer Frau/Ihrem Mann darüber, was der Herzinfarkt bei ihr/ihm für Gefühle ausgelöst hat. Gestehen Sie sich ein, was Sie in der Vergangenheit miteinander falsch gemacht haben. Dann werden Sie auch einen Weg finden, es in Zukunft besser zu machen.

Fordern Sie umgekehrt von Ihren Angehörigen, Sie nicht mit Samthandschuhen anzufassen. Lassen Sie sich nicht aufs Abstellgleis schieben. Nach einem Herzinfarkt sind Sie keineswegs ein Krüppel, dem man nichts mehr zumuten darf. Das zeigen viele Prominente beispielhaft. Hans-Dietrich Genscher erlitt im Juni 1989 mit 62 Jahren seinen zweiten Herz-

DURCHBLUTUNGSSTÖRUNGEN AM HERZEN

infarkt, unterzog sich danach einer Ballon-Dilatation und war anschließend noch drei Jahre lang Außenminister – und das ist wahrlich kein geruhsamer Job. Aber er hat währenddessen auf sein Herz immer wieder Rücksicht genommen, hat sich mehr Ruhe gegönnt als in der Zeit davor. Sie dürfen sich also ruhig etwas abverlangen. Sie müssen nur aufpassen, daß Sie sich nicht überfordern.

Und wenn die Zukunftsangst manchmal über Sie hereinbricht – sprechen Sie darüber. Sie sind nicht allein mit solchen Gefühlen. Fast jeder Infarkt-Patient hat sie. Die Ärzte werden Sie nicht belächeln und Ihnen auch keine Vorhaltungen machen. Je besser Sie in der Lage sind, offen mit Ihren Fragen und Problemen umzugehen, desto eher werden Sie Lösungen dafür finden. Seien Sie ehrlich zu sich selbst. Und lassen Sie sich helfen. Jeder Mensch – wie stark er sich auch geben mag – braucht manchmal eine Schulter, um sich anlehnen zu können.

Die Anschlußheilbehandlung: In der Reha-Klinik

In den alten Bundesländern gibt es rund 160 Reha-Kliniken für Herz-Kreislauf-Erkrankungen und auch die neuen Länder verfügen bereits über einige. Die Deutsche Herzstiftung hat einen ausführlichen Führer zusammengestellt, aus dem das gesamte Angebot der Kliniken ersichtlich ist (erhältlich bei der Deutschen Herzstiftung, Adresse Seite 273). Ab Seite 273 sind die Anschriften dieser Kliniken mit Hinweisen, von wem sie belegt werden können, abgedruckt; weitere Einzelheiten sind dem Führer zu entnehmen.

Es ist nicht sinnvoll, nach dem Akutkrankenhaus erst einmal nach Hause zu gehen, auch wenn Ihnen das am liebsten wäre. Meist ist Ihr Herz noch nicht so belastungsfähig, daß Sie ohne ärztliche Aufsicht bleiben können. Sie müssen es langsam wieder daran gewöhnen, auch Alltagsbelastungen auszuhalten. Das braucht Zeit, ungefähr vier bis sechs Wochen. Währenddessen sind Sie in der Reha-Klinik am besten aufgehoben.

Was geschieht in der Reha-Klinik mit Ihnen?

Rehabilitation bedeutet, mit einer chronischen Krankheit leben zu lernen. Nach einem Herzinfarkt sind Sie chronisch krank. In der Reha-Klinik zeigt man Ihnen, wie Sie mit dieser Situation umgehen sollten. Sie lernen,

■ Ihre Krankheit zu akzeptieren; sie gehört zu Ihnen wie Ihre Augen, Ihre Hände, Ihr Bauch;

■ was es mit Ihrer Krankheit auf sich hat, wie es dazu gekommen ist, was sie fördert, was sie bremst, wie sie behandelt wird;

■ was Sie in Ihrem konkreten Fall tun müssen, damit Sie wieder in Ihren beruflichen und privaten Alltag zurückkehren können, und Sie bekommen seelische und moralische Hilfe dabei;

■ wie Sie einem zweiten Herzinfarkt vorbeugen können;

■ welche Medikamente Sie einnehmen müssen, warum und wie lange.

Der Herzinfarkt

Aus der täglichen Beobachtung unter Alltagsbedingungen erkennen Ihre Ärzte und auch Sie selbst Ihre persönlichen Grenzen, aber auch Chancen für die Zukunft, und zwar vor allem durch Einüben eines neuen individuellen Lebensstils (Stichwort: „Learning by doing").

Bei der Rehabilitation geht es nicht darum, rein mechanisch Ihre Körperfunktionen wiederherzustellen, um Sie danach nach Hause zu entlassen. Sie soll Ihnen helfen, Ihren Lebensalltag der Krankheit entsprechend neu und sinnvoll zu gestalten. Voraussetzung dafür ist, daß Sie sich in Ihrem neuen Zustand zurechtfinden. Daß Sie begreifen, was mit Ihnen geschehen ist, und daß Sie die richtigen Konsequenzen daraus ziehen.

Das ist gar nicht so schwer. Sie erfahren in Kursen und Veranstaltungen, wie Sie sich gesund ernähren. Sie bekommen „Unterricht" in Sachen Herzkrankheit. Denn damit Sie mit Ihrer Krankheit gut leben können, müssen Sie selbst zum Spezialisten dafür werden. Sie stellen gemeinsam mit Ärzten und Therapeuten ein Bewegungsprogramm auf, das Sie täglich absolvieren. Sie wandern, schwimmen, fahren Rad, machen Skilanglauf – je nach Neigung, Fähigkeit und Jahreszeit. Wenn Sie sich nach dem Infarkt wieder wohl fühlen, keine Herzrhythmusstörungen haben und keine Herzschwäche, keinen zu hohen Blutdruck und keine Angina pectoris, dann können Sie ohne Bedenken auch intensiver Sport treiben, schwimmen oder wandern.

Bei manchen Sportarten (zum Beispiel Schwimmen) überwachen anfangs drahtlose EKG-Geräte Ihr Herz („Schwimm-Telemetrie"). Sie müssen also keine Angst haben, sich zu überfordern und zu gefährden. Erst wenn der Arzt sicher ist, daß Ihr Herz Sie dabei nicht im Stich läßt, erlaubt er Ihnen, allein ins Becken zu gehen. Sie stehen in den ersten Tagen Ihres Reha-Aufenthaltes ständig unter ärztlicher Aufsicht. Immer wieder müssen Sie aufs Fahrrad-Ergometer und zeigen, wieviel Belastung Ihr Herz verträgt. Erst wenn sich herausstellt, daß es wieder recht stabil ist, dürfen Sie allein auf Tour gehen.

Beim Tennis kommt es darauf an, ob Sie darin schon geübt sind, wenn Sie nach einem Herzinfarkt, einer Ballon-Dilatation (siehe Seite 127) oder Bypass-Operation (siehe Seite 136) Ihren Freizeitsport wieder aufnehmen wollen. Wer eine gute Schlagtechnik hat und nicht jedes Match gewinnen will, kann in Absprache mit dem Arzt auch wieder Tennis spielen, obwohl Ballspiele generell nicht so günstige Sportarten für Herz-Patienten sind. Ähnliches gilt auch fürs alpine Skifahren, Jolle-Segeln, Surfen und Rudern.

Wassergüsse und andere Kneipp-Maßnahmen härten ab und stabilisieren den Blutdruck, Massagen lockern verkrampfte Muskeln, und Entspannungsübungen helfen Ihnen, den Alltag hinter sich zu lassen.

So lernen Sie, Ihr Herz allmählich wieder stärker zu belasten. Sie verlieren die Angst, sich etwas zuzumuten. Sie spüren, wann Sie eine Pause machen müssen. Allein zu Hause können Sie dies alles niemals erreichen.

Die Ärzte besprechen mit Ihnen genau, welche Medikamente Sie brauchen, auf welche unerwünschten Wirkungen Sie achten müssen. So kann die Dosierung der Mittel optimal für Ihre Bedürfnisse und Ihren Organismus eingestellt werden.

In allen guten Reha-Kliniken arbeiten auch Psychologen oder Psychotherapeuten. Sie wissen, wie Herzinfarkt-Patienten

DURCHBLUTUNGSSTÖRUNGEN AM HERZEN

zumute ist und helfen Ihnen, mit Ihren Schwierigkeiten fertigzuwerden. Es fällt gar nicht so leicht, zu akzeptieren, daß die Gesundheit nicht mehr unverwüstlich ist. Sie werden oft traurig sein, manchmal sogar depressiv. Sie werden vielleicht auch mit Sorge in die Zukunft blicken, Angst haben, nicht mehr so zu können wie Sie wollen. Die Psychologen und Therapeuten der Reha-Klinik helfen Ihnen, damit fertig zu werden. Sie helfen Ihnen vor allem, diese Angst und Trauer nicht zu verdrängen, einen Weg zu finden, Ihre Krankheit als Chance für einen Neuanfang zu begreifen, mit ihr Frieden zu schließen, Ihren Körper so anzunehmen, wie er jetzt ist. Mit dieser Narbe, die der Herzinfarkt hinterläßt, zu leben. Sie gehört zu Ihnen.

Die Psychologen zeigen Ihnen auch, wie Sie mit Streßsituationen umgehen müssen, damit diese Sie nicht mehr in dem Maße belasten wie bisher. „Streßbewältigungstraining" nennen sich solche Kurse.

Sollten bei Ihnen weitere Eingriffe – beispielsweise eine Bypass-Operation – nötig sein, bereitet Sie der Aufenthalt in der Reha-Klinik darauf vor. Sie verlassen die Klinik für die Operation und kehren zurück, sobald Sie wieder transportfähig sind, oft schon eine Woche nach dem Eingriff.

Frauen tun sich häufig schwerer als Männer, eine Reha-Maßnahme zu beantragen. Sie glauben, daß ohne sie zu Hause alles zusammenbricht. Häufig sind diese Sorgen unbegründet oder zumindest übertrieben. Viele Kinder sind selbständiger, als die Mutter annimmt. Die meisten zeigen das allerdings erst, wenn sie nicht mehr an Mamas Rockzipfel hängen können, wenn ihre Selbständigkeit gefordert ist. Und so mancher Ehemann hat sich zum vorbildlichen Hausmann gemausert, wenn er es mußte. Natürlich läuft alles besser, wenn der „gute Geist des Hauses" wieder zurückkehrt. Aber viele Frauen würden enorm davon profitieren, endlich auch einmal an sich zu denken, abzuschalten, nicht mehr in allem perfekt sein zu wollen. Der Aufenthalt in einer Reha-Klinik kann dazu beitragen, das zu lernen.

DIE FÜNF ZIELE DER REHABILITATION

Der amerikanische Kardiologe R. Eliot hat fünf Ziele für die Rehabilitation formuliert, die nicht nur für die Reha-Maßnahmen nach einem Herzinfarkt, sondern auch nach anderen Krankheiten gelten. Entscheidend dabei ist die Reihenfolge! Damit das fünfte Ziel erreicht werden kann, müssen die anderen vier erfüllt worden sein.

1. Die Krankheit annehmen, das heißt, Frieden zu schließen mit dem Schicksal.

2. Jenes Wissen von der Krankheit erwerben, das Ihnen hilft, bessere Entscheidungen für Ihre Zukunft zu treffen (wir wollen Sie auch durch dieses Buch nicht zum Schmalspur-Mediziner machen).

3. Seelische Unterstützung und mitmenschlichen Rückhalt bekommen.

4. Therapietreue und Verhaltensdisziplin („Compliance") üben, das heißt, ein tragfähiges Bündnis zwischen Arzt und Patient aufbauen.

5. Alle Funktionen des Organismus verbessern.

Der Herzinfarkt

Wie bekommen Sie ein Bett in einer Reha-Klinik?

Nicht in jedem Krankenhaus sprechen die Ärzte Herzinfarkt-Patienten von sich aus auf eine Anschlußheilbehandlung in einer Reha-Klinik an. Tun Sie es deshalb auf eigene Initiative oder bitten Sie Ihre Angehörigen, mit dem Arzt zu sprechen. Auf jeden Fall ist es wichtig, daß die Ärzte sich schon so früh wie möglich um ein Bett in einer Reha-Klinik bemühen, damit die Behandlung nahtlos an Ihren Krankenhausaufenthalt anknüpfen kann. Sie müssen schriftlich Ihre Zustimmung dafür geben.

Die Formalitäten für die Aufnahme in die Reha-Klinik regelt meistens der Sozialarbeiter des Krankenhauses, und zwar möglichst mindestens zwei Wochen vor dem beabsichtigten Verlegungstermin. Er prüft, ob Sie bei einer gesetzlichen Krankenkasse versichert sind und wer bei Ihnen für die Kostenübernahme zuständig ist (Rentenversicherungsträger beziehungsweise Krankenkassen), beantragt dann die Zusage dafür und ermittelt die nächstgelegene Klinik. Der Arzt unterstützt den Antrag mit Ihren Befunden und einem Attest und schlägt die für Sie aus medizinischer Sicht günstigste Klinik vor.

Die meisten Krankenhäuser können Ihnen die von der Bundesversicherungsanstalt für Angestellte (BfA) herausgegebene Informationsschrift „AHB – Anschlußheilbehandlung" aushändigen, aus der die für die jeweiligen Indikationen zuständigen Kliniken mit Anschriften und Telefonverbindungen ersichtlich sind. Wir haben im Anhang die Kliniken abgedruckt, die bei Herz-Kreislauf-Erkrankungen besonders geeignet sind (siehe Seite 273).

Wenn Sie den Wunsch äußern, in eine andere Reha-Klinik zu kommen, als es Sozialarbeiter und Ärzte vorgeschlagen haben, kann die Versicherung das nach Möglichkeit berücksichtigen. Aber nicht immer ist dort gerade ein Bett frei, und nicht immer arbeitet diese Klinik mit Ihrer Renten- oder Krankenversicherung zusammen.

Sprechen Sie mit Ihrem Arzt ganz offen darüber, welche Klinik Sie bevorzugen, und treffen Sie die Entscheidung mit ihm gemeinsam. Wenn Sie sich eine Klinik in der Nähe Ihres Wohnortes aussuchen, haben Sie keine lange Anreise, und auch Ihre Angehörigen können leicht zu Besuch kommen. Fast immer gibt es in der Nähe der Reha-Klinik Pensionen oder kleine Hotels, in denen sich Ihre Frau/Ihr Mann für einige Zeit oder übers Wochenende einquartieren kann. Vielleicht ist es für Sie aber auch besser, Abstand zur Familie zu halten, um zur Ruhe zu kommen. Dann wäre es günstiger, eine vom Wohnort weiter entfernt liegende Klinik zu wählen.

Das Akutkrankenhaus setzt sich telefonisch mit der Reha-Klinik in Verbindung und ermittelt, ob und ab wann ein Bett für Sie zur Verfügung steht. Falls ja, schickt der behandelnde Arzt einen Befundbericht an die Reha-Klinik, so daß diese überprüfen kann, ob die medizinischen Kriterien für eine Anschlußheilbehandlung erfüllt sind (siehe Seite 114). Die Reha-Klinik gibt dann wiederum telefonisch ihr Einverständnis zu Ihrer Aufnahme und vereinbart einen Termin für Ihre Verlegung aus dem Akutkrankenhaus.

Sollten Sie zwischenzeitlich dort bereits entlassen worden sein, dürfen Sie die An-

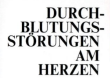

DURCH-BLUTUNGS-STÖRUNGEN AM HERZEN

schlußheilbehandlung nicht später als vier Wochen danach antreten. Überschreitungen dieser Frist sind nur ausnahmsweise möglich.

Wenn Sie nicht bei der BfA, sondern bei der Landesversicherungsanstalt für Arbeiter (LVA) versichert sind, kann das Verfahren geringfügig abweichen. Aber auch dann leitet das Akutkrankenhaus die Reha-Maßnahme ein.

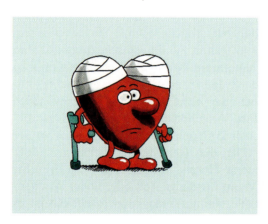

Wann haben Sie Anspruch auf eine Reha-Maßnahme?

Anschlußheilbehandlungen nach einem Herzinfarkt oder Schlaganfall oder anderen akuten Erkrankungen werden fast immer schnell und unbürokratisch genehmigt. Zuständig sind die Bundesversicherungsanstalt für Angestellte (BfA) oder die Landesversicherungsanstalt für Arbeiter (LVA) oder andere Rentenversicherungsträger.

Da fast alle Reha-Kliniken von den Rentenversicherungen finanziert werden, müssen die Anträge dort, und nicht bei der Krankenkasse gestellt werden. Um einen Anspruch auf eine Reha-Maßnahme anmelden zu können, müssen Sie mindestens 60 Kalendermonate lang Ihre Beiträge an die BfA oder Ihren zuständigen Versicherungsträger gezahlt beziehungsweise innerhalb der letzten zwei Jahre vor Ihrem Antrag mindestens sechs Monate lang Pflichtbeiträge geleistet oder die Wartezeit von 15 Jahren erfüllt haben.

Wenn Sie Hausfrau sind, zahlt die Krankenkasse, bei der Sie über Ihren Ehemann mitversichert sind, Ihren Reha-Aufenthalt. Wenn ein Kind bis zu zwölf Jahren oder ein behindertes Kind (dann gibt es keine Altersgrenze) zu Hause zu versorgen ist, übernimmt die Kasse die Kosten für eine Haushaltshilfe. Wenn die Kinder größer sind, müssen Familienmitglieder, Verwandte oder gute Freunde einspringen, um den mit der Hausarbeit und Kindererziehung oft völlig überforderten Familienvater zu entlasten.

Wenn aus medizinischer Sicht keine Anschlußheilbehandlung möglich ist oder wenn diese Voraussetzungen zwar erfüllt, Sie aber nicht Mitglied einer gesetzlichen Krankenkasse sind, kommt immer noch eine sogenannte Anschlußgesundheitsmaßnahme in Frage. Dann prüft der Versicherungsträger die rechtlichen und medizinischen Voraussetzungen dafür. Falls Sie bei der BfA rentenversichert sind, müssen Sie ihr den normalen Reha-Antragsvordruck per Eilboten direkt zuleiten und den Umschlag besonders auffällig mit den Buchstaben „AGM" kennzeichnen. Fügen Sie dem Antrag unbedingt einen ausführlichen Befundbericht Ihres behandelnden Arztes bei. Wenn die Voraussetzungen erfüllt sind, genehmigt die BfA die Anschlußgesundheitsmaßnahme sehr zügig.

Für eine Reha-Maßnahme ohne vorheriges akutes Ereignis, wie es ein Herzinfarkt oder ein Schlaganfall darstellt, ist das Genehmigungsverfahren wesentlich umfangreicher und langwieriger. Dafür brauchen Sie den Reha-Antrag des zuständigen Versicherungsträgers. Sie bekommen ihn bei den gesetzlichen Krankenkassen, den Versicherungsämtern der Städte und Gemeinden, Ihrem Rentenversicherungsträger oder dessen Auskunfts- und Beratungsstellen. Dort können Sie sich auch auf den dafür vorgesehenen Stellen der Vordrucke die versicherungsrechtlichen Voraussetzungen bestätigen lassen. Ebenso muß die gesetzliche Krankenversicherung bestimmte Angaben im Antrag machen (natürlich nur, wenn Sie dort versichert sind, sonst müssen Sie an entsprechender Stelle vermerken, welche private Krankenkasse für Sie zuständig ist).

Bei diesen Auskunfts- und Beratungsstellen sowie bei den Krankenkassen liegen auch Listen mit den Anschriften der Ärzte aus, die die notwendigen ärztlichen Untersuchungen vornehmen. Einer dieser Ärzte nimmt Ihren Antrag entgegen und leitet ihn mit seinem Befundbericht dem Rentenversicherungsträger zur Genehmigung zu.

Sie können auf dem Antrag zwei oder drei Reha-Kliniken Ihrer Wahl angeben. Soweit möglich, wird der Versicherungsträger Ihrem Wunsch entsprechen, er ist dazu allerdings nicht verpflichtet. Da die meisten Antragsteller ihre Reha-Maßnahme im Frühjahr, Sommer oder frühen Herbst antreten wollen, liegen in dieser Zeit meist besonders viele Anträge vor. Die Bearbeitungsdauer ist entsprechend lang, und wenn Sie sichergehen wollen, in Ihre Wunschklinik zu kommen, sollten Sie in Kauf nehmen, die Reha-Maßnahme auch im Winter zu durchlaufen.

AUCH SELBSTÄNDIGE HABEN ANSPRUCH AUF EINE REHA-MASSNAHME

Wenn Sie selbständig sind, zahlen Sie wahrscheinlich keine Beiträge an die Bundesversicherungsanstalt für Angestellte und sind vermutlich in einer privaten Kasse krankenversichert. Trotzdem haben Sie Anspruch auf eine Reha-Maßnahme in einer der darauf spezialisierten Kliniken.

Ihr behandelnder Arzt in der Akut-Klinik sollte möglichst frühzeitig ein Bett in einer Reha-Klinik für Sie reservieren lassen und gleichzeitig bei Ihrer Krankenkasse die Kostenübernahme beantragen. Denn wenn Sie nicht rentenversichert sind, ist die Krankenkasse dafür zuständig. Wichtig ist, daß der Arzt den Aufenthalt begründet und befürwortet. Dann machen die Kassen keine Schwierigkeiten, die Reha-Maßnahmen zu bezahlen.

Selbst wenn Sie sich für Kuren oder Sanatoriumsaufenthalte nicht extra versichert haben, tragen die privaten Krankenkassen Reha-Maßnahmen nach Herzinfarkt, Bypass-Operation oder Schlaganfall (ebenso nach anderen schweren Erkrankungen) als „Anschlußgesundheitsmaßnahme". Diese Kassen übernehmen jedoch keine weiteren Kosten, beispielsweise für eine Haushaltshilfe.

DURCHBLUTUNGSSTÖRUNGEN AM HERZEN

Ambulante oder stationäre Früh-Rehabilitation?

Seit kurzem gibt es in Köln und Berlin Modellprojekte zur ambulanten Früh-Rehabilitation. Sie werden von Lehrern der Sporthochschule, niedergelassenen Kardiologen und Hausärzten betreut. Die Patienten gehen im Anschluß ans Krankenhaus nicht in eine Klinik, sondern betreiben die Reha-Maßnahmen in Arztpraxen und Fitneß-Centern. Sie trainieren fünfmal pro Woche jeweils zwei Stunden täglich unter Anleitung eines Sportlehrers. Ärzte überwachen das Training, damit keiner sich überfordert. Außerdem bekommen die Patienten „Unterricht" in Gesundheitsfragen, Diätassistentinnen zeigen, wie man gesund und herzfreundlich kocht, es gibt Gesprächsrunden und Kurse für Laien für Wiederbelebungsmaßnahmen bei Infarkt. Voraussetzung für die Teilnahme an den ambulanten Reha-Gruppen ist, daß die Patienten keinen komplizierten, großen Herzinfarkt hatten und daß ihr Herz bereits wieder relativ gut belastbar ist.

Die ambulante Früh-Rehabilitation spricht besonders die Patienten an, die

■ vom gerade überstandenen Herzinfarkt in ihrem täglichen Leben nicht wesentlich eingeschränkt sind,

■ schnell wieder in den Beruf zurück wollen,

■ Vorurteile gegen Reha-Kliniken hegen, obwohl sie nie welche kennengelernt haben,

■ lieber zu Hause die Beine hochlegen, als sich in eine „Kaserne mit Vortäuschung einer heilen Welt" zu begeben, wie es ein Gegner von Reha-Kliniken mit spitzer Zunge formuliert hat,

■ sich nicht dem geregelten Tagesablauf einer Klinik unterordnen wollen, sondern die Flexibilität der ambulanten Gruppen schätzen,

■ sich dort besser als in der Klinik aufgehoben fühlen, weil der Hausarzt – der seine Herzpatienten auch während dieser Zeit betreut – ihre Arbeitsfähigkeit besser einschätzen kann als der Arzt einer Reha-Klinik, der die Patienten immer nur für ein paar Wochen sieht.

Die ambulante Früh-Rehabilitation hat den Vorteil, daß die neuen Lebensregeln in der gewohnten Umgebung „einstudiert" werden. So fällt es später leichter, sie beizubehalten. Die Patienten finden schneller wieder in ihr Alltagsleben zurück, die Lebenspartner können problemlos mit einbezogen werden.

Aber die „Freiheit" der ambulanten Gruppen hat auch ihre Schattenseiten. Es gehört eine gute Portion Selbstdisziplin dazu, während der sechswöchigen Reha-Phase bei der Stange zu bleiben. Für viele ist die Versuchung groß, das Training oder die Gruppentermine zu schwänzen. Den meisten tut es überdies ganz gut, aus ihrer häuslichen Umgebung herauszukommen und mit anderen Leuten zusammenzutreffen. Da die Reha-Kliniken meistens in ländlicher Umgebung angesiedelt sind, fällt es dort leichter, Ausflüge oder Radtouren zu machen, zu wandern, spazierenzugehen oder skizufahren. In der Großstadt – und nur dort gibt es bislang ambulante Reha-Gruppen – muß man, sofern kein großer Park in der Nähe ist, meistens erst ein Stück mit dem Auto

Der Herzinfarkt

oder der Bahn fahren, bevor man im Grünen ist. Das hindert viele daran, konsequent ihr tägliches Bewegungspensum an der frischen Luft zu absolvieren.

Bislang besteht die Möglichkeit für die ambulante Früh-Rehabilitation nur im Rahmen der erwähnten Modell-Projekte. Die Kostenübernahme außerhalb dieser Gruppen ist zur Zeit ungeklärt. Die Rentenversicherungsanstalten finanzieren ihre Kliniken und haben wenig Interesse an Gruppen für die ambulante Früh-Rehabilitation. Bislang läuft die Finanzierung über direkte Absprachen zwischen Kassen, Rentenversicherung, Ärzten und Therapeuten vor Ort. Bundeseinheitliche Regelungen stehen noch aus. Möglicherweise ändert sich die Situation, wenn die Modellversuche in einigen Jahren erfolgreich abgeschlossen werden können.

Wieder zu Hause

Wenn Sie nach der Reha-Klinik wieder nach Hause kommen, sind Sie sechs bis acht Wochen oder noch länger fort gewesen. Endlich sind Sie wieder daheim, in Ihren gewohnten vier Wänden, kein Arzt will Sie sprechen, keine Krankengymnastin wartet auf Sie! Nehmen Sie sich Zeit, um Ihre vertraute Umgebung wieder gebührend zu begrüßen!

Genießen Sie Ihre Heimkehr – aber vergessen Sie darüber nicht, daß eine ganze Menge Aufgaben vor Ihnen liegen, die es zu meistern gilt. Die Rückkehr aus der Reha-Klinik oder auch aus dem Krankenhaus ist einer der kritischsten Momente in der Zeit nach dem Infarkt. Sie müssen sich jetzt wieder im Alltag zurechtfinden, mit dem noch ungewohnten Körpergefühl leben lernen, in den Beruf zurückkehren, möglicherweise ein neues Betätigungsfeld finden, die neuen Lebensregeln in den täglichen Ablauf integrieren. Viele Patienten halten die guten Vorsätze, die sie während des Reha-Aufenthaltes gefaßt haben, nicht ein. Etwa die Hälfte fällt zu Hause in den alten Trott zurück und vergißt, was während der intensiven Früh-Rehabilitation, ob stationär oder ambulant, gelernt wurde.

Um „Rückfällen" entgegenzuwirken, haben sich die mehr als 3000 ambulanten Herzgruppen in der Bundesrepublik bewährt (siehe Seite 121). Die wöchentlichen Gruppenstunden mit Gymnastik, Spielen, Entspannungsübungen und Gesprächen sind ein dauernder Auffrischungskurs für alles, was Sie in der Reha-Klinik gelernt haben. Sie sollten unbedingt und möglichst gemeinsam mit Ihrem Lebenspartner eine solche Gruppe in Ihrer Umgebung suchen!

Versuchen Sie in diesen ersten Wochen zu Hause, einen Rhythmus zu finden, mit dem Sie Ihr neues Leben gliedern können. Absolvieren Sie Ihr tägliches Bewegungsprogramm immer zu einer Zeit, die Sie auch später, wenn Sie wieder berufstätig sind, einhalten können. Planen Sie eine halbe bis eine Stunde täglich für Ihre Entspannung ein.

Genießen Sie das Leben! Aber erkennen Sie auch Ihre Grenzen. Sie müssen nicht mehr mit dem Kopf durch die Wand. Die Nächte können sich jetzt andere um die Ohren schlagen. Sie brauchen auch nicht ständig der oder die erste zu sein. Schon gar nicht auf der Autobahn. Werden Sie zum gelassenen Genießer.

Kosten Sie es aus, wieder zu Hause sein zu können! Der Alltagstrott kommt früh genug. Unternehmen Sie etwas mit Ihrer Frau/Ihrem Mann gemeinsam. Nutzen

DURCH-BLUTUNGS-STÖRUNGEN AM HERZEN

Sie diese ruhige Zeit zu zweit beziehungsweise in der Familie, um sich in Ihrem neuen Lebensgefühl einzurichten. Auch wenn Sie allein leben, können Sie es sich schön machen. Besuchen Sie Freunde. Gehen Sie bummeln. Lassen Sie sich vom schönen Wetter zu einem längeren Ausflug verleiten. Nehmen Sie einen Picknick-Koffer mit. Wann haben Sie das letzte Mal in einer Wiese gelegen und einfach nur den Wolken hinterhergeguckt? Lassen Sie die Seele baumeln und Natur und Umwelt auf sich wirken.

Und seien Sie wählerisch. Sie müssen nicht immer alles unter einen Hut bringen. Wählen Sie aus, was Ihnen guttut. „Das gehört sich so", „das wird von mir erwartet", „ich muß" – kurz, die Floskeln für Zwänge und Verpflichtungen sollten Sie aus Ihrem Repertoire streichen. Sie müssen gar nichts, außer Gutes für sich zu tun.

Seien Sie nicht überrascht, wenn sich jetzt Ihr Freundeskreis ändert. Sie werden manche Freunde verlieren und neue hinzugewinnen. In Lebenskrisen und bei schweren Krankheiten zeigt sich oft, wer wirklich zu Ihnen steht, wer zu Ihnen paßt, wer mehr Interesse an Ihnen hat als hin und wieder mit Ihnen ein Bier zu trinken oder zu kegeln.

In solchen Phasen zeigt sich auch, ob sich Ihre Partnerschaft bewährt oder in die Brüche geht. Vielleicht setzen Sie die Prioritäten in Ihrem Leben jetzt anders als Ihre Frau/Ihr Mann. Fragen Sie sich, woran das liegt. Sind Sie selbst die treibende Kraft oder schützen Sie Unvereinbarkeiten mit Ihrer Partnerin/Ihrem Partner nur vor? Möglicherweise war der Infarkt nur der letzte Auslöser für Ihre Krise, der Tropfen, der das Faß der unausgesprochenen Wünsche und Beschwerden zum Überlaufen brachte. Reden Sie dann nicht nur über die Krankheit, und verfallen Sie nicht in Selbstmitleid. Weder Sie noch Ihre Partnerin/Ihr Partner haben versagt, sondern Sie haben beide wahrscheinlich nur viel zu lange geschwiegen und nebeneinander her gelebt.

Suchen Sie in solchen Fällen Hilfe bei Therapeuten, auch wenn Ihnen das anfangs schwerfällt. Gehen Sie zur Eheberatung, wenn es zu kriseln beginnt (Adressen erfahren Sie beim Sozial- oder Fürsorgeamt oder auch bei niedergelassenen Psychologen, die Sie im Branchen-Fernsprechbuch finden). Sprechen Sie offen über Ihre unterschiedlichen Lebens-Vorstellungen. Sie wären nicht der/die erste, der/die mit 55 oder 60 Jahren eine Partnerschaft noch einmal ganz neu beginnt.

Jetzt ist es auch höchste Zeit, daß Sie sich einen Arzt suchen, der Sie auf Ihrem künftigen Lebensweg mit Ihrer chronischen Krankheit einfühlsam begleitet. Sie sollen sich aufgehoben und verstanden fühlen von Ihrem Arzt. Suchen Sie kritisch diesen wirklich vertrauten Hausarzt, wenn Sie ihn nicht schon gefunden haben. Er sollte mit einem niedergelassenen Kardiologen gut zusammenarbeiten.

Zurück in den Beruf

Daß Sie einen Herzinfarkt hatten, bedeutet noch lange nicht, daß Sie in Rente gehen müssen. Wie viele Politiker und Menschen in herausragender Position haben nach der Rehabilitations-Phase trotz des Herzinfarkts ihre Arbeit wieder aufgenommen! Denken Sie nur an den Schauspieler Curd Jürgens oder die amerikanischen Politiker Henry Kissinger und Dwight D. Eisenhower. Sie alle hatten ei-

Der Herzinfarkt

nen oder sogar mehrere Herzinfarkte und standen im Anschluß an die Erholungszeit wieder mit beiden Beinen voll im Beruf. Wenn Sie nicht schwer herzkrank sind, können Sie das auch. Studien haben ergeben, daß 80 Prozent der Arbeiter und 90 Prozent der Angestellten ihre Tätigkeit nach einem Herzinfarkt wieder aufnehmen können. Normalerweise können Sie drei bis sechs Monate nach dem Herzinfarkt wieder mit der Arbeit beginnen.

Nehmen Sie, während Sie noch zu Hause sind, schon einmal Kontakt mit Ihrem Arbeitgeber auf. Setzen Sie sich mit Ihrem örtlichen Versorgungsamt in Verbindung, um einen Schwerbehindertenausweis zu bekommen. Das bringt Ihnen wichtige Vorteile (siehe Seite 211). Wenden Sie sich an Ihre Vorgesetzten, gegebenenfalls auch an den Betriebsrat, wenn der Arzt Ihnen abgeraten hat, an Ihrem gewohnten Arbeitsplatz zu bleiben, weil Sie das zu sehr anstrengt. Beraten Sie gemeinsam, welche neue Stelle für Sie in Frage kommt. Zeigen Sie Ihr Interesse, im Betrieb zu bleiben. Seien Sie lernbereit, wenn Sie sich neue Fähigkeiten aneignen müssen, um sich an einem anderen Arbeitsplatz einzufügen. Auch mit 50 Jahren gehören Sie noch lange nicht zum alten Eisen.

Auch wenn Sie freiberuflich tätig sind, spricht meistens nichts dagegen, daß Sie Ihre Arbeit nach der Reha-Phase wieder aufnehmen. Aber achten Sie darauf, den Aufträgen nicht hinterherzulaufen. Lasen Sie sich nicht von Terminen so unter Druck setzen, daß Sie Ihr Bewegungs- und Entspannungsprogramm vernachlässigen. Teilen Sie sich den Tag genau ein. Und vergessen Sie nicht, in Urlaub zu gehen.

BERUFSUNFÄHIG, ABER NOCH ERWERBSFÄHIG – UND NUN?

Es kann sein, daß ein Herzinfarkt, eine Bypass-Operation oder ein Schlaganfall Sie körperlich so mitgenommen hat, daß Sie anschließend nicht mehr in Ihren früheren Beruf zurückkehren können. Aber vielleicht sind Sie dennoch nicht so in Ihrer Erwerbsfähigkeit eingeschränkt, daß Sie einen Antrag auf Frührente stellen können oder wollen.

Wenn Sie unter 45 Jahre alt sind, können Sie beim Arbeitsamt eine Umschulung beantragen. Sind Sie älter, aber noch unter 60, wird die Sache schwirig. Für diese Menschen – und leider gehören die meisten Betroffenen zu dieser Altersgruppe – gibt es nur die Möglichkeit, daß der Arbeitgeber sie auf einen Platz umsetzt, der weniger körperlichen Einsatz verlangt. In Großkonzernen mag das kein großes Problem sein, für Handwerksbetriebe oder Unternehmen mit nur wenigen Mitarbeitern aber schon.

Dieses Problem ist auch heutzutage noch nicht gelöst. Viele Betroffene beantragen eine Frührente, obwohl sie noch erwerbsfähig sind. Der Frust, ständig eine Arbeit zu suchen, aber keine zu finden, überall abgewiesen zu werden, ist auf Dauer schlimmer, als mit weniger Geld leben zu müssen. Auch läßt sich aus einem jahrelangen „Handarbeiter" nicht innerhalb weniger Monate ein „Kopfarbeiter" machen. Wer Büroarbeit nicht gewohnt ist, wird nicht unbedingt mit 55 Jahren daran noch Gefallen finden. Diese Menschen bleiben dann fürs Arbeitsamt „unvermittelbar".

Damit Sie nicht in ein soziales „Loch" fallen – vor allem wenn Sie kurz vor der Altersgrenze von 60 Jahren stehen, dann können Sie ja vorgezogenes Altersruhegeld beantragen –, kann Ihr Arzt Sie krankschreiben. Für eineinhalb Jahre erhalten Sie Ihre Bezüge von der gesetzlichen Krankenkasse. Danach stehen Sie wieder vor der Frage: Was nun? Aber vielleicht sind Sie dann schon 60 geworden ...

DURCH-BLUTUNGS-STÖRUNGEN AM HERZEN

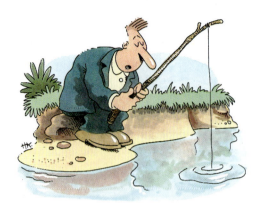

Wo sollten Sie Urlaub machen?

Nach einem Herzinfarkt sollten Sie sich Ihr Reiseziel sehr sorgfältig aussuchen. An die Nordsee sollten Sie beispielsweise nicht unbedingt reisen – es sei denn, Sie leben schon seit Jahren in Norddeutschland und sind den rauheren Wind dort gewohnt. Das Reizklima am Meer (Nordsee oder Atlantik) setzt eine hohe Anpassungsfähigkeit des Organismus voraus. Außerdem ist scharfer Wind oder gar Sturm nichts für schwache Herzen. Drei bis sechs Monate sollte der Infarkt mindestens zurückliegen, bevor Sie Ihrem Herzen das rauhe See-Wetter zumuten.

Fahren Sie lieber in Gebiete mit milderem Klima. Beispielsweise in die Lüneburger Heide, ins Mittelgebirge, in den Schwarzwald, nach Burgund, Südfrankreich oder andere gemäßigte Zonen. Denken Sie daran: Bei jeder Klimaveränderung ist der dritte Tag am kritischsten. Gehen Sie die Ferien also geruhsam an. Fahren Sie möglichst mit der Bahn. Nach einem Herzinfarkt sollten Sie mindestens drei Monate warten, bevor Sie Ihr Auto wieder selbst lenken.

Wenn Ihnen der Arzt dann erlaubt, sich wieder ans Steuer zu setzen, sollten Sie sich bei weiten Strecken einige Tage Zeit für die An- und Rückreise nehmen. Muten Sie sich nicht mehr als 400 Kilometer täglich zu. Legen Sie alle zwei Stunden eine Pause ein. Und nehmen Sie öfter mal den Fuß vom Gaspedal. Je höher die Geschwindigkeit, desto konzentrierter müssen Sie fahren, desto mehr spannen Sie sich an, desto stärker belasten Sie Ihr Herz. Geruhsames Reisetempo, geruhsame Ankunft! Umgehen Sie Staus, indem Sie auf Bundesstraßen ausweichen, vor allem im Sommer, wenn die Sonne das Auto zum Backofen werden läßt.

Eine Flugreise sollten Sie frühestens zwölf Wochen nach dem Infarkt antreten. Grundsätzlich spricht jedoch nichts dagegen, daß Sie fliegen. Lange Flüge nach Übersee sind natürlich belastender als Kurzreisen von ein bis drei Stunden Flugdauer. Vor allem der Klima- und Zeitwechsel macht Herz-Patienten zu schaffen. Wichtig ist, daß Sie sich am Zielort genügend Zeit nehmen, um sich zu akklimatisieren. Dann bestehen auch gegen Reisen nach Amerika, Afrika oder Asien keine Bedenken. Vorausgesetzt, Sie können sich zu Hause normal belasten.

Wenn Sie hin und wieder Angina-pectoris-Anfälle haben, sollten Sie sich für die langen Wege auf den Flughäfen von der Fluggesellschaft einen Rollstuhl oder einen Elektro-Wagen reservieren lassen. Und geben Sie möglichst alles Gepäck auf. Sie strapazieren Ihr Herz unnötig, wenn Sie schwere Taschen schleppen. Denken Sie auch daran, rechtzeitig – eine Stunde vor dem Abflug – auf dem Flughafen zu sein. Ihr Herz nimmt es Ihnen übel, wenn Sie sich hetzen müssen.

Der Herzinfarkt

SAUNA-REGELN FÜR HERZ-PATIENTEN

Auch wenn Sie herzkrank sind, dürfen Sie in die Sauna, vorausgesetzt, Sie halten sich an einige wichtige Regeln.

Sie müssen alles meiden, was Herz und Blutdruck belastet:

■ Wählen Sie nicht die heißeste Saunakabine aus. Wenn Sie sehr stark schwitzen, beschleunigt sich der Puls, das Herz pumpt mehr Blut in den Kreislauf, es muß also mehr arbeiten. Das strengt an. Die gemäßigten Temperaturen bekommen Ihnen besser.

■ Bleiben Sie nicht übermäßig lange in der Saunakabine. Sie brauchen sich und anderen nicht zu beweisen, daß Sie es länger oder genauso lange aushalten wie früher, trotz Herzinfarkt. In der Sauna sollen Sie sich wohlfühlen und keinen Leistungssport treiben.

■ Verkneifen Sie sich den Sprung ins eiskalte Wasser, nachdem Sie geschwitzt haben. Die plötzliche Abkühlung läßt den Blutdruck in die Höhe schnellen, das Herz muß dann sehr viel schneller schlagen. Solche Belastungen sollten Sie vermeiden.

■ Duschen Sie sich nach dem Schwitzbad zuerst lauwarm ab. Bleiben Sie danach – wenn überhaupt – nur kurz im Tauchbecken. Und dann heißt es: hinlegen und ruhen! Gleichen Sie den Flüssigkeitsverlust mit viel Mineralwasser aus, nicht mit Bier oder anderen alkoholhaltigen Getränken!

■ Üben Sie das richtige Saunieren während des Aufenthaltes in der Reha-Klinik. Dort können Sie im Zweifelsfall gleich einen Arzt um Rat fragen.

Dem Rückfall vorbeugen

Alles, was für die Prophylaxe der Arteriosklerose gilt, müssen Sie beachten, um einem erneuten Herzinfarkt vorzubeugen. Das heißt, Sie sollten

■ fettarm und vollwertig essen (siehe Seite 39),
■ Übergewicht abspecken (siehe Seite 47),
■ für Bewegung sorgen (siehe Seite 48),
■ nicht (mehr) rauchen (siehe Seite 50),
■ lernen, sich zu entspannen (siehe Seite 96).

Mehrere große Studien konnten inzwischen nachweisen, daß allein mit diesen Lebensstiländerungen die Weiterentwicklung einer Arteriosklerose nicht nur gebremst, sondern sogar rückgängig gemacht werden konnte.

Es wird Ihnen leichter fallen, Ihr Leben auf diese fünf Grundregeln einzustellen, wenn Sie sich gleich nach Ihrer Rückkehr aus der Reha-Klinik einer ambulanten Herzgruppe anschließen.

Gemeinsam sind Sie stark: ambulante Herzgruppen

Rund 3 000 Koronargruppen gibt es heute in der Bundesrepublik, und ständig werden es mehr. Dort treffen sich Menschen, die einen Herzinfarkt hinter sich haben, ein- bis zweimal wöchentlich, um gemeinsam und unter ärztlicher Leitung Sport zu treiben und Erfahrungen auszutauschen. Da in jeder Herzgruppe ein Kardiologe oder Internist mitmacht, brauchen Sie keine Angst zu haben, daß Sie sich übernehmen. Er hat alles dabei, was er für eine Notfallbehandlung

DURCHBLUTUNGSSTÖRUNGEN AM HERZEN

braucht. Voraussetzung für Ihre Teilnahme ist, daß Sie auf dem Fahrrad-Ergometer ungefähr 75 Watt Leistung schaffen.

Die Herzgruppe hat mehr Ähnlichkeit mit einer Selbsthilfegruppe als mit einem Verein. Sie sind zu nichts verpflichtet, zahlen keine Beiträge und müssen keinen Vorstand oder Kassenwart bestimmen. Es ist ein freiwilliger Zusammenschluß von jeweils 20 bis 25 Patienten. Oft kommen auch deren Lebenspartner(innen) mit. Nach dem Turnen setzen sich alle zusammen und reden miteinander. Sie können Fragen und Probleme zur Sprache bringen. Und Sie werden merken: Sie sind mit Ihren Sorgen nicht allein. Es gibt viele andere, denen es genauso oder ähnlich geht, die Vergleichbares gerade selbst durchmachen oder bereits hinter sich haben. So viel Gemeinsamkeit schafft Nähe. In der Herzgruppe werden Sie sicherlich einige neue Freunde gewinnen.

Infarkt schon jahrelang hinter sich, wollen aber das wöchentliche Training unter ärztlicher Aufsicht nicht missen. Das Abnabeln von den vertrauten Leidensgenossen – oft eine eingeschworene Gemeinschaft – fällt überdies nicht leicht.

Trotzdem wäre es sinnvoll, wenn die „Alten" nach einiger Zeit den „Jüngeren" das Feld überließen. Wer gerade einen Infarkt hinter sich hat, braucht die ärztliche Überwachung viel nötiger als jemand, der aus Erfahrung weiß, wie stark er sich belasten kann. Vielleicht läßt sich die alte Gruppe zusammenhalten, und nur der ärztliche „Begleitschutz" widmet sich den anderen, neuen Patienten. Möglicherweise findet sich auch ein in der Wiederbelebung ausgebildeter Sportpädagoge, der die Betreuung der Gruppe übernimmt. Und im Notfall sind die Ärzte sicher bereit, mit Rat und Tat auch ihren ehemaligen Schützlingen zur Seite zu stehen.

Die Liste mit den Kontaktadressen für ambulante Herzgruppen finden Sie auf Seite 271.

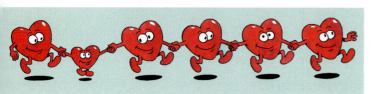

Einige Herzgruppen organisieren gemeinsame Ski- oder Wanderferien. Die betreuenden Ärzte machen alle Ausflüge mit und haben ihr „Notfallbesteck" im Rucksack dabei. Wenn Sie nach einem Herzinfarkt Angst haben, allein ins Gebirge zu fahren oder sich sportlich zu fordern, sollten Sie solche Angebote nutzen. Sie kommen bestimmt erholt und gestärkt zurück, und Sie lernen einzuschätzen, was Sie sich zumuten können und dürfen.

Inzwischen sind die Herzgruppen so populär geworden, daß sie häufig überlaufen sind. Viele Mitglieder haben den

Auf Medikamente können Sie nicht verzichten

Auch wenn Sie ungern Pillen schlucken – nach einem Herzinfarkt helfen sie Ihnen wieder auf die Beine. Schon in der Reha-Klinik haben Sie sicherlich regelmäßig Medikamente einnehmen müssen. Daran wird sich so schnell nichts ändern. Vielleicht kann der Arzt nach einigen Monaten die Dosierung der Mittel reduzieren, möglicherweise können Sie auf das eine oder andere auch ganz verzichten, dennoch werden Sie vermutlich zeitlebens be-

Der Herzinfarkt

stimmte Medikamente einnehmen müssen. Sie erleichtern damit Ihrem Herzen die Arbeit.

„Pflicht"-Arznei nach einem Herzinfarkt ist ein Mittel, das verhindert, daß bestimmte Blutkörperchen („Thrombozyten" oder „Blutplättchen") verklumpen. Die Substanz dafür heißt Azetylsalizylsäure (abgekürzt ASS), das bekannteste Präparat – Sie haben es wahrscheinlich auch schon mal genommen, wenn Sie Kopfschmerzen hatten – ist *Aspirin*. Sie müssen ASS täglich einnehmen, die Dosis legt Ihr Arzt fest.

Standard-Medikament Nummer zwei sind Nitro-Präparate (siehe Seite 258). Nitroglyzerin hat sich schon seit 100 Jahren als Mittel gegen Angina pectoris bewährt. Es erweitert die Blutgefäße und verbessert dadurch auch die Durchblutung der Herzkranzgefäße. Die Nebenwirkungen der Nitro-Mittel sind gering. Die meisten Patienten vertragen sie problemlos.

Wenn Sie unter Angina pectoris leiden (siehe Seite 70) und Ihnen etwas Anstrengendes bevorsteht, sollten Sie Nitro-Spray oder -Kapseln immer zusätzlich zu Ihren sonstigen Medikamenten anwenden. Und zwar **vor** der Belastung. Der Angina-pectoris-Anfall bleibt dann aus oder verläuft wesentlich milder als ohne Nitro-Präparate.

Weitere Medikamente wird Ihnen der Arzt verordnen, wenn Ihr Herz schwach ist und unterstützt werden muß (Herzglykoside, siehe Seite 260), wenn Ihre Nerven überreagieren und den Herzschlag unnötig beschleunigen (Beta-Blocker, siehe Seite 250), wenn Ihr Blutdruck zu hoch ist (Kalzium-Antagonisten, siehe Seite 253) oder aufgrund einer Herzschwäche sich zu viel Wasser im Gewebe sammelt (harntreibende Mittel, „Diuretika", siehe Seite 247). Wenn Sie keine ASS vertragen, etwa weil Sie Magen- oder Zwölffingerdarmgeschwüre haben, wird der Arzt Ihnen eventuell auch gerinnungshemmende Mittel (siehe Seite 243) verordnen.

ACE-Hemmer (siehe Seite 255) können davor bewahren, daß die linke Herzkammer, die das Blut in den großen Körperkreislauf pumpt, sich infolge des Infarktes krankhaft vergrößert. Beta-Blocker und Kalzium-Antagonisten vom Verapamil-Typ (siehe Seite 253) senken den Sauerstoffbedarf des Herzens.

Wenn Sie zu hohe Blutfettwerte haben, insbesondere zu hohe LDL-Spiegel (siehe Seite 30), wird der Arzt Ihnen – sofern eine Ernährungsumstellung auf „Mittelmeerkost" nicht ausreicht (siehe Seite 41) – auch dagegen ein Medikament verschreiben (lipidsenkende Mittel, siehe Seite 232). Ein zu hoher Cholesteringehalt des Blutes steigert das Risiko für Ablagerungen in den Adern, auch und vor allem in den Herzkranzgefäßen. Fettarme Ernährung und gegebenenfalls lipidsenkende Medikamente können erheblich dazu beitragen, einen zweiten Infarkt zu verhindern.

Sie sehen – da kommen einige Tabletten zusammen, die Sie tagtäglich schlucken müssen. Lassen Sie sich vom Arzt genau erklären, welche Pille wofür gut und wie und wann sie einzunehmen ist. Nur wenn Sie wissen, warum Sie die Medikamente nehmen müssen, werden Sie sie nicht vergessen. Unbegründet sollte Ihnen kein Arzt ein Mittel verschreiben. Wenn Sie es aber nicht wie vorgeschrieben einnehmen, kann es auch nicht seine Wirkung entfalten. Sie müssen also ein bißchen Disziplin aufbringen. Schon deshalb, weil es bei einigen Medikamenten gefährlich ist, sie einfach wegzulassen.

123

DURCHBLUTUNGSSTÖRUNGEN AM HERZEN

Die Liebe nach dem Herzinfarkt

Eine Frage wird Sie mit Sicherheit schon während Ihres Reha-Aufenthaltes beschäftigen: Wie steht es um die körperliche Liebe nach einem Herzinfarkt? Dürfen Sie überhaupt noch mit einer Frau/einem Mann ins Bett? Ist das nicht zu anstrengend? Können Sie dabei womöglich sterben? Wie oft dürfen Sie miteinander schlafen? Wie hoch ist das Risiko, wenn Sie sich selbst befriedigen? Kann es sein, daß Ihre Potenz nachläßt? Welchen Einfluß haben die Medikamente auf Ihre Liebesfähigkeit?

Fragen, die Sie wahrscheinlich erst einmal für sich behalten, weil Sie sich nicht trauen, sie offen anzusprechen. Sie müßten dann ja auch darüber sprechen, wie Sie Ihr Sexualleben bisher gestaltet haben. Da tut sich mancher schwer. Männer mehr als Frauen.

Geben Sie sich trotzdem einen Ruck und sprechen Sie darüber – mit Ihrem Arzt, mit Ihrer Partnerin/Ihrem Partner. Sexualität ist Lebensfreude. Selten empfinden wir uns so lebendig wie bei lustvoll erfülltem Sexualleben. Sie sollten Ihre Fragen hierzu nicht aussparen. Unfreiwillig enthaltsam zu leben bedeutet für die meisten Menschen, früher oder später frustriert zu sein. Ohne zwingenden Grund sollten Sie das nicht auf sich nehmen.

Leider tun das aber viele Herzinfarkt-Patienten. Sie glauben, nun sei Schluß mit der Liebe. Sie haben Angst vor dem Geschlechtsakt, viel mehr Angst als vor anderen körperlichen Belastungen. Männer befürchten, kein „ganzer Kerl" mehr zu sein, im Bett zu versagen, keine Erektion zu bekommen oder sie nicht lange genug halten zu können. Frauen glauben, nicht mehr attraktiv zu sein, sie trauen sich nicht, sich gehen zu lassen. Damit wird der Herzinfarkt zum Anlaß, sich alt zu fühlen und sich auch entsprechend zu verhalten. Und beide lassen im wahrsten Sinne des Wortes die Finger vom anderen Geschlecht.

Dazu besteht aber überhaupt keine Notwendigkeit. Sobald Sie den Alltagsbelastungen wieder gewachsen sind, dürfen Sie auch wieder mit einer Frau/einem Mann schlafen. Amerikanische Kardiologen haben untersucht, wie stark der Geschlechtsverkehr das Herz von Infarkt-Patienten belastet. Das Ergebnis: Die körperliche Liebe ist weniger anstrengend als Autofahren, streiten oder mit Kindern spielen. Sie entspricht etwa einer Belastung von 75 Watt auf dem Fahrrad-Ergometer.

Wenn Sie beim Arzt also diese 75 Watt schaffen, werden Sie auch im Bett keine Probleme haben. Die amerikanischen Mediziner haben herausgefunden, daß das Herz beim Orgasmus durchschnittlich 117 mal pro Minute schlägt, gleich danach pocht es mit 97 Schlägen pro Minute. Das liegt völlig im Normbereich.

Wahrscheinlich werden Sie trotzdem – vor allem beim ersten Mal nach dem Infarkt – Angst haben und womöglich auch Beschwerden bekommen bei der Liebe. Nehmen Sie dann vorher eine Nitro-Kapsel (sprechen Sie mit Ihrem Arzt darüber, wie viele Sie höchstens nehmen dürfen). Das Medikament bereitet Ihr Herz darauf vor, daß es ein wenig mehr arbeiten muß. Dann können Sie sich beruhigt und ohne ständig an Ihr Herz zu denken der Liebe hingeben. Das nächste Mal versuchen Sie es ohne diese „Stütze". Das Nitro-Spray stellen Sie zur Sicherheit griffbereit neben das Bett.

Der Herzinfarkt

Verwechseln Sie Ihre Herzbeschwerden nicht mit dem durchaus üblichen Herzklopfen, das Sie auch vorher schon bei der Liebe hatten und als völlig normal empfunden haben. Nach einem Infarkt neigen viele Menschen dazu, alles, was mit dem Herzen zusammenhängt, überzubewerten. Bei jeder noch so kleinen Anstrengung glauben sie schon, die Anzeichen für den nächsten Infarkt zu spüren.

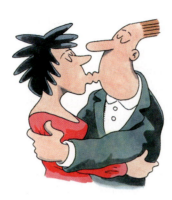

Wenn Sie zu diesen Menschen gehören, sollten Sie Ihr Körpergefühl ein wenig trainieren, bevor Sie wieder sexuell aktiv werden. Fordern Sie sich Leistungen ab, die einem Geschlechtsakt entsprechen. Laufen Sie sehr schnell um einen Häuserblock oder steigen Sie raschen Schrittes eine Treppe hinauf. Wie fühlt sich das an? Müssen Sie ein bißchen schneller atmen, klopft das Herz rascher, aber mehr passiert nicht? Dann ist alles in Ordnung. So ähnlich wird es sich anfühlen, wenn Sie sich nach dem Orgasmus ausruhen. Probieren Sie es doch einfach im stillen Kämmerlein aus. Befriedigen Sie sich selbst, bevor Sie mit einer Frau/einem Mann wieder „richtig" schlafen.

Und ein Wort speziell an die Männer: Geben Sie der Zärtlichkeit Raum. Nutzen Sie die stilleren Tage in der Reha-Phase und danach, um sich gemeinsam mit Ihrer Partnerin Zeit für die Liebe zu nehmen. Sie müssen ihr nicht beweisen, was für ein toller Kerl Sie schon wieder sind.

Es kommt nur überaus selten vor – bei höchstens einem unter 1000 Fällen von „plötzlichem Herztod" –, daß jemanden bei der Liebe der Tod ereilt. Und dann war nicht etwa der Liebesakt die Ursache dafür, sondern die Umstände, unter denen die Liebesbeziehung gelebt wurde. Wenn der plötzliche Herztod während des Geschlechtsverkehrs eintrat, handelte es sich fast immer um Seitensprünge, die unter Druck, an ungemütlichen Orten und mit entsprechend schlechtem Gewissen stattfanden. Deshalb empfehlen manche Ärzte auch scherzhaft: „Mit der Ehefrau nach sechs Wochen, mit der Geliebten nach sechs Monaten"...

Es geht nicht um Moral. Ziehen Sie aus diesen Angaben nur den Schluß, sich die nötigen Bedingungen für ein möglichst entspanntes Liebesleben zu schaffen. So wie Sie Ihr Leben beruflich neu ordnen, sollten Sie es auch privat tun. Lassen Sie die vergangenen Jahre Revue passieren und ziehen Sie Bilanz. Womit waren Sie unzufrieden? Was wollten Sie Ihrer Frau/ Ihrem Mann schon lange sagen? Welche Wünsche haben Sie bisher zurückgehalten?

Da Sie durch den Herzinfarkt am eigenen Leib erfahren haben, daß das Leben begrenzt ist, sollten Sie die Gelegenheit nutzen und offen über Ihre Bedürfnisse sprechen. Viele Menschen haben dadurch erst erfahren, wie sehr die Liebe das Leben bereichern kann. Viele Paare sind sich bei solchen Gesprächen wieder nahegekommen und haben ihre Ehe oder Partnerschaft mit neuem Leben erfüllt.

Wenn Sie bisher eine heimliche Geliebte/einen Geliebten hatten, sollten Sie sich überlegen, wieviel Streß Ihnen der Seitensprung wert ist. Ist die neue Liebe

DURCHBLUTUNGSSTÖRUNGEN AM HERZEN

groß genug, daß sie eine Trennung vom anderen Partner rechtfertigt? Dann seien Sie ehrlich, ziehen Sie die Konsequenzen. Wenn sie es nicht ist, sollten Sie lieber mit Ihrer Partnerin/Ihrem Partner offen sprechen, was Sie an ihr/ihm vermissen und was Sie ändern können, damit Sie zukünftig wieder glücklich miteinander sind.

Sprechen Sie über Ihre Angst, in der Liebe zu versagen oder zu sterben, auch offen mit Ihrem Arzt. Führen Sie das Gespräch anfangs allein, wenn Ihnen das lieber ist, aber beziehen Sie später möglichst Ihre Frau/Ihren Mann mit ein. Sie oder er werden ebenso Angst und Fragen haben wie Sie und Sie nicht überfordern wollen. Wenn beide schweigen, beginnt jedoch ein Teufelskreis, aus dem Sie kaum wieder herauskommen: Sie haben Angst, verdrängen diese, halten sich zurück, werden deshalb frustriert, verbittert, fühlen sich alt, als Versager, und wollen dann erst recht nichts von der Liebe wissen. Umgekehrt schweigt auch Ihre Frau/Ihr Mann und unterstellt, Sie können und wollen nicht mehr körperlich lieben. Dann wird sie/er Sie in Ruhe lassen, um Sie bloß nicht zu belästigen, und bleibt allein mit der eigenen Lust. Die Folge: Resignation und Verbitterung auf beiden Seiten.

Durchbrechen Sie diesen Teufelskreis, indem Sie darüber reden. Wälzen Sie nicht alle Verantwortung auf Ihre Frau/Ihren Mann ab. Wie soll sie/er Ihnen eine gute Geliebte/ein guter Liebhaber sein, wenn Sie tagsüber allen Frust und Zorn über Ihre Krankheit an ihr/ihm auslassen? Wenn Sie Wünsche und Sehnsüchte in sich verschließen und erwarten, daß sie/er Gedanken lesen kann? Liebe braucht Pflege und Zuwendung wie ein Pflänzchen, das wachsen will. Sie haben es selbst in der Hand, ob daraus ein blühender, kräftiger Baum wird oder ein vertrockneter, vor sich hin kümmernder Halm.

Und wenn Medikamente wie beispielsweise Beta-Blocker (siehe Seite 250) Sie impotent machen, sollten Sie sich nicht scheuen, mit Ihrem Arzt darüber zu sprechen. Möglicherweise findet er einen Weg, um Ihnen dieses Mittel zu ersparen und damit auch Ihr Liebesleben wieder ins Gleichgewicht zu bringen.

BEHANDLUNG VON DURCHBLUTUNGSSTÖRUNGEN AM HERZEN

Mit moderner medizinischer Technik lassen sich verstopfte Herzkranzgefäße zumindest teilweise wieder durchgängig machen. Die Ärzte können

■ die Ablagerungen mit einem kleinen aufblasbaren Ballon an die Gefäßwand drücken („Ballon-Dilatation", siehe Seite 127),

■ zusätzlich in die Ader ein Drahtgeflecht einbauen, damit die Gefäßwand besser abgestützt ist („Stent", siehe Seite 134),

■ besonders harte arteriosklerotische Krusten mit einer Diamant-Fräse wegraspeln (siehe Seite 134),

■ die Plaques mit Laser-Licht verdampfen (siehe Seite 133),

■ Umgehungsadern für die blockierten Blutgefäße legen („Bypass-Operation", siehe Seite 136),

■ das Herz mit Medikamenten entlasten (Mittel gegen Herzschwäche, siehe Seite

Die Ballon-Dilatation

247, 258 und 260), mit ASS Blutklümpchen vorbeugen (siehe Seite 240) und gegebenenfalls mit blutfettsenkenden Mitteln (siehe Seite 232) dafür sorgen, daß die Arteriosklerose nicht so rasch fortschreitet.

Bei jedem dieser Eingriffe sollten Sie sich jedoch darüber im klaren sein, daß kein noch so raffiniertes medizintechnisches Verfahren Ihre Grundkrankheit – die Arteriosklerose – heilen kann. „Der Arzt wird's schon richten" – das darf nicht Ihr Leitsatz sein. Ohne Ihre aktive Mithilfe werden die teilweise sehr komplizierten Eingriffe nutzlos verpuffen. Sie selbst sind gefordert, Ihr Leben nach Kräften so zu verändern, daß Sie es der Arteriosklerose so schwer wie nur irgend möglich machen, sich in Ihren Blutgefäßen auszudehnen (siehe Seite 38). Das sollten Sie beherzigen, bevor Sie sich einem der Eingriffe unterziehen, die das Blut in Ihren Adern wieder ungehindert fließen lassen sollen.

> „Wir Herzchirurgen arbeiten wie Klempner. Wir bereinigen Rohrverstopfungen und legen neue Leitungen an, um alte, verstopfte, zu überbrücken. Aber so wenig ein Klempner die Wasserqualität, die zur Verstopfung geführt hat, verändern kann, so wenig können wir durch diese Eingriffe die Ursache der Gefäßerkrankung beseitigen."
>
> Prof. Dr. Peter Kalmar, Leiter der Herzchirurgie am Universitäts-Krankenhaus Hamburg-Eppendorf

Die Ballon-Dilatation

Die Ballon-Dilatation hat ihren Namen von einem kleinen, aufblasbaren, länglichen Ballon an der Spitze eines Katheter-Drahtes, der die Blutgefäße weitet („dilatiert"), wenn er aufgeblasen wird. Er drückt dabei die meist recht weichen Ablagerungen in der Ader einfach an die Wand. Seit einigen Jahren hat sich diese Technik bei verstopften Herzkranzgefäßen und teilweise auch an anderen Blutgefäßen (siehe Seite 226) bewährt. Ärzte nennen die Ballon-Dilatation abgekürzt PTCA. Ausgeschrieben heißt das **p**erkutane (= durch die Haut hindurch) **t**ransluminale (= innerhalb des Blutgefäßes, das „Lumen" ist der innere Hohlraum des Blutgefäßes) **c**oronare **A**ngioplastie (= Eingriff an den Herzkranzgefäßen).

Die PTCA ist eine Weiterentwicklung der Koronar-Angiographie (siehe Seite 84). Sie hat während der vergangenen 15 Jahre gewaltige Fortschritte gemacht. 1977, als die ersten PTCAs vorgenommen wurden, unterzogen sich weltweit nur sechs Patienten dem Verfahren, 1986 waren es in der BRD bereits 8 000, im Jahr 1990 in den USA sogar 400 000 Patienten. Bis Anfang 1992 wurde die PTCA an rund 60 000 deutschen und weltweit insgesamt an über 700 000 Patienten vorgenommen. 1991 erreichte die PTCA in Deutschland mit 42 500 Eingriffen zahlenmäßig sogar die Herzchirurgie. Die Kosten für eine PTCA liegen bei rund 2500 DM. Das bedeutet für die Krankenkassen eine jährliche Gesamtbelastung von ungefähr 100 Millionen DM.

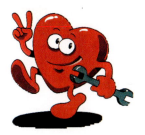

DURCH-BLUTUNGS-STÖRUNGEN AM HERZEN

Wann ist eine Ballon-Dilatation sinnvoll?

Man kann nicht pauschal angeben, daß sich bei diesen oder jenen Befunden eine Ballon-Dilatation empfiehlt, bei anderen eine Bypass-Operation. Das muß der Arzt immer im Einzelfall entscheiden und dabei alle Risiken gegeneinander abwägen. Spezialisten unter den Ärzten haben die Technik der Ballon-Dilatation heute so verfeinert, daß sie auch verzweigte Blutgefäße oder Adern mit Ablagerungen an ungünstig gelegenen Stellen aufdehnen, wenn das Risiko vertretbar erscheint.

Einige Anhaltspunkte lassen sich dennoch benennen. Wenn nur eines der Herzkranzgefäße verstopft ist oder die Ablagerung nicht sehr ausgedehnt ist, wird Ihnen der Arzt mit hoher Sicherheit eine Ballon-Dilatation empfehlen. Liegt die Engstelle hingegen recht unzugänglich in einer stark gewundenen oder sehr kleinen Arterie oder sind mehrere Gefäße blockiert, muß er abwägen, ob eine Bypass-Operation günstigere Ergebnisse verspricht.

Eine PTCA wird normalerweise erst dann empfohlen, wenn Ablagerungen den Hohlraum der Herzkranzarterie um mindestens 70 Prozent einengen. Außerdem muß im Belastungs-EKG (siehe Seite 80) nachgewiesen sein, daß es sich um eine Angina pectoris handelt und nicht etwa um anderweitig verursachte Herzbeschwerden. Auch wenn bereits ein Infarkt eingetreten ist, kann eine PTCA sehr sinnvoll sein. Ebenso können damit Bypass-Blutgefäße, die einige Zeit nach der Operation wieder verstopft sind, eröffnet werden, so daß keine erneute Operation erforderlich ist.

Wenig erfolgversprechend ist das Verfahren, wenn ein Blutgefäß über eine lange Strecke (über einen Zentimeter) und in hohem Maße verstopft ist. Auch wenn die Engstelle in einem Knick der Ader liegt, sind die Erfolgsaussichten nicht so gut.

Nicht oder nur in Ausnahmefällen geeignet ist die PTCA für Patienten,

■ bei denen der Hauptstamm des linken Herzkranzgefäßes eingeengt ist,

■ bei denen die linke Herzkammer schwer geschädigt ist.

Was geschieht bei einer Ballon-Dilatation?

Genau wie bei einer Koronar-Angiographie (siehe Seite 85) schiebt der Arzt einen etwa zwei bis drei Millimeter dünnen, biegsamen Führungsdraht von der Leisten- oder Ellenbogenarterie aus bis ins Herz und von dort über die Aorta bis zum Ursprung der Herzkranzgefäße. Hat er dort den Zugang zu den Herzarterien von etwa drei bis vier Millimeter Durchmesser gefunden, schiebt er entlang dieser „Führungsschiene" einen noch wesentlich feineren Draht in die Ader hinein bis zur Engstelle in einem der Arterienäste und noch weiter durch diesen Engpaß hindurch.

Das erfordert viel Fingerspitzengefühl und Erfahrung. Der Arzt steuert den hauchfeinen Draht von außen, also ungefähr einen bis anderthalb Meter entfernt von der Katheterspitze. Er muß ihn innerhalb der reichlich kurvig verlaufenden Herzkranzgefäße führen und darf die feinen Adern dabei nicht verletzen. Und das alles, während das Herz das Blut in den Kreislauf pumpt, die Herzkammern sich

Die Ballon-Dilatation

zusammenziehen und erschlaffen. Die Herzarterien bewegen sich dabei ständig mit. Es ist ziemlich kompliziert, den Draht schließlich genau in die Engstelle in einem der Herzkranzgefäße zu plazieren.

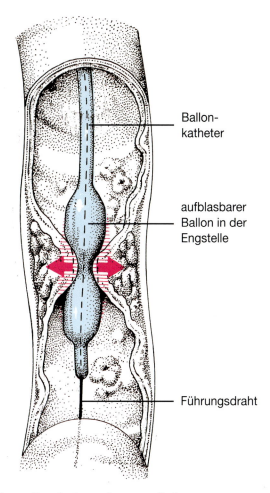

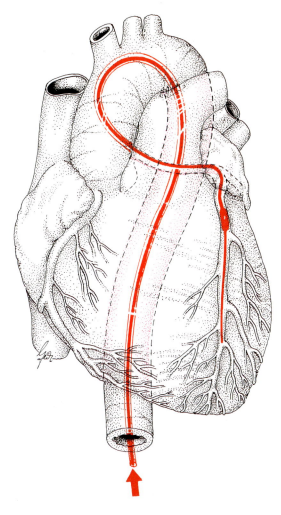

Angenommen, der Engpaß befindet sich im vorderen Ast der linken Koronararterie: Der Arzt schiebt den Ballonkatheter über einen Führungsdraht in die Engstelle hinein und bläst ihn dann auf.

Wenn der Ballon direkt in der Engstelle liegt – der Arzt kontrolliert die Position mit Röntgenaufnahmen –, wird er aufgeblasen und drückt die Ablagerungen an der Aderwand platt.

Über den dünnen Führungsdraht schiebt der Arzt nun den eigentlichen Ballon-Katheter vor, bis der noch zusammengefaltete Ballon direkt in der Engstelle liegt. Nun bläst er den Ballon mit hohem Druck von außen auf. Dieser Druck kann bis zu zehn bar betragen, das ist das Vierfache des Drucks auf einem Autoreifen. Der Ballon entfaltet sich einige Sekunden lang und drückt dabei die Ablagerung an der Gefäßwand platt.

DURCH-BLUTUNGS-STÖRUNGEN AM HERZEN

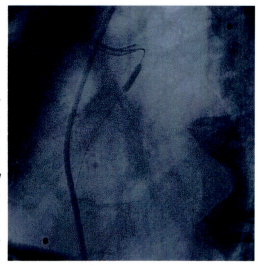

Röntgenaufnahme eines Ballon-Katheters, der im linken Herzkranzgefäß liegt. Der Ballon wird an der Einengung aufgeblasen und erweitert dabei die verengte Ader.

Auf einem Monitor, der ein Röntgendurchleuchtungsbild der Herzkranzgefäße wiedergibt, verfolgt der Arzt den Weg des Katheters und weiß somit genau, wo er sich gerade befindet und wann er sein Ziel erreicht hat.

Wenn der Ballon voll aufgeblasen ist, verschließt er das ganze Blutgefäß. Dadurch stockt kurzfristig der Blutfluß in dieser Ader. Das kann dazu führen, daß die Brust ähnlich wie bei einem Angina-pectoris-Anfall schmerzt. Sobald der Ballon entleert wird, verschwinden die Beschwerden wieder.

Meist genügt es allerdings nicht, den Ballon nur ein einziges Mal aufzublasen. Um die Ablagerungen vollständig wegzudrücken, muß der Arzt den Ballon oft mehrmals hintereinander entfalten und den Druck dabei steigern. Schließlich zieht er den Ballon-Katheter aus der Herzarterie zurück und spritzt über den noch liegenden Führungsschlauch ein Kontrastmittel in die Herzkranzgefäße. Damit kann er den Unterschied zwischen „vorher" und „nachher" dokumentieren. Im Idealfall ist der Weg für das Blut wieder frei. Dann kann auch der Führungsdraht wieder zurückgezogen werden.

Der gesamte Eingriff erfolgt bei vollem Bewußtsein. Nur die Einstichstelle an der Leisten- oder Ellenbogenarterie wird örtlich betäubt. Die meisten Patienten bekommen ein Beruhigungsmittel, weil eine Ballon-Dilatation sehr aufregend ist und viele Angst davor haben. Wenn alles vorbei ist, sagt allerdings fast jeder erstaunt: „Und das war´s schon?"

Sind mehrere Herzarterien verschlossen, werden die Engstellen nacheinander – möglichst in einer Sitzung – aufgedehnt. Je nachdem, wie viele Arterien eröffnet werden müssen, dauert eine PTCA ungefähr eine halbe bis zwei Stunden. Direkt nach dem Eingriff bleiben die Patienten noch für einige Stunden auf der Überwachungsstation.

Am Tag nach dem Eingriff erfolgt die Nachkontrolle mit einem Belastungs-EKG auf dem Fahrrad-Ergometer. Dabei zeigt sich, ob das Herz wieder voll belastbar ist oder nicht, ob also das Blut wieder ungehindert in den aufgedehnten Adern fließt.

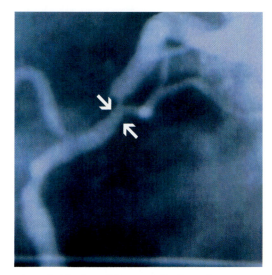

Ausschnitt einer Röntgenaufnahme der rechten Koronararterie. Deutlich ist eine hochgradige Verengung des Gefäßes zu erkennen.

Die Ballon-Dilatation

Die meisten Patienten können bereits ein bis drei Tage nach der PTCA nach Hause und weitere ein bis zwei Tage später ihren Beruf wieder aufnehmen.

Wie erfolgreich ist die Ballon-Dilatation?

Vielen Patienten erspart die PTCA – zumindest vorläufig – eine Bypass-Operation. Schätzungsweise die Hälfte derjenigen, die früher hätten operiert werden müssen, kann heute mit der PTCA zufriedenstellend behandelt werden. Als erfolgreich bezeichnen die Ärzte eine PTCA, wenn der Ballon die Ablagerung mindestens auf die Hälfte der Ausgangsgröße reduziert hat. Selbst wenn der Querschnitt der Herzarterie um bis zu einem Drittel eingeengt ist, bleibt die Sauerstoffversorgung des Herzens gewährleistet. Solche Ablagerungen sind also zu tolerieren.

Engt die Ablagerung das Blutgefäß so stark ein, daß der Ballon-Katheter die Engstelle nicht passieren kann, ist die Ballon-Dilatation nicht möglich. Das kommt bei etwa drei von hundert Patienten vor. Bei ihnen ist das dann der Grund für eine Bypass-Operation. Auch wenn die Ablagerung stark verkalkt ist, mißlingt die PTCA meist. Der Ballon wird zwar unter dem hohen Aufblasdruck ziemlich hart, aber nicht hart genug, um die oft sehr festen und scharfkantigen Kalkkrusten aufzubrechen.

Kurzfristig sind fast 95 Prozent der mit PTCA eröffneten Gefäße wieder voll durchlässig. Innerhalb der ersten sechs Monate kommt es jedoch bei 30 bis 50 Prozent der Patienten – abhängig von der Anzahl der aufgedehnten Adern – erneut zu Engpässen in den Herzkranzgefäßen. Sind die Arterien allerdings auch nach sechs Monaten noch gut durchlässig, bleibt das meistens auch in den nächsten Jahren so. Die erste Zeit nach der PTCA ist also die kritischste. Da zeigt es sich, ob der Eingriff dauerhaft erfolgreich war.

Setzt sich das Gefäß wieder zu, treten erneut Brustschmerzen und Angina-pectoris-Anfälle auf. Dann muß gegebenenfalls noch einmal dilatiert werden.

Eine PTCA ist zwar nicht beliebig oft wiederholbar, aber es kann sein, daß sie

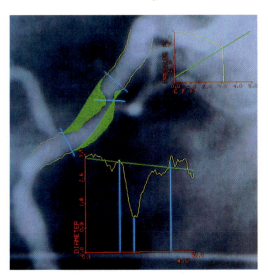

Computergrafik einer Engstelle in der Koronararterie. Der Arzt kann sich mit ihrer Hilfe für die am besten geeignete Behandlungsmethode entscheiden.

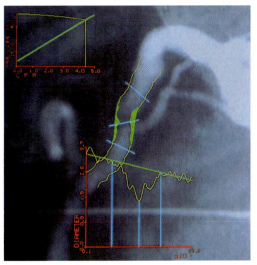

Diese Abbildung zeigt das Ergebnis einer Laserbehandlung, mit der Ablagerungen in einem Herzkranzgefäß abgetragen wurden.

DURCHBLUTUNGSSTÖRUNGEN AM HERZEN

bis zu dreimal hintereinander vorgenommen werden muß, um die Engstelle aufzudehnen. Oft ist der zweite Eingriff erfolgreicher als der erste. Wie gut das Ergebnis ist, hängt auch von der Erfahrung des Arztes ab, der sie durchführt.

Die Risiken der Ballon-Dilatation

Ähnlich wie bei der Katheter-Untersuchung kann es auch bei der PTCA zu Herzrhythmusstörungen kommen. Sie lassen sich meist gut beherrschen und das Herz schlägt schnell wieder im Takt.

Schwieriger wird es, wenn sich die Sauerstoffversorgung des Herzmuskels während des Eingriffs plötzlich drastisch verschlechtert. Um einen Herzinfarkt zu vermeiden, ist eine sofortige Bypass-Operation erforderlich. Das kommt zwar selten vor, aber durchschnittlich immerhin bei ein bis zwei Prozent der PTCAs. Deshalb sollte eine Ballon-Dilatation nur in Kliniken stattfinden, wo ein herzchirurgisches Notfallteam erreichbar ist.

Ein Herzinfarkt während der Ballon-Dilatation ereignet sich bei drei bis sechs Prozent der Patienten.

Nach der Ballon-Dilatation

Sie können wenige Tage nach der PTCA bereits wieder zurück an Ihren Arbeitsplatz. Sie können aber auch für drei bis vier Wochen in die Reha-Klinik. Es bleibt Ihnen überlassen, wofür Sie sich entscheiden. Der Vorteil eines Aufenthaltes in der Reha-Klinik liegt darin, daß Sie Zeit haben, sich mit Ihrer Krankheit auseinanderzusetzen und einen neuen Lebensstil einzuüben.

Viele Rückfälle kommen dadurch zustande, daß übergangslos das alte Leben wieder aufgenommen wird. Gerade verhältnismäßig kleine Eingriffe wie die Ballon-Dilatation verführen dazu, nachlässig mit der Krankheit umzugehen. Vor und nach einer Bypass-Operation, die viel mehr in den Alltag und den Organismus einschneidet, denken die meisten Herz-Patienten intensiver darüber nach, was die Herzkrankheit begünstigt hat und was sie tun können, um gesund zu bleiben.

Ein Reha-Aufenthalt nach der Ballon-Dilatation kann deshalb sehr wohl ratsam sein, auch wenn die Verlockung groß ist, gleich wieder an den Arbeitsplatz zurückzukehren. Die Pause und das gezielte Training in der Reha-Klinik geben Ihnen die Gelegenheit, sich in notwendige Lebensveränderungen einzufinden und sie leichter zu akzeptieren. Zu Hause kehrt der alte Schlendrian viel eher zurück, wenn Sie vorher nicht geübt haben, sich gesünder zu ernähren, Sport zu treiben oder sich zu entspannen.

Außerdem erkennen die Ärzte in der Reha-Klinik gerade in den ersten vier Wochen nach der Ballon-Dilatation, ob sich die Herzarterie erneut verschließt, und können – teilweise gleich vor Ort – noch einmal dilatieren.

Falls Sie sich gegen eine Reha-Maßnahme entscheiden, sollten Sie sich auf jeden Fall einer ambulanten Herzgruppe anschließen (siehe Seite 121) und auf diese Weise etwas für Ihr krankes Herz tun.

Bagatellisieren Sie Ihre Erkrankung nicht! Es nützt Ihnen nichts, den Kopf in den Sand zu stecken. Wenig später könnte ein Infarkt Sie unsanft in die Wirklichkeit zurückholen.

Blutgefäße öffnen mit Laser-Licht

Natürlich haben Mediziner eine ihrer „Wunderwaffen", das Laser-Licht, auch an den Herzkranzgefäßen ausprobiert. Zu verlockend schien die Idee, die Ablagerungen in den Adern einfach wegdampfen zu können.

Leider haben sich die Hoffnungen, die anfangs in die Laser-Methode gesetzt wurden, nicht erfüllt. Der Laser kann nur dort wirksam werden, wo er unmittelbaren Kontakt mit dem Gewebe hat. Das bedeutet, die Sonde muß direkt an den Ablagerungen positioniert werden. Das Laser-Licht darf aber nur den störenden Belag verdampfen, nicht etwa Teile der Gefäßwand. Genau das ist das Problem: Das energiereiche Licht bremst nicht ab, wenn die Plaques weg sind. Es gibt kein Warnzeichen an der Grenzlinie zwischen Belag und natürlicher Aderwand. Die Gefahr, daß das Blutgefäß verletzt wird, ist also sehr groß. Hinzu kommen Hitzeschäden am Gewebe durch die hohe Energie des Lasers, die das Risiko für Thrombosen bis hin zum akuten Gefäßverschluß steigern.

Heute benutzen die Ärzte „kalte" Laser, bei deren Einsatz keine Hitze entsteht. Damit ist die Verletzungsgefahr zwar geringer, aber dennoch nicht gebannt. Setzt der Laser zu wenig Energie frei, bleiben die Plaques, wie sie sind. Die Hälfte der gelaserten Versuchs-Patienten brauchte im Anschluß an den Eingriff zusätzlich eine Ballon-Dilatation, weil der Laser die Ablagerung nicht beseitigt hatte. Wird ein Laser mit höherer energetischer Leistung eingesetzt, wächst wiederum die Gefahr, daß er das Blutgefäß durchlöchert.

Überdies kann das Laser-Licht Plaques-Bestandteile absprengen, deren Größe nicht vorherzusehen ist und die an anderer Stelle erneut Blutgefäße blockieren können. Kalkhaltige Plaques kann auch der Laser nicht beseitigen.

Besser bewährt hat sich der Laser, wenn er zusätzlich im Rahmen einer Bypass-Operation am Herzen eingesetzt wird. Die Ärzte sehen dann genauer, was sie am Blutgefäß tun. Ob dadurch jedoch die auch sonst schon sehr guten Resultate der Bypass-Operation noch verbessert werden können, ist fraglich.

WAS IST LASER?

Laser ist die Abkürzung für „**L**ight **A**mplification by **S**timulated **E**mission of **R**adiation", übersetzt heißt das „Lichtverstärkung mittels stimulierter Strahlenemission". Laser-Licht ist extrem energiereich. Trifft gebündeltes Laser-Licht auf Knochen, zerfallen diese zu feinstem Staub. Haut und Schleimhaut verbrennen oder verdampfen innerhalb von Sekundenbruchteilen.

Es gibt „kalte" und „heiße" Laser. Kalte Laser erhitzen ihre Umgebung nicht, ihr Licht wirkt „kalt". Der „Excimer-Laser" gehört zu den „kalten" Lasern. Er bohrt sich mit einer Geschwindigkeit von einem Zentimeter pro Minute durch eine arteriosklerotische Ablagerung hindurch.

Ein Laser-Katheter mißt etwa 2,2 Millimeter im Durchmesser und enthält 13 lichtleitende Glasfasern.

DURCH-BLUTUNGS-STÖRUNGEN AM HERZEN

Plaques mit dem Bohrkopf wegraspeln

Die Ablagerungen in den Herzarterien sind manchmal sehr hart, vor allem, wenn sie viel Kalk eingelagert haben. Solche Plaques lassen sich mit einer Ballon-Dilatation nicht plattdrücken. Ärzte haben dafür etwas Besonderes konstruiert: einen rotierenden Katheterkopf, der die Kalkkrusten wegfräst. Solche „Rotablatoren" wurden bereits mit Erfolg bei vielen Patienten eingesetzt, allerdings nicht nur an verstopften Herzkranzgefäßen, sondern auch an Engstellen in den großen Blutgefäßen am Bein (siehe Seite 226). Sinnvoll ist das Verfahren weiterhin bei Blockaden, die das Gefäß fast vollständig verschließen, so daß sie der Ballon-Katheter nicht mehr passieren kann. Bei weichen Ablagerungen, die überwiegend aus Fett und Bindegewebe bestehen, bringt die Mini-Fräse im Vergleich zum Ballon keine Vorteile.

Ein „Rotablator" ist eine mit winzigen Diamantsplitterchen besetzte Sonde an der Spitze eines Katheter-Schlauches, die mit 180 000 Umdrehungen pro Minute rotiert. Der Arzt führt den Rotablator über einen Führungskatheter an die Engstelle heran. Innerhalb von wenigen Sekunden fräst die Sonde die Kalkkrusten weg. Die staubfeinen Teilchen, die sie dabei hinterläßt, sind kleiner als rote Blutkörperchen. Sie können also noch nicht einmal die haarfeinen Blutgefäße („Kapillaren") verstopfen, wenn sie mit dem Blutstrom weggeschwemmt werden. Anschließend kann die Gefäßöffnung – falls die Kalkkrusten nur oberflächlich gelagert waren – auch noch mit dem Ballon-Katheter weiter aufgedehnt werden.

Der Eingriff ist genauso schmerzarm wie eine Ballon-Dilatation und birgt die gleichen Risiken (siehe Seite 127). Das „Ausputzen" dauert nicht länger als fünf bis zehn Sekunden. Das einzig Störende ist ein Bohrgeräusch, vergleichbar dem Summen des Bohrers beim Zahnarzt. Da das Verfahren noch relativ jung ist, wird es zur Zeit erst an wenigen großen Kliniken praktiziert.

Der Stent – Drahtkorsett für die Ader

Es kann vorkommen, daß eine Herzarterie bereits so mürbe ist, daß nur die harten Plaques-Krusten in ihrem Inneren ihr noch den nötigen Halt verleihen. Entfernt man nun die Ablagerung, fällt das Blutgefäß in sich zusammen. Dann ist das Gegenteil von dem erreicht, was der Eingriff bewirken sollte: Die Blutversorgung stockt.

Um den Kollaps zu verhindern, stützen die Ärzte die Ader von innen mit einem Drahtkorsett – „Stent" genannt – ab. Sie schieben den Stent, der aussieht wie ein spinnwebfeines Maschendrahtgeflecht, zusammengefaltet über einem Ballon in die Ablagerung hinein. Dort blasen sie den Ballon auf, und dieser drückt nicht nur die Plaques an die Gefäßwand, sondern dehnt dabei gleichzeitig auch den Stent auf. Dieser schmiegt sich dicht an die Innenwand der Ader und verleiht ihr dadurch Stabilität. Mit der Zeit wachsen die Zellen der Gefäßinnenwand um den Stent herum und integrieren ihn als Stütze in die Ader.

Der Stent blockiert die elastischen Rückstellkräfte in den Herzarterien, so daß der eröffnete Hohlraum größer bleibt

Rotablation und Stent

als ohne das Drahtkorsett. Das soll das Risiko für einen erneuten Gefäßverschluß verringern.

Nach Einlage eines Stents können sich leicht Thrombosen bilden, weil Blutteilchen an dem Maschendraht hängenbleiben. Deshalb müssen Patienten, bei denen ein Stent gelegt wurde, mindestens drei Monate lang gerinnungshemmende Medikamente einnehmen. Später sinkt das Thromboserisiko, weil der Stent völlig in die Ader eingewachsen ist.

Stents werden erst seit wenigen Jahren ausprobiert, so daß man noch nicht ausreichend beurteilen kann, ob sie sich auf Dauer tatsächlich bewähren. Sie sollten deshalb nur im Notfall eingesetzt werden. Außerdem ist ein Katheter, der zusätzlich zum Ballon noch den recht starren Stent tragen muß, ziemlich unflexibel. Er erreicht nur Ablagerungen in sehr gut zugänglichen Gefäßabschnitten.

Die bisherigen Ergebnisse mit den Drahtstützen sind überdies recht unbefriedigend. Bei einem Drittel bis einem Viertel der Patienten kommt es innerhalb weniger Monate erneut zum völligen Verschluß des Blutgefäßes. Derzeit experimentieren die Mediziner mit beschichtetem Drahtmaterial, um die Thrombosegefahr zu verringern.

Außerdem laufen Versuche mit medikamentenbefrachteten Stents, die das Wachstum der Zellen in der Adernwand und damit auch die Bildung erneuter Gefäßverschlüsse bremsen sollen.

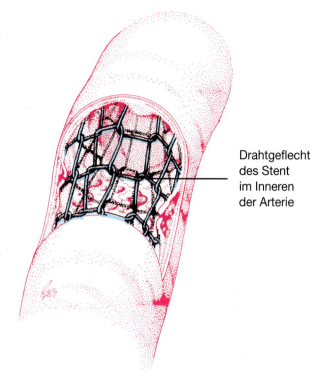

Drahtgeflecht des Stent im Inneren der Arterie

So liegt der Stent in der Ader:
Der Stent stützt die Ader wie ein Korsett von innen ab (oben).
Er besteht aus feinstem Maschendraht und wird über einen Katheterdraht im Blutgefäß genau plaziert (unten).

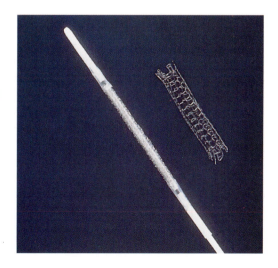

DURCH-BLUTUNGS-STÖRUNGEN AM HERZEN

Die Bypass-Operation

Die Idee, dem Blut in verstopften Herzkranzarterien mit Umgehungsadern einen neuen Weg zu bahnen, wurde Mitte der sechziger Jahre geboren. Die Bypass-Operation ist technisch wesentlich anspruchsvoller als beispielsweise die spektakulärere Herz-Transplantation. Der Chirurg hat es dabei mit hauchdünnen Blutgefäßen von ein bis zwei Millimeter Durchmesser zu tun. Für solche Feinarbeit reicht die normale Sehstärke der Augen nicht aus. Der Operateur arbeitet deshalb mit Lupenbrillen. Er näht die Überbrückungsadern mit extrem dünnen Fäden in die Herzarterien ein. Trotzdem muß die Naht sehr stabil sein, denn sie muß schwankenden Blutdrücken standhalten und darf für den Blutfluß kein Hindernis darstellen. Umgehungsader und Herzarterie beziehungsweise Aorta müssen glatt und reibungslos ineinander übergehen. Solche Feinstarbeit erfordert eine große Portion handwerkliches Geschick, Erfahrung und sehr viel Fingerspitzengefühl.

Als Überbrückungsadern dienen kleine Venenstückchen, die der Arzt aus dem Unter- oder Oberschenkel entnimmt. Die Stückchen sind so dick und lang wie ein großer Regenwurm. Mit der Zeit paßt sich die Vene ihrer neuen Aufgabe als Arterie an und bildet ihre Gefäßwand entsprechend um.

Heute ist die schwierige Bypass-Operation zur Routine geworden. 1992 wurden in der Bundesrepublik an insgesamt 47 Zentren (nur sechs davon liegen in den neuen Bundesländern) fast 49 000 herzchirurgische Eingriffe vorgenommen (Korrektur von angeborenen Herzfehlern, Ersatz und Korrekturen der Herz-Klappen, Operationen wegen koronarer Herzkrankheit). Bypass-Operationen standen dabei eindeutig an der Spitze.

Die Versorgung in den alten Bundesländern ist wesentlich besser als in der ehemaligen DDR. Dort kommen auf eine Million Einwohner 338 Operationen, im Westen sind es 680.

Heutzutage muß kaum noch ein Patient monatelang auf seine Operation warten oder dafür gar ins Ausland reisen. Der Aufbau neuer Zentren sowie der Ausbau der vorhandenen Operationskapazitäten haben zu einer deutlichen Verbesserung der Situation geführt. Obwohl vielerorts durch unbesetzte Pflegestellen, zu wenige Betten auf Intensivstationen und eine ungenügende Anzahl von Operationstischen die möglichen Kapazitäten nicht ausgenutzt werden können, sind die Wartezeiten für herzchirurgische Eingriffe merklich kürzer geworden. In mehr als einem Drittel der Herzzentren betragen sie nur noch wenige Wochen. Daher brauchen heute Erwachsene – bei Kindern sieht die Lage anders aus – für eine Herzoperation nicht mehr ins Ausland geschickt zu werden.

Die Anzahl der Herzoperationen ist in den vergangenen Jahren auch deshalb so drastisch gestiegen, weil die Ärzte die herzchirurgische Technik perfektioniert haben und auch über 70jährige Patienten operieren. Früher wurde diesen von der Operation eher abgeraten. Außerdem sind wiederholte Herz-Operationen keine Seltenheit mehr.

Die Bypass-Operation

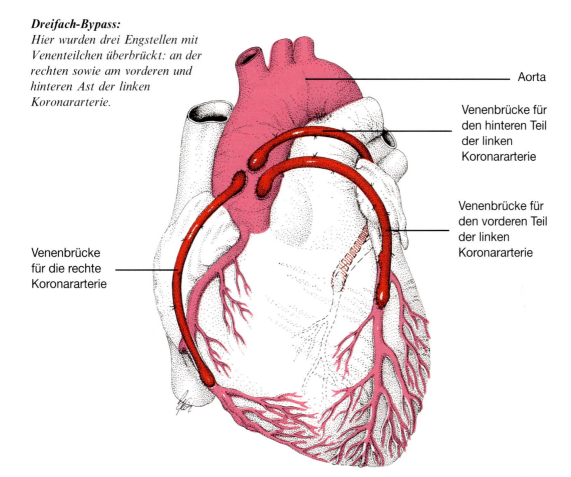

Dreifach-Bypass:
Hier wurden drei Engstellen mit Venenteilchen überbrückt: an der rechten sowie am vorderen und hinteren Ast der linken Koronararterie.

Aorta

Venenbrücke für den hinteren Teil der linken Koronararterie

Venenbrücke für den vorderen Teil der linken Koronararterie

Venenbrücke für die rechte Koronararterie

Wann ist eine Bypass-Operation notwendig?

Der Arzt wird Ihnen eine Bypass-Operation empfehlen, wenn

■ Sie unter instabiler Angina pectoris leiden und ein Herzinfarkt droht (siehe Seite 72);

■ der Hauptstamm der linken Herzarterie blockiert ist und der Herzmuskel bei Belastung nicht genügend Sauerstoff erhält. Das muß Ihnen nicht unbedingt Beschwerden verursachen. Aber die Gefahr, daß Sie in nächster Zukunft einen Infarkt erleiden, weil die linke Herzarterie sich vollständig verschließt, ist sehr groß;

■ alle drei großen Herzarterien durch Ablagerungen verengt sind.

Bevor der Arzt Ihnen zur Operation rät, sollte er besonders sorgfältig abwägen und auch mit Ihnen besprechen, ob alle anderen, weniger tiefgreifenden Behandlungsarten – PTCA und Medikamente – bereits ausgereizt sind. Bei Frauen ist es oft schwieriger als bei Männern, die Bypässe zu legen, weil sie feinere Herzarterien haben.

DURCH-BLUTUNGS-STÖRUNGEN AM HERZEN

Wann dürfen Sie nicht operiert werden?

Die Herzarterien können auf längere Strecken und so diffus verstopft sein, daß kein Bypass ausreichen würde, um eine ausreichende Durchblutung zu gewährleisten. Außerdem können sich die Ablagerungen bis in die feinsten Verzweigungen der Kranzgefäße ausdehnen, die zu dünn für einen Bypass-Anschluß sind.

Auch wenn Sie bereits mehrere ausgedehnte Herzinfarkte hatten und das Herz durch die Aufdehnung von Infarkt-Narben stark erweitert ist, kann eine Bypass-Operation manchmal nicht mehr helfen. In diesem Fall leiden Sie weniger unter Angina pectoris als Infarktfolge, sondern mehr unter Kurzatmigkeit.

Trotzdem kann im Einzelfall selbst dann eine Bypass-Operation sinnvoll sein. Risiken und Nutzen lassen sich immer nur sehr individuell und im Gespräch mit dem Operateur abwägen.

Die Zeit vor der Operation

Nicht immer liegt es an den fehlenden Operationsmöglichkeiten, wenn Sie auf Ihr Bett im Herzzentrum einige Wochen warten müssen. Vielleicht wird Ihnen der Arzt sogar empfehlen, einige Zeit zwischen der Herzkatheter-Untersuchung (siehe Seite 84), die die Notwendigkeit für den Eingriff gezeigt hat, und der Bypass-Operation verstreichen zu lassen. Das ermöglicht es Ihnen, sich körperlich und seelisch optimal vorzubereiten, bevor Sie in die herzchirurgische Klinik gehen. Dann sind die Chancen, daß Sie die Operation schnell und gut überstehen, am größten und die Risiken für Komplikationen gering.

Was Sie vor einer Bypass-Operation tun sollten:

■ Stellen Sie dem Herzchirurgen, der Sie operieren wird, alle Fragen, die Ihnen bezüglich des Eingriffs auf dem Herzen liegen. Sie sollten genau wissen, was mit Ihnen passiert. Fragen Sie deshalb lieber nach, wenn Sie während des Aufklärungsgesprächs über den Operationsverlauf und die -risiken etwas nicht verstehen.

■ Sprechen Sie mit Ihrer Frau/Ihrem Mann und Ihnen nahestehenden Menschen über die bevorstehende Operation. Gestehen Sie ruhig ein, daß Sie Angst davor haben. Das ist keine Schwäche, und schämen müssen Sie sich schon gar nicht dafür. Tun Sie nicht so, als würden Sie das alles mit links schaffen. Je offener Sie mit Ihren Sorgen umgehen können, desto besser werden Sie sie bewältigen.

■ Sprechen Sie mit dem Herzchirurgen genau ab, welche Medikamente Sie absetzen müssen und welche Sie bis zum Operationstermin weiter nehmen können. Präparate mit Azetylsalizylsäure (siehe Seite 240) sowie gerinnungshemmende Mittel (siehe Seite 243) müssen Sie spätestens vier Tage vor dem Eingriff weglassen. Alle anderen Medikamente, auch Beta-Blocker (siehe Seite 250), Kalzium-Antagonisten (siehe Seite 253) und Nitrate (siehe Seite 258), können Sie bis zum Operationstermin einnehmen.

■ Beseitigen Sie Entzündungsherde im Körper, beispielsweise an den Zähnen.

■ Hören Sie auf zu rauchen. Je länger Sie der Lunge vor der Operation Gelegenheit

Die Bypass-Operation

geben, sich von Teer und Rauchrückständen zu reinigen, desto besser übersteht sie die Zeit der künstlichen Beatmung, die bei jeder Bypass-Operation unvermeidlich ist.

■ Wenn Sie bis zur Operation noch drei bis vier Monate Zeit haben, sollten Sie überflüssige Pfunde tunlichst abspecken. Das erleichtert Ihnen die Genesung und dem Operateur die Arbeit. Fett lagert sich nämlich nicht nur an Hüften und Bauch ab, sondern auch am Herzen. Da die Herzarterien direkt auf dem Herzmuskel verlaufen, deckt sie das Fett bei Übergewicht regelrecht zu. Der Herzchirurg hat dann größere Mühe, die Stellen zu finden, an die er die Umgehungsadern am besten anschließen kann.

Bedenken Sie, daß Sie fürs Abnehmen einige Zeit brauchen. Machen Sie keine Radikalkur, aber seien Sie auch nicht nachlässig. Etwa ein Kilo pro Woche sollten Sie verlieren, bis Sie Ihr Zielgewicht erreicht haben. Selbst wenn Sie es bis zur Operation nicht ganz schaffen – jedes Pfund weniger ist von Vorteil!

■ Es ist ein heikles Thema und steht vor jeder Operation auf der Tagesordnung: AIDS. Ärzte und OP-Personal verlangen deshalb bei jedem Patienten einen AIDS-Test. Sie müssen wissen, ob Sie HIV-infiziert sind, um sich dann entsprechend vor einer Ansteckung schützen zu können. Es bedeutet also keine Schikane, keinen unzulässigen Eingriff in Ihre Privatsphäre und schon gar keine Zumutung, wenn der Arzt Sie vor der Operation um die Zustimmung zu einem AIDS-Test bittet.

Die Erfahrung zeigt außerdem, daß HIV-infizierte Menschen herzchirurgische Eingriffe schlecht vertragen. Sie erleiden anschließend eher einen Krankheitsschub. Der Arzt muß deshalb Nutzen und Risiken der Operation sehr sorgfältig abwägen. Dazu muß er aber wissen, ob Sie überhaupt zu diesem Personenkreis gehören. Auch wenn Sie noch nie einen AIDS-Test haben machen lassen – tun Sie es jetzt. Seien Sie nicht empört, daß der Arzt ausgerechnet Ihnen „so etwas" zutraut. Fällt der Test negativ aus, ist sowieso alles in Ordnung. Ist das Ergebnis positiv, ist es besser, Sie wissen es jetzt als später.

■ Sie können Ihr eigenes Blut in einer Blutbank sammeln, damit Fremdblutübertragungen nicht nötig werden. Das ist nicht nur im Hinblick auf AIDS und Leberentzündungen (Hepatitis, die Viren dafür können auch bei Transfusionen übertragen werden) ratsam, obwohl die Blutkonserven heute strengstens kontrolliert werden. Das eigene Blut bekommt Ihnen auch besser als fremdes. Sprechen Sie mit dem Herzzentrum ab, wo und wie Sie Blut für die Operation spenden können und wie die Konserven gegebenenfalls zum Operationsort gelangen.

■ Wenn Sie Krampfadern oder Venenentzündungen haben oder hatten, wenn Krampfadern bei Ihnen bereits operativ behandelt worden sind („gestrippt" oder verödet), dann muß der Arzt vor der Operation untersuchen, ob sich Ihre Beinvenen überhaupt als Umgehungsadern am Herzen eignen. Er bildet die Venen eventuell im Röntgenbild ab („Phlebographie"), um zu wissen, wie sie beschaffen sind. Er wird auch untersuchen, ob sich die innere Brustwand-Arterie für den Bypass eignet. Diese Arterie hat sich in der Herzchirurgie besonders bewährt, sie bleibt länger offen als die Venen (siehe Seite 143).

DURCHBLUTUNGSSTÖRUNGEN AM HERZEN

■ Gehen Sie nicht direkt vom letzten Arbeitseinsatz ins Krankenhaus. Lassen Sie sich vom Arzt ein bis zwei Wochen vorher krankschreiben. Ruhen Sie sich aus, bevor Sie Ihr Köfferchen für die Klinik packen. Sie brauchen die Kraft. Eine Bypass-Operation – so selbstverständlich sie heute geworden ist – bedeutet für Ihren Organismus eine ziemliche Strapaze. Machen Sie ihm die „Arbeit" so leicht wie möglich.

■ Vor der Operation werden die Lungen geröntgt und auf ihre Funktion überprüft. Damit kann der Narkosearzt abschätzen, wie gut Sie die künstliche Beatmung vertragen und wie schnell er Sie vom Beatmungsgerät wieder befreien kann.

Wie Angehörige helfen können

Weil es überwiegend Männer sind, die sich einer Bypass-Operation unterziehen müssen, sprechen wir im folgenden gezielt die Frau an. Für die Partner oder Ehemänner einer Frau, der ein solcher Eingriff bevorsteht, gilt sinngemäß natürlich das gleiche.

Wenn Männer krank sind, werden sie oft verschlossen und mißmutig. Man kann ihnen nichts recht machen, die Zukunft sehen sie nur grau-in-grau, sie ziehen sich zurück, sind leicht reizbar und decken sich bis zur Operation mit Terminen und Verabredungen ein, um bloß nicht über das Bevorstehende nachdenken zu müssen. Sie fliehen vor der Krankheit, sie verleugnen sie. Sie tun so, als wäre nichts. Das gilt ganz besonders für Herz-Patienten.

Viele Frauen packen ihren Mann in dieser Zeit in Watte. Sie halten sich im Hintergrund und treten nur auf Zehenspitzen auf. Sie bemuttern ihn nach Kräften, kochen ihm die Lieblingsspeisen (auch wenn es nicht die gesunde Herz-Kost ist), und sie bemühen sich, ihren Mann von allem fernzuhalten.

Tun Sie das nicht. Sie unterstützen damit die Haltung, sich nicht mit der Krankheit auseinanderzusetzen, sie zu verdrängen, den Kopf in den Sand zu stecken. Sie geben ihm noch mehr das Gefühl, kein „ganzer Mann" mehr zu sein. Und das ist für das angeblich so starke Geschlecht etwas ganz Furchtbares. Außerdem verleiht es einer Ehe, die durch die Herzkrankheit sowieso belastet ist, nicht gerade neuen Schwung, wenn Sie die Rolle der „Mutter" übernehmen und Ihren Mann in die des „Sohnes" drängen.

Außerdem: Sie schüren damit die Angst vor der Operation zusätzlich. Wenn Sie die eigenen Ängste verschweigen und auch Ihr Mann seine Furcht vor dem Eingriff unterdrückt, baut sich zwischen Ihnen beiden eine ungute Spannung auf. Jeder verschweigt, was er eigentlich denkt und fühlt. Diese Spannung verstärkt die Angst und entfremdet Sie einander.

Fassen Sie sich ein Herz und sprechen Sie Ihren Mann von sich aus an. Fragen Sie ihn, wie es ihm geht, wie er sich fühlt, ob er Angst hat vor der Operation. Wenn Ihr Mann trotz Ihres Drängens verschlos-

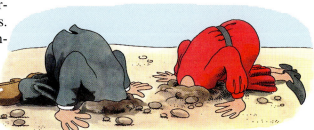

Die Bypass-Operation

sen bleibt – und das passiert oft –, dann schildern Sie ihm einfach Ihre eigenen Ängste. Sprechen Sie offen darüber, was Ihnen durch den Kopf geht. Vielleicht reagiert er darauf anfangs abwehrend. Manche müssen so viel Ehrlichkeit erst „verdauen" und kommen später darauf zurück. Lassen Sie ihm diese Zeit, bringen Sie das Thema nicht ständig wieder zur Sprache. Passen Sie einen günstigen Moment ab, um ihn erneut darauf anzusprechen.

Versuchen Sie, sich in die Situation Ihres Partners hineinzuversetzen. Die bevorstehende Operation beherrscht jetzt sein ganzes Denken und Fühlen. Es gehen ihm Fragen durch den Kopf wie: Werde ich starke Schmerzen haben? Wird es Schwierigkeiten bei der Operation geben? Werde ich bleibende Schäden davontragen? Was machen die Ärzte mit mir – ich kann mich doch gar nicht wehren? Was ist, wenn ich sterbe? Wie soll ich mich von der Familie verabschieden, vielleicht für immer? Warum passiert das alles ausgerechnet mir?

Wenn einen Menschen so viele offene Fragen bedrücken, die auch der beste Arzt nur teilweise beantworten kann, scheint es am einfachsten, alles zu verdrängen. Die trotzige Reaktion vieler Männer – „ich will nicht krank sein, ich will nicht operiert werden, ich will überhaupt nichts hören oder sehen" – wird damit verständlicher.

Durch Ihre Offenheit und Ihr Mitgefühl zeigen Sie Ihrem Mann, daß Sie ihn verstehen und daß er mit seiner Unsicherheit und seinen Zweifeln nicht allein ist. Wenn Sie merken, daß Gespräche ihm wenig helfen, er nicht reden kann oder will, können Sie ihm Ihre Nähe auch durch eine Umarmung vermitteln, oder einfach dadurch, daß Sie seine Hand halten.

Machen Sie ihm keine Vorschriften und erteilen Sie ihm keine klugen Ratschläge – auch wenn sie noch so berechtigt sind. Er hört davon schon genug, von den Kollegen, von Ärzten, vom Pflegepersonal, von den Therapeuten. Lassen Sie ihn vielmehr spüren, daß Sie in Gedanken bei ihm sind, daß Sie diese schwierige Zeit mit ihm durchstehen und daß Sie hinterher gemeinsam darangehen, die nötigen Veränderungen in Ihrem Leben einzuleiten.

Die letzten Stunden vor der Operation

Am Abend vor der Operation bekommen Sie einen Einlauf oder bereits mittags ein Abführmittel, damit der Darm während des Eingriffs weitgehend leer ist. Krankenschwester oder Pfleger rasieren Ihre Haare auf Brust und Beinen. Es könnten daran Keime haften, die durch die offenen Wunden in den Körper eindringen und schwere Infektionen auslösen können.

Wahrscheinlich sind Sie ziemlich unruhig und aufgeregt. Die Nachtschwester gibt Ihnen deshalb eine Schlaftablette, damit Sie sich gerade in dieser Nacht nicht ständig schlaflos im Bett hin- und herwälzen. Etwa eine Stunde vor der Operation bekommen Sie noch einmal ein starkes Beruhigungsmittel. So dämmern Sie dem Eingriff ziemlich teilnahmslos entgegen. Schließlich werden Sie in den OP-Vorbereitungsbereich geschoben. Dort spüren Sie vielleicht noch, wie die Assistenten Ihnen EKG-Elektroden auf die Brust kleben und der Anästhesist eine Infusionskanüle legt. Danach fallen Sie in tiefen Schlaf und spüren von all der zwar hochkomplizierten, aber heute weitgehend zur

DURCHBLUTUNGSSTÖRUNGEN AM HERZEN

Routine gewordenen Feinarbeit an Ihrem Herzen überhaupt nichts.

Nachdem die Narkose zu wirken begonnen hat, bekommen Sie über die Infusionskanüle Medikamente, die die gesamte Muskulatur entspannen. Das ist notwendig, damit die Ärzte ungestört operieren können. Der Anästhesist schiebt durch Mund und Rachen einen Beatmungsschlauch in Ihre Luftröhre. Darüber werden Sie während der Operation und auch noch einige Zeit danach auf der Intensivstation maschinell beatmet.

Nachdem der Narkosearzt noch einmal alle Körperfunktionen überprüft und für normal befunden hat, werden Sie in den OP-Saal gerollt, und dann beginnt die eigentliche Herz-Operation.

Was passiert bei einer Bypass-Operation?

Die Bypässe werden direkt am Herzen angelegt. Der Chirurg muß dafür das Herz frei vor sich liegen haben. Er muß alle Herzkranzgefäße genau inspizieren, um zu erkennen, wo er die Bypässe einnähen kann. Und er muß beurteilen, ob weitere Kalkablagerungen aus den Herzarterien herauszuschälen sind.

Wie aber schafft sich der Herzchirurg genügend Platz für all diese Arbeiten? Das Herz liegt relativ unzugänglich, aber gut geschützt, hinter dem Brustbein. Die Methode, mit der Ärzte sich Zugang zum Herzen verschaffen, klingt martialisch: Sie sägen das Brustbein der Länge nach durch und klappen den Brustkorb auseinander. Dann liegt das Herz offen vor ihnen.

Nachdem der Chirurg den Brustkorb geöffnet hat, legt er das Herz frei, indem er den Herzbeutel einschneidet. Jetzt muß er es für eine Weile stillegen, damit er an den Kranzgefäßen arbeiten kann. Er schließt den Kreislauf an die Herz-Lungen-Maschine an. Das bedeutet, er leitet das Blut, das über die Hohlvenen aus dem Körper kommt, aus dem rechten Vorhof des Herzens ab. Es fließt über ein oder zwei Schläuche in die Herz-Lungen-Maschine. Diese übernimmt nun die Funktion der Lunge, entzieht dem Blut das Kohlendioxid und reichert es mit Sauerstoff an. Eine andere Leitung führt das Blut in die Aorta, von dort fließt es in den Körper zurück und versorgt die Organe wie gewohnt mit Sauerstoff. Die Maschine ersetzt also Herz und Lunge gleichzeitig.

In vielen Kliniken kühlen die Ärzte das Herz mit einer kalten Spezialflüssigkeit, die manchmal auch mit Sauerstoff durchmischt ist, auf eine Temperatur von weniger als 15 Grad Celsius ab. Das macht den Herzmuskel unempfindlich gegen die Blutleere, die den Zellen sonst erheblich schaden würde. Ein derart „erkaltetes" Herz übersteht die mehrere Stunden dauernde Operation, ohne Schaden zu nehmen.

Währenddessen hat ein anderer Arzt aus dem Bein die Vene entnommen, die als Bypass eingesetzt werden soll.

Möglicherweise wird der Herzchirurg für einen Bypass statt einer Vene lieber die innere Brustwandarterie („Arteria mammaria") nutzen. Wenn immer es geht, verwenden Ärzte diese Ader als Überbrückung, weil sie erfahrungsgemäß länger offen bleibt als eine Vene. Nach 20 Jahren sind diese Bypässe bei über 90 Prozent der Patienten noch durchlässig. Diese Arterie ist kleiner als eine Unterschenkelvene. Sie entspringt am Anfang der Arm-

Die Bypass-Operation

arterie etwa in Höhe des Schlüsselbeins und verläuft an beiden Seiten des Brustbeins entlang nach unten. Man braucht diese Arterie nicht an die Aorta anzuschließen, weil die zentrale Verbindung von den Schlüsselbeinarterien her ja bereits besteht.

Der Herzchirurg nimmt sich nun die Herzkranzgefäße vor. Aufgrund der Koronar-Angiographie weiß er, wo sich die Engstellen befinden. Er schneidet die Venenstücke aus den Beinen so zurecht, daß sie in der Länge von der Aorta bis hinter die Engstelle der Herzarterie reichen und näht sie dort ein.

Wenn die feineren Herzkranzgefäße verkalkt sind, kann der Herzchirurg den Kalk direkt vor Ort entfernen. Er schneidet die Gefäße auf und schält die Krusten heraus. Möglicherweise gelingt es ihm sogar, auch die feinen Seitenäste zu „entkalken". Die aufgeschnittenen Herzarterien werden mit einem Stück Vene wie mit einem Flicken („Patch") wieder vernäht.

Danach verbindet der Chirurg die Bypass-Venen mit der Aorta. Er spült Bypässe und „entkalkte" Herzarterien mit Kühllösung und kann dabei gleich kontrollieren, ob sie gut durchlässig sind. Er leitet das Blut wieder durch die Herzvorhöfe und -kammern und wärmt das Herz langsam wieder auf. Sobald es seine Ausgangstemperatur erreicht hat, beginnt das Herz – meist von selbst – wieder zu schlagen. Andernfalls regt es der Arzt mit einem leichten Stromstoß dazu an.

Nun kontrolliert er noch einmal sorgfältig alle Drücke, Nähte und Funktionen. Ist alles in Ordnung, klemmt er die Leitungen zur Herz-Lungen-Maschine ab und entfernt die Schläuche. Danach vernäht er den Herzbeutel, klammert das Brustbein mit Drahtschlingen zusammen

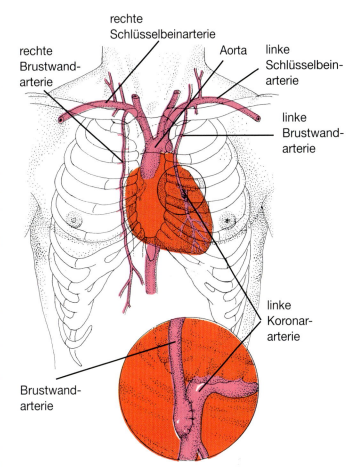

Bypass mit der Brustwandarterie („Arteria mammaria"):
Der Arzt schließt die Brustwandarterie direkt hinter dem Engpaß an die Koronararterie an (siehe Ausschnitt).

und schließt die Wunde. Einige dünne Schläuche leiten das Wundwasser aus dem Brustraum nach außen ab. Sie können einige Tage später entfernt werden.

Während der gesamten Operation überwachen Narkoseärzte Ihre Organfunktionen und Ihren Kreislauf. Sie oder entsprechend geschulte Pflegekräfte bleiben auch bei Ihnen, bis Sie wieder bei Bewußtsein sind.

Zur weiteren Überwachung werden Sie dann auf die Intensivstation gebracht.

DURCHBLUTUNGSSTÖRUNGEN AM HERZEN

Auf der Intensivstation

Wenn Sie nach der Operation zum ersten Mal wieder die Augen aufschlagen, werden Sie Mühe haben, Ihre Umgebung zu erkennen und sich zurechtzufinden. Am besten machen Sie die Augen gleich wieder zu, denn das Licht im Raum ist oft viel zu hell. Irgendwo tickert und piepst es, es zischt und gluckert. Stimmengewirr und ein ständiges Kommen und Gehen von Leuten, die Sie noch nie gesehen haben, machen es Ihnen obendrein schwer, wieder zu sich zu finden. Wahrscheinlich haben Sie Durst. Sie wollen rufen, aber es geht nicht. Sie stellen Ihre Versuche, sich bemerkbar zu machen, auch bald wieder ein, weil es viel zu anstrengend ist.

So oder ähnlich fühlt es sich an, wenn Sie nach der Bypass-Operation auf der Intensivstation aufwachen. Sie nehmen alles wahr, aber wie durch einen dicken Wattenebel. Ihre Sinne sind gedämpft von Narkose- und Beruhigungsmitteln. Sie haben einen Beatmungsschlauch im Hals und können nicht sprechen. Sie tragen kein Nachthemd, sondern sind nur mit einem Laken bedeckt. An Hand und Armbeuge stecken in mehreren Adern Kanülen, durch die verschiedene Flüssigkeiten in Ihren Blutkreislauf tropfen und die den Blutdruck und andere Blutwerte messen.

Auf Ihrer Brust kleben wie beim EKG Elektroden, die die Herztätigkeit kontinuierlich aufzeichnen und auf einem Monitor am Kopfende Ihres Bettes sichtbar machen. Dort sind auch ständig die Daten von Blutdruck, Körpertemperatur und Puls dargestellt. Neben Ihrem Bett steht ein Kasten, auf dem Zahlen blinken oder in regelmäßigen Abständen gebirgsähnliche Kurven erscheinen: Das ist das Beatmungsgerät. Es gibt bei jedem Atemzug, den Sie machen, ein schlürfendes Fauchen von sich. In der Harnblase liegt ein dünnes Schläuchlein, das den Urin in einen Beutel ableitet, der an Ihrem Bett hängt. Daran können die Ärzte sehen, ob Sie gut Harn ausscheiden, das heißt, ob die Nieren normal arbeiten. In Ihrem After liegt – für Sie kaum wahrnehmbar – eine dünne Sonde, die Ihre Körpertemperatur überwacht.

Wenn Sie nach einigen Stunden erneut wach werden, nehmen Sie schon mehr wahr. Aber dann merken Sie auch, was man mit Ihrem Brustkorb gemacht hat. Langsam läßt die Wirkung der starken Schmerzmittel nach, die Sie in den ersten Stunden nach der Operation betäubt haben. Es kommt Ihnen vor, als sei eine Dampfwalze über Sie hinweggerollt. Die Brust schmerzt, nicht zu sehr, aber doch so, daß jede Bewegung, einschließlich des Luftholens weh tut. Diese Schmerzen verursachen Ihr zersägtes Brustbein und Ihr Brustkorb, der während der Operation stundenlang auseinandergedehnt werden mußte.

Wahrscheinlich liegen Sie nicht allein im Raum, sondern mit mindestens einem weiteren Patienten zusammen. Das schafft zusätzliche Unruhe. Ständig kommt jemand und kontrolliert irgendwelche Schläuche, hängt Flaschen auf, notiert Zahlen und beobachtet Geräte, die über Ihrem Kopf hängen.

Wahrscheinlich spricht Sie immer mal wieder jemand an und will wissen, ob Sie reagieren. Nicken Sie dann mit dem Kopf oder drehen Sie ihn zur Seite, um „ja" oder „nein" zu signalisieren. Denn sprechen können Sie ja nicht. Oder zwinkern Sie mit den Augenlidern, um zu zeigen, daß Sie verstanden haben.

Die Bypass-Operation

Es ist anstrengend, auf der Intensivstation zu liegen, und es tut gut, daß die Ärzte Ihnen eine hohe Dosis an Beruhigungsmitteln geben, damit Sie nicht gar so viel davon mitbekommen. Sie sind wahrscheinlich froh, wenn Sie möglichst in Ruhe gelassen werden. Denn Ruhe ist auf Intensivstationen eine Kostbarkeit, für die jeder Patient dankbar ist.

Wenn diese Schilderung Ihnen einen Schrecken eingejagt hat, sollten Sie bedenken, daß es sich schlimmer anhört, als es in Wirklichkeit ist. Die meisten Patienten vergessen die Tage auf der Intensivstation schnell. Viele fühlen sich dort sogar sicherer und besser behütet als anschließend auf der Allgemeinstation. Auf jeden Fall aber sollen Sie wissen, was Sie „auf Intensiv" erwartet und welche Gefühle und Eindrücke dort auf Sie zukommen. Ärzte und Pflegepersonal sind auf Ihre Mitarbeit angewiesen, um Sie schnell wieder auf die Beine zu bringen.

Es ist sinnvoll, daß Sie nach der Operation ein paar Tage genauestens beobachtet werden. Es ist die kritische Zeit, in der sich herausstellt, ob der Eingriff Komplikationen nach sich zieht. Das erkennt man nur mit einer so umfassenden Überwachung aller Körper- und Organfunktionen, wie sie auf Intensivstationen möglich ist. Wenn Sie eine Infektion bekommen, steigt Ihre Körpertemperatur, und das Pflegepersonal sieht das auf dem Monitor, ebenso, wenn Ihr Blutdruck steigt. Wenn Ihr Herz Probleme macht, schlägt das EKG Alarm, wenn die Nieren streiken, scheiden Sie sichtbar zu wenig Urin aus.

Die genaue Kontrolle ist auch sinnvoll, weil es gilt, nach der künstlichen Beatmung eine Lungenentzündung zu verhindern. Daran können und müssen Sie aktiv mitarbeiten. Wenn es Ihnen gutgeht, kann der Arzt den Beatmungsschlauch („Tubus") schon einige Stunden nach der Operation aus der Luftröhre ziehen. Das geht blitzschnell und tut nicht weh. Es ist ein wenig unangenehm, aber wenn Sie es merken, ist schon alles vorbei. Dann kommt es darauf an, daß Sie immer gut abhusten und tief Luft holen. Das hört sich einfach an, macht Ihnen aber doch einige Beschwerden.

Vor allem der Brustkorb tut Ihnen weh. Vielleicht denken Sie, daß es wieder das Herz ist und die ganze Operation vergebens war. Weit gefehlt! Es sind die Wundheilungsschmerzen am Brustbein. Medikamente dämpfen sie etwas, dennoch werden Sie nicht ganz beschwerdefrei sein. Aber sie sind gut auszuhalten.

Mit solchen Schmerzen tut natürlich auch das Husten weh. Pflegekräfte und Krankengymnastin helfen Ihnen dabei und machen mit Ihnen Atemgymnastik. Sie zeigen Ihnen Tricks, mit denen Sie sich das Abhusten erleichtern können. Denn husten müssen Sie schließlich, je mehr, desto besser. Der Schleim in der Luftröhre muß raus, denn er bietet Bakterien einen idealen Nährboden, gerade solchen, die eine Lungenentzündung hervorrufen.

Vielleicht hilft es Ihnen zu wissen, daß Sie um so früher auf die Allgemeinstation kommen, je besser Sie abhusten können. Dann ist die Gefahr für eine Lungenentzündung gebannt, und die Intensivstation will Sie schnell loswerden, um eines der kostbaren Betten für den nächsten Patienten freizubekommen. Also – Augen zu und durch! Husten!

Wenn alle Organe wieder einwandfrei arbeiten, wenn Ihr Herz ordentlich schlägt und Ihr Kreislauf stabil bleibt,

**DURCH-
BLUTUNGS-
STÖRUNGEN
AM
HERZEN**

nehmen die Ärzte alle Überwachungsschläuche ab, und Sie werden auf die Pflegestation verlegt.

An die Angehörigen, die einen Patienten auf der Intensivstation besuchen

Weil es überwiegend Männer sind, die sich einer Bypass-Operation unterziehen müssen, sprechen wir im folgenden gezielt die Frau an. Für die Partner oder Ehemänner einer frisch operierten Frau gilt sinngemäß natürlich das gleiche.

Wenn Ihr Mann nach der Herzoperation auf der Intensivstation liegt, haben Sie eine ganz wichtige Aufgabe: Geben Sie ihm Kraft, Zuversicht, Mut. Zeigen Sie Ihre Freude darüber, daß er das Schlimmste hinter sich hat. Das klingt einfach, ist aber schwierig, wenn Sie wirklich am Bett stehen oder sitzen.

Bereiten Sie sich bewußt auf den ersten Besuch vor. Er wird Sie wahrscheinlich zutiefst erschüttern. Sie sehen den Menschen, der Ihnen in allen Lebenslagen so vertraut ist, in einer Verfassung, die Sie überhaupt nicht kennen und die Sie sehr erschrecken wird. Schläuche hängen aus allen Körperöffnungen, Apparate ticken und piepen, die Vielfalt der Geräte ist verwirrend. Der Mensch, der Ihnen so nahesteht, liegt da wie ein hilfloses Bündel. Es wird Sie berühren, ihn so an die medizinische Technik ausgeliefert zu sehen. Sie werden es schrecklich finden, unmenschlich, gemein, eine Tortur – wie können Ärzte so etwas anderen Menschen antun und zumuten?

Solche Gefühle sind verständlich, aber was Ihnen so unmenschlich vorkommt, rettet Ihrem Mann womöglich das Leben. Intensivstationen sind diejenigen Abteilungen im Krankenhaus, die in aller Regel die geringsten Sterberaten haben. Ihrem Mann bereitet die Überwachung keine Schmerzen. Was ihm später weh tut, ist das Husten, aber das wissen Sie schon, wenn Sie den vorigen Abschnitt gelesen haben. Das Brustbein schmerzt, das wissen Sie auch schon. Alles andere ist längst nicht so schlimm, wie es aussieht. Ihr Mann wird es Ihnen hinterher bestätigen.

Wappnen Sie sich für den ersten Besuch, für diese Situation, die Sie gefühlsmäßig durcheinander bringen wird. Wenn es geht, lassen Sie sich vom Arzt schon vorher einmal die Intensivstation zeigen, damit Sie in etwa wissen, was Sie erwartet.

Bevor Sie zu Ihrem Mann ans Bett dürfen, müssen Sie sich die Hände waschen und mit einer Desinfektionslösung abspülen. Sie müssen einen Kittel über Ihre Kleidung ziehen und – das ist von Klinik zu Klinik verschieden – auch ein Häubchen übers Haar stülpen und Plastikschuhe über die Straßenschuhe streifen. Einen Mundschutz brauchen Sie wahrscheinlich nicht.

Wenn Sie dann ans Bett gebracht werden, denken Sie daran: Sie müssen sich jetzt ein bißchen zusammennehmen. Versuchen Sie, nicht zu weinen. Was Sie Ihrem Mann in dieser Situation sagen, wird Ihnen schon einfallen, wenn es soweit ist. Verlassen Sie sich auf Ihr Gefühl. Sie werden beim ersten Besuch nur einige Minuten bleiben dürfen, aber das genügt auch, um ein paar liebe Worte zu sagen, um die Hand zu halten und sanft zu drücken, um über die Wange zu streicheln. Vermitteln Sie Körperkontakt.

Bitten Sie eine enge Freundin oder einen Ihrer Verwandten, Sie zu begleiten. Sie werden zwar die einzige sein, die an das Bett des Frischoperierten darf, aber Sie brauchen anschließend jemanden, an den Sie sich anlehnen können, der Sie ein wenig auffängt, dem Sie alles, was Ihnen durch den Kopf geht, sagen können, bei dem Sie auch Ihren Tränen freien Lauf lassen können.

Beim zweiten Mal ist dann alles schon viel einfacher. Möglicherweise ist der Beatmungsschlauch schon entfernt worden, Ihr Mann kann dann zumindest wieder flüstern, er kann Ihnen sagen, wie er sich fühlt, und er wird auch schon wieder ein bißchen schimpfen können.

Am dritten Besuchstag ist er – wenn alles planmäßig verläuft – schon fast wieder der alte. Dann steht die Entlassung auf die Pflegestation bevor.

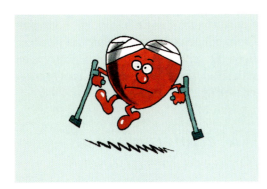

Wieder auf die Beine kommen – auf der Pflegestation

Die ersten Tage auf der Allgemeinstation werden Ihnen wie ein Labsal vorkommen. Es herrscht Ruhe, der Tagesablauf ist geregelt, all die hektische Aktivität der Intensivstation liegt hinter Ihnen. Sie können ausruhen, schlafen, allein essen, nach Herzenslust trinken (natürlich keinen Alkohol, höchstens ein Bierchen zur Belohnung für all den Streß!), die ersten Zeitungen lesen, Besuch empfangen, mit Ihren Bettnachbarn plaudern, Erfahrungen austauschen. Sie werden erleichtert sein, alles hinter sich zu haben. Aber laden Sie sich nicht zu viel auf. Bitten Sie Ihre Angehörigen, den Besucherstrom zu „kanalisieren", damit nicht alle auf einmal kommen. Sie brauchen Ihre Kraft für Wichtigeres!

Jetzt heißt es nämlich, wieder auf die Beine kommen. Die Krankengymnastin trainiert täglich mit Ihnen, um Ihre schwach gewordenen Muskeln zu stärken. Sie müssen weiterhin das Husten üben, Atemgymnastik machen, aufstehen lernen. Und Sie werden spüren, daß die Operation Sie doch Kraft gekostet hat, daß es gar nicht so einfach ist, wieder auf eigenen Füßen zu stehen, obwohl das im Liegen doch so kinderleicht zu sein scheint. Ungefähr am fünften Tag nach der Operation werden Sie am Arm der Schwester oder Krankengymnastin eine Treppe hinuntergehen, und zwei Tage später versuchen Sie's in der Gegenrichtung.

Damit die Wunden an den Beinen gut verheilen, müssen Sie in den ersten Wochen nach der Operation Stützstrümpfe tragen. Sie sollten die Beine oft hochlegen und viel gehen, damit das Blut sich nicht staut. Und Sie müssen eine sehr sorgfältige Fußpflege betreiben, damit die Wunden an den Beinen sich nicht infizieren. Gerade im Krankenhaus holen Sie sich leicht eine Pilzinfektion am Fuß. Trocknen Sie die Füße immer gut ab, vor allem die Zehenzwischenräume und laufen Sie nicht barfuß. Am besten benutzen Sie vorbeugend eine Anti-Pilz-Lotion oder -Creme (siehe test-Sonderheft „Gesundheit", 1993, Seite 127). Nachdem die Wunden verheilt sind, lassen auch Wassertreten und kalte Güsse auf die Unter-

DURCHBLUTUNGSSTÖRUNGEN AM HERZEN

schenkel das Blut leichter zum Herzen zurückfließen.

Das Brustbein wird Ihnen nach der Operation noch drei bis sechs Wochen lang weh tun. Erst nach gut zwei Monaten ist der Knochen wieder ganz zusammengewachsen und die Wunde vollständig verheilt. Sie sollten in dieser Zeit darauf achten, daß Sie mit dem Oberkörper keine ruckartigen Bewegungen vollführen, zum Beispiel, wenn Sie sich aufsetzen, hinlegen oder im Bett umdrehen. Sie können auch dreimal täglich für zwanzig Minuten ein Heizkissen oder eine lauwarme Packung auflegen (nicht ohne Wundverband!). Wenn Sie durch die Schmerzen im Brustbein Oberkörper, Schultern und Nacken stark anspannen, können vorsichtige Massagen und krankengymnastische Übungen die Muskeln wieder lockern. Wenn sich die Haut über der Wunde geschlossen hat, können Sie auch ins Schwimmbad und vorsichtig im Wasser „spazierengehen" – das warme Wasser entspannt, und die Bewegung tut Ihnen gut.

Es ist wichtig, daß Sie rasch wieder aus dem Bett kommen. Das mindert die Gefahr für Blutgerinnsel und stärkt den Kreislauf. Entwickeln Sie also ruhig ein bißchen Ehrgeiz dabei.

Anfangs sind Sie wahrscheinlich ziemlich euphorisch, aber später kommt auch ein Tief. Das ist völlig normal. Fast jeder Bypass-Patient fällt nach der Operation irgendwann in ein dunkles Seelen-Loch, ist deprimiert, traurig, antriebslos. Die Zukunft sieht nur noch grau und öde aus.

Reden Sie dann über Ihre Gefühle. Mit den Pflegekräften, den Ärzten, Ihrer Familie. Zwingen Sie sich nicht dazu, in dieser Verfassung Fröhlichkeit vorzuspielen. Sagen Sie, daß Sie jetzt keine Lust haben, Besuch zu bekommen, daß Sie Zeit für sich brauchen, daß Sie alleinsein wollen. Sie kommen bestimmt schnell wieder heraus aus dem Seelen-Tief. Je offener und ehrlicher Sie mit Ihren Gefühlen umgehen, desto schneller.

Nach acht bis zwölf Tagen werden Sie aus dem Herzzentrum in Ihr Heimatkrankenhaus oder in eine Reha-Klinik entlassen. Dort beginnt ein ähnliches Aufbauprogramm wie für Patienten nach einem Herzinfarkt (siehe Seite 110). Sie können auch drei bis vier Wochen in dem Krankenhaus bleiben, in dem Sie operiert wurden (das gilt nicht für Herzzentren, dort werden die Betten für die nächsten Bypass-Patienten gebraucht). In einer Reha-Klinik bekommen Sie aber auch die für Sie optimale Pflege und vor allem das bessere Aufbautraining als in einem normalen Krankenhaus, das nicht über die notwendigen Detailkenntnisse und Erfahrungen in der Rehabilitation von Bypass-Operierten verfügt.

Wie erfolgreich sind Bypass-Operationen?

Wenn die großen Herzkranzarterien stark eingeengt oder verschlossen sind, ist die Bypass-Operation eine der besten Methoden, um Angina-pectoris-Beschwerden zu beheben und einem Herzinfarkt vorzubeugen. Wie erfolgreich sie ist, hängt aber maßgeblich davon ab, ob Sie Ihren Lebensstil so verändern, daß Sie Ihr Herz möglichst gut entlasten (siehe Seite 38).

■ Sehr gute Ergebnisse bringt der Eingriff bei etwa 90 Prozent der Patienten. Auch wenn eine der Venenbrücken wieder verstopft, spürt nur ein Drittel der Patienten erneut Angina-pectoris-Beschwerden.

Die Bypass-Operation

Nach zehn Jahren sind noch über zwei Drittel der operierten Patienten beschwerdefrei.

■ Bypässe mit den Brustwandarterien sind nach 20 Jahren bei über 90 Prozent der Patienten noch offen.

■ Besonders gut sind die Erfolge, wenn der Hauptstamm der Herzarterien verschlossen war. Fünf Jahre nach der Operation sind über 90 Prozent dieser Patienten noch am Leben. Würden sie nur mit Medikamenten behandelt und nicht operiert, wäre jeder Zweite bereits gestorben.

■ Bei 10 bis 15 Prozent der Patienten verschließen sich die Venenbrücken innerhalb der ersten Monate nach der Operation. Meistens sind dies Bypässe, die im Nachhinein gesehen gar nicht nötig gewesen wären. Deswegen verursachen solche „Frühverschlüsse" auch keine Beschwerden und sind ungefährlich.

■ Nach zehn Jahren sind 40 bis 50 Prozent der Venen-Bypässe nicht mehr durchgängig.

■ Etwa fünf Prozent der Patienten erleiden während der Operation einen Herzinfarkt. Die Ärzte bekommen ihn dann jedoch oft besser in den Griff als sonst.

■ Die Gefahr, an der Bypass-Operation zu sterben, ist sehr gering. Fast 99 von 100 Patienten überleben sie. Je weniger das Herz durch vorausgegangene Infarkte vorgeschädigt ist, je weniger andere Krankheiten der Patient hat, desto geringer ist das Operations-Risiko.

■ Die Lebenserwartung von Bypass-operierten Patienten ist nahezu genauso groß wie die gesunder Menschen, wenn die Pumpkraft des Herzens nicht eingeschränkt ist.

Das Leben nach der Operation

Nach einem mehrwöchigen Reha-Aufenthalt (siehe Seite 110) und einer Erholungszeit zu Hause können Sie Ihre Arbeit wieder aufnehmen. Die Voraussetzungen sind ähnlich wie nach einem Herzinfarkt (siehe Seite 118). Sie brauchen sich nicht besonders zu schonen oder gar pensionieren zu lassen, es sei denn, Sie stehen sowieso kurz vor der Altersgrenze.

Wenn Ihre bisherige Tätigkeit zu anstrengend für Ihr Herz ist, wird es sicherlich schwierig für Sie, eine angemessene neue Tätigkeit zu finden. Dann müssen Sie hartnäckig sein und sich nicht abschieben lassen. Sprechen Sie mit Ihrem Vorgesetzten und/oder dem Betriebsrat, ob sich ein anderer Arbeitsplatz finden läßt, ob Sie halbtags arbeiten oder ob Sie beim Arbeitsamt eine Umschulung beantragen können.

Vielleicht gibt es auch die Möglichkeit, daß Sie Ihre Arbeitszeit stundenweise steigern. Zum Beispiel: Vier Wochen lang arbeiten Sie vier Stunden, dann vier Wochen lang sechs Stunden täglich, und in der dritten Stufe leisten Sie wie früher den vollen Arbeitstag. Erkundigen Sie sich bei Ihrer Krankenkasse und bei Ihrem Arbeitgeber, ob sie einer derart gestaffelten Wiedereingliederung in das Berufsleben zustimmen.

Eine vorzeitige Pensionierung sollten Sie nur in Betracht ziehen, wenn Sie sich körperlich tatsächlich nicht mehr belasten sollen, aber das ist nur bei wenigen Patienten der Fall. Auch wenn es Ihnen anfangs verlockend erscheinen mag, in Rente zu gehen – bedenken Sie, daß Sie Kollegen und Arbeitsumfeld wahrschein-

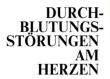

DURCH-BLUTUNGS-STÖRUNGEN AM HERZEN

WANN SIND SIE BERUFS-, WANN ERWERBSUNFÄHIG?

Wenn Sie aufgrund eines Infarkts oder einer Bypass-Operation berufsunfähig werden, heißt das noch lange nicht, daß Sie auch erwerbsunfähig sind. Sie können dann zwar Ihrem erlernten oder derzeit ausgeübten Beruf nicht mehr nachgehen, wären aber doch in der Lage, einen anderen zu ergreifen.

Ob Sie einen Antrag auf Schwerbehinderung, Umschulung oder Frührente stellen sollen, läßt sich nur im Einzelfall entscheiden. Hier gilt es, viele Vor- und Nachteile gegeneinander abzuwägen, die sich nicht pauschal aufzählen lassen. Erkundigen Sie sich bei den Sozialarbeitern und -arbeiterinnen in der Reha-Klinik, beim Versorgungsamt, bei der Krankenkasse, beim Arbeitsamt und bei Ihrem Rentenversicherungsträger, was in Ihrer Situation am sinnvollsten ist.

Eine Rente für Schwerbehinderte wegen Berufs- oder Erwerbsunfähigkeit bekommen Sie nur, wenn das Versorgungsamt Ihnen mindestens einen Grad von 50 für die Behinderung bescheinigt, wenn Sie mindestens 60 Jahre alt sind und mindestens 35 Jahre lang Ihre Beiträge an den Rentenversicherungsträger bezahlt haben.

lich in Kürze vermissen werden. Und berücksichtigen Sie auch, daß Sie mit weniger Geld leben müssen, wenn Sie eine Frühberentung beantragen.

Für Ihr alltägliches Leben sollten Sie alle Regeln beherzigen, die auch für Herzinfarkt- und Arteriosklerosepatienten gelten (siehe Seite 38). Sie dürfen nicht davon ausgehen, daß Sie durch die Operation voll und ganz geheilt sind. Der Herzchirurg hat Ihnen die Beschwerden nehmen können, nun müssen Sie dafür sorgen, daß die Bypässe offen bleiben und daß nicht weitere Herzarterien verstopfen. Das heißt: Sie sollten Sport treiben, sich vernünftig ernähren, für Entspannung sorgen, nicht mehr rauchen, Ihr Normalgewicht halten, zu hohen Blutdruck bekämpfen.

Schließen Sie sich einer ambulanten Herzgruppe an (siehe Seite 121), dann gewöhnen Sie sich leichter an ein tägliches Bewegungspensum und – dies vor allem – Sie gewinnen Spaß daran.

Für Urlaubsreisen gelten die gleichen Ratschläge wie für Patienten nach einem Herzinfarkt (siehe Seite 120). Wenn Sie ein Fan des alpinen Skisports sind oder gern im Hochgebirge wandern, steht dem auch nach einer Bypass-Operation nichts entgegen. Sie sollten solche Aufenthalte jedoch mit Ihrem Kardiologen absprechen. Sind Sie ans Gebirge gewöhnt und können maßhalten, wird er gegen einen Urlaub auch in Höhenlagen über 1500 Metern nichts einzuwenden haben. Wenn Sie ganz hoch hinaus wollen – über 2500 Meter –, müssen Sie mit Ihrem Arzt klären, was Sie sich „da oben" zumuten dürfen und was nicht.

Sind Sie eher ein „Flachländler", sollten Sie sich auch im Urlaub daran halten. Mittelgebirgswanderungen können Sie allerdings bedenkenlos unternehmen, es sei denn, Ihr Arzt hat Ihnen auch davon abgeraten. Gehen Sie den Urlaub langsam an. Gewöhnen Sie sich erst ein paar Tage an den Klimawechsel, bevor Sie sich auf Tour begeben.

Das gilt auch, wenn Sie Ihre Ferien in fernen Ländern verbringen wollen. Stellen Sie aber die Jahreszeiten nicht gar zu sehr auf den Kopf, indem Sie im tiefsten europäischen Winter in die Tropen reisen.

Es belastet Ihren Organismus weniger, wenn Sie ihm die nötige Erholung in dem Klima bieten, an das er sowieso gewöhnt ist. Das heißt nicht, daß Sie in den Wintermonaten nicht mehr nach Teneriffa fliegen sollen. Derartige Klimawechsel verkraften Sie allemal, wenn Sie Ihrem Körper einige Tage Eingewöhnung gönnen und nicht nur eine Woche dort bleiben. Problematischer sind Reisen nach Afrika (Kenia) oder Asien (Thailand, Indonesien, Hongkong). Das feucht-heiße Klima dort belastet Herz, Kreislauf und Abwehrsystem erheblich, und Sie können unter diesen Bedingungen auch nur sehr wenig Sport treiben. Der Aufenthalt in diesen Ländern strapaziert Sie oft mehr, als daß er Ihnen Erholung verschafft.

Die erste Kontrolluntersuchung nach der Operation beim Kardiologen steht ungefähr ein Vierteljahr nach der Entlassung aus der Reha-Klinik an. Er setzt Sie aufs Fahrrad-Ergometer und kontrolliert die Belastbarkeit des Herzens. Dazu kommen natürlich die körperliche Untersuchung, Echokardiographie (siehe Seite 81), Blutentnahmen. Wenn alles in Ordnung ist und auch keine Rhythmusstörungen aufgetreten sind, brauchen Sie zukünftig nur noch alle vier bis sechs Monate zur Untersuchung.

Eine Koronar-Angiographie ist erst dann notwendig, wenn Sie erneut Beschwerden haben oder wenn ein Belastungs-EKG darauf schließen läßt, daß die Venenbrücken nicht mehr durchlässig sind. Ob es sich um vom Herzen ausgehende Schmerzen handelt, prüfen Sie mit dem Nitro-Spray. Lassen die Beschwerden damit sofort nach, können Sie ziemlich sicher sein, daß es sich um Angina pectoris handelt. Dann müssen Sie möglichst rasch zum Kardiologen. Schieben Sie diesen Arztbesuch nicht auf die lange Bank! Es hat keinen Sinn, den Kopf in den Sand zu stecken und abzuwarten, ob die Schmerzen von selbst verschwinden. Wenn Sie ehrlich zu sich selbst sind, wissen Sie, daß das nicht so sein wird.

Wenn die Schmerzen trotz Nitro-Spray anhalten, liegt die Ursache in Muskeln oder Knochen. Eventuell ist das Brustbein noch nicht wieder vollständig zugewachsen oder Sie haben sich im Oberkörper verspannt.

Was tun, wenn der Bypass verstopft?

Verstopfte Bypässe können sich mit Angina-pectoris-Anfällen bemerkbar machen. Oder Ihr Arzt erkennt es anhand des Belastungs-EKG.

Dann können die Engstellen des Bypasses möglicherweise mit dem Ballon-Katheter aufgedehnt werden, genau wie normale Herzarterien auch (siehe Seite 127). Vielleicht müssen Sie sich auch erneut einer Bypass-Operation unterziehen. Das können Hausarzt, Kardiologe und Herzchirurg nur im Einzelfall mit Ihnen gemeinsam entscheiden.

DURCH-
BLUTUNGS-
STÖRUNGEN
AM
HERZEN

Medikamente

Alle Medikamente, die die Durchblutung des Herzens verbessern und Folgekrankheiten sowie die Ausdehnung der Arteriosklerose verhindern können, sind bei verengten Herzkranzgefäßen sinnvoll. Dazu gehören lipidsenkende (siehe Seite 232) und harntreibende Mittel (siehe Seite 247), Beta-Blocker (siehe Seite 250), Kalzium-Antagonisten (siehe Seite 253), ACE-Hemmer (siehe Seite 255), Azetylsalizylsäure (siehe Seite 240) und Nitrate (siehe Seite 258).

Welche Medikamente im einzelnen angezeigt sind, läßt sich nicht pauschal angeben, sondern nur individuell entscheiden.

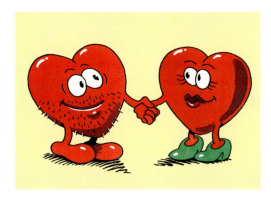

FRAUENHERZEN SCHLAGEN ANDERS

Herzkrankheiten gelten allgemein als männerspezifisch. Frauen bekommen vor den Wechseljahren seltener einen Herzinfarkt oder Arteriosklerose. Erklären können sich die Mediziner dieses Phänomen bis heute nicht. Möglicherweise liegen auch einfach zu wenig Daten über Herz-Kreislauf-Krankheiten bei Frauen vor. Die großen Studien haben bislang fast immer nur Männer einbezogen. Frauen blieben außen vor.

Risikofaktoren wie Übergewicht, Bluthochdruck oder hohe Blutfettwerte spielen bei Frauen keine so große Rolle wie bei Männern. Dabei leben Frauen keineswegs immer gesundheitsbewußter. Sie neigen ebenso mehr oder weniger zum Dickwerden, sie rauchen genauso stark oder noch mehr als Männer, und die Werte für Gesamtcholesterin liegen im Durchschnitt deutlich über denen der Männer. Die hohen Blutfettwerte scheinen jedoch weniger gefährlich – Frauen haben generell höhere HDL-Anteile, und viel HDL im Blut schützt ja bekanntlich vor Arteriosklerose (siehe Seite 28).

Offenbar bewahrt auch das in den Eierstöcken produzierte Geschlechtshormon Östrogen und die monatliche Menstruation viele Frauen vor der koronaren Herzkrankheit. Nach den Wechseljahren jedoch, wenn der Östrogen-Spiegel im Blut sinkt und die monatliche Periode ausbleibt, ist es mit diesem Schutz vorbei. Auch wenn Frauen rauchen und/oder die „Pille" nehmen, steigt das Risiko für Herz-Kreislauf-Erkrankungen drastisch an. Stärker gefährdet sind ebenso Frauen mit Zuckerkrankheit, erhöhten Triglyzeridspiegeln im Blut (siehe Seite 25) sowie Frauen, deren Eltern und nahe Verwandte herzkrank waren oder sind.

Auch Ärzte neigen häufig immer noch dazu, davon auszugehen, daß nur Männer herzkrank sein können. Wenn Frauen über Schmerzen in der Brust klagen, kommen sie nicht so schnell auf den Gedanken, daß es sich um Angina pectoris handeln könnte, sondern diagnostizieren „klimakterische (durch die Wechseljahre bedingte) Beschwerden" oder schieben sie

Frauenherzen schlagen anders

auf seelische Probleme. Viel zu selten setzen sie Frauen aufs Fahrrad-Ergometer und bilden sich erst dann anhand der EKG-Kurven ihr Urteil.

Frauen sind beim Arztbesuch häufig nicht darauf eingestellt, ein Belastungs-EKG schreiben zu lassen. Was für Männer einfach ein sportlicher Test ist, macht Frauen eher befangen. Sie tragen oft einen engen Rock, und wer tritt schon gern – nur mit der Unterwäsche bekleidet – in die Pedale? Oder sie sind das Fahrradfahren nicht gewohnt. Sie fühlen sich unsicher, beobachtet und schaffen schon aus diesen Gründen nicht die erforderliche Watt-Zahl, um das Herz in den kritischen Belastungsbereich zu bringen. Dann ist das EKG natürlich wenig aussagekräftig, und der Arzt denkt sich: Na bitte, hab ich´s doch gleich gewußt.

Die Statistik indes zeigt, daß Frauen viel häufiger herzkrank sind als angenommen. Kommt in Deutschland auf zehn Bypass-Patienten im Alter von 45 Jahren nur eine Frau (Verhältnis 10:1), steigert sich das Verhältnis bei den 65jährigen auf 2:1. Seit einigen Jahren erleiden immer häufiger auch Frauen um 40 Jahre einen Infarkt. Woran das liegt, ist noch unklar.

In Deutschland starben 1990 74 000 Menschen am Herzinfarkt, darunter 32 000 Frauen. Während bei Männern die Zahl der Infarkttodesfälle seit Jahren abnimmt, steigt sie bei Frauen immer noch an.

In den USA ist der Herzinfarkt bei den Frauen bereits heute die Todesursache Nummer eins. Jedes Jahr sterben daran über 500 000 Frauen, das sind doppelt so viele wie an allen Krebsleiden zusammen. Eine von neun Frauen im Alter zwischen 45 und 64 Jahren hat Arteriosklerose in den Herzkranzgefäßen. Beinahe ein Drittel aller erwachsenen Amerikanerinnen hat Cholesterinwerte, die ein erhöhtes Infarktrisiko nahelegen.

Die Infarktraten sind nachgewiesenermaßen besonders hoch bei Frauen, die sich bemühen, Kinder und Berufstätigkeit unter einen Hut zu bringen und dabei nicht genügend Unterstützung von ihren Männern bekommen oder sich keine Haushaltshilfe leisten können. 1970 arbeitete in den USA fast jede vierte Frau außer Haus, 1988 war es bereits jede zweite. Heute haben 70 Prozent aller berufstätigen US-Amerikanerinnen Kinder unter 18 Jahren, bei der Hälfte der Frauen liegen die Kinder sogar noch in den Windeln. Die berufstätigen Frauen sind doppelt so häufig herzkrank wie Hausfrauen.

Oftmals sind es die Frauen selbst, die sich unter Druck setzen. Sie wollen Karriere machen und gleichzeitig eine gute Mutter sein, und sie reiben sich zwischen beiden Aufgaben oft auf. Sie kommen gar nicht dazu, vernünftig zu essen, sich zu entspannen, einem Ausgleichssport nachzugehen.

Was ist bei Frauen anders als bei Männern?

Offenbar verläuft bei Frauen die koronare Herzkrankheit etwas anders als bei Männern. Folgende Unterschiede haben sich bislang herausgestellt:

■ Frauen haben oft längere Zeit Angina pectoris, bevor sie einen Infarkt erleiden. Männer dagegen bekommen schneller einen Infarkt.

■ In den ersten Wochen nach einem Herzinfarkt sterben doppelt so viele Frau-

DURCHBLUTUNGSSTÖRUNGEN AM HERZEN

en wie Männer. Auch danach ist die Rate der tödlichen Komplikationen bei Frauen höher.

■ In den ersten vier Jahren nach einem Herzinfarkt erleiden 20 Prozent der Frauen einen zweiten Infarkt, jedoch nur 15 Prozent der Männer.

■ Bei Frauen stellen sich nach einem Infarkt häufiger Komplikationen ein, es kommt bei ihnen häufiger zu akutem und chronischem Herzversagen.

■ Nach einer Bypass-Operation sterben Frauen häufiger als Männer. Möglicherweise liegt das mit daran, daß sie erst relativ spät, wenn die Arteriosklerose bereits sehr weit fortgeschritten ist, zur Operation eingewiesen werden.

■ Die Bypässe bleiben bei Frauen nicht so lange offen wie bei Männern.

Zweierlei Maß?

Sehr viel seltener prüfen Ärzte bei Frauen so eingehend wie bei Männern, ob eine koronare Herzkrankheit hinter den angegebenen Beschwerden stecken könnte. Und sie behandeln sie offenbar auch zurückhaltender. Zahlen, vor allem aus den USA, wo den Medizinern inzwischen klargeworden ist, daß hier eine diagnostische und therapeutische Lücke besteht, beweisen dies eindeutig. In Deutschland und Europa dürfte die Situation kaum anders aussehen:

■ Die Ärzte ordnen bei Frauen nur halb so oft wie bei Männern eine Koronar-Angiographie an, obwohl sie genauso häufig und teilweise sogar heftigere Angina-pectoris-Beschwerden haben als Männer. Hat das Belastungs-EKG einen verdächtigen Befund ergeben, werden Männer zehnmal häufiger zur Koronar-Angiographie eingewiesen als Frauen.

■ Ebenso selten weisen sie Frauen zur Ballon-Dilatation oder Bypass-Operation ins Herzzentrum ein, obwohl sie oft stärkere Symptome haben als Männer. Bei Frauen muß die koronare Herzkrankheit viel weiter fortgeschritten sein als bei Männern, bevor sie für eine Bypass-Operation vorgesehen werden.

■ Seltener als bei Männern setzen Ärzte bei Frauen eine Lyse-Therapie an (siehe Seite 104).

Es gibt bislang kaum Studien, die untersuchen, wie Frauen auf die bei Männern üblichen Behandlungsarten der Arteriosklerose reagieren, wie hoch die Medikamente bei ihnen dosiert sein müssen und ob andere Risikofaktoren eine Rolle spielen. Erst jetzt laufen in den USA die ersten derartigen Studien an. Zumindest dort ist den Wissenschaftlern bewußt geworden, daß hier ein dringender Forschungsnachholbedarf besteht.

Was tun?

Wenn eine Frau den Verdacht hat, herzkrank zu sein, der Hausarzt sie aber nicht ernst nimmt, sollte sie direkt zum Kardiologen gehen. Der Herz-Spezialist wird eher erkennen, ob die Beschwerden vom Herzen kommen oder nicht. Und wenn sie sich auch bei diesem Arzt nicht gut aufgehoben fühlt, sollte sie einen weiteren zu Rate ziehen.

Und Frauen sollten vielleicht selbst öfter auf den Gedanken kommen, daß es Angina pectoris sein könnte, wenn sie immer wieder dieses seltsame Engegefühl in der Brust spüren. Viele kommen nur deshalb nicht auf die Idee, zum Kardiologen zu gehen, weil auch sie glauben, daß Herzinfarkt und Arteriosklerose Männerkrankheiten sind.

Auch Frauen brauchen Reha-Maßnahmen

Viele Ärzte sind nicht darüber informiert, daß auch Hausfrauen ein mehrwöchiger Aufenthalt in einer Reha-Klinik zusteht. Oft sind es jedoch auch die Frauen selbst, die den Reha-Aufenthalt verweigern oder für überflüssig halten. „So lange kann ich nicht wegbleiben" oder „das kann ich mir nicht leisten" sind die häufigsten Argumente, die dann ins Feld geführt werden.

Beide kann kein verantwortungsbewußter Arzt gelten lassen. Gerade Frauen brauchen die Reha-Maßnahmen, oft sogar noch viel dringlicher als Männer. Sie stehen häufig unter einer chronischen Überbelastung als Hausfrau, Mutter, Berufstätige und Ehefrau. Es wäre wichtig für sie, endlich einmal Zeit nur für sich zu haben. Um über ihr Leben nachzudenken, Alternativen zu erkennen und die Zukunft neu zu planen.

Ein Reha-Aufenthalt kann Frauen helfen, Probleme zu klären beziehungsweise im Gespräch mit Psychologen, Ärzten und anderen Therapeuten Ansätze für ihre Bewältigung zu erarbeiten:

■ Berufstätige Frauen fühlen sich nach einem Infarkt um Jahre gealtert und sehen ihre Position bei Kollegen und Vorgesetzten gefährdet. Sie müssen sich dann nicht mehr nur gegen Männer behaupten, sondern auch gegenüber gesunden Frauen.

■ Viele haben Angst, nach einem Infarkt keine „vollwertige" Frau mehr zu sein. Sie glauben, nicht mehr mit einem Mann schlafen zu dürfen, weil das Herz dabei zu sehr belastet werden könnte. Vielen ist es auch sehr recht, sich hinter der Krankheit verstecken und ihren „ehelichen Pflichten" entgehen zu können.

■ Ehemann und Familie sind selten bereit mitzuhelfen, wenn es darum geht, die deftige Hausmannskost auf gesündere Vollwerternährung umzustellen (siehe Seite 39). Manche Männer gehen sogar so weit, ihren Frauen das Abnehmen zu verbieten, weil sie „noch was zum Anfassen" haben oder auf ihren Sonntagsbraten nicht verzichten wollen.

■ Ähnlich verhält es sich, wenn beide rauchen, und die Frau es der Gesundheit zuliebe aufgeben muß. Viele Männer rauchen trotzdem weiter und machen es damit ihrer Partnerin extrem schwer, auf den blauen Dunst zu verzichten.

■ Bei Frauen gilt der Infarkt als Zeichen von Schwäche und Hinfälligkeit. Verwandte, Freunde und die Familie nehmen daran oft sehr viel weniger Anteil als bei Männern, bei denen ein Infarkt eher als Zeichen hohen Arbeitseinsatzes und besonderen Engagements im Beruf gilt. Frauen stehen mit der Bewältigung ihrer Krankheit deshalb meistens allein. Sie dürfen zwar für andere als „Klagemauer" herhalten, aber wenn ihnen selbst nach Jammern zumute ist, suchen sie häufig vergebens eine starke Schulter zum Anlehnen. Sie haben zu funktionieren. Basta.

Alle diese Probleme können – neben den üblichen Maßnahmen zur angemessenen Erholung – bei einem Reha-Aufenthalt zur Sprache kommen. Ärzte und Thera-

DURCHBLUTUNGSSTÖRUNGEN AM HERZEN

peuten bestärken Frauen, sich selbst wichtig zu nehmen und auch innerhalb der Familie dafür zu kämpfen, ernstgenommen zu werden. Nicht alle Frauen haben von Natur aus das nötige Selbstbewußtsein dafür, und es ist wahrhaftig keine Schwäche, sich Unterstützung zu holen, gerade nach einem Infarkt oder einem schweren Eingriff. In den Gesprächsgruppen der Reha-Klinik – manche sind ausschließlich Frauen vorbehalten – können alle Sorgen, Ängste, Gefühle und Schwierigkeiten zur Sprache kommen, die vor Männern oder Familienangehörigen nicht ausgebreitet werden können. Frauen erfahren dort auch, wie sie ihr zukünftiges Leben gestalten sollten, um keinen zweiten Infarkt zu erleiden. Sie bekommen Mut und Kraft dafür, die sie allein nicht aufbringen.

Vielleicht ist die Todesrate bei Frauen nach einem Infarkt deshalb so hoch, weil viele alle Probleme mit sich selbst abmachen, die eigenen Bedürfnisse hintanstellen und in erster Linie für andere da sind.

Was müssen Frauen beachten?

Es gibt einige Besonderheiten in der medikamentösen Behandlung der Arteriosklerose, die Frauen beachten müssen:

■ Manche Frauen haben extrem starke Menstruationsblutungen, wenn sie gerinnungshemmende Medikamente nehmen (siehe Seite 243). Der Arzt kann dann eventuell die Dosis mindern.

■ Die normalen Dosierungsvorschriften für die Medikamente sind berechnet auf den Durchschnittsmann mit einem Gewicht von 70 Kilogramm. Zierliche Frauen brauchen entsprechend geringere Mengen, was viele Ärzte nicht berücksichtigen. So kommt es, daß bei Frauen die Nebenwirkungen einiger Arzneimittel schlimmer sind als die erwünschte Wirkung.

■ Manche Frauen bekommen Migräne, wenn sie Nitrate schlucken, und nehmen dagegen starke Migränemittel. Einige dieser Medikamente (Präparate mit dem Wirkstoff Ergotamin) können bei Daueranwendung die Kopfschmerzen jedoch erst recht verstärken und zudem abhängig machen. Außerdem können die Schmerzmittel Spasmen in den Herzkranzgefäßen auslösen.

■ Eine Substanz der Kalzium-Antagonisten (siehe Seite 253), das Nifedipin, führt bei übergewichtigen Frauen leicht zu Wasseransammlungen in den Beinen. Die meisten machen dann den Fehler, die Dosis von entwässernden Mitteln (Diuretika, siehe Seite 247) eigenständig zu erhöhen.

■ Beta-Blocker (siehe Seite 250) scheinen Frauen schlechter zu vertragen als Männer. Viele klagen über Schwindel und Kreislaufschwäche aufgrund eines zu niedrigen Blutdrucks sowie über abgestorbene Finger oder Zehen bei kalter Witterung.

Können Östrogen-Pillen nach den Wechseljahren Frauen vor dem Herzinfarkt schützen?

Östrogene tragen mit dazu bei, daß die Blutplättchen („Thrombozyten") nicht zusammenkleben. Wie die Hormone darüber hinaus vor Herzkrankheiten und Arteriosklerose schützen, ist im einzelnen nicht bekannt.

Angeblich sinkt das relative Risiko, an einer Arteriosklerose der Herzarterien zu erkranken, um etwa 50 Prozent, wenn Frauen in oder nach den Wechseljahren Hormonpräparate einnehmen. Wenn eine Frau bereits einen Herzinfarkt erlitten hat, soll die Schutzwirkung der Östrogene noch größer sein.

Doch ist hierzu das letzte Wort noch nicht gesprochen. Die bisher vorliegenden wissenschaftlichen Studien reichen nicht aus, um allgemeingültige Empfehlungen geben zu können. Außerdem haben Hormonpräparate zum Teil erhebliche Nebenwirkungen, die die erwünschten Wirkungen stark relativieren können.

Östrogene sollten nie allein, sondern immer in Kombination mit Gestagenen (das ist die andere Gruppe der weiblichen Geschlechtshormone) eingenommen werden. Denn Östrogene können bestimmte Krebserkrankungen fördern, Gestagene bremsen diese Wirkung. Ob die Gestagene gleichzeitig die kreislaufschützende Wirkung der Östrogene aufheben, weil sie den Fettstoffwechsel negativ beeinflussen, müssen weitere Studien erst noch zeigen.

Hormonpräparate, die Frauen in oder nach den Wechseljahren schlucken, enthalten nicht das in der „Pille" übliche künstliche Östrogen („Ethinylöstradiol"), sondern eines, das in seiner chemischen Zusammensetzung dem natürlicherweise von den Eierstöcken produzierten Hormon entspricht. Das künstliche Östrogen wirkt wesentlich stärker. Für die Pille ist dies erwünscht und sogar notwendig, für den Hormonersatz in den Wechseljahren ist es unnötig und eher schädlich. Als Schutz vor Herz-Kreislauf-Krankheiten taugt die „Pille" deshalb nicht – im Gegenteil: Ethinylöstradiol kann den Blutdruck erhöhen und damit auch das Risiko für Herz-Kreislauf-Krankheiten.

Steigert die „Pille" das Risiko für Herz-Kreislauf-Krankheiten?

Bei Frauen, die die „Pille" nehmen, erhöht sich das Risiko, an einer Herz-Kreislauf-Krankheit zu sterben, um das Fünffache. Besonders gefährlich wird es, wenn eine Frau die „Pille" nimmt, über 35 Jahre alt ist, raucht, übergewichtig ist und erhöhten Blutdruck hat. Vor allem das Rauchen steigert dann die Gefahr für einen Herzinfarkt drastisch. Wenn Frauen zwischen 35 und 44 Jahren einen Infarkt erleiden, haben sie fast immer die „Pille" genommen und geraucht. Dabei müssen sich nicht unbedingt arteriosklerotische Ablagerungen in den Herzarterien bilden. Der Infarkt kann auch aufgrund von Spasmen in den Herzkranzgefäßen oder aufgrund von Blutgerinnseln (siehe Seite 63) eintreten. Zwei Drittel der „Pillen"-Schluckerinnen mit Herzinfarkt haben keine erkennbaren Engpässe in den Herzarterien.

Bei Frauen, die zu Thrombosen neigen und die „Pille" nehmen, steigt das Risiko, daß sich in den Beinvenen eine Thrombose bildet, um das Sechsfache.

Das Östrogen in der „Pille" kann den Blutdruck leicht erhöhen, deshalb eignet sie sich nicht als Verhütungsmittel für Frauen, die bereits Bluthochdruck haben. Die künstlichen Gestagene können den Fettstoffwechsel ungünstig beeinflussen, auch das kann Herz-Kreislauf-Leiden fördern.

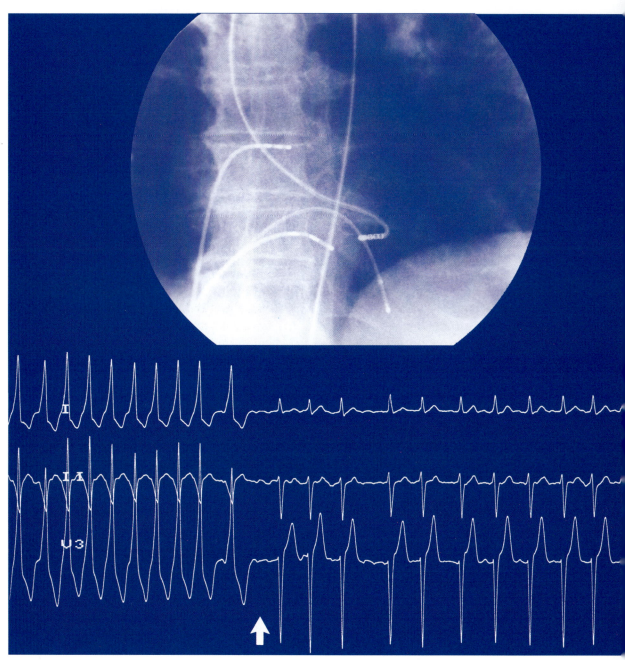

Hochfrequenzstrom unterbricht überflüssige Leitungsbahnen
im Herzmuskel (Katheter-Ablation). Der Pfeil markiert an der EKG-Kurve
den Übergang zum Rhythmus mit normalisierter Herzschlagfolge,
das Röntgenbild zeigt die Katheterdrähte im Herzen.

Herzrhythmusstörungen

Das Herz selbst gibt den Takt an, in dem es schlägt. Eine kleine Zone am rechten Vorhof („Sinusknoten"), sendet regelmäßige elektrische Impulse aus, die die Herzmuskelzellen veranlassen, sich zusammenzuziehen (siehe Seite 19). Normalerweise schlägt das Herz 60 bis 80mal pro Minute. Wenn Sie sich anstrengen oder aufregen, steigert sich der Puls auf 130 oder mehr Schläge. Das können Sie fühlen, wenn Sie den Puls messen. An der Unterseite des Handgelenks liegt eine der Schlagadern so dicht unter der Haut, daß Sie die Wellen, in denen das Blut durch den Körper pulsiert, spüren. Jede Welle entspricht einem Herzschlag.

Herzrhythmusstörungen bedeuten, daß das Herz nicht regelmäßig schlägt, sondern zu schnell, zu langsam, mit Unterbrechungen oder mit Extra-Schlägen („Extra-Systolen"), die es ins Stolpern bringen. Die Ursachen sind vielfältig. Defekte Herzklappen können ebenso der Grund sein wie vernarbte Herzmuskelzonen, ein Mangel an Mineralien (vor allem Kalium, Magnesium), Durchblutungsstörungen der Herzkranzgefäße oder eine Herzmuskelentzündung.

Je nachdem, welche Bereiche der Erregungsleitung gestört sind, betreffen die Rhythmusstörungen den Herzvorhof oder die -kammer („supraventrikuläre" oder „ventrikuläre" Herzrhythmusstörungen).

Auch Schilddrüsenhormone können Herzrhythmusstörungen auslösen. Vielleicht erinnern Sie sich, daß der ehemalige amerikanische Präsident George Bush 1991 während eines offiziellen Auftritts in Ohnmacht fiel – der Grund waren Herzrhythmusstörungen durch eine Überfunktion der Schilddrüse. Diese Drüse steht mit dem Herzen in enger Verbindung. Bei Herzrhythmusstörungen muß der Arzt deshalb immer prüfen, ob die Schilddrüse normal arbeitet.

Beta-Blocker (siehe Seite 250) können supraventrikuläre Rhythmusstörungen wirksam bekämpfen, für Magnesium-Tabletten (siehe Seite 264) und ACE-Hemmer (siehe Seite 255) laufen zur Zeit mehrere wissenschaftliche Studien, deren Ergebnis noch aussteht.

HERZ-RHYTHMUS-STÖRUNGEN

WENN DAS HERZ ZU SCHNELL SCHLÄGT (TACHYKARDIE)

Wenn der Puls über 100 Schläge ansteigt, ohne daß Sie sich anstrengen oder aufregen, und das Herz längere Zeit dieses Tempo beibehält, sprechen Ärzte von einer „Tachykardie". Besteht hingegen fortdauernd ein sehr hoher Ruhepuls, liegt das oft daran, daß das Herz zu wenig gefordert wird. Kontinuierliches körperliches Training macht aus so einem „Faulenzerherz" innerhalb weniger Wochen einen leistungsfähigen Herzmuskel, der in Ruhe mit normalem, eher niedrigem Puls schlägt.

Es gibt viele Gründe – bedenkliche und harmlose – für eine Tachykardie. Sie tritt auf, wenn

■ die Schilddrüse zuviel Hormon ausschüttet,

■ ein Mangel an roten Blutkörperchen besteht,

■ eine Herzklappe nicht richtig funktioniert,

■ Sie zuviel Kaffee, Tee oder Alkohol getrunken und zuviel geraucht,

■ Sie zuviel Streß um die Ohren,

■ Sie zu wenig geschlafen haben.

Außerdem können Tachykardien als unerwünschte Wirkung von Medikamenten auftreten.

Um das Ausmaß und die Art des Herzrasens zu ergründen, muß häufig ein Langzeit-EKG geschrieben werden, damit der Arzt sehen kann, unter welchen Bedingungen das Herz zu schnell schlägt. Auch ein Belastungs-EKG kann Hinweise geben.

So unangenehm das Herzrasen ist, fast immer hat es harmlose Ursachen. Es gibt einige Tricks, mit denen Sie den Herzschlag wieder beruhigen können:

■ Trinken Sie einen großen Schluck kaltes Mineralwasser mit Kohlensäure. Danach müssen Sie kräftig aufstoßen, und dieser Rülpser bringt das Herz wieder zur Ruhe.

■ Husten Sie kräftig.

■ Gehen Sie zur Toilette und pressen Sie wie beim Stuhlgang.

■ Massieren Sie die Halsschlagadern, und zwar etwa in Kinnhöhe. Pressen Sie Zeige- und Mittelfinger für etwa eine halbe Minute auf die pulsierenden Adern.

Wenn das Herz einen „Kurzschluß" hat

Es gibt Rhythmusstörungen, die auf einer Art elektrischem Kurzschluß zwischen Vorhof und Herzkammer beruhen. Dann beginnt das Herz urplötzlich zu rasen, mit bis zu 250 Schlägen pro Minute, begleitet von Schweißausbrüchen, Atemnot, Schwäche und Beklemmungsgefühlen. Solche Anfälle von Tachykardie sind angeborene Störungen des Reizleitungssystems des Herzmuskels („WPW-Syndrom").

Erstmal behandeln Ärzte solche „Kurzschlüsse" mit Medikamenten. Wenn dies nichts nützt, kann vielen Patienten ein ganz neu entwickeltes Verfahren helfen. Die Ärzte schieben über einen Katheter eine Sonde in die Herzkammer und

Wenn das Herz zu schnell schlägt

spüren dort die gestörten elektrischen Leitungsbahnen in der Herzkammer auf. Diese werden nun mit Hochfrequenz-Wechselstrom-Impulsen „verschmolzen" und ausgeschaltet („Katheter-Ablation"). Fast alle solchermaßen behandelten Patienten sind danach beschwerdefrei und brauchen keine Medikamente mehr. Der Eingriff dauert einige Stunden, tut nicht weh und erfolgt wie jede Herzkatheter-Untersuchung (siehe Seite 84) ohne Vollnarkose. Derzeit beherrschen ihn allerdings erst wenige spezialisierte Ärzte. Schlägt auch die Katheter-Ablation fehl, können die überflüssigen Leitungsbahnen bei einer Operation am offenen Herzen lokalisiert und gezielt durchtrennt werden.

Kammerflattern oder -flimmern – Vorsicht, Lebensgefahr!

Wenn der Herzmuskel durch einen Infarkt bereits stark geschädigt ist, kann lebensgefährliches Kammerflattern oder -flimmern auftreten. Diese Rhythmusstörung geht nicht vom Sinusknoten im Herzvorhof aus, sondern direkt von der Herzkammer. Sie ist deshalb so bedrohlich, weil sich die Herzkammern („Ventrikel") in so rasender Geschwindigkeit – mehr als 300mal in einer Minute! – und mit so wenig Kraft zusammenziehen, daß sie kaum noch Blut in den Kreislauf pumpen können. Dieses Kammerflattern kann leicht in ein Kammerflimmern übergehen, bei dem das Herz zu keinerlei Pumpleistung mehr in der Lage ist. Dann muß der Arzt sofort Medikamente spritzen oder den Herzschlag mit einem Stromstoß wieder in den richtigen Takt bringen. Der Strom-Schlag unterbindet alle elektrischen Reize am Herzen, es steht für Sekundenbruchteile still. In dieser Pause hat der Sinusknoten die Gelegenheit, wieder den Takt anzugeben. Mediziner nennen das „Defibrillation". Sie muß innerhalb von wenigen Minuten erfolgen, sonst tritt der Tod ein.

Wenn die Herzkammern häufig „flattern" oder „flimmern", kann ein automatischer Defibrillator eingepflanzt werden. Er springt immer dann an, wenn das Kammerflattern oder -flimmern beginnt, und gibt dem Herzen einen leichten Stromstoß. Ähnlich wie ein Herzschrittmacher (siehe Seite 163) wird er unter die Haut gelegt und über Kabel mit dem Herzmuskel verbunden. Setzt der Herzschlag durch den Stromstoß zu lange aus, kann der Defibrillator auch zum Schrittmacher werden.

Solche „Defis", wie viele Ärzte die Defibrillatoren abgekürzt nennen, tragen inzwischen bereits 2000 deutsche und international etwa 20 000 Patienten. Sie können damit weitgehend normal leben.

Vorhofflattern oder -flimmern – Vorsicht, Blutgerinnsel!

Wenn die Klappe zwischen linkem Vorhof und linker Herzkammer, die Mitralklappe, nicht mehr richtig öffnet oder schließt, steht der Vorhof unter höherem Druck. Dadurch weitet er sich. Das wiederum wirkt sich auf die Erregungsleitung aus. Der Vorhof schlägt nicht mehr im normalen Herzrhythmus, sondern beginnt, sich immer rascher zusammenzuziehen. Er fängt an zu „flattern" oder sogar zu „flimmern", bis zu 1000mal pro Minute.

HERZ-RHYTHMUS-STÖRUNGEN

Diese irrwitzig hohe Schlagfrequenz der Herzvorhöfe überträgt sich zwar nur geringfügig auf die Herzkammern, aber sie führt dazu, daß ein unregelmäßiger Puls entsteht. Mit der Folge, daß die Herzkammern nicht richtig arbeiten und das Herz geringere Leistungsreserven hat. Bei größeren Belastungen macht es ziemlich schnell schlapp.

Wenn die Vorhöfe ins Flattern oder Flimmern kommen, ziehen sie sich nicht mehr richtig zusammen. Hält dieser Zustand Wochen oder Monate an, können sich in den Vorhöfen Blutgerinnsel bilden. Diese können sich lösen, mit dem Blutstrom in den Kreislauf geraten und an anderer Stelle im Körper die Durchblutung blockieren („Embolie"). Schlimmstenfalls ereignet sich dann ein Schlaganfall (siehe Seite 192).

Um Embolien bei Vorhofflimmern zu vermeiden, ist es besonders wichtig, den Herzschlag so schnell wie möglich zu normalisieren. Dazu können Medikamente wie Digitalis (siehe Seite 260), bestimmte Kalzium-Antagonisten (Verapamil oder Diltiazem, siehe Seite 253) und Chinidin beitragen. Gelingt dies damit nicht, müssen Medikamente genommen werden, die die Gefahr der Gerinnselbildung verringern (*Marcumar*, siehe Seite 243, *Aspirin*, siehe Seite 240).

WENN DAS HERZ ZU LANGSAM SCHLÄGT (BRADYKARDIE)

Wenn Ihr Herz sehr langsam schlägt – Mediziner nennen das „Bradykardie" –, kann das damit zusammenhängen, daß Sie viel Sport treiben. In Ruhe muß das Herz dann seltener pumpen. Seine große Pumpkraft genügt, um Muskeln und Organe ausreichend mit Sauerstoff zu versorgen. Ein niedriger Ruhepuls ist also nicht unbedingt ein Zeichen von Krankheit, sondern eher eines guten Trainingszustandes.

Er kann allerdings auch bedeuten, daß ein Medikament zu hoch dosiert ist oder zu starke Nebenwirkungen hat. Digitalis zum Beispiel, ein Mittel, das bei Herzschwäche häufig verschrieben wird (siehe Seite 260), kann den Herzschlag verlangsamen. Das gilt auch für Beta-Blocker (siehe Seite 250). Bei diesen Medikamenten ist die niedrige Herzfrequenz allerdings oft erwünscht.

Wenn das Herz extrem langsam schlägt, kann es sein, daß die elektrischen Impulse des Sinusknotens bei den Herzkammern nicht richtig ankommen, so daß das Reizleitungssystem zwischen Vorhof („Atrium") und Herzkammer („Ventrikel") blockiert ist. Ärzte nennen das „atrioventrikulären Block", abgekürzt AV-Block. Je nachdem, wie massiv der AV-Block ist, kann er die Herzfrequenz kaum spürbar oder sehr nachhaltig bremsen.

Sie merken das daran, daß Sie bei jeder Anstrengung schlapp machen. Häufig schafft es das Herz auch nicht, genügend Blut ins Gehirn zu pumpen. Dann wird Ihnen schwindelig, oder Sie fallen in Ohnmacht.

Eine Bradykardie erkennt der Arzt anhand des EKG. Wenn das Herz kontinuierlich zu langsam schlägt und deshalb immer wieder Bewußtlosigkeit oder Schwäche drohen, ist es sinnvoll, einen Schrittmacher einzusetzen, der das Herz wieder auf Trab bringt.

Wenn das Herz zu langsam schlägt

Ein AV-Block darf keinesfalls mit Medikamenten, die bei Vorhofflattern sinnvoll sind (siehe Seite 162), behandelt werden.

Lebensrettender Schubs fürs Herz: Der Schrittmacher

Die Erfindung des Herzschrittmachers ist gerade 35 Jahre alt. Inzwischen tragen bereits weit über 200 000 Deutsche künstliche Impulsgeber fürs Herz. Ihre Technik ist mittlerweile so ausgereift, daß sie den Herzschlag sogar bedarfsgerecht steuern können. Das heißt, wenn das Herz schneller schlagen muß, weil Sie sich anstrengen, gibt der Schrittmacher eine raschere Impulsfolge an das Herz weiter. Sitzen Sie ruhig im Sessel, bleibt seine Taktfolge entsprechend langsam. Der Schrittmacher springt aber nur dann an, wenn der natürliche Herzschlag aussetzt.

Die ersten Geräte waren für heutige Begriffe noch ziemlich unförmig und etwa so groß wie eine Zigarettenschachtel. Inzwischen gibt es Schrittmacher, die so flach und klein sind wie ein Streichholzbriefchen und gerade noch 20 bis 30 Gramm wiegen.

Ein Herzschrittmacher sieht aus wie eine fünfmarkstückgroße, leicht oval abgerundete Scheibe aus Metall. Sein Gehäuse birgt einen winzigen Computer und ein knopfgroße Batterie, deren Stromreserve für einige Jahre ausreicht. Er arbeitet geräuschlos, und niemand kann von außen sehen, daß Sie einen Schrittmacher tragen. Die Ärzte schieben das Gerät unterhalb des Schlüsselbeins unter die Haut und verbinden es über feine Kabel, die innerhalb einer Vene verlaufen, mit dem Herzen. Wenn die Batterie verbraucht oder das Gerät defekt ist, kann der Arzt die Batterie unter örtlicher Betäubung herausnehmen und ersetzen. Die zum Herzen führenden Kabel können dabei liegenbleiben.

Wie fühlt es sich an, wenn der Schrittmacher anspringt? Es ist nicht so, wie Sie in manchen Broschüren lesen können, daß das immer völlig unmerklich vor sich geht. Manchmal spüren Sie das sehr wohl. Es ist ungefähr so, als ob Ihnen jemand ganz leicht vor die Brust schlägt, es tut nicht weh, aber einen Wimpernschlag lang halten Sie die Luft an. Es ist, als würden Sie über Ihre Füße stolpern, aber gleich wieder Tritt fassen.

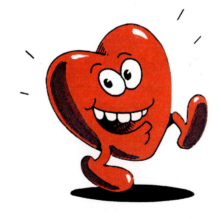

HERZ-RHYTHMUS-STÖRUNGEN

Was müssen Sie beachten, wenn Sie einen Schrittmacher tragen?

Mit dem Schrittmacher können Sie ein ganz normales Leben führen. Sie dürfen duschen, schwimmen, baden, Sport treiben, Auto fahren, im Garten arbeiten, reisen, wandern. Sie sollten es jedoch vermeiden, einen Rucksack zu tragen, weil der Gurt auf die Schrittmacherbatterie drücken kann.

Einige elektrische oder elektronische Geräte können Ihnen jedoch gefährlich werden, vor allem, wenn Sie ihnen zu nahekommen. Sie können den Schrittmacher aus dem Takt bringen oder ihn sogar ganz lahmlegen. Solche Störungen können für Sie als Träger lebensgefährlich sein. Beachten Sie deshalb folgendes:

■ Tragen Sie den Schrittmacher-Paß mit allen technischen und persönlichen Daten immer bei sich. Im Notfall weiß ein Arzt dann sofort Bescheid.

■ Hüten Sie sich vor Kaufhäusern oder Geschäften mit elektronischen Sicherungsanlagen an den Eingangstüren oder innerhalb bestimmter Bereiche (Schallplatten, CDs und Schmuck werden oft gesondert gesichert). Schon mancher Schrittmacher hat in diesen Magnetfeld-Schleusen gestreikt oder kam aus dem Takt.

■ Halten Sie an den Kassen im Kaufhaus immer einige Meter Abstand. Dort befinden sich die Entwerter der Diebstahl-Sicherheitsetiketten, die in die Kleidung eingeheftet sind. Diese Anlagen geben Impulse mit oft sehr hoher magnetischer Intensität ab und stören damit den Schrittmacherbetrieb. Bitten Sie die Verkäuferin unter Vorlage Ihres Schrittmacher-Passes, die Geldsumme, die Sie bezahlen müssen, etwas abseits von diesen Geräten in Empfang zu nehmen.

■ Gehen Sie am Flughafen nicht durch die elektronischen Sicherheitstürbögen, und lassen Sie sich auch nicht mit elektronischen Suchbügeln abgreifen. Ihre elektromagnetischen Felder stören die Schrittmacher-Funktion. Legen Sie Ihren Schrittmacher-Paß an der Kontrolle vor, dann werden Sie von Hand abgetastet.

■ Auch Radaranlagen, wenn sie sich auf militärischem Gebiet befinden (also nur fest installierte, nicht die mobilen, die die Polizei zu Geschwindigkeitskontrollen benutzt), elektrische Haarschneidemaschinen, Bohrmaschinen, Schweißgeräte und die Transformatoren von Mikrowellen-Herden können den Schrittmacher unter Umständen aus dem Takt bringen.

■ Störend können auch Rundfunksendemasten wirken. Obwohl keine Zwischenfälle dokumentiert sind, ist bekannt, daß starke Rundfunksender Herzschrittmacher beeinflussen können. Bei solchen Sendern handelt es sich um Lang-, Mittel- oder Kurzwellensender sehr hoher Ausgangsleistung. Die Deutsche Bundespost will in Zukunft alle Sender mit Warnhinweisen versehen, damit Schrittmacherpatienten einen ausreichenden Sicherheitsabstand einhalten können. Da jedoch nicht alle Sendemasten von der Bundespost betrieben werden, sollten Sie selbst auf solche Anlagen achten und einen Abstand von mindestens einem Kilometer einhalten.

■ In Autos, auf Schiffen oder als tragbare Geräte werden Mobiltelefone verwendet.

Wenn das Herz zu langsam schlägt

Diese Telefone werden im C-Netz und im D-Netz betrieben und haben relativ hohe Ausgangsleistungen. Solche Geräte können die Funktion des Herzschrittmachers beeinträchtigen. Sie sollten deshalb sicherheitshalber einen ausreichenden Abstand (ca. fünf bis zehn Meter) zu solchen Telefonen halten und selbst kein Handy benutzen. Das gilt auch für Autotelefone. Ist ein solches Gerät vorhanden – z. B. im Taxi – bitten Sie den Fahrer, es auszuschalten, während Sie im Wagen sitzen.

■ Sie dürfen keinesfalls mit einem Gerät zur transkutanen Nervenstimulation behandelt werden. Das sind Apparate, die über elektrische Impulse die Nerven reizen und häufig gegen Schmerzen und Verspannungen eingesetzt werden.

■ Informieren Sie Ihren Zahnarzt, daß Sie einen Schrittmacher tragen. Manchmal verträgt er sich nicht mit dem Bohrer.

■ Sagen Sie auch Ihrer Kosmetikerin Bescheid, falls sie elektrische Geräte zur Haut- und Fußpflege einsetzt.

■ Wenn Sie unter Nieren- oder Gallensteinen leiden, dürfen diese nicht mit einem der modernen Stoßwellen-Geräte zertrümmert werden. Oder der Schrittmacher muß für die Zeit der Behandlung außer Funktion gesetzt und Ihr Herz anders überwacht werden.

■ Beobachten Sie die Haut über dem Schrittmacher. Ist sie gerötet, sollten Sie möglichst rasch den Arzt aufsuchen. Vielleicht ist das ein Zeichen für eine beginnende Infektion. Sie muß so früh wie möglich bekämpft werden, sonst wandern die Krankheitskeime über die Kabel zum Herzen, und das müssen Sie unbedingt verhindern. Nur wenn die Infektion früh bemerkt wird, läßt sich die Entfernung der Kabel vermeiden.

■ Wenn Ihnen häufig schwindelig ist oder Sie sogar ohnmächtig werden, sollten Sie sofort zum Hausarzt oder Kardiologen gehen und den Schrittmacher überprüfen lassen. Entweder ist die Batterie bald verbraucht oder das Gerät defekt.

■ Halbjährlich sollten Sie den Zustand der Schrittmacherbatterie beim Kardiologen prüfen lassen. Die Lebensdauer der Geräte beträgt durchschnittlich zehn Jahre, wenn sie nur selten anspringen müssen, auch wesentlich länger.

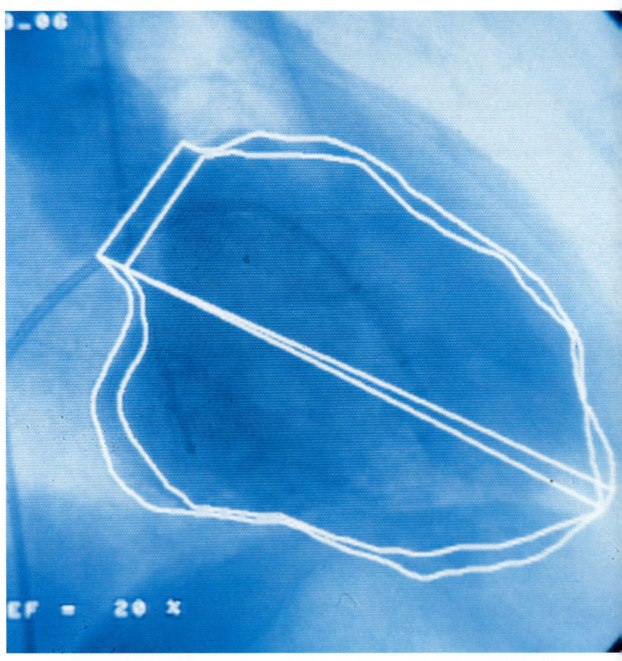

Das Computerbild zeigt zwei übereinanderliegende Konturen der linken Herzkammer in ihrer größten und kleinsten Ausdehnung. In diesem Fall ist der Unterschied zu gering – das heißt, das Herz pumpt zu schwach. Bei Gesunden ist der Abstand zwischen den Linien etwa dreimal so groß.

Herzschwäche
(Herzinsuffizienz)

Jede Herzkrankheit kann dem Herzmuskel so zu schaffen machen, daß er mit der Zeit immer schwächer wird. Das Herz hat dann nicht mehr genügend Kraft, das Blut in den Kreislauf zu treiben. Solche Herzschwäche – medizinisch „Herzinsuffizienz" – entwickelt sich meist nicht von heute auf morgen, sondern eher schleichend.

Was passiert, wenn die Herzkammern schlapp machen? Das Blut staut sich vor dem Herzen wie Autos vor einer Baustelle, wenn sich drei Fahrspuren auf zwei verengen. Das Herz schafft es nicht mehr, das ankommende Blut schnell genug weiterzupumpen, zur Lunge oder in den Körper. Arbeitet die linke Herzkammer nur noch mit halber Kraft, staut sich das Blut bis zur Lunge zurück; ist die rechte Herzkammer betroffen, passiert dasselbe in der großen Hohlvene, die das Blut aus Beinen und Bauchraum heranführt.

Anfangs merken Sie von der beginnenden Herzschwäche nicht viel. Nur der Arzt erkennt bei der körperlichen Untersuchung, am Röntgenbild oder auf dem Ultraschallbild des Herzens, daß die Herzkammern sich nicht mehr so kraftvoll zusammenziehen, wie sie eigentlich müßten. Erst allmählich spüren dann auch Sie, daß Sie nicht mehr so können, wie Sie gern würden. Die Beine werden Ihnen schwer, Sie schaffen keine große Wanderung mehr, sondern nur noch Spaziergänge von begrenzter Länge. Wenn Sie joggen, fällt es Ihnen schwer, Ihr tägliches Laufpensum zu absolvieren. Beim Treppensteigen kommen Sie rasch außer Atem, müssen auf den Absätzen stehenbleiben, um tief Luft zu holen. Sie können auch nicht mehr zur abfahrbereiten S- oder U-Bahn, zum Bus oder zur Straßenbahn spurten.

Aber anders als bei Angina pectoris tut Ihnen nichts weh, Sie können sich einfach nicht mehr so schnell bewegen. Häufig verfärben sich die Lippen bläulich. Abends stellen Sie fest, daß Ihre Beine, vor allem am Unterschenkel und am Fußknöchel, geschwollen sind. Nachts müssen Sie häufig zum Wasserlassen auf die Toilette. Sie haben wenig Appetit, ein unangenehmes Druckgefühl im Oberbauch und fühlen sich insgesamt ziemlich lustlos und müde.

HERZ-SCHWÄCHE

DIE DIAGNOSE DER HERZSCHWÄCHE

Solche „Herzinsuffizienz", wie Ärzte die Herzschwäche nennen, entsteht häufig als Folge eines Infarkts (siehe Seite 98), defekter Herzklappen (siehe Seite 175), Herzrhythmusstörungen (siehe Seite 159), einer Herzmuskelerkrankung (siehe Seite 181) oder -entzündung. Aufgrund der Krankheitsvorgeschichte kann der Arzt dann schon abschätzen, wonach er suchen muß, wenn Sie mit den typischen Anzeichen einer Herzschwäche zu ihm kommen. Er wird ein EKG schreiben (siehe Seite 77), das Herz mit Ultraschall untersuchen (siehe Seite 81), eine Röntgenaufnahme des Brustkorbs machen, womöglich eine Szintigraphie anfertigen lassen (siehe Seite 84) oder eine Einschwemm-Katheter-Untersuchung vornehmen.

Der Einschwemm-Katheter

Die Untersuchung mit dem Einschwemm-Katheter wird auch „kleiner Herzkatheter" oder „Rechtsherz-Katheter" genannt. Sie zeigt nicht den Zustand der Herzkranzgefäße, sondern nur Pumpschwächen des Herzens, diese allerdings so früh wie keine andere Methode. Die Untersuchung tut nicht weh und ist auch nicht unangenehm. Damit Sie an der Einstichstelle an der Vene keine Schmerzen haben, betäubt der Arzt dort die Haut ein wenig.

Der Arzt punktiert mit einer Nadel eine Vene am Arm oder in der Leistenbeuge und führt einen Katheter in die Blutbahn ein. An der Spitze des Katheters ist ein aufblasbarer kleiner Ballon aus hauchfeinem Material. Er dient als „Schwimmer", der den Katheter mit dem Blutstrom in der Vene zum Herzen treibt. Er gelangt zunächst in den rechten Vorhof, dann in die rechte Herzkammer und von dort in die Lungenschlagader. Die Katheterspitze mißt den Druck im Vorhof, in der Herzkammer und im Lungenkreislauf. Diese Untersuchung erfolgt in Ruhe und zumeist auch unter Belastung mit einem am Kathetertisch befestigten Tretrad. Mißt das Gerät zu hohe Drücke im Lungenkreislauf, deutet das auf eine Herzschwäche hin.

Nach Abschluß der Messung zieht der Arzt den Katheter aus der Vene heraus und verschließt die Einstichstelle mit einem kleinen Verband.

Für eine Untersuchung mit dem Einschwemm-Katheter brauchen Sie nicht stationär in ein Krankenhaus aufgenommen zu werden. Sie werden dafür ambulant in eine Klinik einbestellt und bleiben nur für die halbe Stunde, die die Untersuchung dauert, dort. Oder Sie werden an einen niedergelassenen Kardiologen überwiesen, der eine entsprechende Apparatur in der Praxis hat.

Der Einschwemm-Katheter

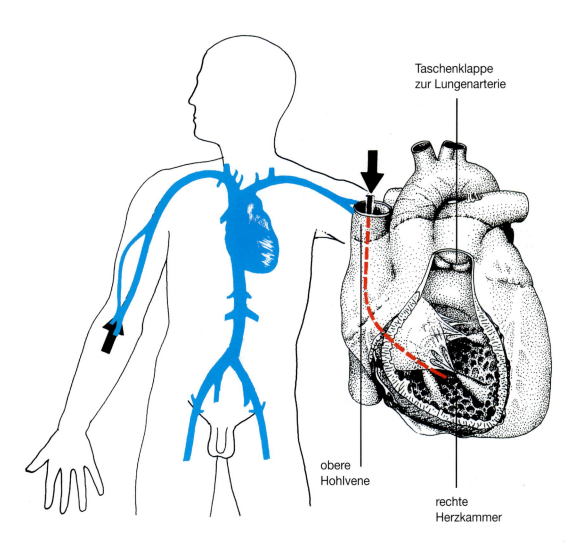

Einschwemm-Katheter:
Von einer Armvene aus (Pfeil) schiebt der Arzt einen Katheterdraht über die obere Hohlvene (Pfeil am vergrößerten Herzen) und den Vorhof in die rechte Herzkammer.

HERZ-SCHWÄCHE

BEHANDLUNG DER HERZSCHWÄCHE

Zuerst einmal muß die der Herzschwäche zugrundeliegende Erkrankung behandelt werden. Darüber hinaus läßt sich das Herz mit Medikamenten stärken (z. B. mit Herzglykosiden, siehe Seite 261) oder entlasten, vor allem mit entwässernden Mitteln (Diuretika, siehe Seite 247, ACE-Hemmern, siehe Seite 255, Nitrate, siehe Seite 258). Bei ausgeprägter Herzschwäche werden alle drei Substanzen zugleich verordnet. Bei nur leichten Beschwerden kann auch Weißdornextrakt (siehe Seite 262) dazu beitragen, das Herz zu kräftigen.

Die Wirkung der entwässernden Medikamente spüren Sie oft schon einige Stunden nach der ersten Tablette. Die Beine schwellen ab, Sie atmen leichter und können sich auch wieder anstrengen, ohne gleich schlapp zu machen. Wenn diese Wirkung nach einigen Wochen oder Monaten nachläßt, können die Entwässerungspillen mit Digitalis oder einem Präparat der ACE-Hemmer kombiniert werden, um den Effekt wieder zu erreichen.

ACE-Hemmer sind bei Herzschwäche nützlich, weil sie für einige Zeit verhindern, daß sich das Herz, vor allem die linke Herzkammer, krankhaft vergrößert. Die Medikamente wirken bei fortgeschrittener Herzschwäche deshalb deutlich lebensverlängernd, haben jedoch eine Reihe unerwünschter Wirkungen (siehe Seite 256).

Die frühere Lehrmeinung, Patienten mit schwachem Herz müßten sich schonen und möglichst wenig bewegen, haben neue Studien ziemlich auf den Kopf gestellt. Vorausgesetzt, einige Vorsichtsmaßregeln werden beachtet, hält ein ausgewogenes körperliches Training das Herz länger leistungsfähig, es stärkt die gesamte Muskulatur und steigert nicht selten die Lebensfreude. Läßt sich eine Herzschwäche medikamentös nicht mehr bessern und schreitet unaufhaltsam fort, ist eine Herztransplantation oft die letzte und einzige Behandlungsmöglichkeit.

Die Herz-Transplantation

Seit Organ-Transplantationen in unseren Kliniken zur Routine geworden sind, liegt der Gedanke nahe, ein krankes Herz einfach gegen ein gesundes auszutauschen. Aber so problemlos geht das nicht. Erstens gibt es nicht genügend Organspender, zweitens läßt sich das Herz nicht einfach wie ein Automotor austauschen. Die Blutgruppe von Spender und Empfänger muß übereinstimmen, auch sollten beide etwa gleich groß sein.

Eine Herz-Transplantation ist immer die letzte Möglichkeit, wenn alle anderen Mittel und Wege, die Krankheit zu lindern, fehlgeschlagen sind. Das müssen Sie sich klarmachen. Wenn Sie nicht bereit sind, selbst daran mitzuarbeiten, daß Ihr Herz so gesund wie möglich bleibt, kommen Sie gar nicht erst auf die Warteliste für eine Herz-Transplantation.

Die Herz-Transplantation

Wann eine Herz-Transplantation nicht möglich ist

Eine Herz-Transplantation kommt nicht in Frage, wenn Sie

- Krebs,

- ein Magen- oder Zwölffingerdarmgeschwür,

- schwere Arteriosklerose an den großen Schlagadern in Hals, Becken oder Beinen,

- einen nicht mehr zu heilenden Leber- oder Nierenschaden,

- einen zu hohen Blutdruck in der Lungenschlagader,

- eine Lungenentzündung haben,

- oder eine Lungenembolie hatten, die weniger als sechs Wochen zurückliegt.

Erfolge und Risiken der Herz-Transplantation

Eine Herz-Transplantation bietet die Aussicht, noch viele Jahre beschwerdefrei leben zu können. Bis April 1990 wurden weltweit mehr als 14 000 Herzen transplantiert. Über 10 000 dieser Patienten leben noch. 85 Prozent dieser Eingriffe erfolgten nach 1985. Derzeit werden weltweit ungefähr 3 000 Transplantationen pro Jahr vorgenommen, in Deutschland sind es etwa 500.

Die Überlebensraten sind dank neuer Medikamenten-Kombinationen, die eine Abstoßungsreaktion des Körpers weitgehend unterdrücken, hervorragend. Internationale Statistiken zeigen, daß nach einem Jahr 80 Prozent der Patienten noch leben, nach fünf Jahren sind es 60 bis 70 Prozent. Fast alle jungen Transplantationspatienten und immerhin 83 Prozent der älteren (über 55 Jahre) gehen – wenn sie bis zur Transplantation gearbeitet haben – drei Monate nach der Operation wieder ihrem Beruf nach und führen ein weitgehend normales Leben. Fast alle Herzempfänger bezeichnen ihre Lebensqualität nach der Transplantation als gut bis exzellent.

Die Medikamente, die verhindern, daß der Organismus das fremde Herz abstößt, haben allerdings erhebliche Nebenwirkungen. Sie erhöhen den Blutdruck, schädigen die Nieren und können Zuckerkrankheit („Diabetes mellitus") hervorrufen. Sie müssen extrem pünktlich eingenommen werden, jede Nachlässigkeit kann eine Abstoßungsreaktion auslösen.

Da die Mittel die Immunabwehr schwächen, machen sie den Körper auch anfälliger gegen Infektionen. Wenn ein Herzempfänger während der ersten drei Monate nach der Operation stirbt, liegt das meistens an Infektionen, die wegen der schwachen Abwehr auch mit Medikamenten nicht mehr in den Griff zu bekommen sind.

Anfangs müssen die Ärzte wöchentlich, danach alle vier bis sechs Monate kontrollieren, ob das Herz vom Körper abgestoßen wird. Dafür gibt es keine Alarmsignale, die der Patient rechtzeitig wahrnehmen könnte. Deshalb müssen regelmäßig besondere Kontrollen erfolgen. In einigen Kliniken begnügen sich die Ärzte mit Blutentnahmen, in anderen knipsen sie über einen Katheter ein winziges Stückchen Herzmuskel ab und legen es unters Mikroskop. An typischen Zellveränderungen im Herzmuskelgewebe kön-

HERZ-SCHWÄCHE

nen sie Abstoßungsreaktionen schon im Anfangsstadium erkennen, wenn der Patient selbst noch gar nichts spürt. Dann wird die Dosis der Medikamente erhöht oder ihre Zusammensetzung verändert, um zu verhindern, daß der Körper das Herz abstößt.

Einmal im Jahr ist eine Koronar-Angiographie fällig, um eine Arteriosklerose der Herzkranzgefäße zu erkennen. Da bei der Transplantation die Nervenstränge des Herzens gekappt worden sind, spüren Herz-Empfänger keine Angina-pectoris-Beschwerden.

Mit dem neuen Herzen leben

Viele Patienten haben nach der Transplantation Schwierigkeiten, ihr neues Herz anzunehmen. Das Herz ist für die meisten Menschen ein ganz besonderes Organ. Früher galt es als Sitz der Seele, und es ist schon eine seltsame und vielleicht gar bedrohliche Vorstellung, daß das Herz eines Fremden in der eigenen Brust schlägt. Auch daß jemand sterben mußte, damit das eigene Leben gerettet werden konnte, belastet so manchen Transplantationspatienten.

Wer ein „neues" Herz bekommen hat, darf zu Hause keine Topfpflanzen halten und eigentlich auch keine Haustiere. Tiere und Blumenerde können zu leicht Bakterien, Pilze und Viren und damit lebensgefährliche Infektionen übertragen.

Nach der Entlassung aus der Klinik müssen Herz-Empfänger keinen Munschutz mehr tragen, aber Menschenansammlungen – beispielsweise in öffentlichen Verkehrsmitteln, bei Veranstaltungen, in Kaufhäusern – meiden. Sie müssen sich auch davor schützen, sich bei kranken Familienmitgliedern anzustecken. Wichtig ist eine sorgfältige Mundhygiene, weil das Zahnfleisch sich durch die starken Medikamente leichter entzündet. Badewanne, Toilette und Waschbecken müssen täglich desinfiziert werden. Anfangs sind Gewicht, Blutdruck, Puls und Temperatur täglich zu messen.

Manchen Patienten fällt es schwer, die Medikamente regelmäßig einzunehmen. Sie fühlen sich wohl und glauben, auch ohne die starken Mittel auszukommen. Dieser Trugschluß hat bereits einige das Leben gekostet. Denn sobald die Medikamente weggelassen werden, stößt der Körper unweigerlich innerhalb kurzer Zeit das fremde Organ ab. Diese Reaktion können die Ärzte dann häufig nicht mehr medikamentös beherrschen – der Tod ist nicht mehr abwendbar, es sei denn, sie finden rechtzeitig ein neues Herz und transplantieren ein zweites Mal.

Wer sich jedoch sehr diszipliniert an die ärztlichen Anweisungen hält, kann mit dem fremden Herzen lange leben. Für viele Menschen war die Herz-Transplantation der Beginn eines bewußteren und damit sehr erfüllten Lebensabschnitts.

Das Kunstherz – noch nicht serienreif

Vielleicht fragen Sie sich, warum es in einer Zeit, die so viele technische Wunder hervorbringt, noch nicht gelungen ist, ein funktionstüchtiges Kunstherz zu konstruieren. Die Antwort ist wenig befriedigend: Die Ansprüche, die an ein Kunstherz gestellt werden müssen, sind so hoch, daß die heutigen Materialien und Methoden ihnen nicht gerecht werden können. Das Hauptproblem besteht darin, daß sich

Die Herz-Transplantation

überall dort, wo das Blut mit den Plastikteilen des Kunstherzens in Berührung kommt, sehr leicht Gerinnsel bilden. Die meisten Patienten, die sich bisher für Kunstherz-Experimente zur Verfügung gestellt haben, starben an solchen Thrombosen. Solange dieses technische Problem nicht behoben werden kann, bleibt das Kunstherz als endgültige Lösung Utopie.

Wenn das eigene Herz versagt und nicht rechtzeitig ein neues zur Verfügung steht, kann die Wartezeit mit einem Kunstherz jedoch erfolgreich überbrückt werden.

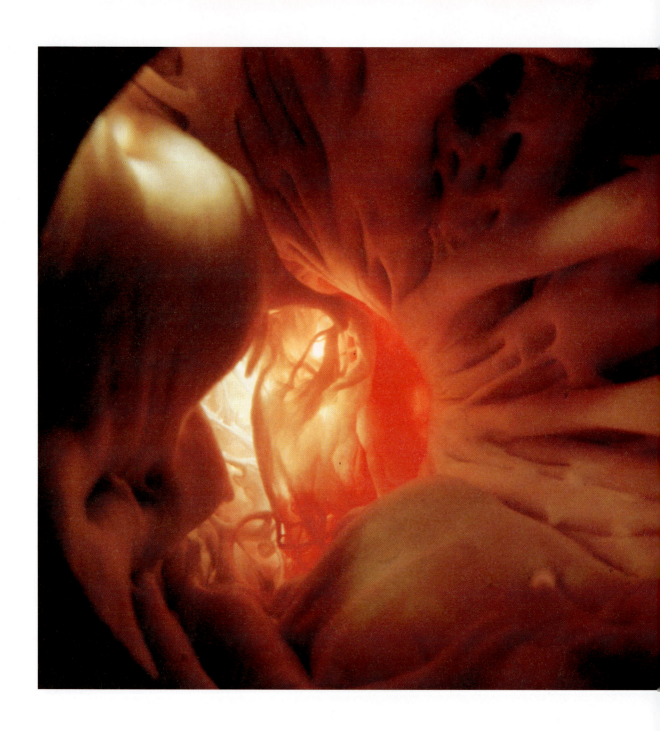

Die Herzklappe zwischen Kammer und Vorhof – von der Herzspitze aus gesehen

Herzklappenfehler

Herzklappen regeln den Aus- und Eintritt des Blutes in die Herzkammern. Sie bestehen aus feinen, elastischen Bindegewebshäuten, die ungemein zäh sind. Während nur eines einzigen Jahres öffnet und schließt sich eine Herzklappe 40 Millionen mal! Sie können sich vorstellen, wie strapazierfähig diese Klappen angesichts dieser Belastung sein müssen.

Ebenso wie das Herz selbst sind die bindegewebigen Segel- und Taschenkonstruktionen ein kleines Wunderwerk der Natur. Selbst wenn sie schon defekt sind, versuchen die Ärzte deshalb immer, künstliche Herzklappen erst möglichst spät einzusetzen (aber natürlich auch nicht zu spät), weil diese nie so perfekt beschaffen sein können wie die natürlichen.

Die Klappe zwischen rechtem Vorhof und rechtem Ventrikel ist dreizipfelig und heißt medizinisch „Trikuspidalklappe". Den Abfluß des Blutes aus der rechten Herzkammer in die Lungenschlagader reguliert die aus drei Läppchen bestehende „Pulmonalklappe". Zwischen linkem Vorhof und linkem Ventrikel sitzt die zweizipfelige „Mitralklappe". Den Austritt aus der linken Herzkammer zur Körperschlagader, der Aorta, regelt die Aortenklappe.

Die Klappen der linken Herzkammer stehen unter höherem Druck als die der rechten, deshalb sind sie auch anfälliger für Störungen, Defekte oder Veränderungen. Diese können angeboren sein oder als Folge verschiedener Krankheiten auftreten. Scharlach, chronische Mandelentzündungen, bakterielle Infektionen und rheumatisches Fieber können Herzklappenfehler nach sich ziehen. Auch ein Herzinfarkt kann die Herzklappen schädigen, wenn beispielsweise der Haltemuskel, der das Klappensegel steuert, betroffen ist und die Klappe deshalb nicht mehr richtig schließt.

Die Herzklappen:

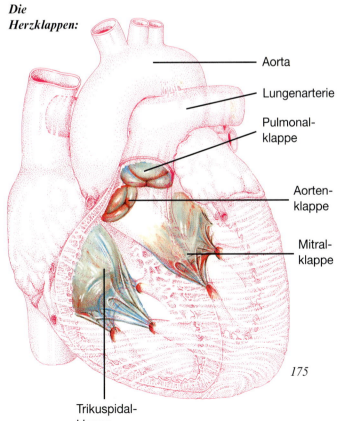

- Aorta
- Lungenarterie
- Pulmonalklappe
- Aortenklappe
- Mitralklappe
- Trikuspidalklappe

HERZ-KLAPPEN-FEHLER

Wenn die körpereigene Abwehr durch chronische Krankheiten (Zuckerkrankheit, Krebs, Rheuma) oder Medikamente geschwächt ist, können sich die Herzklappen infizieren. Ärzte sprechen dann von einer „Endokarditis", einer Entzündung der Herzinnenhaut. Der Befall mit Bakterien und die Abfallprodukte, die weiße Blutkörperchen bei ihrem Abbau hinterlassen, können die zarten Häute der Herzklappen stark schädigen.

An den Segeln der Aortenklappe können sich auch Kalkkrusten bilden. Die Klappe öffnet sich dann nicht mehr richtig, das zieht Atemnot, Herzschwäche, Herzrhythmusstörungen und Beklemmungsgefühle in der Brust nach sich. Medizinisch heißt diese Krankheit „Aortenklappen-Stenose".

DIAGNOSE UND BEHANDLUNG VON HERZKLAPPEN-FEHLERN

Der Arzt erkennt fehlerhafte Herzklappen am Geräusch (beim Abhören mit dem Stethoskop) oder im Ultraschallbild. Bei der Echokardiographie (siehe Seite 81) kann er die Klappen in Aktion beobachten und genau sehen, ob sie sich vollständig öffnen und schließen. Weitere Informationen erhält er aus dem Blutflußgeräusch und -bild („Doppler-Echokardiographie", siehe Seite 82). Auch eine Herzkatheter-Untersuchung mit Kontrastmittelgabe und/oder Druckmessung (siehe Seite 84) zeigt, ob die Klappen richtig funktionieren.

Defekte Herzklappen können nicht medikamentös behandelt werden, allenfalls die mitbeteiligten Krankheiten. Wenn das nicht möglich ist, können die Ärzte künstliche Herzklappen einsetzen. In Deutschland werden jährlich etwa 9 000 Menschen an den Herzklappen operiert.

Wenn die Mitralklappe (das ist die Klappe zwischen linkem Vorhof und linker Herzkammer) verklebt ist, kann sie auch mit einem Herzkatheter „aufgesprengt" oder im Rahmen einer Operation repariert werden. Gelingt dies nicht – das ist bei zwei Dritteln bis drei Vierteln der Patienten der Fall –, bleibt nichts anderes übrig, als eine Kunstklappe einzusetzen.

Künstliche Herzklappen

Anders als früher wird die Operation heute nicht mehr so spät wie möglich, sondern so früh wie nötig angesetzt. Zu einem Zeitpunkt also, an dem der Patient noch in guter körperlicher Verfassung ist. Durch die schadhaften Herzklappen sind nicht nur das Herz, sondern auch Leber, Lunge und Nieren in ihrer Funktion beeinträchtigt. Läßt sich also absehen, daß langfristig kein Weg am Einsatz von künstlichen Herzklappen vorbeiführt, sollte die Operation nicht zu lange hinausgezögert werden.

Das Risiko, bei der Operation zu sterben, liegt bei drei bis acht Prozent, je nachdem, wie gut der Allgemeinzustand des Organismus ist.

Moderne Klappenprothesen sind aus Kohlenstoff und Metall oder aus natürlichem Material. Bei den Kunststoffklappen gibt es verschiedene Modelle, die einen haben türflügelähnliche Doppelklappen, andere eine Kippscheibenklappe.

Künstliche Herzklappen

Mechanische Kunstklappen eignen sich vor allem für junge Menschen, weil sie – im Gegensatz zu den eher „kurzlebigen" Bio-Prothesen – eine der menschlichen Lebensspanne entsprechende Haltbarkeit haben. Der Hauptnachteil der mechanischen Klappen besteht darin, daß das Blut an den künstlichen Materialien leicht Klümpchen bildet, die dann als Blutgerinnsel zu lebensgefährlichen Thrombosen und Embolien führen können. Wer eine Kunststoffklappe eingesetzt bekommt, muß deshalb lebenslang gerinnungshemmende Medikamente einnehmen, um die Gefahr, daß sich Blutgerinnsel bilden, zu verringern.

Ein weiterer Nachteil bei einigen mechanischen Klappen besteht darin, daß man sie hört. Jedesmal, wenn die Flügel schließen, macht es „Klick". Dieses Geräusch ist nicht laut, aber doch vernehmlich, selbst für andere, wenn es in der Umgebung ganz still ist oder wenn man das Ohr auf die Brust des Klappenträgers legt. Manche stört das regelmäßige Klicken sehr, vor allem beim Einschlafen. Und es erinnert ständig an das künstliche Ersatzteil im Herzen.

Herzklappen aus natürlichem Material (Bioprothesen) arbeiten dagegen völlig geräuschlos. Sie werden aus den Herzklappen von Schweinen und Kälbern oder von Toten hergestellt. Das tierische Gewebe ist dabei so vorbehandelt, daß es vom Körper nicht abgestoßen wird. An den biologischen Klappen verklumpt das Blut nicht, deshalb sind bei ihnen gerinnungshemmende Medikamente überflüssig. Bio-Prothesen verschleißen schneller als mechanische Kunstklappen. Nach etwa zehn Jahren muß jede zweite Bio-Klappe ersetzt werden. Sie sollten, weil jede Operation Risiken birgt, nur eingesetzt werden, wenn die zu erwartende Lebensdauer zehn Jahre nicht übersteigt – also bei alten Menschen –, oder wenn eine Dauertherapie mit gerinnungshemmenden Mitteln nicht in Frage kommt.

Ein- bis zweimal jährlich muß die Kunstklappe vom Kardiologen überprüft werden. Die Naht zwischen Klappe und Herzmuskel kann sich lockern, außerdem können Ablagerungen oder Blutklümpchen die Klappenfunktion stören. Der Arzt hört an den Herzgeräuschen beziehungsweise sieht im Ultraschall, ob die Klappe richtig schließt.

Um eine Infektion der Herzklappen zu verhindern, müssen Sie häufig vorbeugend Antibiotika nehmen, vor allem bei

- jedem zahnärztlichen Eingriff, bei dem das Zahnfleisch bluten kann (siehe Kasten Seite 178),

- Spiegelungen von Magen, Darm, Blase,

- länger als drei Tage anhaltenden fiebrigen Infekten,

- eitrigen Wunden,

- Furunkulose,

- Operationen.

Sobald erneut Atemnot, Angina pectoris, Schwindel, Ohnmacht oder Blutarmut auftreten, liegt der Verdacht nahe, daß die Klappenprothese defekt ist, daß sie nicht mehr richtig öffnet und schließt. Dann hilft nur eines: sofort zum Herzchirurgen oder Kardiologen. Möglicherweise ist dann eine neue Klappe fällig.

HERZ-KLAPPEN-FEHLER

Warum Sie jetzt ein gutes Verhältnis zu Ihrem Zahnarzt haben sollten

Wenn Sie eine künstliche Herzklappe tragen, müssen Sie besonders gut auf Zahnfleisch und Zähne achten und sie sorgfältig pflegen. Jede Entzündung im Mund bedeutet eine Gefahr für Ihr Herz. Die Keime besiedeln bevorzugt künstliche Herzklappen.

Bei jedem blutigen zahnärztlichen Eingriff besteht die Gefahr, daß Keime über die Blutbahn zum Herzen verschleppt werden. Ihr Zahnarzt muß deshalb wissen, daß Sie eine künstliche Herzklappe tragen und entsprechend Vorsorge treffen, zum Beispiel, indem Sie in der Zeit der Behandlung mit Antibiotika einer Entzündung vorbeugen.

Wenn Sie gerinnungshemmende Medikamente nehmen, bluten Zahnfleischwunden wesentlich länger. Auch das muß Ihr Zahnarzt wissen. Sie sollten dann gegebenenfalls für einige Tage die Dosis verringern. Aber immer erst Rücksprache mit Ihrem Hausarzt oder Kardiologen halten!

Ähnliches gilt auch für Frauen mit künstlicher Herzklappe, wenn Eingriffe beim Gynäkologen notwendig sind.

Was ändert sich mit der künstlichen Herzklappe?

Jede große Herzoperation bedeutet einen gewaltigen Einschnitt im Leben (siehe auch Seite 149). Nach einer Klappenoperation müssen Sie lernen, sich damit abzufinden, daß Sie ein Kunstventil tragen und diese Herzklappe Sie für den Rest Ihres Lebens begleiten wird. Akzeptieren Sie dieses Ersatzteil. Und hadern Sie nicht mit dem Schicksal, daß ausgerechnet Sie nun etwas eingeschränkter leben müssen. Lernen Sie, Ihr Herz so zu nehmen, wie es durch Ihre Lebensweise oder auch aufgrund angeborener Mängel geworden ist. Gehen Sie vorsichtig und behutsam damit um. Pflegen Sie es, tun Sie ihm Gutes, indem Sie Ihr Leben auf die Bedürfnisse Ihres Herzens einstellen. Aber packen Sie es nicht in Watte, denn es soll noch einiges leisten. Ein Aufenthalt in einer Reha-Klinik kann Ihnen bei der Bewältigung der vielen Fragen, die das Leben mit einem Kunstventil am Herzen mit sich bringt, helfen (siehe Seite 110).

Sie müssen noch mit einem weiteren Gefühl fertig werden, das Sie verunsichert: der Angst, daß die Kunstklappe versagt. Es werden Sie Fragen beschäftigen wie: Paßt sich die Prothese auch gut meinem Herzen an? Wird sie einwandfrei funktionieren? Wie lange wird sie halten? Werde ich daran sterben?

Trauen Sie sich, diese Fragen offen zu stellen – Ihrem Arzt, Ihren Therapeuten in der Rehabilitation. Und besprechen Sie Ihre Ängste und Sorgen auch mit Ihren Angehörigen (die im übrigen Ähnliches beschäftigen wird). Das befreit Sie von

Künstliche Herzklappen

dem Zwang, alles – auch die Angst vor der Zukunft – mit sich selbst abmachen zu müssen.

Ebenso wie nach einem Herzinfarkt oder einer Bypass-Operation brauchen Sie auch nach dem Einsatz einer künstlichen Herzklappe nicht Ihren Beruf aufzugeben oder in Rente zu gehen. Sie können Ihre Arbeit – falls sie körperlich nicht zu anstrengend ist – wahrscheinlich ohne Einschränkung weiter ausüben. Stellen Sie also nicht schon vor der Operation Ihre beruflichen Weichen so, daß Ihr Lebenszug aufs Rentengleis fährt oder im Verschiebebahnhof landet. Verkaufen Sie auch nicht Ihr Geschäft, wenn Sie ein Restaurant oder einen Laden besitzen oder sich anderweitig selbständig gemacht haben. Entscheiden Sie alle Fragen, die mit Ihrem Beruf zusammenhängen, nach der Operation während Ihres Reha-Aufenthalts. Erst dann können Sie absehen, wie es weitergehen wird. Wahrscheinlich brauchen Sie nur einige Monate Eingewöhnungs- und Umstellungszeit, und Sie können wieder anfangen zu arbeiten.

Beachten Sie für Ihren Urlaub oder für Fernreisen die Hinweise, die auch für Patienten nach Herzinfarkt oder Bypass-Operation gelten (siehe Seite 120).

Die Liebe mit der künstlichen Herzklappe

Was die körperliche Liebe betrifft, so brauchen Sie keine Angst zu haben zu versagen. Wenn Ihr Herz nicht bereits anderweitig geschädigt ist, sind Sie genauso „leistungsfähig" wie vorher. Nur das Herz schlägt etwas schneller. Dann klickert auch eine mechanische Klappe in gesteigertem Tempo. Das verwirrt Sie anfangs vielleicht, ist aber völlig normal. Sie werden sich rasch daran gewöhnen.

Wenn Sie Potenzstörungen haben, könnte das eine Nebenwirkung von bestimmten Medikamenten sein, die Sie einnehmen. Beta-Blocker gehören dazu (siehe Seite 250), ebenso manche Medikamente, die den Fettstoffwechsel regulieren (siehe Seite 232), Beruhigungsmittel oder auch Arzneien gegen Depressionen. Aber setzen Sie keinesfalls eigenmächtig ein Medikament ab, weil Sie glauben, daß es Sie impotent macht. Sprechen Sie mit Ihrem Arzt über Ihre Beobachtung. Er kann eventuell eines der Mittel durch ein anderes ersetzen.

Im übrigen gilt für Sie das gleiche wie für Patienten nach einem Herzinfarkt (siehe Seite 124).

179

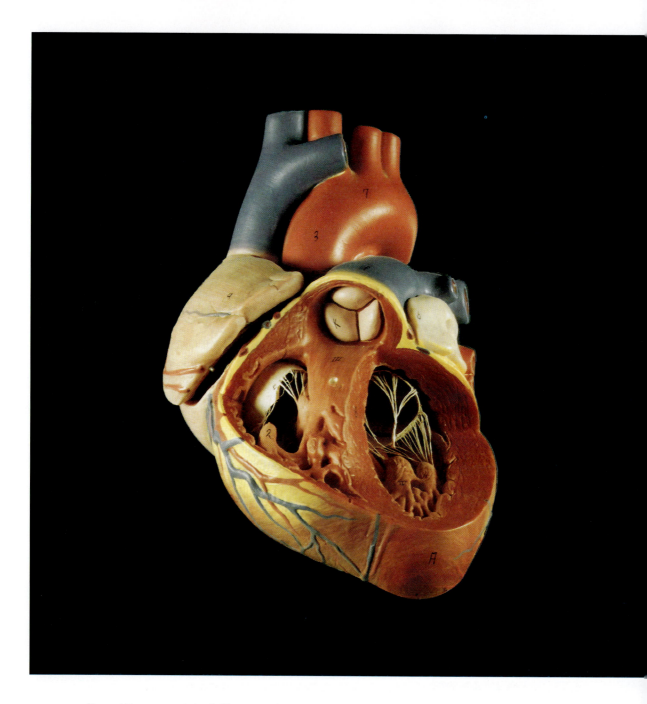

Das Herz im Modell – an der aufgeschnittenen rechten Herzkammer ist deutlich erkennbar, wie dick der Herzmuskel ist. Oben die dreiflügelige Pulmonalklappe, im Herzinneren die feinen Sehnenfäden der Segelklappen.

Herzmuskelerkrankungen
(Kardiomyopathien)

Alle Krankheiten, die den Herzmuskel betreffen und nicht auf Durchblutungsstörungen der Herzkranzgefäße zurückzuführen sind, werden als „Kardiomyopathien" bezeichnet. Teilweise ist ihre Ursache ungeklärt, teilweise sind sie Folge anderer Erkrankungen (zum Beispiel nach schweren Infektionen).

WENN DER HERZMUSKEL ZU GROSS WIRD

Es kommt beispielsweise vor, daß das Herz über Jahre hinweg immer größer und dabei ständig schwächer wird („kongestive" oder „dilatative Kardiomyopathie"). Die Gründe dafür lassen sich nur vermuten, kaum beweisen. Manchmal ist zuviel Alkohol schuld, hin und wieder handelt es sich um Nebenwirkungen von über Jahre hinweg eingenommenen Medikamenten, oder es handelt sich um die Folge einer virusbedingten Herzmuskelentzündung. Betroffen sind überwiegend Männer zwischen 30 und 50 Jahren.

Die Anzeichen für diese Erkrankung sind die gleichen wie bei einer Herzschwäche (siehe Seite 167). Auch Diagnose und Behandlung entsprechen der einer Herzinsuffizienz (siehe Seite 168). Häufig verläuft sie allerdings wesentlich heftiger und verschlimmert sich innerhalb weniger Jahre so, daß nur eine Herz-Transplantation (siehe Seite 171) vor dem sonst unausweichlichen Tod bewahren kann. In den erweiterten Herzkammern und -vorhöfen können sich leicht Blutgerinnsel bilden, so daß auch die Gefahr von Embolien besteht, die nicht selten tödlich enden. Bei fast allen Betroffenen treten tachykarde Herzrhythmusstörungen auf (siehe Seite 161), die zum akuten Herztod durch Kammerflimmern führen können.

HERZMUSKELERKRANKUNGEN

WENN DER HERZMUSKEL ZU DICK WIRD

Bei einer anderen Herzmuskelerkrankung verdickt sich der Herzmuskel derart, daß der Hohlraum der Herzkammer zu klein wird und nicht mehr genügend Blut faßt („hypertrophische Kardiomyopathie"). Häufig geschieht das nur am linken Ventrikel, mit der Folge, daß zu wenig Blut in den Körperkreislauf gepumpt wird. Auch bei dieser Krankheit sind die Ursachen unklar. Die Ärzte vermuten eine erbliche Veranlagung.

Die Anzeichen dafür sind Atemnot, Schwindel, Angina pectoris (siehe Seite 70), kurzzeitige Ohnmachtsanfälle (die einige Sekunden, maximal wenige Minuten anhalten), Beklemmungsgefühle sowie Rhythmusstörungen. Die Angina pectoris tritt allerdings nicht wegen verengter Herzkranzgefäße auf. Ursache ist vielmehr ein stark erhöhter Sauerstoffbedarf der verdickten Herzmuskulatur, den die Koronararterien nicht mehr decken können.

Veränderte Herzgeräusche zeigen dem Arzt an, daß der Herzmuskel nicht mehr richtig arbeitet. Klarheit bringen dann Echokardiographie (siehe Seite 81) und EKG (siehe Seite 77).

Die Krankheit verläuft sehr langsam, häufig mit jahrelangem Stillstand. Meistens genügt es, sie medikamentös zu behandeln, und zwar mit Beta-Blockern (siehe Seite 250) oder Kalzium-Antagonisten (vor allem mit Verapamil, siehe Seite 253).

HERZMUSKELENTZÜNDUNG

Infektionen durch Bakterien, Viren, einzellige Organismen sowie Pilze können eine Entzündung des Herzmuskels („Myokarditis") auslösen. Ebenso kann dies Folge von rheumatischen Erkrankungen sein. Deshalb muß der Arzt bei jeder fiebrigen Erkrankung, die länger als eine Woche dauert, immer auch das Herz abhören, um zu vermeiden, daß eine Herzmuskelentzündung verkannt wird und kostbare Behandlungszeit ungenutzt verstreicht. Auch eine an sich harmlose Grippe kann das Herz in Mitleidenschaft ziehen!

Die Entzündung macht sich mit vielerlei Symptomen bemerkbar: Schmerzen in der Gegend vor dem Herzen, Beklemmungsgefühle, Schwindel, Unruhe, Schwäche, Schwitzen, Atemnot, Herzklopfen, Husten, Blässe, blaue Lippen sowie Rhythmusstörungen (inbesondere Tachykardien, siehe Seite 160). In schweren Fällen kommt es zu Schock, akutem Herzversagen oder plötzlichem Herztod.

Manchmal vergrößert sich das Herz innerhalb kurzer Zeit. Dann schließen die Herzklappen nicht mehr richtig, und der Herzmuskel ist zu schwach, um den Organismus ausreichend mit sauerstoffreichem Blut zu versorgen.

Mit Hilfe von EKG (siehe Seite 77), Echokardiographie (siehe Seite 81) und an den Herzgeräuschen sowie anhand von Blutuntersuchungen kann der Arzt feststellen, ob sich der Herzmuskel entzündet hat. Zur Therapie wird er anfangs

Herzmuskelentzündung

Antibiotika, Anti-Pilz-Mittel oder Cortison verordnen, um die Krankheitskeime abzutöten und die Entzündung zu dämpfen.

Sobald die akuten Beschwerden abgeklungen sind, heißt die wichtigste Behandlungsregel: strikte Bettruhe, kein Streß, keine Aufregung. Davon gibt es keine Ausnahme! Die häufigsten Rückfälle und schweren Komplikationen bis hin zur chronischen Herzschwäche (siehe Seite 167), die eine Transplantation erforderlich macht, beruhen darauf, daß Patienten nach einer Herzmuskelentzündung zu früh wieder aufgestanden sind. Die Infektion hat das Herz sehr geschwächt, es darf nur langsam und schonend wieder belastet werden.

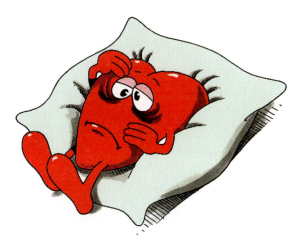

Außerdem wird der Arzt Medikamente wie Digitalis (siehe Seite 260) und harntreibende Mittel (siehe Seite 247) verschreiben.

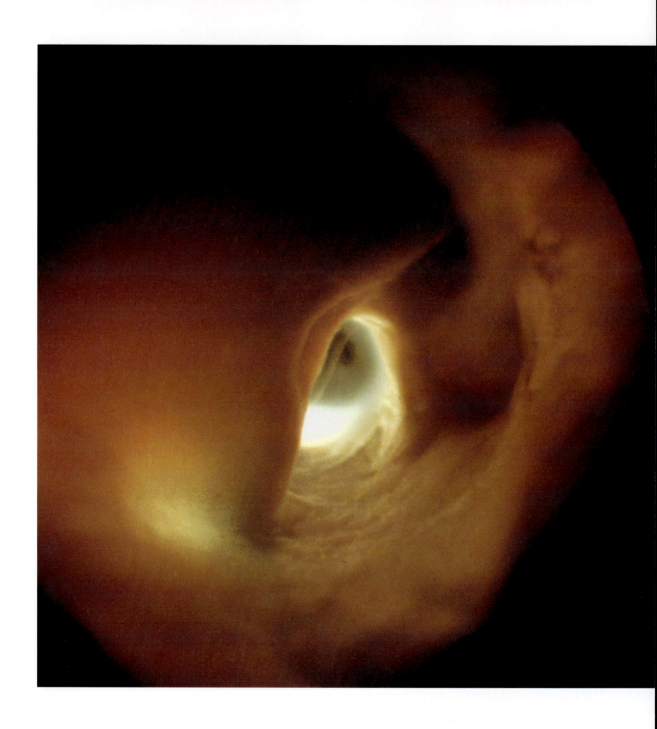

Verkalkungen in einer Hirnschlagader

Durchblutungsstörungen im Kopf

Vier Arterien versorgen das Gehirn mit Blut. Zwei große liegen seitlich am Hals, je eine rechts und links, zwei kleinere verlaufen im Nacken rechts und links entlang der Wirbelsäule. Alle vier Adern verzweigen sich im Kopf wie Äste in der Krone eines Baums (siehe Seite 189).

Das Gehirn hat am Gesamtkörpergewicht zwar nur einen Anteil von zwei Prozent, aber es nimmt 20 Prozent des Blutkreislaufs in Anspruch. Daran wird deutlich, wie groß sein Durchblutungsbedarf ist und wie folgenreich jede Blockade des Blutflusses sein muß.

URSACHEN

Durchblutungsstörungen des Gehirns haben immer die gleiche Folge – einen Schlaganfall –, aber vier verschiedene Ursachen, wobei Arteriosklerose (siehe Seite 23) die größte Bedeutung zukommt:

■ Verklumpte Blutplättchen bleiben an arteriosklerotischen Ablagerungen („Plaques") hängen und verstopfen die hirnversorgenden Arterien. Oder sie reißen ab, werden weggeschwemmt und blockieren dann eine Ader im Gehirn.

■ Plaques bröckeln ab und verstopfen eine Hirnarterie.

■ Arteriosklerotische Engstellen nehmen so zu, daß die Ader kaum noch durchgängig ist und ein vollständiger Verschluß droht.

■ Aufgrund von Rhythmusstörungen hat sich im Herzen ein Blutgerinnsel gebildet, das über den Kreislauf in die Hirnarterien geschwemmt wurde und diese blockiert.

Vorbeugung und Behandlung des Schlaganfalls richten sich deshalb immer nach der Ursache, die ihn ausgelöst hat, beziehungsweise die ihn auszulösen droht.

DURCHBLUTUNGSSTÖRUNGEN IM KOPF

Wenn Blutklümpchen die Kopfarterien blockieren

An arteriosklerotischen Ablagerungen in den Halsschlagadern können Blutplättchen („Thrombozyten") hängenbleiben und Klümpchen („Plättchenthromben") bilden, so daß ein Engpaß entsteht: Es kommt zu flüchtigen Durchblutungsstörungen im Gehirn („TIA", siehe unten).

Es kann sein, daß sich diese Blutklümpchen spontan auflösen – also ohne Medikamente oder medizinische Eingriffe. Dann ist es nur wichtig, mit Medikamenten zu verhindern, daß zukünftig Thrombozyten verklumpen (siehe Seite 240).

Es kann aber auch sein, daß sie von der Ablagerung abreißen und mit dem Blutstrom in andere, feinere Hirnarterien geschwemmt werden und diese vollständig blockieren. Dann kommt es zum Hirninfarkt (Schlaganfall, siehe Seite 192).

Erste Anzeichen

Ein Warnsignal für solche Adernblockaden durch Plättchenthromben ist beispielsweise das Gefühl, für kurze Zeit auf einem Auge blind zu sein, auf einer Körperseite nichts mehr zu fühlen, Arm und/oder Bein nicht mehr bewegen, sich nicht mehr richtig ausdrücken oder nicht mehr klar sprechen zu können.

Diese Störungen dauern meist nur kurze Zeit, etwa fünf bis zehn Minuten, manchmal auch eine Stunde, und sind dann – allerspätestens nach 24 Stunden – wieder verschwunden wie ein Spuk im Nebel. Viele Menschen nehmen solche Phänomene deshalb nicht ernst, erklären sie mit Arbeitsüberlastung, niedrigem Blutdruck, Muskelverspannungen, Fehlhaltung der Wirbelsäule oder zu wenig Schlaf.

Mediziner nennen diese flüchtigen Erscheinungen „transiente (vorübergehende) ischämische (mit Blutmangel einhergehende) Attacken", abgekürzt TIA. Sie sind die wichtigsten Vorboten eines Schlaganfalls und werden leider auch oft von Ärzten nicht ernstgenommen, nicht beachtet oder fehlinterpretiert.

Hartnäckig hält sich auch der Glaube, daß sich Durchblutungsstörungen im Gehirn in Form von Kopfschmerzen, Augenflimmern, Ohrensausen, Schwindel, Gedächtnislücken oder Orientierungslosigkeit bemerkbar machen. All das sind jedoch keine Anzeichen für eine Minderdurchblutung des Gehirns!

Wichtig: Sofort zum Neurologen!

Wenn bei Ihnen kurzfristige Lähmungen, Sprach-, Sprech- oder Sehstörungen auftreten, sollten Sie sich sofort von einem Neurologen untersuchen lassen. Gehen Sie nicht nur zum Hausarzt. Ist er ein guter, umsichtiger Mediziner, schickt er Sie sowieso gleich weiter zum Spezialisten. Neurologen kennen sich mit allem, was Nerven und Gehirn betrifft, am besten aus. Sie können deshalb am ehesten feststellen, ob es sich tatsächlich um Hirndurchblutungsstörungen handelt.

Der Neurologe wird Sie nach Ihrer Krankheitsvorgeschichte fragen und sich dann die hirnversorgenden Arterien genauer ansehen. Mit einer speziellen Ultraschall-Untersuchung, dem sogenannten

Doppler-Verfahren (siehe Seite 82), mißt er den Blutfluß in diesen Gefäßen und kann daran erkennen, ob sie eingeengt oder verstopft sind. Er untersucht Ihre Reflexe und prüft, ob alle Nervenleitungen vom Gehirn zum Kopf und Körper funktionieren.

Mit dem Doppler-Verfahren kann er auch Blutgefäße innerhalb des Gehirns untersuchen. Dann setzt er den Schallkopf an den Schläfen und im Genick an. Er entdeckt damit Engstellen und Verschlüsse in den Hirnadern sowie Bereiche, in denen die Arterien zu Spasmen neigen. Anhand der Doppler-Sonographie kann der Arzt entscheiden, ob es nötig ist, die Blutgefäße innerhalb des Gehirns noch mit anderen Verfahren genauer zu untersuchen.

Eine solche, noch präzisere Untersuchungsmethode ist die „Duplex-Sonographie", also auch ein Ultraschall-Verfahren. Es mißt die Geschwindigkeit des Blutflusses und kann die Blutgefäße selbst sichtbar machen. Damit erkennt der Arzt sogar beginnende arteriosklerotische Ablagerungen.

Weil diese Methoden schon sehr genau Aufschluß über den Zustand der Blutgefäße geben, ist eine Röntgenaufnahme der Hals- und Hirnarterien („Angiographie") mit Konstrastmittel heute kaum noch nötig. Sie ist außerdem wesentlich risikoreicher als die völlig ungefährliche Ultraschall-Untersuchung und empfiehlt sich nur, wenn der Arzt eine Operation der Halsschlagadern (siehe Seite 190) für möglich und ratsam hält.

Wie vorbeugen?

Alle Regeln, die zur Prophylaxe von Arteriosklerose (siehe Seite 38) oder Thrombosen (siehe Seite 66) aufgestellt worden sind, gelten auch für die Verhütung einer solchen Minderdurchblutung des Gehirns.

Sind bereits flüchtige Durchblutungsstörungen („TIA") aufgetreten, sollte der Arzt unbedingt vorbeugende Medikamente verordnen. Es handelt sich um sogenannte „Thrombozytenaggregationshemmer". Das sind Mittel, die das Zusammenklumpen von Blutplättchen („Thrombozyten") verhindern. Dazu gehören Azetylsalizylsäure (abgekürzt ASS, siehe Seite 240, Sie kennen die Substanz besser als das Schmerzmittel *Aspirin*) und Ticlopidin (siehe Seite 243), das jedoch nur verschrieben wird, wenn Bedenken gegen die Gabe von ASS bestehen.

Bei ASS genügen bereits geringe Mengen, um einem Schlaganfall vorzubeugen – 100 bis 300 Milligramm pro Tag (zum Vergleich: um Kopfschmerzen zu bekämpfen, brauchen Sie mindestens 500 Milligramm).

Die wichtigsten unerwünschten Wirkungen von ASS sind Magenschmerzen, Schwindel, Ohrgeräusche, Kopfschmerzen oder allergische Reaktionen (Hautausschlag). ASS-Tabletten dürfen Sie nicht schlucken, wenn Sie unter Bronchial-Asthma, Magengeschwüren oder Ohrgeräuschen leiden, oder wenn Sie auf ASS allergisch reagieren.

DURCHBLUTUNGSSTÖRUNGEN IM KOPF

Wenn Plaques-Teilchen den Blutfluß hemmen

Es kann vorkommen, daß Teile der arteriosklerotischen Ablagerungen in den Halsschlagadern abbröckeln, weggeschwemmt werden und im Gehirn eine Arterie blockieren, so daß die Durchblutung stockt. Das führt meist sofort zum Schlaganfall (siehe Seite 192), ohne vorher Warnzeichen in Form der flüchtigen Störungen einer TIA (siehe Seite 186) auszusenden.

Wie vorbeugen?

Einem solchen Schlaganfall läßt sich nur mit den allgemeinen Regeln zur Prophylaxe von Arteriosklerose vorbeugen (siehe Seite 38).

Medikamente wie ASS (siehe Seite 240) oder Gerinnungshemmer (siehe Seite 243) bleiben wirkungslos, weil die Plaques aus Kalk und Cholesterin bestehen. Arzneimittel können solche Krusten nicht auflösen.

Wenn die Kopfarterie von Plaques fast ganz verstopft ist

In der rechten und linken Halsschlagader („Carotis") gibt es eine Stelle, an der sich besonders häufig arteriosklerotische Einengungen bilden. Sie befindet sich dort, wo sich die große Ader, die direkt aus der Aorta vom Herzen kommt, in die äußere und innere Kopfarterie verzweigt („Bifurkation").

Bis zu einem gewissen Grad stören solche Engpässe die Durchblutung noch nicht. Eine Faustregel besagt, daß eine große Schlagader in ihrem Querschnitt um mindestens 70 Prozent eingeengt sein muß, damit die Folgen als Mangeldurchblutung des von ihr versorgten Organs spürbar werden. Wie stark die Beschwerden sind, hängt auch davon ab, wie schnell der Engpaß entsteht. Dauert es Jahre, kann sich der Organismus darauf einstellen und benachbarte Adern so erweitern, daß sie die Aufgaben der verschlossenen Blutgefäße mit übernehmen. Oder er kann neue Kreisläufe ausbilden, mit denen die Engstelle umgangen wird.

Selbst eine stark verengte Schlagader kann das Hirn noch ausreichend mit Blut versorgen. Das Ausmaß des Engpasses sagt also nicht unbedingt etwas aus über die Gefahr, einen Schlaganfall zu erleiden. Man kann aber davon ausgehen, daß das Schlaganfallrisiko steigt, je mehr Arterien betroffen sind und je höhergradiger die Einengung ist.

Der Engpaß kann so massiv werden, daß das Blut kaum noch daran vorbeifließen kann. Daraus kann leicht ein vollständiger Verschluß werden, der unweigerlich einen Schlaganfall auslöst. Je nachdem, welche der beiden Schlagadern dann betroffen ist, wird entweder die rechte oder die linke Hirnhälfte nicht mehr richtig durchblutet. Entsprechend fallen die Funktionen aus, die von dieser Hirnhälfte gesteuert werden. So kann es zu halbseitigen Lähmungen, Sprach- und Sprech- sowie Koordinationsstörungen im Rahmen eines Schlaganfalls kommen.

Ursachen

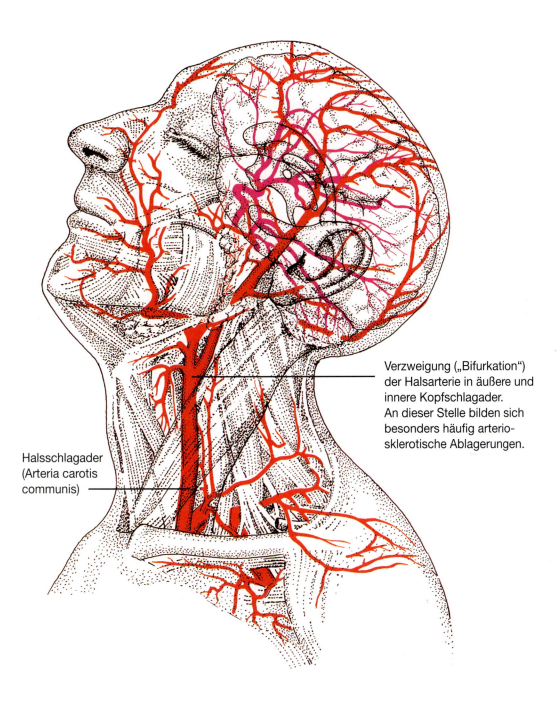

Verzweigung („Bifurkation") der Halsarterie in äußere und innere Kopfschlagader. An dieser Stelle bilden sich besonders häufig arteriosklerotische Ablagerungen.

Halsschlagader (Arteria carotis communis)

Hals- und Kopfarterien:
Ausgehend von den beiden großen Schlagadern, die links und rechts seitlich im Kopf verlaufen, verzweigen sich die Kopfarterien wie Äste und Zweige eines Baumes.

DURCHBLUTUNGSSTÖRUNGEN IM KOPF

Wie vorbeugen?

Es gibt derzeit kein Medikament, das die Plaques in den Adern wie eine Art „Rohrfrei" beseitigen könnte.

Versuche, die Blutgefäße im Hals wie Herzkranzgefäße oder Arterien im Bein mit einer Ballon-Dilatation zu weiten (siehe Seite 127 und 226), sind bislang über das Experimentierstadium nicht hinausgekommen. Die Risiken dabei – Schlaganfall, Embolien – sind immer noch sehr hoch. Der Rat namhafter Experten auf diesem Gebiet heißt: Finger weg von diesem Eingriff!

Anders als am Herzen kann man verstopfte Adern weder im Hals noch im Gehirn mit Bypässen umgehen.

Um das Abbröckeln von Kalk- und Cholesterinkrusten beziehungsweise den Totalverschluß des Blutgefäßes zu verhindern, bleibt nur die Operation.

Ablagerungen aus den Halsschlagadern operativ entfernen

Mitte der fünziger Jahre kamen die Ärzte auf die Idee, die Einengung an einer der großen Halsschlagadern herauszuoperieren, um einen Schlaganfall auf diese Weise zu verhüten. Die ersten Ergebnisse waren wenig ermutigend, aber die Chirurgen operierten trotzdem weiter. Mit wachsender Erfahrung traten zwar weniger Komplikationen auf, aber befriedigend waren die Ergebnisse nur bei wenigen Patienten, die bestimmte Voraussetzungen erfüllten (siehe nächsten Abschnitt).

Der Eingriff erfolgt natürlich in Vollnarkose. Der Chirurg legt die Halsschlagader frei und bindet sie ober- und unterhalb der Engstelle ab. Er schneidet die damit blutleer gewordene Ader der Länge nach auf und schält die Ablagerungen so vollständig wie möglich heraus. Er kann die Ader nun aber nicht einfach der Länge nach wieder zunähen, weil sich das Blutgefäß rasch wieder verengen würde. Deshalb verschließt er den Längsschnitt mit einem „Flicken" („Patch") aus weichem Kunststoff oder einem Stückchen körpereigener Vene.

Für wen kommt der Eingriff in Frage?

Wegen der schlechten Ergebnisse sind die Ärzte heute sehr zurückhaltend geworden, wem sie die Operation empfehlen. Außerdem kommt der Eingriff sowieso nur für eine kleine Zahl von Arteriosklerose-Kranken in Frage:

■ Patienten, bei denen die Halsarterie um mehr als 70 Prozent eingeengt ist, die bereits flüchtige Durchblutungsstörungen („TIA", siehe Seite 186) oder einen leichten Schlaganfall hatten.

Aber selbst diesen wenigen Patienten kann die Operation nur empfohlen werden, wenn sie innerhalb von drei bis vier Monaten nach dem leichten Schlaganfall oder dem ersten Auftreten der TIA vorgenommen wird. Vorher muß absolut eindeutig feststehen, daß die Beschwerden tatsächlich auf eine Minderdurchblutung des Gehirns durch den Engpaß in der Arterie zurückgehen und nicht etwa andere Ursachen haben.

Die meisten Patienten, bei denen die Halsschlagadern dermaßen hochgradig „zu" sind, leiden fast immer auch an Arteriosklerose am Herzen oder in den Bei-

Ursachen

nen. Das erhöht das Operationsrisiko zusätzlich.

Für Patienten mit instabiler Angina pectoris (siehe Seite 72) oder solche, die innerhalb der vergangenen sechs Monate einen Herzinfarkt hatten, kommt die Operation nicht in Frage.

Personen mit stark verengten Hals- oder Kopfarterien, die noch keine Beschwerden haben, sollten sich wegen der hohen Risiken dem Eingriff keinesfalls unterziehen.

Nutzen und Risiken der Operation

Die „Carotis-Thrombendarteriektomie", wie Mediziner diese Operation an den Schlagadern nennen, ist technisch zwar nicht übermäßig kompliziert, birgt aber erhebliche Risiken. Im Hals liegen Adern und Nervenstränge dicht an dicht. Es kann leicht passieren, daß bei der Operation ungewollt Nervenbahnen durchtrennt und Blutgefäße beschädigt werden. Kopfschmerzen und Gefäßerweiterungen auf der operierten Seite, Blutergüsse am Hals, Durchblutungsstörungen am Auge, Venenthrombosen sowie Herzinfarkt sind die häufigsten unerwünschten „Begleiterscheinungen" des Eingriffs.

Die größte Gefahr besteht jedoch darin, daß während der Operation gerade das eintritt, was sie vermeiden soll: ein Schlaganfall. Die Ärzte können das Gehirn nicht vollständig lahmlegen wie das Herz während einer Bypass-Operation, wenn sie an der Halsarterie operieren. Es gibt keine Maschine für das Gehirn, die wie die Herz-Lungen-Maschine die Aufgaben des Organs eine Zeitlang übernehmen könnte. Die Ärzte müssen also dafür sorgen, daß das Gehirn ständig gut durchblutet ist, obwohl sie eines der wichtigsten blutversorgenden Gefäße während der Operation abbinden müssen.

Voraussetzung für den Erfolg der Operation ist, daß ein hervorragender und erfahrener Chirurg sie ausführt. Wie aber finden Sie diesen Mediziner, wenn Ihnen dieser Eingriff bevorsteht? Fragen Sie Ihren Neurologen (und notfalls auch einen zweiten), wen er Ihnen empfehlen würde. Innerhalb der Branche spricht sich schnell herum, wer gute Operationsergebnisse hat und wer nicht. Auch wenn dieser Spezialist einige hundert Kilometer entfernt von Ihrem Wohnort praktiziert, sollten Sie keine Mühe scheuen, um von ihm operiert zu werden. Von seinem Können hängt es maßgeblich ab, ob der Eingriff glückt oder nicht.

Wenn Blutgerinnsel aus dem Herzen Hirnarterien verschließen

Im Herzen kann sich – beispielsweise aufgrund von Rhythmusstörungen (siehe Seite 162) – ein Blutgerinnsel bilden, das über den Kreislauf in die Kopfarterien gelangt und dort den Blutfluß behindert. Auch dann ereignet sich ein Schlaganfall (siehe Seite 192).

Wie vorbeugen?

Solchen Gerinnseln läßt sich mit gerinnungshemmenden Medikamenten („Antikoagulantien", siehe Seite 243) gut vorbeugen. Keinesfalls dürfen sie aber gleichzeitig mit ASS (siehe Seite 240) gegeben werden.

191

DURCH-BLUTUNGS-STÖRUNGEN IM KOPF

DER SCHLAGANFALL

Jährlich erleiden in der Bundesrepublik ungefähr 300 000 bis 350 000 Menschen einen Schlaganfall („apoplektischer Insult"). Die Hälfte von ihnen ist über 60 Jahre alt. Bei jüngeren Menschen sind die Auswirkungen meist weitaus schwerwiegender als bei älteren Menschen. Nur vier Prozent aller Schlaganfälle betreffen Personen unter 45 Jahren, aber ein Viertel dieser Menschen stirbt daran. Viele, die überleben, haben auf Dauer schwerste Hirnausfälle. Wenn jemand ständiger Pflege bedarf, ist der Schlaganfall mit Abstand der häufigste Grund dafür.

Für jeden zehnten Patienten endet ein Schlaganfall innerhalb der ersten Wochen tödlich. In den internationalen Statistiken für Todesursachen steht die Krankheit an dritter Stelle.

Schlaganfälle treffen Männer früher als Frauen. Bei diesen geht der Schlaganfall häufiger auf Hirnblutungen zurück, bei Männern mehr auf Durchblutungsstörungen.

Ein Schlaganfall bedeutet, daß wichtige Teile des Gehirns lahmgelegt werden. Es ist, als wäre eine Bombe in die Telefonzentrale einer großen Stadt gefallen. Einzelne Bereiche sind gänzlich vom Telefonnetz abgeschnitten, andere bekommen noch ein Freizeichen, aber keine Verbindung, wieder andere können zwar wählen, aber der Anschluß kommt nicht zustande. So ähnlich wirkt sich ein Schlaganfall im Gehirn aus.

DIE WICHTIGSTEN RISIKOFAKTOREN FÜR EINEN SCHLAGANFALL

1. Zu hoher Blutdruck,

2. Rauchen,

3. Zuckerkrankheit,

4. Alkoholmißbrauch,

5. Bewegungsmangel und Übergewicht.

Die Risikofaktoren für einen Schlaganfall entsprechen im wesentlichen denen für Arteriosklerose. Bluthochdruck ist mit Abstand der wichtigste, gefolgt vom Rauchen. Ungefähr 40 Prozent der Schlaganfälle sind auf Blutdruckwerte über 140 mm Hg (systolisch) beziehungsweise über 95 mm Hg (diastolisch) zurückzuführen. Weitere – allerdings noch unsichere – Risikofaktoren sind Zuckerkrankheit, Übergewicht, Streß sowie Alkoholmißbrauch.

Hohe Cholesterinwerte fördern die Arteriosklerose, spielen aber beim Schlaganfall eher eine untergeordnete Rolle.

Wenn Frauen jahrzehntelang die Pille nehmen, steigt die Gefahr für einen Schlaganfall ebenso (Ausnahme: die „Minipille", die nur Gestagen enthält). Dies um so deutlicher, wenn sie gleichzeitig rauchen. Ersetzen sie jedoch nach den Wechseljahren die langsam versiegende Produktion der Östrogene in den Eierstöcken durch Hormontabletten, sinkt das Risiko, einen Schlaganfall zu erleiden.

Der Schlaganfall

Je nachdem, welche Hirnzellen von der Blutversorgung abgeschnitten wurden und wie sie dadurch Schaden nehmen – sterben sie völlig ab oder stellen sie ihre Arbeit nur vorübergehend ein? –, kann sich ein Schlaganfall im Organismus ganz unterschiedlich bemerkbar machen: mit halbseitigen Lähmungen, Seh-, Sprach-, Sprech- oder auch mit Koordinationsstörungen.

Schlaganfälle ereignen sich bevorzugt morgens zwischen acht und zehn Uhr. Möglicherweise liegt das daran, daß der Blutdruck morgens steigt und die Blutplättchen zu dieser Tageszeit besonders leicht zusammenklumpen, so daß sich eher Blutgerinnsel bilden.

Wie kommt es zum Schlaganfall?

Drei Viertel aller Schlaganfälle sind auf Durchblutungsstörungen des Gehirns zurückzuführen (siehe Seite 185). Das nennen Ärzte einen Hirninfarkt, weil wie beim Herzinfarkt bestimmte Teile des Organs schlecht oder gar nicht mehr durchblutet werden.

Die zweite, weniger häufige Form entsteht durch eine Hirnblutung, wenn eine Ader im Gehirn platzt und das austretende Blut wichtige Hirnbereiche ausschaltet. Solche Arterienrisse entstehen, wenn die Blutgefäße einem anhaltend hohen Blutdruck nicht mehr standhalten oder durch Arteriosklerose verhärtet und damit brüchig geworden sind. Etwa 15 Prozent der Schlaganfälle gehen auf solche Hirnblutungen zurück.

Es kommt auch vor, daß Blut am äußeren Rand des Gehirns austritt und in die Hirnhaut hineinsickert. Ärzte nennen das „Subarachnoidal-Blutung". Sie tritt bei etwa sechs Prozent der Schlaganfall-Patienten auf und kommt durch das Platzen einer angeborenen Blutgefäßausstülpung („Aneurysma") zustande.

WODURCH UNTERSCHEIDEN SICH HIRNBLUTUNG UND HIRNINFARKT?

Eine Hirnblutung ist von einem Hirninfarkt relativ leicht zu unterscheiden. Die folgende Tabelle zeigt die jeweiligen Eigenheiten:

Hirnblutung	**Hirninfarkt**
meist keine Vorzeichen	vorübergehende Durchblutungsstörungen (TIA, siehe Seite 186)
bewußtlos	wach
Übelkeit, Erbrechen	selten Übelkeit
tritt akut auf, innerhalb von Sekunden	braucht mehrere Minuten, um sich voll auszubilden
Puls unter 60 Schlägen pro Minute	normaler Puls (70-90 Schläge pro Minute)
steifer Hals	normale Halshaltung
starre Pupillen	normale Augen, nur bei schwerem Schlaganfall zur Seite gerichtete Blickwendung

DURCHBLUTUNGSSTÖRUNGEN IM KOPF

BEI DEN ERSTEN ANZEICHEN FÜR DEN SCHLAGANFALL – NOTARZT RUFEN!

Es kann gar nicht oft genug wiederholt werden: Sie müssen sofort den Notarzt rufen, wenn Sie bei einem Familienmitglied oder anderen Menschen Anzeichen für einen Schlaganfall bemerken. Das sind:

■ Lähmungserscheinungen an Armen und Beinen, oft halbseitig;

■ Sprach- und Sprechstörungen;

■ Bewußtlosigkeit, die länger als einige Minuten anhält.

Innerhalb von sechs Stunden nach den ersten Symptomen kann eine Behandlung den Schaden noch begrenzen, später wird das immer schwieriger.

Anzeichen für einen Schlaganfall

Ein Schlaganfall überrascht den Betroffenen häufig ohne jede Vorwarnung aus heiterem Himmel.

Die wichtigsten und leider selten beachteten Warnsignale für einen bevorstehenden Schlaganfall sind die oben beschriebenen „transienten ischämischen Attacken" (siehe Seite 186). Alle Sprach- und Sprechstörungen, Lähmungserscheinungen, die nur kurze Zeit anhalten, sind ein deutlicher Hinweis für eine Mangeldurchblutung des Gehirns. Nach zehn Jahren hat die Hälfte der Betroffenen einen Schlaganfall erlitten.

Diese Warnzeichen sind auch die Symptome eines akuten Schlaganfalls, mit dem Unterschied, daß sie nicht mehr verschwinden. Selten kommt Bewußtlosigkeit hinzu.

Wer ist gefährdet?

Alle Menschen, die unter Arteriosklerose leiden, sind latent gefährdet, einen Schlaganfall zu erleiden. Jederzeit können sich an den verkrusteten Ablagerungen Plättchenthromben bilden, sich ablösen und Adern – auch im Gehirn – blockieren.

Am wichtigsten ist es dann, die Arteriosklerose zu bekämpfen und ihre weitere Ausdehnung zu verhindern (siehe Seite 38). Ob Azetylsalizylsäure (ASS, siehe Seite 240) genauso wirksam wie beim Herzinfarkt auch einem Schlaganfall vorbeugt, steht noch dahin. Die bisherigen Untersuchungen sprechen eher dagegen. Sicher ist jedoch, daß ASS einen zweiten Schlaganfall verhindern kann, wenn der erste bereits eingetreten ist (siehe Seite 209).

Erste Hilfe

Wie beim Herzinfarkt heißt auch beim Schlaganfall die erste Regel:

Notarzt rufen und sofort ins Krankenhaus. In den ersten sechs Stunden können noch viele Hirnfunktionen gerettet werden, die später unwiederbringlich verloren sind, weil die Zellen abgestorben sind.

Warten Sie nicht darauf, daß sich die Sprach- und Sprechstörungen von allein bessern oder daß die Lähmungserscheinungen wieder vergehen. Es ist lebenswichtig, daß Sie diese Zeichen ernst nehmen und sofort einen Arzt rufen! Die Chancen eines Schlaganfall-Patienten, die Krankheit ohne große Beeinträchtigungen zu überstehen, sinken mit jeder Stunde ohne angemessene Therapie!

Der Schlaganfall

Im Krankenhaus

Sobald ein Schlaganfall-Patient ins Krankenhaus eingeliefert wird, suchen die Ärzte nach den Auslösern dafür. Verstopft ein Blutgerinnsel eine der hirnversorgenden Arterien, ist ein Blutgefäß im Gehirn geplatzt oder ist eine Ader im Randbereich des Hirns leck geworden und blutet in die Hirnhäute hinein?

Um das herauszufinden, untersuchen sie als erstes den Patienten körperlich: Sie messen den Blutdruck, schreiben ein EKG, nehmen Blut ab und schauen sich den ganzen Körper an. Danach untersuchen sie den Blutfluß in den hirnversorgenden Arterien mit Ultraschall und röntgen den Kopf im Computertomographen. Danach steht die Diagnose meist eindeutig fest.

In Einzelfällen kann es sinnvoll sein, die Blutgefäße im Gehirn noch genauer anzusehen, beispielsweise mit einer Röntgenaufnahme („Angiographie") oder einer Kernspintomographie. Die Kernspintomographie, auch Magnetresonanztomographie genannt, zeigt – ähnlich wie eine Computertomographie – schichtweise Schnittbilder des Körperinneren, die bei Verdacht auf einen Schlaganfall vom Schädel angefertigt werden. Die Kernspintomographie arbeitet nicht mit Röntgenstrahlen, sondern mit Magnetfeldern und bringt deshalb keine Strahlenbelastung mit sich.

Wenn feststeht, was den Schlaganfall ausgelöst hat, können die Ärzte mit gezielten Therapien beginnen. Sie versuchen, die Begleiterscheinungen des Schlaganfalls zu mildern. Sie stützen nötigenfalls Herz und Kreislauf mit Infusionen.

Bei einer Hirnblutung werden die Ärzte versuchen, den Bluterguß operativ zu entfernen. Das ist aber nicht immer möglich. Ansonsten können sie nur dafür sorgen, daß die Organfunktionen weitgehend aufrechterhalten werden. Danach heißt es vor allem: geduldig sein, die Ruhe bewahren, abwarten. Erst nach einigen Tagen wird sich zeigen, in welchem Ausmaß das Gehirn Schaden genommen hat. Vorher sind weitere medizinische Eingriffe meistens sinnlos. Nur in schweren Fällen wissen die Ärzte bereits aus den computertomographischen Aufnahmen, daß der Tod nur noch eine Frage der Zeit ist.

In guten Krankenhäusern beginnt schon in den ersten Tagen nach der Aufnahme eine gezielte Bewegungstherapie im Bett nach speziellen krankengymnastischen Richtlinien.

Die Folgen eines Schlaganfalls

Alles, was der Mensch an angeborenen Fähigkeiten und vor allem, was er im Laufe seines Lebens dazugelernt hat, kann durch einen Schlaganfall ausgelöscht werden. Ein Schlaganfall-Kranker kann in all seinen Lebensfunktionen – bewußten und unbewußten – gestört sein:

■ Er kann sich beispielsweise nicht mehr richtig bewegen. Vielleicht möchte er gern eine Tasse ergreifen oder einen Fuß vor den anderen setzen, aber es geht nicht. Hand und Bein gehorchen dem Willen nicht mehr. Er möchte sich gern bequem hinsetzen, aber er kann Rumpf, Arme und Beine nicht mehr richtig koordinieren.

DURCHBLUTUNGSSTÖRUNGEN IM KOPF

■ Ein Schlaganfall kann die für einen Menschen individuell typischen Bewegungsmuster auslöschen, seinen Gang, seine Haltung, Gesten, Mimik.

■ Er kann die Reizaufnahme stören. Das heißt, Dinge, die von außen an ihn herangetragen werden, kann der Schlaganfall-Patient dann weder verstehen noch beantworten. Ein Beispiel: Sie kommen zu Besuch ans Krankenbett und wollen dem Patienten die Hand geben. Sie strecken sie jedoch vergebens aus, denn er begreift gar nicht, was er mit der Hand, die Sie ihm entgegenhalten, tun soll.

AN DIE ANGEHÖRIGEN UND FREUNDE VON SCHLAGANFALL-PATIENTEN

Die Ratschläge in diesen Kapiteln richten sich im wesentlichen an die Angehörigen und Freunde von Schlaganfall-Patienten. Die Betroffenen selbst sind oft nicht mehr in der Lage, ein Buch zu halten und zu lesen, geschweige denn, all die Hinweise umzusetzen. Familie und Freunde tragen in hohem Maße Verantwortung dafür, daß ein Schlaganfall-Geschädigter wieder Zuversicht und Lebensfreude gewinnt. Ein solches Ausmaß an Vertrautheit und Vertrauen, wie es zwischen engen Freunden oder innerhalb einer Familie möglich ist, kann fremdes Pflegepersonal selten erreichen. Und gerade Nähe, Wärme, Zuwendung, Zärtlichkeit und Vertrauen sind für einen Schlaganfall-Kranken unendlich wichtig.

■ Alle Sinne können in unterschiedlichem Maß gestört sein – Geruch, Geschmack, Gleichgewicht, Sehen, Hören, Fühlen. Das bedeutet aber noch lange nicht, daß ein Schlaganfall-Patient blind, stumm und taub ist. Im Gegenteil, viele hören besonders gut, können aber auf Ansprache nicht reagieren. Unruhe und Krach im Krankenzimmer, Stimmengewirr, Radiogedudel, ein ständig laufender Fernseher und laute Gespräche sind für sie besonders störend und regen sie unnötig auf.

■ Nach einem Schlaganfall können viele Kranke nicht mehr sprechen, nur noch lautlos die Lippen bewegen. Sie können Wörter nur noch undeutlich artikulieren oder lallen. Was sie sagen, ist für andere kaum verständlich. Es klingt, als seien sie ständig betrunken oder geistesgestört.

Das ist besonders tragisch, denn natürlich trifft weder das eine noch das andere zu. Sprechstörungen sind ein typisches Zeichen dafür, daß die linke Hirnhälfte beim Schlaganfall gelitten hat. Das rechte Hirn kann das etwas ausgleichen. Dann sind die Patienten in der Lage, viele Worte zu verstehen, sogar zu lesen, das Sprechvermögen aber bleibt das eines sieben- bis zehnjährigen Kindes.

■ Ein Schlaganfall kann die räumliche Wahrnehmung stark beeinträchtigen. Das bedeutet dann nicht nur, daß der Betroffene Entfernungen nicht mehr abschätzen kann, sondern daß er mit so einfachen Tätigkeiten wie Anziehen, Schuhe binden, eine Flasche öffnen, einen Schlüssel ins Schloß stecken kaum fertig wird.

Wenn diese Fähigkeiten verlorengehen, bedeutet das meist, daß das rechte Hirn

Der Schlaganfall

geschädigt ist. Dort haben räumliches Orientierungsvermögen sowie räumliches und figürliches Denken ihren Sitz.

■ Viele Schlaganfall-Patienten wirken apathisch und schauen stur vor sich hin. Auch dann liegt der Verdacht nahe, daß die rechte Hirnhälfte geschädigt ist. Sie koordiniert die gerichtete Aufmerksamkeit. Das ist die Fähigkeit, sich jemandem bewußt zuwenden zu können, auf Ansprache zu reagieren.

■ Ein Schlaganfall kann auch psychische Störungen hervorrufen. Beispielsweise den „Zwang", ständig zu weinen. Die Neigung, alles grau in grau zu sehen, depressiv zu werden, oder auch auf jede Anforderung voller Angst zu reagieren.

■ Viele Menschen können sich nach einem Schlaganfall nicht mehr gut konzentrieren, sie können schlecht zuhören, sich kaum noch in ein Buch vertiefen oder etwas im Zusammenhang erzählen. Manche wirken auch verwirrt, als wären sie ein bißchen verrückt. Ver-rückt sind sie ja tatsächlich, im wahrsten Sinne des Wortes. Ihre Wahrnehmung ist nicht mehr da, wo sie eigentlich hingehört. Aber sie sind keineswegs schwachsinnig.

■ Viele tun sich schwer beim Essen und Trinken. Sie können schlecht kauen und schlucken. Ihre Hände zittern, können das Besteck oder ein Glas nicht mehr halten.

■ Häufig ist die Funktion innerer Organe gestört, vor allem von Blase, Darm, Herz und Magen. Auch das macht das alltägliche Leben kompliziert. Manche können Urin und Stuhlgang nicht mehr kontrolliert halten und brauchen Windeln oder Vorlagen.

Wenn die linke Hand nicht weiß, was die rechte tut

Unser Gehirn teilt sich in eine rechte und eine linke Hälfte. Beide Hirnhälften verbindet ein dicker „Balken" mit schätzungsweise 200 Millionen Nervenfasern, er schlägt somit eine „Brücke" von hüben nach drüben. Äußerlich sehen beide Teile gleich aus, in ihren Funktionen jedoch unterscheiden sie sich grundlegend.

Die linke Hirnhälfte ist zuständig fürs Sprechen, Lesen, Schreiben, Rechnen und logisches Denken. Sie diktiert unser Handeln und entwirft Bewegungspläne für beide Hände.

Die rechte Hirnhälfte ist zuständig für das räumliche Orientierungsvermögen, räumliches und figürliches Denken, die gerichtete Aufmerksamkeit, nicht-sprachliche Kommunikationsfähigkeit und für Charaktereigenschaften.

Wenn ein Schlaganfall die linke Hirnhälfte schädigt, sind Lähmungen oder Bewegungsstörungen auf der rechten Körperseite die Folge und umgekehrt. Die Hirnhälften können zwar einige der Funktionen ihres Gegenparts übernehmen, aber nie so perfekt wie die ursprünglich zuständige.

197

DURCHBLUTUNGSSTÖRUNGEN IM KOPF

WAS SIE AM BETT EINES SCHLAGANFALL-PATIENTEN BEACHTEN SOLLTEN

Viele Angehörige sind ziemlich hilflos, wenn sie am Bett eines Schlaganfall-Patienten stehen. Was nimmt er überhaupt noch wahr? Dürfen Sie ihn anfassen? Sollen Sie mit ihm reden? Was kann er verkraften?

An folgenden Hinweisen können Sie sich orientieren:

■ Sprechen Sie den Patienten immer von der betroffenen Körperseite aus an. Sie helfen ihm dabei, diese Körperseite wahrzunehmen. Deshalb sollte auch der Nachttisch auf dieser Bettseite stehen.

■ Wenn es Ihnen die Sprache verschlägt vor Verzweiflung, Trauer oder Schreck, dann setzen Sie sich einfach still hin. Vielen Patienten hilft es schon, zu fühlen oder zu wissen, daß jemand am Bett sitzt, daß sie nicht allein sind.

■ Denken Sie daran, daß diese Kranken meist ziemlich viel wahrnehmen, auch wenn sie bewußtlos sind oder anscheinend apathisch im Bett liegen. Viele bekommen detailliert mit, was an ihrem Bett gesprochen wird, fühlen Ablehnung und Zuneigung, Verzweiflung und Zuspruch. Viele können nur nicht auf das, was um sie herum vor sich geht, reagieren. Aber sie hören oft hervorragend.

■ Schreien Sie also nicht, wenn Sie mit dem Patienten sprechen. Er ist nicht taub. Gehen Sie liebevoll mit ihm um, streicheln Sie seine Hand oder sein Gesicht. Zeigen Sie ihm, daß Sie mit ihm fühlen, daß Sie für ihn da sind. Sprechen Sie ihm Mut und Trost zu. Vermitteln Sie Ruhe und Zuversicht.

■ Singen Sie, wenn Sie Lust haben, ein Lied für den Patienten. Oder bringen Sie – in Absprache mit dem behandelnden Arzt – einen Walkman mit seiner Lieblingsmusik mit. Wählen Sie fürs erste sanfte, ruhige Klänge aus oder Musikstücke, von denen Sie wissen, daß er sie besonders gern hört. Stellen Sie die Wiedergabe nicht zu laut ein und lassen Sie die Kopfhörer nur beschränkte Zeit – etwa eine halbe Stunde – auf seinen Ohren. Achten Sie darauf, wie er auf die Musik reagiert. Wenn sie ihm gefällt, entspannen sich die Gesichtszüge, oft der ganze Körper. Wenn sie ihn eher stört, verkrampft er sich, auch in der Mimik. Dann sollten Sie die Kopfhörer sofort abnehmen.

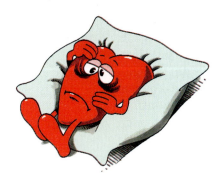

Der Schlaganfall

Wunsch und Realität der Patientenbetreuung nach einem Schlaganfall

Die Palette der Störungen nach einem Schlaganfall ist so umfangreich, daß eigentlich alle körperlichen Funktionen ausfallen können. Aber ganz gleich, in welchem Ausmaß ein Mensch davon betroffen ist, ob der Schlaganfall leicht oder schwer war, bei den meisten läßt sich mit gezielter Therapie noch vieles bessern, wenngleich häufig die alte Vollkommenheit nicht mehr wiederherzustellen ist.

Gezielte Therapie heißt allerdings: gewußt wie, wann und wo. Und daran mangelt es am allermeisten. Es fehlt an Logopäd(inn)en und qualifizierten Krankengymnast(inn)en, und es gibt zu wenige gut ausgestattete Rehabilitationskliniken. Dabei gehört gar nicht viel dazu, schon gleich nach der Aufnahme in die Klinik mit Krankengymnastik nach dem „Bobath-Konzept" (siehe Seite 200) zu beginnen. Die Übungen sind nicht besonders kompliziert. Aber sie erfordern eine solide Ausbildung, Fingerspitzengefühl, Zuwendung und Zeit, sich den Patienten in seinen individuellen Eigenheiten genau anzusehen. All das ist in deutschen Krankenhäusern leider Mangelware.

So verschlechtert sich der Zustand vieler Patienten, obwohl er sich bessern könnte, wenn sie nur die nötigen Behandlungen bekämen. Und wenn es trotzdem etwas aufwärts geht, werden die wenigen Fortschritte auf dem Weg der Besserung oft durch Unachtsamkeit oder Grobheit bei der Pflege wieder zunichte gemacht.

Häufig ist es das beste, wenn die Angehörigen selbst die Pflege in die Hand nehmen. Lassen Sie sich die wichtigsten Handgriffe zeigen und kümmern Sie sich selbst darum, daß der Patient

■ im Bett richtig gelagert wird,

■ ißt, ohne sich abhetzen zu müssen,

■ in Ruhe ausprobiert, was er noch kann,

■ sich nicht wundliegt,

■ nicht ständig passiv im Bett bleibt, sondern auch einmal im Lehnstuhl sitzt,

■ nicht ständig einen Blasenkatheter trägt, nur weil die Pflegekräfte keine Zeit haben, um ihn zur Toilette zu führen oder auf einen Toilettenstuhl zu setzen.

Solches Engagement kann erheblich dazu beitragen, daß ein Schlaganfall-Patient früher als sonst wieder aus dem Krankenhaus nach Hause oder in eine spezielle Rehabilitationsklinik entlassen werden kann, daß er also rascher wieder auf die Beine kommt.

Das Leben nach dem Schlaganfall

Ein Schlaganfall hinterläßt immer bleibende Schäden, große, die Lebensqualität stark einschränkende, oder kleine, kaum wahrnehmbare. Lange Zeit wußten die Ärzte darauf keine bessere Antwort, als mit Medikamenten die offenkundigsten Mängel zu bekämpfen. Ansonsten überließen sie Patient und Angehörige mit dem Ratschlag, Geduld zu haben und abzuwarten, weitgehend sich selbst. Eine aktive Unterstützung beim Gesundwerden – wie die Rehabilitation nach einem Herzinfarkt – gab und gibt es bis heute viel zu selten.

Das hängt auch damit zusammen, daß viele Leute glauben, ein Schlaganfall hin-

DURCH-BLUTUNGS-STÖRUNGEN IM KOPF

terlasse nur hinfällige, ständig bettlägerige Patienten. Das stimmt nicht. Es gibt Behinderungen, die zeitlebens fortbestehen, und solche, die sich unter angemessener Therapie vollständig zurückbilden.

Beileibe nicht jeder ist hilflos und für immer pflegebedürftig. Nur etwa fünf Prozent aller Schlaganfall-Patienten bleiben am Ende des ersten Jahres nach ihrer Krankheit voll pflegebedürftig! Etwa 15 Prozent brauchen Hilfe bei den alltäglichen Verrichtungen, jeder fünfte – das sind 20 Prozent – benötigt Unterstützung bei komplexen Vorgängen, die erfordern, daß er die Hände, Arme, Beine und Füße miteinander gut koordinieren kann. Etwa zwei Drittel aller Patienten braucht gar keine weitere Hilfe mehr.

Wichtig: Gezielte Reha-Maßnahmen!

Die beste Hilfe, nach einem Schlaganfall wieder auf die Beine zu kommen, ist eine gezielte, fachkundige Rehabilitation. Sie muß bereits am Tag der Einlieferung ins Krankenhaus beginnen. Lähmungen sowie Sprach- und Sprechstörungen lassen sich mit Medikamenten und der üblichen allgemeinen Pflege kaum bessern. Hier sind Spezialisten – Krankengymnast(inn)en, Ergotherapeut(inn)en und Logopäd(inn)en – gefordert. Diese drei Therapien bilden die wesentlichen Säulen einer langfristigen Schlaganfall-Behandlung. Je früher ein Patient damit anfängt, desto größer sind seine Chancen, wieder selbständig zu werden. Und desto geringer ist die Gefahr, daß er erneut einen Schlaganfall erleidet.

Selbst bei schwerst Geschädigten ist oft immerhin so viel zu erreichen, daß sie ansprechbar sind und am allgemeinen Leben teilnehmen können, auch wenn sie ständig gepflegt werden müssen.

Entscheidend für solche Erfolge ist jedoch, daß Angehörige und Pflegekräfte dem Patienten Mut machen, seine ihm gebliebenen Kräfte zu nutzen, sie zu steigern und damit selbst aktiv an seiner Heilung mitzuwirken. Wenn sie keine Unterstützung bekommen, flüchten sich viele Patienten in ihre Unfähigkeiten und wollen zurück in die Klinik, wo sie nichts zu tun brauchen und rundum versorgt werden. Fast die Hälfte wird depressiv, weil sie nicht mehr dieselben sind wie früher.

Der Kranke sollte nach dem einschneidenden Erlebnis des Schlaganfalls, das ihn selbst zutiefst verunsichert und traurig macht, soviel Selbstsicherheit zurückgewinnen, daß es ihm möglich ist, mit der Krankheit leben zu lernen und seine Behinderung – sofern sie bestehen bleibt – zu akzeptieren, sie als Teil seiner selbst zu sehen, und nicht als Feind, den es verbissen zu bekämpfen gilt. Diese Form der Rehabilitation beginnt mit dem Schlaganfall und endet erst mit dem Tod. Sie begleitet den Kranken von nun an für den Rest seines Lebens.

Die Adressen für spezielle Reha-Kliniken für Schlaganfall-Patienten stehen auf Seite 296.

Das Bobath-Konzept

Die Krankengymnastin Berta Bobath beobachtete 1941, daß sich die Muskelkrämpfe bei Schlaganfall-Patienten bessern, wenn sie sie auf bestimmte Weise im Bett lagerte oder die halbseitig gelähmten Körperteile mit speziellen Übungen bewegte. Das war neu. Bislang hatte man geglaubt, daß Spasmen auf der gelähmten Seite von außen nicht zu beeinflussen sind.

Aufbauend auf ihren Beobachtungen entwickelte Berta Bobath gemeinsam mit ihrem Mann, einem Arzt, ein Konzept, das die Muskelspannung beeinflußt und die Voraussetzungen für eine neue Beweglichkeit der gelähmten Körperteile schaffen soll.

Dieses Konzept beinhaltet keine ständig wiederkehrenden pauschalen Gymnastikübungen. Es orientiert sich am einzelnen Patienten und läßt sich nur über seine Reaktionen entwickeln. Die Behandlung ist wie ein ständiges Zwiegespräch zwischen Therapeut(in) und Patient(in). Alles, was den Patienten befähigt, sich wieder normal zu bewegen, läßt sich in eine Behandlung nach dem Bobath-Konzept integrieren.

Die Therapeuten müssen sicher sein, das Richtige zu tun. Das gelingt nur mit viel Erfahrung und Hingabe an den Beruf. Krankengymnastik nach dem Bobath-Konzept läßt sich nicht ohne eigenes Engagement betreiben. Gerade die hochsensiblen Schlaganfall-Patienten spüren genau, ob ein Therapeut ganz bei der Sache ist, ob er wirklich weiß, was er tut und warum. Jeder Hauch eines Zweifels wird die Motivation des Patienten beeinträchtigen.

Im Mittelpunkt des Bobath-Konzepts steht, daß die gelähmte Körperseite in die Bewegung einbezogen wird. Das ist für einen Schlaganfall-Patienten ziemlich schwierig, weil er dazu neigt, diese Seite zu vernachlässigen. Er versucht, mit der gesunden auszugleichen, was er mit der gelähmten nicht mehr tun kann. Er hat Angst zu fallen, sich nicht halten zu können. Weil er aber die gesunde Hälfte überfordert und die kranke ignoriert, kann er sein Gleichgewicht nicht wiederfinden.

Längst nicht alle Kliniken beschäftigen Krankengymnast(inn)en, die nach dem Bobath-Konzept arbeiten. Auch unter den niedergelassenen Therapeut(inn)en müssen Sie einige Zeit suchen, bis Sie jemanden finden, der diese Methode beherrscht und freie Kapazitäten für eine Behandlung hat.

Sie können sich die wichtigsten Handgriffe auch zeigen lassen, so daß Sie nichts falsch machen, wenn Sie einen Schlaganfall-Patienten betreuen.

SO FINDEN SIE KRANKENGYMNAST(INN)EN, DIE NACH DEM BOBATH-KONZEPT ARBEITEN

Der Berufsverband der Krankengymnast(inn)en gibt eine Mitgliederliste heraus, der Sie – nach Bundesländern geordnet – entnehmen können, wo eine Krankengymnastin in Ihrer Nähe praktiziert. Die meisten kommen auch ins Haus, wenn Sie oder Ihr Schützling nicht in die Praxis kommen können.

Therapeut(inn)en, die ein Zusatzzertifikat für das Bobath-Konzept erworben haben, sind in diesem Verzeichnis gesondert mit einem „B" ausgewiesen. Es sind selbst in Großstädten nicht sehr viele, die diese Voraussetzung erfüllen. Die meisten sind entsprechend überlastet und führen Wartelisten für Patienten. Erkundigen Sie sich deshalb sehr frühzeitig, ob es für eine Bobath-Behandlung eine Warteliste gibt, in die Sie sich eintragen können. Vielleicht haben Sie Glück und rutschen gerade dann in eine Lücke, wenn Ihr Schlaganfall-Patient aus der Klinik entlassen wird.

Sie können die Liste anfordern beim
Deutschen Verband für Physiotherapie –
Zentralverband der Krankengymnasten (ZVK) e.V.,
Postfach 21 02 80, 50528 Köln, Tel. 02 21 / 88 40 31.

DURCHBLUTUNGSSTÖRUNGEN IM KOPF

Bewegung – das A und O jeder Schlaganfall-Behandlung

Eine der ersten Regeln für die Behandlung eines frischen Schlaganfalls heißt: den Patienten bewegen. In den ersten Tagen im Bett, später auch im Stuhl und dann auf den eigenen Beinen. Gerade in der akuten Phase der Krankheit ist Krankengymnastik das A und O. Sie kann verhindern, daß gelähmte Gliedmaßen versteifen, Muskeln verkümmern oder sich ständig verkrampfen oder Gelenke verbiegen.

Die von Lähmungen betroffene Seite muß gereizt und mit Bewegungs-Anregungen „gefüttert" werden. Je entspannter ein Schlaganfall-Patient im Bett liegt, desto besser kann er mit der gelähmten Seite auf diese Reize reagieren und sie trainieren.

Am sinnvollsten ist es, gewohnte Bewegungsabläufe zu üben. Je vertrauter eine solche Abfolge ist, je klarer sie sich aus den Notwendigkeiten des Alltags ableitet, desto leichter wird der Patient sie wieder erlernen und sein Gleichgewicht wiederfinden. Wichtig ist, daß er dabei weder über- noch unterfordert wird. Sie können sich von der Krankengymnastin zeigen lassen, worauf es ankommt und dann selbst regelmäßig täglich mit Ihrem Schlaganfall-Patienten üben.

Selbst wenn die Krankengymnastik erst spät einsetzt, nützt sie noch. Wichtig ist aber, daß sie kontinuierlich und regelmäßig durchgeführt wird.

Ergotherapie – wieder selbständig werden

Die Ergotherapie baut auf der krankengymnastischen Vorarbeit auf. Sie hat zum Ziel, den Patienten wieder so selbständig wie möglich zu machen, ihm die Eingliederung ins Berufs- und soziale Leben zu erleichtern. Ergotherapie heißt übersetzt „Arbeits- und Beschäftigungstherapie". Sie leitet den Patienten dazu an, spielerisch oder in Form von handwerklichen Techniken verlorengegangene Fähigkeiten wiederzufinden.

In den Rehabilitationskliniken sind fast immer auch Ergotherapeuten angestellt. Sie üben mit den Patienten lebensnotwendige alltägliche Verrichtungen, wie zum Beispiel schreiben, Kaffee kochen, an- und ausziehen, eine Tür öffnen, einen Wasserhahn aufdrehen. Sie konstruieren spezielle Hilfsmittel, mit denen auch halbseitig Gelähmte selbständig essen und trinken können. Zu schmale, unhandliche Griffe am Besteck verdicken sie beispielsweise mit Knetmasse oder Schaumgummi, so daß auch schwache Hände Löffel und Gabel halten können.

Sie zeigen, wie man kraftlose Arme und Beine so abstützt, daß der Rest des Körpers im Gleichgewicht bleibt. Sie trainieren schwache Arm- und Handmuskeln mit Web- oder Flechtarbeiten. Sie zeigen, wie man Schnürsenkel einfädeln muß, damit sie möglichst leicht zuzubinden sind. Oder sie passen den Schuhen Klettverschlüsse an, die sich mit einem Griff öffnen und schließen lassen. Sie leiten die Patienten an, auch mit einer gelähmten Seite allein einen Pullover überzuziehen oder die Haare zu kämmen.

Sie helfen auch dabei, daß ein Schlaganfall-Patient wieder Treppensteigen und

Gehen lernt. Was Gesunden so einfach scheint, müssen sich halbseitig Gelähmte erst wieder mühsam aneignen.

Steht die Entlassung nach Hause bevor, schauen Ergotherapeuten sich nach Möglichkeit die häusliche Umgebung an und empfehlen, was geändert werden sollte, damit auch ein Behinderter sich selbständig versorgen kann:

■ Im Bad kann ein erhöhtes Duschbecken einer randlosen gefliesten Duschecke weichen, in die ein Hocker gestellt werden kann. Ein Holzbrett über der Badewanne, eine Anti-Rutsch-Matte und ein fester Handlauf an der Wand können den Einstieg in die Wanne erleichtern (sicherheitshalber das Wasser immer erst danach einlaufen lassen).

■ Teppiche und Läufer sind oft Stolpersteine für Menschen, die noch nicht wieder ganz sicher auf den Beinen sind. Ergotherapeuten überprüfen, wo in der Wohnung Gefahrenstellen lauern und zeigen, wie sie sich beseitigen lassen.

■ Wichtige Türen in der Wohnung – Küche, Bad, Toilette – können mit Symbolschildchen kenntlich gemacht werden, dann fällt die Orientierung leichter.

■ Spezielle Schreibmaschinen und Telefone erleichtern den Kontakt nach außen.

■ Schüsseln und Töpfe können an der Unterseite mit Saugnäpfen rutschfest gemacht werden. Schneidebretter wandern nicht über den Tisch, wenn man sie mit Schraubzwingen festzurrt. Es gibt eine Reihe von Spezialgeräten für Behinderte, die es ihnen ermöglichen sollen, sich selbst zu bekochen und ihren Haushalt zu versorgen. Ergotherapeuten vermitteln gegebenenfalls Bezugsquellen für Sonderanfertigungen.

SO FINDEN SIE EINE ERGOTHERAPEUTIN

Leider gibt es noch relativ wenige niedergelassene Ergotherapeut(inn)en. Sie können im örtlichen Branchen-Fernsprechbuch („Gelbe Seiten") unter dem Stichwort „Ergotherapie" nachschlagen. Falls Sie dort keine Eintragung finden, können Sie eine Liste der niedergelassenen Ergotherapeut(inn)en anfordern beim

Deutschen Verband der Ergotherapeuten e.V.,
Mittelweg 8, 76307 Karlsbad-Ittersbach.

Daraus können Sie ersehen, wo die Ihrem Wohnort am nächsten niedergelassene Ergotherapeutin arbeitet.

Die Behandlung bei der Ergotherapeutin kann Ihnen Ihr Hausarzt oder der behandelnde Arzt genau wie Krankengymnastik auf Rezept verschreiben. Die Kassen übernehmen dann die Kosten.

Wenn Ihre Wohnung in der Nähe der Reha-Klinik liegt, können Sie auch fragen, ob sich die dort praktizierenden Ergotherapeut(inn)en Ihre häusliche Umgebung ansehen und prüfen können, welche Hilfsmittel erforderlich sind.

Auch das Deutsche Rote Kreuz unterhält in vielen Städten der alten und neuen Bundesländer sogenannte Hilfsmitteldienste mit Ausstellung und Besichtigungsmöglichkeit vieler Hilfen samt fachlicher Beratung.

Eine Adressenliste kann angefordert werden beim
DRK, Abt. Sozialarbeit,
Friedrich-Ebert-Allee 71,
53113 Bonn.

DURCH-BLUTUNGS-STÖRUNGEN IM KOPF

Logopädie – wieder sprechen lernen

Logopäden können Schlaganfall-Patienten helfen, ihre Sprache wiederzufinden. Wenn der Schlaganfall das Sprachzentrum in der linken Hirnhälfte ausgeschaltet hat („Aphasie"), müssen viele Betroffene wie ein Kind sprechen – oft auch lesen und schreiben – lernen. Dafür brauchen sie die Hilfe von Logopäden.

Diese arbeiten mit ihren Patienten häufig am Computer, um Wörter und Begriffe richtig kombinieren zu lassen. Mit Bildsymbolen, Bildgeschichten und anderen Tricks vermitteln sie, welche Begriffe welchen Worten richtig zuzuordnen und wie sie korrekt auszusprechen sind. Spiele können den Wortschatz erweitern, ohne daß dies als „Unterrichtsstunde" empfunden wird. Familienfotos tragen dazu bei, das Erinnerungsvermögen zu stärken, und das Sprechen fällt leichter, wenn die Patienten die damit verbundenen Erlebnisse erzählen können.

Logopäden helfen auch dabei, wieder oder mit der linken Hand schreiben zu lernen. Spezialfüller oder -stifte mit besonders handlichen Griffen sorgen dafür, daß sich die Hand dabei nicht verkrampft.

Es gibt mehrere spezielle Reha-Kliniken mit logopädischem Behandlungsangebot. Außerdem finden Sie niedergelassene Logopäden über das örtliche Branchen-Fernsprechbuch („Gelbe Seiten") oder über den Deutschen Bundesverband für Logopädie e.V., Augustinenstraße 9d, 50226 Frechen, Telefon 0 22 34/69 11 53, Fax 0 22 34/6 53 38.

Mit Musik geht alles besser

In der Rehabiliation nach einem Schlaganfall hat die Musiktherapie einen wichtigen Platz. Sie hat schon so manchem Schlaganfall-Patienten wieder auf die Beine geholfen. Jede Art von Gymnastik oder Bewegung fällt leichter, wenn sie verbunden ist mit angenehmen Melodien, die zum Beispiel an Schlager und Hits aus der Jugend erinnern.

Musik beschwingt, entspannt, löst Ängste. Aber nicht jede Musik ist geeignet, bewegungsgestörte Menschen zu motivieren. Sie sollte sich möglichst auf die Biographie des einzelnen oder einer Altersgruppe beziehen. „Kaiserwalzer", „Tea for Two", „Oh Donna Clara" oder „Charmaine", wecken in vielen alten Menschen Erinnerungen an die Tanzstundenzeit oder an das erste Rendezvous. Bei jüngeren sind es vielleicht eher Titel wie „Strangers in the Night" oder „Yesterday".
Wenn die Patienten einen emotionalen Bezug zur Musik haben, kommen sie innerlich und äußerlich in Bewegung. Diese Musik kann deutlich antriebsfördernd wirken. Bewegungsabläufe kommen zustande, die vorher unvorstellbar waren. Gelähmte nehmen plötzlich wahr, daß es in Bein oder Arm zuckt – das erste Lebenszeichen eines für „tot" und unbrauchbar geglaubten Körperteils. Selbst winzige Fortschritte können stark motivieren. So manchem mutlosen Schlaganfall-Patienten haben zündende Rhythmen Flügel wachsen lassen. Neuer Lebensmut, Heiterkeit und Freude an der Bewegung sind zusätzliche, hochwillkommene Nebeneffekte.

Musik ist jedoch nicht nur wichtig für die Bewegungstherapie. Für Patienten, die in ihrer Fähigkeit, sich auszudrücken, stark eingeschränkt sind, bedeutet Musik viel mehr: eine Sprache, die jeder versteht. Man kann sich ausdrücken, ohne zu sprechen. Musik ist ein Lebenselixier, das mit anderen Menschen verbindet, über das eine Kommunikation möglich wird, selbst wenn die Fähigkeit zu sprechen verlorengegangen ist. Jeder Mensch kann musizieren, und Musik wird immer und von jedem ohne Dolmetscher verstanden.

Gute Rehabilitationskliniken bieten diese Form der Musiktherapie neben anderen Bewegungstherapien an. Niedergelassene Musiktherapeuten gibt es bislang noch sehr selten. Erkundigen Sie sich bei Ihrer Reha-Klinik danach oder bei der Fachhochschule Heidelberg, Fachbereich Musiktherapie, Ziegelhäuser Landstraße 1, 69120 Heidelberg, Telefon 06221 / 49944.

Wenn Sie einen Angehörigen nach dem Schlaganfall pflegen

Viele Menschen sind anfangs unsicher und ängstlich, wenn sie ein Familienmitglied nach dem Schlaganfall zu Hause betreuen sollen. Es stellen sich Fragen wie: Was kann ich ihm zumuten? Was passiert, wenn ich ihn überfordere? Kann er einen Rückfall erleiden? Was wird mit meinem eigenen Leben? Fesselt mich die Pflege nicht zu sehr ans Haus? Kann ich noch meine Freundschaften und Hobbies pflegen?

Es stimmt – das Leben wird nicht mehr seinen gewohnten Gang nehmen. Vieles wird sich ändern, wenn ein pflegebedürftiger Mensch Zeit, Kraft und Zuwendung fordert. Manche Angehörigen bekommen Schlafstörungen, fühlen sich hilflos, ärgern sich über die ständige Belastung und haben Angst vor der Zukunft. Für manche ist die Belastung, die die tagtägliche Pflege eines schlaganfallgeschädigten Angehörigen mit sich bringt, einfach zuviel. Dann kann es sinnvoll sein, ein gutes Pflegeheim zu suchen und möglichst viel Freizeit zusammen zu verbringen, so daß sich der Patient nicht abgeschoben und verlassen fühlt.

Folgendes sollten Sie beachten, wenn Sie die Pflege selbst übernehmen können:

■ Kümmern Sie sich rechtzeitig darum, daß Sie damit nicht ganz allein stehen. Wenn Ihr „Patient" das Bett verlassen und im Haushalt helfen kann, wenn er auch außer Haus gehen kann, dann brauchen Sie nur ab und zu Hilfe. Sie sollten auch einmal allein weggehen, sich mit Freunden treffen oder ein Theater oder Konzert besuchen können.

■ Greifen Sie nicht zu häufig helfend ein, wenn Ihr „Patient" einigermaßen selbständig ist. Seien Sie im Bedarfsfall zur Stelle, aber lassen Sie ihn soviel wie möglich allein tun. Er soll ruhig ausprobieren, was er noch kann. Lieber ein paar vergebliche Versuche, als zuviel Entmündigung durch übereifrige Hilfe. Passen Sie die häusliche Umgebung so gut wie möglich den Behinderungen Ihres „Patienten" an. Ergotherapeuten helfen Ihnen dabei (siehe Seite 202).

■ Nehmen Sie Rücksicht auf Sprachstörungen, indem Sie langsam und deutlich sprechen und kurze Sätze bilden. Achten Sie auf deutliche Körpersprache und eindeutige Mimik.

■ Behandeln Sie einen Schlaganfall-Patienten nicht so, als sei er nicht ganz zu-

DURCH-BLUTUNGS-STÖRUNGEN IM KOPF

rechnungsfähig. Mag sein, daß der eine oder andere sich nicht mehr gut erinnert, daß er Leute und Gegenstände verwechselt. Das berechtigt Sie noch lange nicht, ihn für „nicht ganz dicht" zu halten. Die meisten verstehen sehr genau, worum es geht. Reden Sie mit einem Schlaganfall-Patienten in einer ganz normalen Umgangssprache. Sprechen Sie ihn direkt an und unterlassen Sie das „wir" („wie geht's uns denn?", „hat es uns geschmeckt?"). Nehmen Sie ihn ernst, wie Sie auch selbst ernstgenommen werden wollen.

■ Schüren Sie keinen verbissenen Ehrgeiz und machen Sie keine Vorwürfe, wenn die Fortschritte lange auf sich warten lassen. Einem Schlaganfall-Patienten vorzuhalten, daß er nicht eifrig genug ist, ist so, als würden Sie jemandem, der einen Schnupfen hat, das Niesen verübeln.

Daß er überfordert ist, erkennen Sie daran, daß er panisch oder sehr ängstlich reagiert, schreit oder sich verzweifelt an Personen oder Gegenstände klammert. Vielleicht erzählt er ein ums andere Mal dieselbe Geschichte oder muß ständig zur Toilette. Auch das sind Hinweise, daß Sie ihm zuviel zumuten.

■ Sie werden wahrscheinlich einige Zeit brauchen, bis Sie sich an die Verhaltenseigenheiten Ihres Schützlings gewöhnt haben. Nach dem Schlaganfall ändert sich die Persönlichkeit oft grundlegend. Viele weinen oder lachen leicht, anscheinend grundlos oder völlig unvermittelt, schon geringfügige Reize können sie nachhaltig irritieren, manche werden sehr egoistisch und impulsiv.

Machen Sie sich klar, daß solche Gefühlsäußerungen krankheitsbedingt sind und nicht Ausdruck von Feindschaft, Ablehnung oder Mißtrauen.

■ Unterstützen Sie Ihren Schützling immer wieder in den Fähigkeiten, die ihm geblieben sind oder die er noch weiter entwickeln kann. Das gibt Sicherheit und Vertrauen. Halten Sie ihm nicht vor, was er nicht mehr kann. Viele sind sowieso schon leicht depressiv, fühlen sich hilflos und sind verbittert, weil ihr Leben so eingeschränkt ist.

■ Trainieren Sie die Hirnleistung spielerisch, soweit es geht. Mensch-ärgere-dich-nicht, Skat, Dame, Mühle oder Kreuzworträtsel eignen sich gut dafür.

■ Denken Sie darüber nach, einen Hund anzuschaffen. Er muß ausgeführt werden und motiviert damit so manchen Stubenhocker zum Gang an die frische Luft. Er kennt kein Mitleid und jammert nicht. Er fordert, was er braucht, und lenkt damit ab von der Krankheit und dem allgegenwärtigen Selbstmitleid. Er vermittelt Wärme, Treue und Dankbarkeit.

■ Teilen Sie den Tag ein und setzen Sie Akzente, die täglich wiederkehren. An einem solchen Rhythmus kann sich ein Kranker orientieren.

■ Achten Sie darauf, daß Ihr „Patient" regelmäßig seine Medikamente nimmt. Es ist wichtig, daß Sie alles tun, um einen zweiten Schlaganfall zu verhindern. Oft macht der zweite noch hilfloser als der erste. Etwa vier bis 14 Prozent der Patienten erleiden innerhalb des ersten Jahres nach dem Schlaganfall einen zweiten.

Der Schlaganfall

Wenn Sie einen ständig bettlägerigen Patienten pflegen, brauchen Sie täglich Unterstützung. Sie können dafür einen ambulanten Pflegedienst engagieren, eine Anzeige aufgeben und sich eine Hilfe suchen, die Sie stundenweise bezahlen. Sie können sich auch bei der Gemeindeschwester, bei kirchlichen oder wohltätigen Verbänden oder auch beim Roten Kreuz erkundigen, ob diese eine Hilfe bereitstellen können.

Das Bundesministerium für Gesundheit hat eine Broschüre herausgegeben, die sich mit der häuslichen Pflege von Schlaganfall-Patienten beschäftigt. Sie ist kostenlos erhältlich beim Bundesministerium für Gesundheit, Broschürenstelle, 53108 Bonn, Tel. 02 28/9 41 16 44.

Seien Sie sich darüber im klaren, daß eine derartige Pflege nicht einfach ist, aber auch beglückend sein kann. Überlegen Sie sich, was Sie sich wünschen würden, wenn Sie in der Situation Ihres Patienten wären. Versuchen Sie, sich in seine Lage hineinzuversetzen, dann machen Sie vieles von allein richtig.

Die Freude über die plötzlich wiedergewonnene Sicherheit, eine Gabel halten, einige Schritte gehen oder selbst eine Jacke anziehen zu können, das damit verbundene Strahlen und die Dankbarkeit in den Augen des Kranken ist mit keinem Geld der Welt zu bezahlen. Es kann Ihr Leben sehr bereichern, einen Schlaganfall-Geschädigten zu pflegen und wieder aufzupäppeln; wenn Sie aber keinen Sinn darin sehen, wenn Sie die Liebe dafür nicht aufbringen können, sollten Sie besser die Finger davon lassen. Nichts ist für einen Kranken schlimmer, als ständig zu spüren, anderen zur Last zur fallen.

Technische Hilfsmittel

Einen Überblick über alle auf dem Markt befindlichen technischen Hilfsmittel für Behinderte hat die Stiftung Rehabilitation zusammengestellt (11 Hefte je 10–20 DM).

**Stiftung Rehabilitation –
Dienstleistungszentrum
für Schwerbehinderte –**
Postfach 10 14 09, 69004 Heidelberg

GREIFHILFEN

In einem Anfang 1992 veröffentlichten Test der STIFTUNG WARENTEST wurden die derzeit auf dem Markt befindlichen Greifhilfen, Griffverdickungen, Drehgriffe und Schlüsselhalter sowie Strumpf-Anziehhilfen überwiegend negativ beurteilt, und zwar insbesondere hinsichtlich der Prüfpunkte „praktischer Gebrauch" und „Sicherheit". Als wirklich „gut" erwiesen sich im täglichen Gebrauch nur zwei dieser Hilfsmittel:

Die Greifzange „aktiv" erhältlich u. a. bei
**Firma MEYRA,
Wilhelm Meyer GmbH + Co KG,**
Postfach 1703, 32602 Vlotho
zum Preis von zirka 86 DM,
Bestell.-Nr. 307196-2

und – mit Einschränkungen:

Der Schlüsselhalter zu beziehen u. a. bei
**Firma Thomas,
Hilfen für Körperbehinderte,
Kranke und Gesunde,**
Walkmühlenstraße 1, 27432 Bremervörde
zum Preis von zirka 43 DM,
Bestell-Nr. 81046

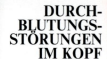

DURCH-BLUTUNGS-STÖRUNGEN IM KOPF

Einzelheiten zu den Ergebnissen dieses Tests sind nachzulesen in Heft 2/1992 der Zeitschrift „test", anzufordern bei der STIFTUNG WARENTEST Vertrieb, Postfach 810660, 70523 Stuttgart oder einzusehen bei den örtlichen Verbraucherberatungsstellen.

GEHHILFEN

Jede Funktionsverbesserung – und seien es nur ein paar Schritte, die ein halbseitig gelähmter Patient wieder laufen lernt – entscheidet, ob er allein zu Hause leben kann oder lebenslang gepflegt werden muß.

Gehhilfen – vom Stock bis zum fahrbaren Gestell – unterstützen den Weg in die Selbständigkeit. Die Auswahl der „richtigen" Hilfe hängt von der individuellen Mobilitätseinschränkung – also der Schwere des Schlaganfalls – ab.

Die STIFTUNG WARENTEST hat 18 unterschiedliche Gehhilfen untersucht. Einige entsprachen weder den Sicherheitsanforderungen noch erwiesen sie sich im praktischen Test als nützlich. Folgende neun Gehhilfen bekamen das Prädikat „gut" oder „zufriedenstellend".

Unterarmgehstützen
Eventuell bei leichteren Gehbehinderungen nach dem Schlaganfall sinnvoll; sie sollten immer paarweise benutzt werden.

■ Kowski Unterarmgehstütze
214 EK/anatomisch
Best.-Nr. 13204
Preis: 145 DM

■ Meyra Unterarmgehstütze 306051-2
Preis: 64 DM pro Paar

■ Ortopedia Unterarmgehstütze 1317
Best.-Nr. 118034
Preis: 98 DM pro Paar

■ Thomashilfen Unterarmgehstütze
Best.-Nr. G 86013-15 (je Farbe)
Preis: 94 DM pro Paar

Vierpunktgehstützen
Zum Beispiel als Gleichgewichtsunterstützung bei Halbseitenlähmung; sie sind zum einseitigen Gebrauch geeignet.

■ Ortopedia Vierfußgehhilfe
1413 Damen, Best.-Nr. 552505 (rechts)
und 552513 (links)
1413 Herren, Best.-Nr. 552489 (rechts)
und 552497 (links)
Preis: 174 DM pro Stück

Delta-Gehrad
Kann ebenfalls zum Training eingesetzt werden; die dreirädrigen Hilfen erfordern allerdings eine wesentlich größere Gehsicherheit.

■ Meyra Gehrad 306016-2
Preis: 844 DM

Rollator
Zum Beispiel auch als Trainingsvorstufe für den späteren Gebrauch von Stock oder Vierpunktstütze einsetzbar. Beide Hände sollten funktionstüchtig sein.

■ Meyra Mobilator 306201-2
Preis: 1068 DM

Der Schlaganfall

Gehgestelle
Zum Beispiel für das Stehtraining vor dem Bett.

■ Meyra Gehgestell 306011-2
Preis: 191 DM

■ Ortopedia Gehbock 435
Preis: 166 DM

■ Ortopedia Rollator 537
Best.-Nr. 570320, 578633
Preis: 498 DM
Dieses klappbare Gehgestell hat zwei Vorderräder und kann als Übergang zum vierrädrigen Rollator eingesetzt werden.

Die Testergebnisse sind ausführlich erläutert und nachzulesen im „test"-Heft Nr. 10/1993 (ab Seite 90), das bei jeder Verbraucherzentrale oder -beratungsstelle einzusehen ist (Bestell-Adresse siehe Seite 208 oben links).

Anbieter-Adressen

Thomashilfen
Walkmühlenstr. 1, 27432 Bremervörde
Tel.: 0 47 61/5087, Fax: 5599

Ortopedia GmbH
Postfach 64 09, 24125 Kiel
Tel.: 04 31/20 03-0, Fax: 20 03-3 78

Meyra W. Meyer GmbH & Co. KG
Meyra-Ring 2, 32689 Kalletal-Kalldorf
Postfach 17 03, 32591 Kalletal-Kalldorf
Tel.: 0 57 33/9 22-0, Fax: 9 22-2 20

Kowski
Friedrich-Böhler-Straße. 28
24536 Neumünster
Tel.: 0 43 21/50 21-22, Fax: 5 12 15

Was ist zu tun, um einem zweiten Schlaganfall vorzubeugen?

Etwa 15 bis 30 Prozent der Patienten erleiden erneut einen Schlaganfall. Das läßt sich – zumindest in gewissem Ausmaß – verhindern. In erster Linie kommt es darauf an, die Risikofaktoren, die den Schlaganfall begünstigt haben, zu bekämpfen (siehe Seite 192).

Außerdem können Medikamente einiges dazu beitragen, daß sich nicht erneut ein Schlaganfall ereignet. Auf welche die Wahl fällt, hängt von den Ursachen ab.

War ein Blutpfropf schuld, verordnen die Ärzte Azetylsalizylsäure (abgekürzt ASS, siehe Seite 240). Dieses Mittel soll verhindern, daß sich weiterhin Blutplättchen zusammenklumpen. Es hat sich gezeigt, daß ASS – wenn man es täglich über Monate oder Jahre nimmt – einen zweiten Schlaganfall verhüten kann. Dabei genügt eine Dosis von 100 bis 300 Milligramm pro Tag. Damit sinkt auch die Gefahr unerwünschter Wirkungen.

Ungeklärt ist zur Zeit, ob noch geringere Mengen – etwa 30 bis 50 Milligramm täglich – ausreichen, um einen zweiten Schlaganfall zu verhindern. Die bisherigen Studienergebnisse sprechen dafür, aber der Beweis steht noch aus.

Nach schweren Schlaganfällen darf ASS nicht gegeben werden.

Patienten, die ASS nicht vertragen oder es nicht nehmen dürfen, können die Ärzte inzwischen ein anderes Mittel verordnen, die Substanz Ticlopidin. Sie ist für Magen

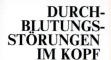

DURCH-BLUTUNGS-STÖRUNGEN IM KOPF

und Darm verträglicher als ASS, wenngleich sie häufig Durchfälle verursacht und – allerdings selten – die Anzahl der weißen Blutkörperchen vermindern kann. Tritt diese unerwünschte Wirkung auf, muß Ticlopidin abgesetzt werden.

Zweifelhafte oder unwirksame Mittel

■ Eine Art Blutverflüssigung, von Ärzten „Hämodilution" genannt, soll das Blut verdünnen und dadurch die Durchblutung im Gehirn verbessern. Aus einer Vene wird Blut entnommen und dieselbe Menge einer wäßrigen Flüssigkeit, der Stärke oder stärkeähnliche Stoffe zugesetzt sind, eingeleitet. Das soll die Fließeigenschaften des Blutes verbessern, so daß keine Blutgerinnsel entstehen.

Die Hämodilution hat sich bisher nur in Mitteleuropa, nicht jedoch in den USA oder in England durchgesetzt. Das Verfahren wird derzeit bei den Ärzten in Deutschland stark beworben, hat seine Wirksamkeit bislang jedoch noch nicht unter Beweis stellen können. Experten raten deshalb von dieser Therapie ab.

■ Strikt abzulehnen ist die Gabe von Cortison. Cortisonhaltige Medikamente sollen die Wasseransammlungen im Gewebe, die häufig kurz nach einem Schlaganfall auftreten, bekämpfen. Gegen solche „Ödeme" wirkt Cortison aber nur, wenn sie die Folge von Hirntumoren, nicht wenn sie auf einen Schlaganfall zurückzuführen sind. Cortison erhöht außerdem das Risiko für Beinvenenthrombosen sowie die Blutzuckerkonzentrationen – beides steigert die Gefahr für einen zweiten Schlaganfall. Leider erhalten trotzdem immer noch viele Patienten nach einem Schlaganfall Cortison.

■ Auch die Gabe von angeblich durchblutungsfördernden Mitteln wie Naftidrofuryl (*Dusodril*) und Pentoxifyllin (*Trental*) ist abzulehnen. Ihre Wirksamkeit wurde bislang noch nicht nachgewiesen.

■ Antriebssteigernde Mittel mit der Substanz Piracetam (*Cerebroforte, Nootrop, Normabrain*) sind zwar für die Behandlung nach einem Schlaganfall zugelassen, es bestehen aber ernsthafte Zweifel, ob sie tatsächlich nützlich sind. Unerwünschte Wirkungen: Angst, Schlaflosigkeit, Schwitzen, Übelkeit.

■ Beta-Blocker sind im Prinzip nicht erforderlich, sie können bei normalem Blutdruck einen zweiten Schlaganfall nicht verhindern.

Zurück in den Beruf?

Fast die Hälfte der Patienten, die einen Schlaganfall erleiden, steht noch mit beiden Beinen im Beruf. Die wenigsten werden jedoch wieder an ihren alten Arbeitsplatz zurückkehren können. Trotzdem ist es für sie besonders wichtig, möglichst so gesund zu werden, daß sie bis zur Erreichung des Rentenalters noch erwerbsfähig sein können.

Wenden Sie sich an den Arbeitgeber, sobald feststeht, welche Folgen der Schlaganfall hinterlassen wird. Ebenso wie beim Herzinfarkt sollten Sie darüber verhandeln, ob und wie der Arbeitsplatz gegebenenfalls umgestaltet werden kann oder ob eine Versetzung in eine andere

Der Schlaganfall

Abteilung, in der Sie mit den zurückbleibenden Behinderungen besser zurechtkommen, möglich ist (siehe Seite 118).

Eine Frühberentung würde für viele Menschen nicht nur eine hohe finanzielle Einbuße bedeuten, sondern ihnen auch eine große Portion Selbstvertrauen und Lebensmut nehmen. Deshalb sollte sie immer nur dann erwogen werden, wenn die Beeinträchtigungen durch die Schlaganfall-Folgen so groß sind, daß sie ein Berufs- oder Erwerbsleben nicht mehr zulassen.

Der Ausweis für Schwerbehinderte

Wenn der Schlaganfall erhebliche Behinderungen hinterlassen hat, können Sie bei Ihrem örtlichen Versorgungsamt einen Schwerbehindertenausweis beantragen, und zwar auch dann, wenn Sie noch erwerbstätig sind. Der Ausweis bringt Ihnen folgende Vergünstigungen:

■ Sie können vom Arbeitgeber nur mit Zustimmung der Hauptfürsorgestelle gekündigt werden. Die Kündigungsfrist (für Arbeiter beträgt sie vier Wochen, bei Angestellten ist die Dauer der Betriebszugehörigkeit mit maßgeblich) tritt erst dann in Kraft, wenn die Hauptfürsorgestelle zugestimmt hat – was selten der Fall ist. Für die gesamte Dauer des laufenden Verfahrens wird der volle Lohn gezahlt.

■ Schwerbehinderte Männer (auch Frauen) können schon mit 60 statt mit 63 Jahren normale Rente beantragen. Das heißt, sie bekommen die vollen Bezüge, keine Frühberentung. Voraussetzung ist, daß sie 35 Jahre versichert waren und bereits 60 Jahre alt sind.

■ Wenn Sie noch erwerbstätig sind, bekommen Sie fünf Tage zusätzlich Urlaub und müssen beziehungsweise dürfen keine Überstunden machen.

■ Sie bekommen einige Extra-Freibeträge bei der Steuer (fragen Sie danach Ihren Steuerberater oder Ihre Sachbearbeiter beim Finanzamt).

■ Sie bekommen – je nach Art Ihrer Behinderung – Vergünstigungen bei den öffentlichen Verkehrsmitteln, im Nah- und Fernverkehr beziehungsweise bei der Kraftfahrzeug-Versicherung und -Steuer, bei Telefon-, Rundfunk- und Fernsehgebühren.

■ Sie erhalten Ermäßigung auf Eintrittskarten zu öffentlichen Veranstaltungen. Rollstuhlfahrer dürfen oft kostenlos ins Theater oder Konzert, nur die Begleitperson muß eine Karte lösen.

Die Berechtigung für den Ausweis wird in regelmäßigen Abständen erneut geprüft. Das heißt, die Vergünstigungen werden nicht auf Dauer, sondern nur für einen bestimmten Zeitraum gewährt.

Weitere Detailinformationen für Ihre persönliche Situation geben Ihnen die Mitarbeiter beim Versorgungsamt.

Wohin in den Urlaub?

Ebenso wie Patienten nach einem Herzinfarkt (siehe Seite 120) sollten auch Schlaganfall-Patienten extreme Klimawechsel vermeiden. Trotzdem spricht nichts gegen Auslandsreisen, wenn genügend Zeit zur Eingewöhnung in die fremde Umgebung eingeplant wurde.

Selbst Flugreisen sind nicht tabu. Die Lufthansa unterhält in Frankfurt und Hamburg einen eigenen Fliegerärztlichen

DURCH-BLUTUNGS-STÖRUNGEN IM KOPF

Dienst, der im Zweifelsfall Auskunft gibt. Wenn medizinische Fragen auftauchen, kann sich auch der Hausarzt an diesen Dienst oder an Lufthansa-Vertragsärzte in jedem von der Fluglinie angeflogenen Ort wenden.

Wenn aus ärztlicher Sicht nichts dagegen spricht, dürfen sich Schlaganfall-Patienten sogar wieder ans Steuer eines Autos setzen, selbst wenn Arm oder Bein nicht mehr so beweglich sind wie früher oder gar gelähmt bleiben. Spezielle Hilfen an Lenkrad und eine Getriebeautomatik erleichtern das Fahren und ersetzen Hand oder Bein. Voraussetzung ist allerdings unter allen Umständen, daß die Hirnleistung wieder so gut ist, daß sie den Anforderungen des Straßenverkehrs gewachsen ist. Diese Frage sollte sich jeder mit dem notwendigen Verantwortungsbewußtsein stellen. Wer sich am Steuer unsicher fühlt, sollte selbstkritisch genug sein und den Führerschein besser abgeben.

Die Seele leidet mit

Ein Schlaganfall betrifft das Gehirn und damit die Zentrale unseres Fühlens und Denkens. Er bedeutet, Todesangst zu haben, sich vollkommen hilflos zu fühlen. Er kann einen Menschen völlig aus der Bahn werfen, seine Persönlichkeit, sein ganzes Leben radikal verändern. Danach ist dieser Mensch nicht mehr derselbe, der er vorher war. Oft hat er seine Mitte verloren, seine Integrität, seine Sicherheit.

Hinzu kommt die Angst um das zukünftige Leben. Fragen tauchen auf wie: Werde ich ständig auf andere angewiesen sein? Reicht die Rente? Muß ich ins Heim? Werden meine Freunde mich meiden? Wozu bin ich überhaupt noch fähig?

Solche Gedanken machen traurig, nachdenklich, unglücklich. Viele Betroffene vergraben ihre Gefühle und Ängste in ihrer Seele, machen alles mit sich selbst ab und reagieren auf jede Anforderung gereizt und depressiv.

Sie brechen soziale Kontakte ab, weil sie fürchten, sich mit einer auch noch so kleinen Behinderung zu blamieren. Wer neu sprechen lernen muß oder große Gedächtnislücken hat, kapselt sich noch mehr ab, um sich keine Blöße zu geben. Das verstärkt die Einsamkeit und Isolation und treibt immer tiefer in die Depression.

Es würde nicht viel nützen, diesen Patienten stimmungsaufhellende Medikamente zu geben und darauf zu hoffen, daß sich alles schon wieder einrenken wird. Schlaganfall-Patienten brauchen qualifizierte psychologische oder psychotherapeutische Unterstützung, und sei es nur für ein paar Monate. Sie brauchen jemanden, bei dem sie ihre Gefühle und Gedanken loswerden können und der ihnen wieder Zuversicht und Lebensmut vermittelt. Wenn der Lebenspartner dazu in der Lage ist – um so besser. Häufig sind Ehemann oder Ehefrau jedoch ebenfalls so deprimiert, daß sie eigentlich selbst eine Therapie benötigen würden.

Auch Selbsthilfegruppen sind eine Möglichkeit, sich auszusprechen und Erfahrungen auszutauschen.

Für Patienten, die nicht mehr gut sprechen können, ist vielleicht eine andere Therapieform, die sich mehr auf Körpersprache stützt, günstiger als ein Gespräch. Erkundigen Sie sich bei einem niedergelassenen Psychologen in Ihrem Wohnort (Branchen-Fernsprechbuch), ob er oder wer sonst Körper-Therapie anbietet.

Der Schlaganfall

Wenn lebenslange Pflege nötig ist

Manche Schlaganfall-Patienten kommen nicht mehr zu sich und müssen ständig gepflegt werden. Leider können sich nur wenige Menschen ihr Leben so einrichten, daß sie die Betroffenen nach Hause holen können. Den meisten fehlen auch die Fachkenntnisse für die notwendige Pflege. Oft müssen Spritzen gegeben, Katheter gewechselt oder Infusionen gelegt werden. Dafür ist eine qualifizierte Krankenpflege-Ausbildung unumgänglich.

Deshalb liegen solche Patienten fast immer im Krankenhaus oder in einem Pflegeheim. Sie dämmern so lange vor sich hin, bis das Herz versagt oder eine Infektion – oft eine Lungenentzündung – den Körper so schwächt, daß er keine Kraft mehr zum Weiterleben hat.

Glauben Sie nicht, daß solche Patienten keine Gefühle mehr haben. Es ist manchmal erstaunlich, worauf sie trotz ihres Dämmerzustands noch reagieren, was sie offenbar noch wahrnehmen und wie sie sich sogar noch äußern können. Natürlich nicht mehr sprechend, aber mit winzigen Gesten, mit einem Lidschlag, einem Zucken des Gesichts, einer Handbewegung.

Versuchen Sie, diesen Menschen den Abschied von der Welt – und ihre Tage sind in solchem Zustand gezählt – so leicht wie möglich zu machen. Holen Sie sie raus aus einer Klinik, die sie lieblos behandelt, weil die Zeit für eine fürsorgliche Pflege nicht reicht. Schauen Sie sich das Pflegeheim, in das Sie den Patienten bringen wollen, vorher genau an. Wieviele Patienten liegen in einem Zimmer? Wie werden sie ernährt? Wie sind die Zimmer eingerichtet? Kann man sich darin wohlfühlen? Wieviel Pflegepersonal steht zur Verfügung?

Gute Pflegeheime sind noch rar, aber sie werden nicht zahlreicher, wenn wir uns immer mit dem Schlechtesten zufriedengeben, weil es nichts anderes gibt. Versuchen Sie selbst, die Umgebung des Krankenbettes wohnlich und vertraut zu gestalten. Bringen Sie das persönliche Kopfkissen, eine Wolldecke von zu Hause oder andere vertraute Gegenstände mit. Nähen Sie ein kleines Stoffkissen und besprühen Sie es mit dem Parfum des Ehemannes/der Ehefrau. Oder füllen Sie es mit Lavendelblüten. Ihr Duft wirkt beruhigend. Legen Sie es unters oder neben das Kopfkissen des Patienten. Hängen Sie ein schönes Bild an die Wand, das der Patient vom Bett aus sehen kann. Bringen Sie Blumen mit, stellen Sie Fotos von der Familie oder von Freunden auf den Nachttisch.

Und kommen Sie so oft wie möglich und regelmäßig zu Besuch. Vertraute Stimmen, bekannte Gesten bringen dem Patienten ein Stück Heimat in seine Einsamkeit. Und bleiben Sie bei ihm, wenn sein Leben zu Ende geht. Allein zu sterben ist schrecklich. Sie würden es selbst auch nicht wollen.

Eine wichtige Kontaktadresse:
Stiftung
Deutsche Schlaganfall-Hilfe
Carl-Bertelsmann-Straße 156
33311 Gütersloh
Tel.: 0 52 41/97 70-0
Fax: 0 52 41/70 20 71

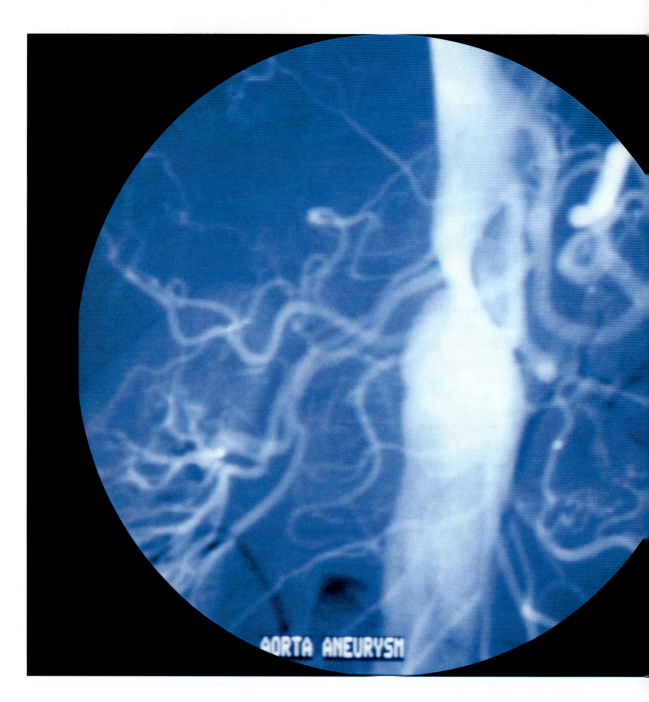

Röntgenaufnahme der Bauchaorta und der nierenversorgenden Arterien unter Kontrastmittelgabe. Die korkenzieherartige Struktur in der Mitte ist die Folge einer Ablösung eines Teils der Gefäßwand in der Aorta.

Durchblutungsstörungen im Bauch

Arteriosklerotische Plaques bilden sich außer in den Herzkranzgefäßen und hirnversorgenden Arterien auch in der großen Schlagader, die vom Herzen über den Bauch in die Beine führt, der „Aorta". Häufig beginnt die Arteriosklerose sogar dort und breitet sich später in die Herzkranzgefäße oder in die Blutgefäße in Beinen und Hals aus.

Die Bauchschlagader ist ein sehr großes Blutgefäß mit einer relativ dicken Muskelschicht in der Gefäßwand. Das ist notwendig, weil sie unter sehr hohem Druck steht. Bis zu zwei Meter hoch kann das Blut aus dieser Schlagader wie eine Fontäne herausspritzen, wenn sie verletzt wird.

Bei arteriosklerotischen Veränderungen in der Wand der Aorta verliert das Blutgefäß seine Elastizität. Es ist den starken Druckschwankungen nicht mehr gut gewachsen und erweitert sich, häufig nur an einer Stelle, in Form einer säckchenartigen Ausstülpung. Ein solches „Aneurysma" kann kindskopfgroß werden.

DAS ANEURYSMA

Wenn das Aneurysma größer wird, kann es benachbarte Organe in ihrer Funktion beeinträchtigen. Quetscht es die Harnleiter im Bauch, staut sich der Urin ins Nierenbecken zurück. Zu Rückenschmerzen führt ein Aneurysma, wenn es auf Wirbelkörper und Nerven drückt. Wenn es solche Schmerzen oder Beschwerden verursacht, muß immer sofort operiert werden.

In einem Aneurysma entstehen leicht Blutgerinnsel, weil das Blut an der Ausstülpung verwirbelt. Solche Thromben können die gesamte Schlagader oder davon abzweigende Blutgefäße blockieren. Möglicherweise werden auch Teile des Gerinnsels vom strömenden Blut abgerissen, in den Kreislauf geschwemmt und blockieren dann an anderer Stelle die Durchblutung.

Ein Aneurysma wird heute meist zufällig entdeckt, beispielsweise wenn der Arzt im Rahmen einer Ultraschalluntersuchung im Bauch ein pulsierendes Gebilde

DURCH-BLUTUNGS-STÖRUNGEN IM BAUCH

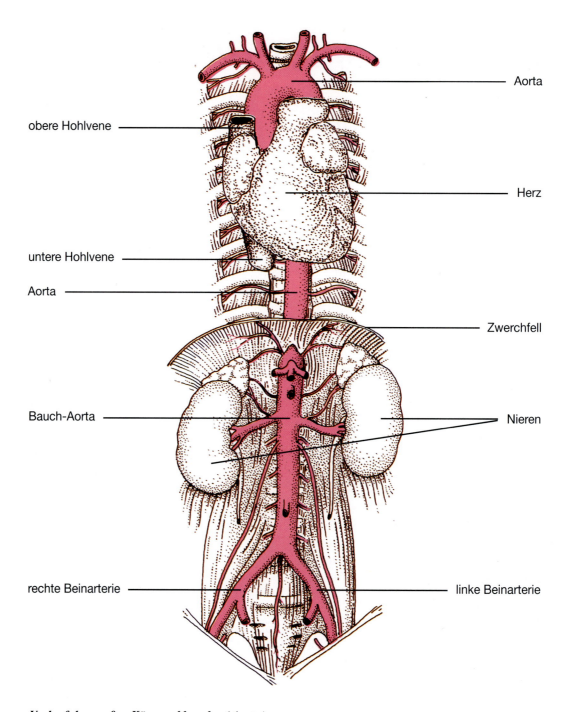

Verlauf der großen Körperschlagader (Aorta):
Vom Herzen ausgehend verläuft die Aorta wie ein dickes Rohr vor der Wirbelsäule gerade nach unten. Im Becken verzweigt sie sich in die linke und rechte Beinarterie.

Das Aneurysma

entdeckt, das dort eigentlich nicht hingehört. Selten verursachen die Ausstülpungen die oben erwähnten Beschwerden. Sie ticken wie eine unerkannte Zeitbombe in vielen Menschen. Es wird geschätzt, daß etwa eine viertel Million deutscher Männer über 60 Jahre ein Aneurysma hat, ohne davon etwas auch nur zu ahnen. Sie haben weder Schmerzen, noch sind sie weniger leistungsfähig oder müde.

Die größte Gefahr bei einem Aneurysma besteht darin, daß es „ohne Vorwarnung" platzt. Dabei empfindet der Betroffene aus heiterem Himmel plötzlich einen sehr heftigen Bauchschmerz, die meisten werden schlagartig kreidebleich und ohnmächtig und erleiden einen Kreislaufkollaps. Dann ist es oft schon zu spät. Innerhalb weniger Minuten ergießen sich aus der Schlagader mehrere Liter Blut in den Körper, und der Patient stirbt. Erreicht er noch lebend das Krankenhaus, so stirbt dennoch die Hälfte der Betroffenen während der Notoperation. Nur wenn das Leck in der Ader anfangs klein ist und der Betroffene innerhalb kürzester Zeit auf dem Operationstisch liegt, können ihn die Ärzte vor dem Verbluten retten.

Ein Aneurysma entsteht überwiegend bei Männern um 50 Jahre.

Die Operation eines Aneurysmas

Die Beseitigung eines Aneurysmas an der Bauchschlagader birgt viele Risiken. Trotzdem ist die Gefahr, an einem geplatzten Aneurysma zu sterben, dreimal höher als das Operationsrisiko.

Nur wenn das Aneurysma sehr klein ist und keine Beschwerden verursacht, kann man die Operation noch aufschieben. Bei Patienten, die in schlechtem körperlichem Zustand oder über 80 Jahre alt sind, ist das Risiko des Eingriffs größer als ihr Nutzen.

Bei der Operation setzen die Ärzte als Überbrückung eine Kunststoffprothese ein.

Es kommt vor, daß die Schlagader über weite Strecken oder sogar bis zur Verzweigung in die Beine durch eine künstliche Ader ersetzt werden muß. Eine solche Operation ist sehr kompliziert und mit vielen Risiken verbunden. Wenn die Rückenmarkszellen Schaden nehmen, besteht die Gefahr einer Querschnittslähmung. Außerdem drohen Herzinfarkt, Schwierigkeiten mit der Lunge und Nierenversagen, um nur die häufigsten Komplikationen zu nennen.

Die Gefäßprothese besteht aus einem Kunststoffnetz, das mit Bluteiweiß (Fibrin) abgedichtet wird. Mit der Zeit überzieht sich die gesamte Oberfläche der Prothese mit körpereigenem Gewebe, so daß es nicht nötig ist, lebenslang gerinnungshemmende Medikamente (siehe Seite 243) einzunehmen wie beispielsweise bei künstlichen Herzklappen.

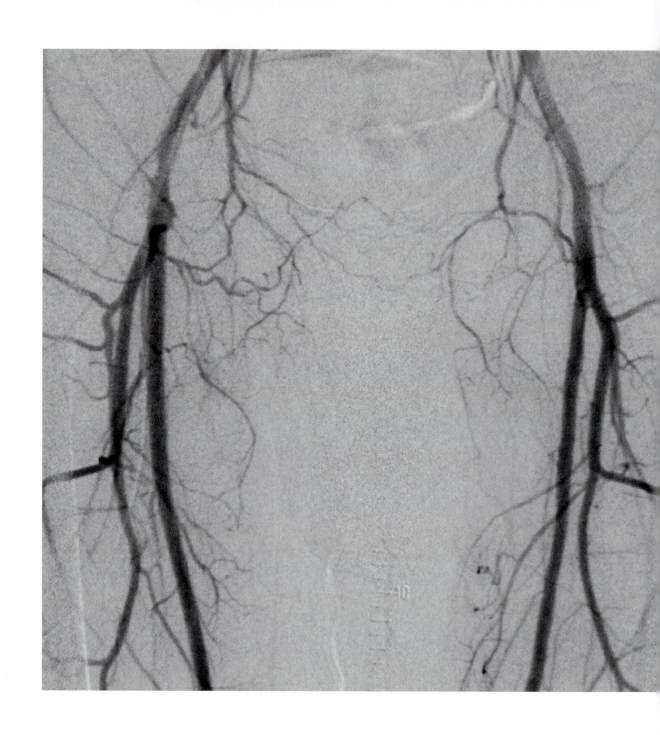

Röntgenaufnahme der Becken- und Oberschenkelarterien unter Kontrastmittelgabe

Durchblutungsstörungen in den Beinen
Die periphere arterielle Verschlußkrankheit (PAVK)

Etwa fünf bis sechs Prozent der Männer über 50 Jahre haben Durchblutungsstörungen in den Beinen. Ärzte nennen diese Krankheit „**p**eriphere (nicht am Rumpf, sondern in den Extremitäten, hier: in den Beinen, vorkommende) **a**rterielle (die Arterien betreffende) **V**erschluß**k**rankheit", abgekürzt PAVK.

Ursache für die PAVK sind arteriosklerotische Ablagerungen (siehe Seite 36) oder Blutgerinnsel in den Beckenarterien oder in den Beinschlagadern. Häufig bildet sich der Engpaß an der Gabelung der Beckenarterie, wo sich die Bauchschlagader in die beiden Beine verzweigt.

Mit zunehmendem Alter kommt die PAVK häufiger vor, bei Menschen über 60 Jahre steigt die Zahl der Betroffenen sogar sprunghaft an. Männer erkranken doppelt so häufig wie Frauen – warum, ist noch unklar. Im Alter wird dieser Unterschied geringer.

Anders als bei der Arteriosklerose am Herzen oder in den hirnversorgenden Arterien ist bei der PAVK das Rauchen der unbestritten wichtigste Risikofaktor. Raucher haben besonders häufig eine PAVK („Raucherbein"). Außerdem fördern Bluthochdruck (siehe Seite 53), zu hohe Cholesterinwerte im Blut (siehe Seite 30) und Zuckerkrankheit eine PAVK.

Über drei Viertel der Patienten mit PAVK haben gleichzeitig Durchblutungsstörungen am Herzen.

DURCHBLUTUNGSSTÖRUNGEN IN DEN BEINEN

Bei PAVK-Kranken ist die Lebenserwartung um etwa zehn Jahre verkürzt. Viele sterben an einem Herzinfarkt, ausgelöst durch ein Blutgerinnsel, das sich an arteriosklerotischen Plaques in den Herzkranzgefäßen gebildet hat.

Die PAVK kann sich über Jahre, manchmal sogar über Jahrzehnte hinziehen. Mal stagniert sie, mal verschlimmert sie sich. Es kommt ganz darauf an, ob es gelingt, die wichtigsten Risikofaktoren dafür auszuschalten und das Gehtraining konsequent einzuhalten.

DIE WICHTIGSTEN RISIKOFAKTOREN FÜR DIE PAVK

1. Zu hoher Blutdruck (siehe Seite 53),

2. Rauchen (siehe Seite 50),

3. Zuckerkrankheit,

4. erhöhte Blutfette (siehe Seite 30).

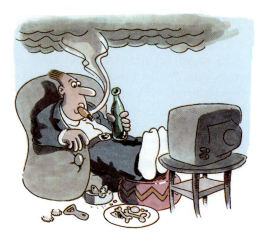

Der typische PAVK-Patient

Der „Prototyp" eines Patienten mit peripherer arterieller Verschlußkrankheit sieht so aus:

Er ist männlich, etwa 1,65 Meter groß und wiegt um die 90 Kilogramm. Sport ist ihm ein Greuel, er hält es eher wie Winston Churchill: no sports, und jeden Abend eine gute Zigarre. Früher hat er Zigaretten geraucht, so etwa zwei Schachteln pro Tag. Aber seit er Schmerzen in den Beinen hat, greift er lieber zur Zigarre. Er ißt gern und viel, am liebsten deftige Hausmannskost, bei der am Fett nicht gespart wird. Seine Frau will ihm abends immer einen Spaziergang aufnötigen, aber dazu hat er keine Lust. Er setzt sich lieber gemütlich mit einigen Flaschen Bier vor den Fernseher oder geht zum Stammtisch ins Wirtshaus. Abends im Bett legt er die Beine hoch, er hat irgendwo gelesen, daß das gesund sein soll. Er trägt am liebsten Schuhe aus weichem, schmiegsamem Leder mit dünnen Sohlen. Jeden Winter fährt er in einen Alpenkurort, wo er mit Vorliebe im warmen Mineralwasser schwimmen geht und wechselwarme Fußbäder nimmt, um etwas für die Gesundheit zu tun. Die Beschwerden in den Beinen sind davon aber nicht besser geworden. Seine schmerzfreie Gehstrecke beträgt gerade noch 200 Meter.

Dieser Patient macht so ziemlich alles falsch, was er nur falsch machen kann.

ANZEICHEN UND VERLAUF DER PAVK

Eines der ersten Alarmsignale für eine PAVK sind Wadenschmerzen beim Gehen. Sie fühlen sich ähnlich an wie ein Muskelkater. Die Schmerzen nehmen so zu, daß Sie schließlich nur noch wenige Meter am Stück vorwärtskommen. Die PAVK wird deshalb auch als „Schaufensterkrankheit" bezeichnet. Sie bleiben vor jedem Schaufenster stehen, weil die Schmerzen Sie dazu zwingen. Ärzte nennen eine PAVK in diesem Stadium „Claudicatio intermittens", was übersetzt heißt: „unterbrochenes Hinken".

Solche Beschwerden treten aber erst auf, wenn die Arterien schon zu 70 bis 90 Prozent verengt sind. Vorher merken Sie davon ziemlich wenig. Vielleicht haben Sie öfter kalte Füße oder auch taube Zehen. Aber den meisten fallen solche Symptome nicht auf.

Wenn die Krankheit weiter fortschreitet, haben Sie nicht nur beim Gehen Schmerzen, sondern auch in Ruhe, zum Beispiel nachts. Die Beschwerden bessern sich, wenn das Bein aus dem Bett hängt, oder wenn Sie aufstehen und einige Schritte gehen. Viele PAVK-Kranke verbringen deshalb schlaflose Nächte und müssen immer wieder umherlaufen, weil sie die Schmerzen sonst nicht ertragen.

Im letzten Krankheitsstadium ist die Durchblutung so schlecht geworden, daß Teile des Fußes absterben, meist zuerst an den Zehen. Oft ist dann eine Amputation kaum noch zu umgehen.

Bei etwa der Hälfte der Fälle sind die Oberschenkelarterien verschlossen, bei einem Drittel geht die PAVK von den Beckenarterien aus, und nur selten sitzen die Ablagerungen in den Arterien von Unterschenkel, Fuß oder Zehen.

BEIM ARZT

Ihr Hausarzt wird Sie fragen, wann und wo die Schmerzen auftreten. Typisch für eine PAVK ist, daß die Schmerzen bei Bewegung zunehmen. Wäre eine Venenentzündung oder ein Schaden an der Wirbelsäule oder an den Bandscheiben der Grund, müßten die Schmerzen beim Gehen eher abnehmen.

Außerdem tastet der Arzt die Pulse an den Beinen. Das sind die Stellen, wo die Schlagadern – wie am Handgelenk – so oberflächlich unter der Haut verlaufen, daß die Pulswellen fühlbar sind. Läßt sich der Puls nicht tasten, deutet das darauf hin, daß die Arterie verstopft ist. Der Arzt hört die Arterien mit dem Stethoskop ab und entdeckt dabei unnormale Fließgeräusche. Sie treten auf, wenn Ablagerungen die Arterie verstopfen und das Blut nicht mehr zügig fließen kann. Der Arzt untersucht die Schlagadern außerdem mit einem Doppler-Ultraschallgerät auf Ablagerungen und mißt dabei den Blutfluß.

Schließlich läßt er Sie eine Bewegungsprobe machen. Sie müssen Strümpfe oder lange Hosen ausziehen, sich hinlegen, die Beine zur Kerze anheben und die Füße kreisen lassen. Spüren Sie dabei Schmerzen im Unterschenkel oder in den Füßen,

DURCHBLUTUNGSSTÖRUNGEN IN DEN BEINEN

deutet das auf einen Arterienverschluß hin. Während Sie „turnen", beobachtet der Arzt genau, wie sich die Haut an Ihren Füßen verändert. Bei Durchblutungsstörungen wird sie an den Fußsohlen sehr blaß.

Dann müssen Sie sich aufsetzen und die Beine über die Kante der Liege herunterhängen lassen. Wenn jetzt das Blut ungehindert in die Beine strömt, färbt sich die Haut am Fuß innerhalb von fünf bis zehn Sekunden kräftig rot. Dauert dieser Vorgang länger, läßt das darauf schließen, daß die Arterien durch Ablagerungen so verengt sind, daß das Blut entsprechend lange braucht, bis es im Fuß ankommt.

Der Arzt macht dann auch noch einen Gehtest mit Ihnen. Dabei sollen Sie in ziemlich raschem Tempo (etwa 90 Schritte pro Minute) gehen, bis die Schmerzen so schlimm werden, daß Sie stehenbleiben müssen. Die Länge der schmerzfreien Gehstrecke gibt dem Arzt Aufschluß darüber, wie weit die Krankheit bereits fortgeschritten ist.

DIE BEHANDLUNG DER PAVK

Oberstes Gebot der PAVK-Behandlung lautet: Alle nicht-operativen Therapiemöglichkeiten voll und ganz ausschöpfen. Erst danach kommt eventuell eine Ballon-Dilatation oder Bypass-Operation in Frage. Beide Verfahren sind vor allem dazu da, eine drohende Amputation abzuwenden oder hinauszuschieben. Sie sollten sich diese Eingriffe deshalb als „vorletzte" Behandlungsart aufsparen und nicht vorzeitig „verbrauchen".

Alle Krankheiten und Faktoren, die eine PAVK begünstigen, müssen Sie nach Möglichkeit vermeiden beziehungsweise behandeln: Bluthochdruck (siehe Seite 53), Zuckerkrankheit, hohe Cholesterinanteile im Blut (siehe Seite 30). Medikamente dagegen sollte der Arzt Ihnen aber erst dann verordnen, wenn alle Versuche, diese Krankheiten mit anderen Mitteln zu bekämpfen, scheitern. Das heißt, Sie müssen schon selbst etwas tun, damit es Ihnen besser geht, und nicht lediglich einige Pillen schlucken, und ansonsten bleibt alles beim alten.

Sie sollten alle Regeln, die zur Vorbeugung von Bluthochdruck (siehe Seite 58) und Arteriosklerose (siehe Seite 38) gelten, berücksichtigen. Sie sollten Ihr Normalgewicht erreichen und einhalten (siehe Seite 47) und Ihre Kost auf gesunde Vollwerternährung umstellen (siehe Seite 39).

Und Sie müssen mit dem Rauchen aufhören. Es gibt fast keinen PAVK-Kranken, der nicht raucht.

Die Behandlung der PAVK

Rauchverbot – da gibt es keine Kompromisse

Auf die geliebte Zigarette zu verzichten, ist bestimmt nicht leicht, aber alle Behandlungsverfahren verpuffen wirkungslos, wenn Sie nicht bereit sind, der Krankheit die Grundlage zu entziehen. Das ist bei den meisten die Zigarette. Durchblutungsstörungen sind eine der häufigsten Folgen des Rauchens, und wahrscheinlich wissen Sie das auch. Sie haben die Krankheit also zu einem Gutteil selbst zu verantworten.

Wenn Sie weiterhin rauchen, können Sie damit rechnen, daß Sie innerhalb von wenigen Jahren Ihr Bein amputieren lassen müssen. Das Risiko dafür ist achtmal höher, als wenn Sie es schaffen, auf den blauen Dunst zu verzichten. Dann können Sie höchstwahrscheinlich Ihr Bein behalten und werden vermutlich auch erleben, daß sich Ihre Beschwerden bessern, daß Sie wieder ohne Schmerzen spazierengehen oder gar eine ausgedehnte Wanderung machen können.

Laufen, laufen, laufen

Die zweitwichtigste Therapie, die Ihnen der Arzt verordnen wird, ist ein Gehtraining. Sie laufen dabei in möglichst raschem Tempo, mit etwa 60 bis 90 Schritten pro Minute, und zwar so lange, bis die Schmerzen Sie zwingen stehenzubleiben. Nach einer kurzen Pause laufen Sie erneut, wieder so lange, bis die Schmerzen einsetzen. Das ganze wiederholen Sie immer wieder, ungefähr 20 bis 30 Minuten lang.

Dieses Gehtraining machen Sie mehrmals täglich, insgesamt für mindestens eine Stunde. Laufen Sie möglichst nicht auf hartem Pflaster oder Asphalt, sondern auf federndem Untergrund wie Erde, Gras oder Waldboden.

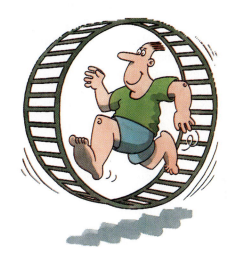

Wenn Sie das Gehtraining konsequent einhalten, werden Sie schon nach wenigen Tagen merken, daß sich Ihre Gehstrecke mit jedem Tag ein bißchen verlängert. Zusätzliche Übungen unter Anleitung einer Krankengymnastin verbessern die Durchblutung weiter.

Das Gehtraining ist wichtiger als andere Sportarten. Schwimmen beispielsweise ist für PAVK-Kranke eher ungünstig, weil es die Durchblutung in den Beinen nicht wesentlich steigert.

DURCHBLUTUNGSSTÖRUNGEN IN DEN BEINEN

Wichtig: Sorgfältige Fuß-Hygiene

Jede Infektion an Bein oder Fuß ist bei einer PAVK gefährlich. Offene Wunden heilen in schlecht durchblutetem Gewebe nur sehr schwer oder gar nicht mehr. Solche offenen Geschwüre sind schmerzhaft und außerdem sehr unangenehm. Der Arzt muß sie immer wieder säubern, desinfizieren und verbinden.

Achten Sie deshalb peinlich genau auf eine sorgfältige Fuß-Hygiene. Schneiden Sie regelmäßig Ihre Fußnägel. Trocknen Sie Ihre Füße immer gut ab, vor allem in den Zehenzwischenräumen. Benutzen Sie eine pilztötende Creme (STIFTUNG WARENTEST hat diese Produkte unter die Lupe genommen, siehe test-Sonderheft „Gesundheit", 1992, Seite 127). Wenn Sie öffentliche Schwimmbäder oder eine Sauna besuchen, müssen Sie Ihre Füße immer besonders sorgfältig damit eincremen, bevor Sie wieder in Socken und Schuhe schlüpfen.

Wenn Sie Ihre Füße von einer Kosmetikerin pflegen lassen, müssen Sie ihr sagen, daß Sie Durchblutungsstörungen in den Beinen haben. Sie paßt dann besonders auf, die Haut bei der Pediküre nicht zu verletzen.

Worauf Sie täglich achten müssen

■ Halten Sie Ihre Füße immer gut warm. Kälte ist Gift bei einer PAVK. Fahren Sie deshalb auch in Ihrem Urlaub nicht in den Wintersport, sondern lieber in wärmere Gefilde.

■ Duschen Sie Beine und Füße nicht mit kaltem Wasser. Die Kälte schadet eher, weil sich dabei die Blutgefäße zusammenziehen und das Gewebe noch weniger durchblutet wird.

■ Ziehen Sie Schuhe mit einer kräftigen, stabilen Sohle an. Dünne Ledersohlen oder Sandalen sind bei PAVK ungünstig, und barfuß laufen dürfen Sie schon gar nicht, weil Sie sich dabei leicht verletzen können. Gerade kleine Risse und Schrunden heilen bei schlecht durchbluteten Füßen extrem schwer und sind oft der Auslöser für größere Geschwüre.

■ Legen Sie die Beine nicht hoch, wenn Sie sich ausruhen. Auch im Bett sollten die Beine ganz flach liegen oder sogar eher abschüssig nach unten. Liegen sie erhöht, wird die Durchblutung noch mehr gebremst, als es die Ablagerungen in den Arterien sowieso schon tun.

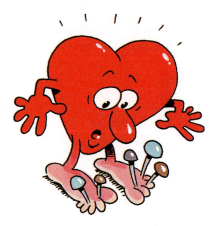

Medikamente

Auch für verstopfte Beinarterien gibt es kein „Rohr-frei", das die Ablagerungen einfach wegätzt und ein sauberes, glattes Blutgefäß hinterläßt. Infusionen mit Prostaglandinen können die Durchblutung jedoch etwas verbessern. Sie müssen unter strengster ärztlicher Kontrolle erfolgen. Offene Geschwüre heilen damit mögli-

Die Behandlung der PAVK

cherweise leichter ab, auch die schmerzfreie Gehstrecke kann sich verlängern.

Wie bei Durchblutungsstörungen am Herzen oder im Gehirn ist es auch bei der PAVK sinnvoll, täglich eine geringe Menge Azetylsalizylsäure (siehe Seite 240) einzunehmen. Sie verhindert, daß sich Blutplättchen („Thrombozyten") zusammenklumpen und einen Blutpfropf bilden. Welche zusätzlichen Medikamente sinnvoll sind, muß der Arzt immer im Einzelfall entscheiden. Es gibt keine pauschale Empfehlung, schon gar nicht für sogenannte durchblutungsfördernde Medikamente (siehe Seite 262), deren Wirksamkeit höchst umstritten ist.

HÄNDE WEG VON EINER CHELAT-THERAPIE!

Diese Behandlung wird immer wieder als „Wundermittel" gegen Durchblutungsstörungen aller Art gepriesen. Wunder bewirkt sie jedoch weniger in Ihrem Organismus, als vielmehr in Ihrem Geldbeutel – er leert sich dabei schlagartig!

Die Chelat-Therapie wird oft als „Rohrfrei für die Adern" bezeichnet. Sie beruht darauf, daß die kalkhaltigen Ablagerungen in den Arterien über eine Infusion mit EDTA aufgelöst und über die Nieren ausgeschieden werden sollen. EDTA ist eine Substanz, die normalerweise Schwermetalle im Blut binden kann und deshalb zur Entgiftung eingesetzt wird. Sie verbindet sich ebenso mit Kalzium, Mineralstoffen und Spurenelementen und soll deshalb auch Plaques beseitigen können.

Aber so einfach, wie es klingt – sich einfach vier Stunden zur Infusion hinsetzen, und die Adern sind wieder durchgängig –, ist die Sache nicht. EDTA mag zwar Kalkablagerungen aus Plaques lösen, ihre Elastizität erhalten die Adern dadurch nicht zurück. Überdies bestehen viele Ablagerungen nicht aus Kalk, sondern überwiegend aus Fett, und diese bleiben gänzlich unbeeinflußt.

Hinzu kommt, daß die Behandlung nicht gerade ungefährlich ist. Da EDTA dem Organismus wichtige Mineralstoffe wie Kalium, Kalzium, Magnesium und ebenso Vitamine und Spurenelemente entzieht, geraten viele Stoffwechselvorgänge aus dem Gleichgewicht. Die Folge: Herzrhythmusstörungen, Krampfanfälle, Atemstillstand, Nierenversagen oder Knochenmarksschädigungen.

Die in Sanatorien, von Heilpraktikern oder Ärzten angebotenen Chelat-Behandlungen umfassen 20 bis 25 Sitzungen zu je vier Stunden und kosten mindestens 6000 DM. Die Krankenkassen übernehmen diese Kosten nicht, weil der Nutzen der Therapie höchst fragwürdig ist.

Sie sollten die Finger davon lassen. Die Wirksamkeit ist zweifelhaft, und Ihr Geld können Sie für andere Maßnahmen besser gebrauchen.

DURCHBLUTUNGSSTÖRUNGEN IN DEN BEINEN

Ballon-Dilatation

Ebenso wie Herzkranzgefäße können auch verstopfte Beinarterien mit einem Ballon-Katheter geweitet werden, so daß das Blut wieder besser fließen kann. Die Technik ist hier wie da dieselbe (siehe Seite 127).

Allerdings kommt die Ballon-Dilatation nur für wenige PAVK-Patienten in Frage. Die aufzudehnenden Stellen müssen möglichst weit oben im Bein sitzen, nahe am Rumpf. Sie sollten die Becken- oder Oberschenkelarterie betreffen. Die Ablagerungen dürfen sich nicht über längere Strecken ausdehnen, sondern müssen möglichst kurz und kompakt sein. Sind diese Voraussetzungen erfüllt, versprechen sich die Ärzte von einer Ballon-Dilatation günstige Ergebnisse.

Als das Verfahren vor wenigen Jahren aufkam, glaubten die Ärzte, sie könnten damit sehr vielen Patienten eine Amputation ersparen. Das ist nicht im erwarteten Ausmaß eingetreten. Vielleicht liegt das unter anderem daran, daß der Ballon nicht unbedingt eine glatte, saubere Gefäßwand hinterläßt, sondern oft ziemlich grobe Verletzungen, an denen leicht Blutteilchen hängenbleiben, so daß erneut Plaques entstehen. An den vom Ballon verursachten Rissen, Spalten und oft bizarr verformten Gefäßinnenwänden verwirbelt das Blut, was die Bildung von Blutgerinnseln zusätzlich begünstigt.

Möglicherweise sind die enttäuschenden Ergebnisse auch dadurch bedingt, daß sehr viele Kliniken dieses Verfahren einsetzen und deshalb jede einzelne nicht genügend Erfahrung damit hat. Gefäßchirurgische Zentren, die solche Ballon-Dilatationen tagtäglich vornehmen, kennen sich damit zwangsläufig besser aus als ein Kreiskrankenhaus, das sie allenfalls einmal im Monat einsetzt.

Es empfiehlt sich deshalb, eine Ballon-Dilatation an den Beinarterien ausschließlich in einem spezialisierten gefäßchirurgischen Zentrum vornehmen zu lassen.

Verstopfte Arterien mit Laser oder Bohrkopf öffnen

Häufig sind die Ablagerungen in den Beinarterien so hart und verkrustet, daß der zarte Ballon sie nicht an die Gefäßwand drücken kann. Dann können die Ärzte versuchen, die Ader über einen Katheter mit Laserlicht (siehe Seite 133) oder mit einem Bohrkopf („Rotablation", siehe Seite 134) zu öffnen. Die Technik dabei ist dieselbe wie bei den Herzkranzgefäßen.

Den Laser setzen Ärzte manchmal als Vorstufe zur Ballon-Dilatation ein, wenn die Ablagerung sehr kompakt ist, um dem Ballon einen Weg zu bahnen. Problematisch wird es, wenn sich das vom Laser gelockerte Material bei der Ballon-Dilatation ablöst und in den Kreislauf geschwemmt wird. Solche Blutklümpchen müssen dann mit Lyse-Therapie aufgelöst (siehe Seite 104) oder operativ entfernt werden.

Die Katheter mit Bohrköpfen, Fräsen oder rotierenden Messern – die Medizintechniker haben sich da einiges einfallen lassen – eignen sich besonders für mehrere Zentimeter lange Ablagerungen in einer möglichst geraden, wenig kurvigen Ader. Das Werkzeug ist relativ starr und paßt sich den Windungen der Blutgefäße nicht gut an. Je härter und kalkreicher die Ab-

Die Behandlung der PAVK

lagerung ist, desto besser sind die Ergebnisse bei diesen mechanischen Verfahren.

Manchmal sind die Ablagerungen so dick, daß der Katheter mehrfach hintereinander herausgezogen, entleert und wieder eingeführt werden muß. Die Schleuse dafür liegt in der Leistenarterie. Oft entstehen nach dem Eingriff dort ziemlich große Blutergüsse, weil sich die Arterie nicht schnell genug wieder verschließt.

Bei annähernd 90 Prozent der Patienten sind die Eingriffe erfolgreich, aber leider nicht auf Dauer. Bei etwa 30 bis 40 Prozent der Patienten bilden sich innerhalb eines halben Jahres erneut Ablagerungen.

Drahtkorsett für brüchige Adern

Auch in Beinarterien können Ärzte ein filigranes Drahtkorsett („Stent") einsetzen, um sie möglichst lange offenzuhalten. Die Technik ist dieselbe wie bei den Herzkranzgefäßen (siehe Seite 134).

Da die Ärzte erst seit wenigen Jahren mit den Drahtgeflechten experimentieren, läßt sich noch nicht sagen, ob die Stents auf Dauer gute Ergebnisse liefern. Im großen und ganzen sind sie – zumindest für Eingriffe an der Oberschenkelarterie – eher schlecht. Bei jedem zweiten Patienten setzt sich die Arterie innerhalb von zwei Jahren wieder zu. Häufig bilden sich Thrombosen, oder die Durchblutungsstörungen nehmen zu statt ab. Bei jedem zehnten Patienten kommt es beim Einlegen des Stents zu Komplikationen. Er sollte deshalb nur eingesetzt werden, wenn die Arterienwand bei einer Ballon-Dilatation oder mit dem Laser beschädigt worden ist.

Besser sind die Ergebnisse für Stents in der Hüft- und Beckenarterie. Sie ersparen manchmal eine Operation und können den männlichen Patienten die Potenz erhalten. Selbst wenn dieser Effekt auf einige Jahre befristet ist, bedeutet er für den Betroffenen doch viel.

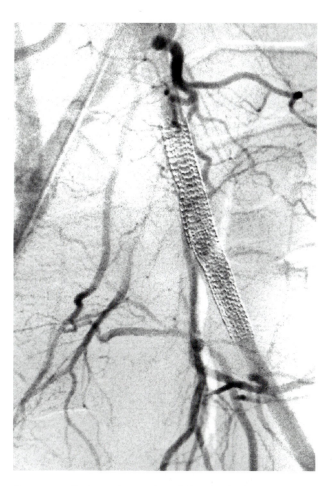

Röntgenaufnahme einer Beinarterie mit eingelegtem Stent: *Bei diesem Patienten stabilisiert ein Stent ein mehrere Zentimeter langes Stück der Oberschenkelarterie. Deutlich erkennbar ist das feine Drahtgeflecht sowie der weitere Verlauf der Ader nach unten.*

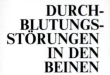

DURCH-
BLUTUNGS-
STÖRUNGEN
IN DEN
BEINEN

Bypass-Operation

Verstopfte große Beinarterien bis zur Mitte des Oberschenkels lassen sich mit Umgehungsadern überbrücken. Die Ergebnisse solcher Bypässe sind sehr unterschiedlich und abhängig davon, welche Adernteile überbrückt werden und wie der Allgemeinzustand des Patienten ist. Durchschnittlich sind nach fünf Jahren bei etwa 40 Prozent der Patienten die Beine noch ausreichend gut durchblutet.

Die Anzahl der Amputationen ist damit insgesamt jedoch nicht gesunken, obwohl die Ärzte seit einigen Jahren immer häufiger als letzte Möglichkeit vor der Amputation eine Bypass-Operation vornehmen.

Als Bypass-Material werden körpereigene Venen oder Kunststoffadern verwandt.

Dabei kann eine Reihe von Komplikationen auftreten:

■ Der Bypass kann verstopfen. Die Rate steigt, je weiter entfernt vom Rumpf der Adernersatz gelegt wurde. Nach fünf Jahren sind über die Hälfte der Bypass-Adern verstopft. Bei Prothesen aus synthetischem Material ist das Risiko größer als bei Bio-Prothesen aus körpereigenen Venen.

Verschließt sich die künstliche Ader innerhalb der ersten anderthalb Jahre nach der Operation, liegt das meist an einer Wucherung der Gefäßinnenwand. Muskelzellen und Bindegewebe wachsen in die Prothese ein und bilden dabei dicke Wülste und Knoten. Später auftretende Verschlüsse gehen häufig darauf zurück, daß sich die Arteriosklerose wieder ausgedehnt hat.

■ Die Nahtverbindungen zu dem natürlichen Blutgefäß können aussacken, dann bildet sich ein Aneurysma. Das kann passieren, wenn der Gefäßchirurg mit schlechtem Nahtmaterial gearbeitet oder die Naht zwischen Prothese und Original-Ader nicht sorgfältig genug geschlossen hat. Hin und wieder lösen auch Infektionen an der Prothese Nahtbrüche aus.

Ein solches Aneurysma macht normalerweise keine Beschwerden, sollte aber operiert werden, wenn es sich vergrößert, damit es nicht unerwartet platzt. Liegt es knapp unter der Hautoberfläche, läßt es sich möglicherweise tasten.

■ An dem Plastikmaterial der künstlichen Ader bilden sich leicht Blutgerinnsel. Verstopfen sie die Beinarterie, treten erneut die typischen Beschwerden der PAVK auf (siehe Seite 221). Schwemmt sie der Blutkreislauf in andere Körperbezirke, stockt dort der Blutfluß.

Mit Ultraschall können Blutgerinnsel an der Gefäßprothese entdeckt werden. Eine Lyse-Therapie (siehe Seite 104) kann sie auflösen, oft läßt sich aber eine Operation nicht vermeiden.

Azetylsalizylsäure (siehe Seite 240) oder gerinnungshemmende Medikamente (siehe Seite 243) können weitgehend verhindern, daß sich Blutgerinnsel bilden.

■ Nicht selten infiziert sich die Prothese. Meistens passiert das schon kurz nach der Operation. Schuld daran sind während des Eingriffs in das Operationsgebiet eingedrungene Bakterien. Spätere Infektionen gehen eher darauf zurück, daß an anderen Körperstellen ein Infekt schwelt. Die Bakterien gelangen über den Kreislauf bis zur Prothese und vermehren sich dort, oft lange Zeit unbemerkt. Erstes Anzeichen für eine solche Infektion ist Fieber. Die Prothese selbst macht meist keine

Die Behandlung der PAVK

Beschwerden. Häufig sind nur die Blutsenkungsgeschwindigkeit und/oder die Anzahl der weißen Blutkörperchen erhöht.

Um zu erkennen, ob die Prothese infiziert ist, muß der Arzt Becken und Beine auf computertomographischen Aufnahmen ansehen, die Adern röntgen („Angiographie") oder eine Untersuchung mit radioaktiven Substanzen machen, die sich an weiße Blutkörperchen anheften. Die weißen Blutkörperchen dienen als körpereigene „Polizei", die Eindringlinge – also Bakterien oder Viren – bekämpft und unschädlich macht. An infizierten Prothesen sammeln sie sich in großen Mengen, um die Bakterien abzutöten. Das läßt sich anhand der radioaktiv markierten Blutkörperchen mit einer Spezialkamera sichtbar machen („Szintigraphie").

Eine infizierte Gefäßprothese muß der Chirurg immer entfernen, ebenso das umliegende, von Bakterien besiedelte Gewebe. Bliebe die Prothese im Körper, würde sie ständig einen Infektionsherd bilden und den Organismus schließlich vergiften. Er behandelt außerdem mit Antibiotika.

Wenn die Durchblutung trotz der künstlichen Adern erneut gestört ist, treten die altbekannten Symptome wieder auf: Schmerzen beim Gehen, verkürzte Gehstrecke. Dann gibt's nur eins: Sofort zum Arzt, am besten gleich zu dem Chirurgen, der die künstlichen Adern gelegt hat. Ein kaltes, bleiches Bein, an dem die Pulse nicht mehr fühlbar sind, muß sofort ein Gefäßspezialist untersuchen, sonst droht unweigerlich eine Operation oder sogar eine Amputation.

Wer die Pulse am Bein tasten kann, vermag selbst täglich zu fühlen, ob die Prothese noch „funktioniert". Darüber hinaus sollte der Arzt den Blutfluß in den Adern regelmäßig mit einem Doppler-Ultraschallgerät prüfen.

MEDIKAMENTE

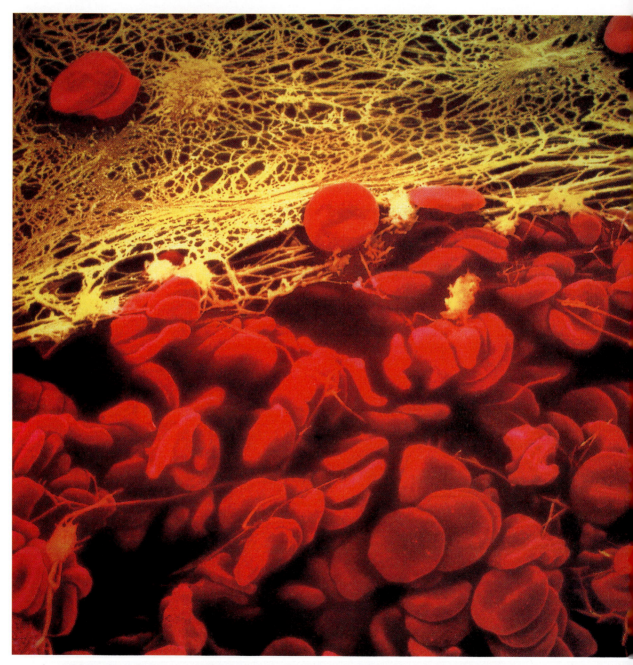

Blutpfropf, dessen Fibrinnetz mit t-PA aufgelöst wird – deutlich zu erkennen die Zone, in der das Lyse-Mittel bereits gewirkt hat: Die goldfarbenen Fibrinfäden sind verschwunden, die roten Blutkörperchen treten zutage.

Medikamente gegen Herz-Kreislauf-Erkrankungen

Zur Behandlung von Arteriosklerose, Thrombosen, Bluthochdruck und den dadurch verursachten Krankheiten wird eine Vielzahl von Medikamenten empfohlen und verordnet. 1991 schluckte jeder Bundesbürger – vom Säugling bis zum Greis – durchschnittlich vier Packungen Herz-Kreislauf-Mittel. Sie können sich vorstellen, welche Menge an Medikamenten angesichts dieser statistischen Zahlen diejenigen einnehmen, die tatsächlich herz- oder kreislaufkrank sind. Solche Durchschnittszahlen werden ja auf die Gesamtbevölkerung berechnet, aber nur ein Teil von dieser hat mit Herz und Kreislauf Probleme.

Kritisch wird der hohe Arzneimittelkonsum vor allem bei alten Menschen. Oft werden ihnen Medikamente verschrieben, ohne daß nachgewiesen ist, daß sie auch bei alten Menschen tatsächlich die Krankheit und nicht nur einen Laborwert, wie beispielsweise den Cholesterinwert im Blut, positiv beeinflussen. Nicht jedes Krankheitszeichen bedarf bei ihnen gleich einer medikamentösen Behandlung. Nutzen und Risiken sollten immer gemeinsam mit dem Arzt sorgfältig gegeneinander abgewogen werden.

Dies um so mehr, als Nieren und Leber – über beide Organe werden Medikamente verstoffwechselt und ausgeschieden – bei alten Menschen langsamer arbeiten als etwa bei 30jährigen. Die meisten Arzneimittelstudien beziehen sich jedoch auf junge, gesunde Menschen. Für alte Menschen sind diese Berechnungen oft nur in groben Zügen gültig. Allgemein gehaltene Dosierungsempfehlungen müssen deshalb für diese Patientengruppe immer noch einmal überprüft werden. Die meisten lassen sich nach unten korrigieren.

Da in den verschiedenen Kapiteln dieses Buches immer wieder dieselben Substanzen auftauchen, haben wir alle Mittel in einem gesonderten Kapitel zusammenge-

MEDIKAMENTE

faßt. Die Hinweise, die wir Ihnen darin geben können, bleiben zwangsläufig recht allgemein. Kein Mensch ist wie der andere, und jeder reagiert auf Arzneimittel in gewissem Umfang anders.

So kann es Ihnen niemand abnehmen, gemeinsam mit Ihrem Arzt herauszufinden, welches Medikament oder welche Kombination verschiedener Mittel für Ihre ganz persönliche Situation die richtige ist. Gehen Sie dabei nicht sorglos mit sich um. Achten Sie auf Zeichen und Beschwerden, die neu auftreten, denn dahinter können sich Störwirkungen von Medikamenten verbergen. Sprechen Sie darüber mit Ihrem Arzt.

Oft schlucken Sie diese Medikamente langfristig oder dauernd. Sie müssen sie regelmäßig und zuverlässig einnehmen. Viele dürfen Sie keinesfalls eigenmächtig absetzen. Wenn es Ihnen gut geht und Sie sich wohl fühlen, sollten Sie bedenken, daß dies möglicherweise gerade deshalb so ist, weil Sie kontinuierlich Ihre Medikamente schlucken.

Arzneimittel können Ihre eigene Initiative, gesund zu werden und zu bleiben, nicht ersetzen. Glauben Sie nicht, daß alles schon gut wird, wenn Sie täglich ein paar Tabletten schlucken. Bei allen Herz-Kreislauf-Krankheiten tragen Sie selbst mit Ihrem Lebensstil ein hohes Maß an Verantwortung für Ihre Gesundheit. Medikamente können allerdings in bestimmtem Umfang dazu beitragen, daß die Krankheit sich nicht so schnell ausbreitet, daß sie sich nicht verschlimmert und daß Sie sich wohlfühlen. Nicht mehr und nicht weniger.

MITTEL, DIE DIE BLUTFETTE SENKEN („LIPIDSENKER")

Erhöhte Blutfettwerte sind für sich allein kein Grund, einen Lipidsenker zu schlucken (siehe Seite 30). Sie sind vor allem dann von Nutzen, wenn damit bestimmte angeborene Fettstoffwechselstörungen oder Risikokonstellationen (zum Beispiel Bluthochdruck plus Rauchen plus Zuckerkrankheit plus Arteriosklerose) positiv beeinflußt werden können.

Unklar erscheint auch, ob Lipidsenker bei alten Menschen über 65 Jahre die Lebenserwartung nennenswert erhöhen können. Die Blutfettwerte steigen mit zunehmendem Alter an, ohne daß dies Ausdruck einer Erkrankung ist oder Krankheitswert hat. Bewegungsarmut, Übergewicht und falsches Ernährungsverhalten sind die Hauptursachen. Um sie zu ändern, bedarf es keiner Medikamente.

So mancher Arzt zückt den Rezeptblock allerdings aus Resignation. Er hat einfach keine Lust mehr, seinen Patienten ständig vorzuhalten, daß sie abnehmen und die Küche auf Vollwerternährung umstellen sollen. Wenn der Angina-pectoris-Kranke zum fünften Mal dickbäuchig vor ihm sitzt und steif und fest behauptet, am Essen liege es wirklich nicht, fällt auch der überzeugteste Gegner einer vorschnellen Verschreibungspraxis vom Glauben ab.

Andererseits darf der Patient von seinem Arzt etwas mehr erwarten als das ständige Wiederholen von Ratschlägen wie „fettarme Diät halten" oder „gesund leben". Pauschale Hinweise verfehlen ihr

Lipidsenker

Ziel. Der Arzt muß sich schon die Mühe machen, sich den Alltag seines Patienten genau schildern zu lassen. Er muß zuhören können und die richtigen Fragen stellen, um eine Vorstellung davon zu bekommen, wie und was zu ändern wäre. Er sollte Ehefrau/Ehemann bzw. den Lebenspartner zum gemeinsamen Gespräch einladen. Sie gehören dazu, wenn überlegt wird, was zu tun ist, um die Blutfettwerte dauerhaft zu senken.

Der Absatz cholesterinsenkender Medikamente hat eine bemerkenswerte Entwicklung hinter sich: 1978 wurden in den USA 4,4 Millionen Rezepte für diese Mittel ausgestellt, 1983 waren es nur noch die Hälfte, rund 2,6 Millionen. 1988 schnellte die Anzahl der Verordnungen jedoch plötzlich auf fast 13 Millionen hoch. Der Grund: Zwei neue Substanzen waren auf den Markt gekommen (Gemfibrozil, siehe Seite 237, und Lovastatin, siehe Seite 234), die vor allem das „schlechte" LDL erheblich senken können. Nur ein Jahr nach seiner Markteinführung hatte Lovastatin bereits alle anderen Medikamente verdrängt und führt bis heute die Hitliste der Lipidsenker an.

Lipidsenker sind sinn- und nutzlos, wenn Sie weiterhin fröhlich Schweinebraten, Eisbein und Sahnetorte essen. Es hat auch keinen Sinn, daß Sie ständig gegen Ihre eigenen Vorurteile oder Unlust ankämpfen, wenn Sie gesunde Kost auf den Tisch bringen. Sie müssen wissen, warum Sie den Speiseplan umstellen. Sie müssen das wollen. Und Sie müssen sich diese Veränderung so leicht und so angenehm wie möglich machen (siehe Seite 39).

Medikamente können zwar Blutfettwerte (Cholesterin, Triglyzeride) senken, aber nur dann, wenn Sie gleichzeitig weniger Fett essen. Tabletten, Pulver oder Dragées können Ihre Initiative, für ein gesundes Leben Sorge zu tragen, nicht ersetzen. Wenn Ihr Arzt Sie in Ernährungsfragen nicht intensiv genug berät, dann schauen Sie einmal in der Zeitung nach oder erkundigen sich bei der Volkshochschule, bei Ihrer Krankenkasse oder bei einer ambulanten Herzgruppe, wo Sie etwas über gesunde Vollwerternährung erfahren oder einen entsprechenden Kochkurs belegen können.

Wenn der Arzt der Meinung ist, daß Sie cholesterinsenkende Medikamente brauchen, hat er die Wahl zwischen mehreren, unterschiedlich wirkenden Mitteln:

■ Substanzen, die die Cholesterin-Synthese im Körper hemmen (Lovastatin, Simvastatin, Pravastatin), dazu gehören die Mittel *Mevinacor, Denan, Zocor, Pravasin* und *Liprevil*.

■ Pulverförmigen Kunstharzen, die die aus Cholesterin gebildeten Gallensäuren im Darm binden und auf diese Weise für weniger Cholesterin im Blut sorgen (Colestyramin, Colestipol). Sie werden auch unter dem Oberbegriff „Ionenaustauscher" zusammengefaßt. Dazu gehören die Mittel *Quantalan* und *Cholestabyl*.

■ Fibraten (Gemfibrozil, Clofibrat, Bezafibrat, Fenofibrat, Etofibrat), die LDL-Cholesterin und Triglyzeride senken und HDL-Cholesterin erhöhen, im Handel unter anderem als *Gevilon, Regelan, Cedur, Lipanthyl* und *Lipo-Merz*.

■ Nikotinsäure oder deren chemischen Verwandten, die den Anteil von LDL-Cholesterin und Triglyzeriden senken, HDL-Cholesterin jedoch erhöhen, auf dem Markt als *Complamin spezial* oder *Hexanicit forte*.

Alle Mittel mit Ausnahme von *Complamin spezial* und *Hexanicit forte* sind rezeptpflichtig. In seltenen Fällen verordnen die Ärzte „Reservetherapeutika", beispielsweise Probucol (*Lurselle*).

Lovastatin, Simvastatin, Pravastatin

Früher wurden diese neuen Substanzen mit einer umständlichen Bezeichnung abgekürzt. Abgeleitet aus ihrem Wirkmechanismus hießen sie „HMG-CoA-Reduktase-Hemmer". Um diesen für Laien unverständlichen Abkürzungsbandwurm zu vermeiden, nennt man sie heute – zudem werbewirksamer – „Cholesterin-Synthese-Hemmer" oder „CSE-Hemmer".

Sie verhindern, daß die Leber selbst Cholesterin herstellt. Das führt dazu, daß sich die Andockstellen („Rezeptoren") für LDL-Cholesterin auf der Zellwand vermehren (siehe Seite 28), so daß die im Blut herumschwimmenden LDL-Teilchen dort festmachen und in die Zelle aufgenommen werden. Die Mittel zwingen also den Organismus, das im Blut zirkulierende Cholesterin zu verbrauchen. Mit der Folge, daß sich der Anteil des freien LDL verringert.

Die Wirkung der drei Substanzen ist ähnlich. Sie senken das Gesamtcholesterin, vor allem aber den LDL-Anteil, und zwar in einem Ausmaß, das bisher von keiner lipidsenkenden Substanz erreicht wurde. Die Triglyzeride beeinflussen CSE-Hemmer nur wenig.

Die Mittel sind derzeit sehr in Mode und werden zu häufig verordnet. Viele Menschen schlucken lieber täglich eine Pille, als auf Butter und Leberwurst zu verzichten. Ihr Nutzen ist nur gesichert bei bestimmten angeborenen Cholesterinstoffwechselstörungen (siehe Seite 37), bei sehr ausgeprägten Formen dieser Krankheit hingegen können sie sogar schädlich sein.

Es gibt heute noch keine Belege dafür, daß CSE-Hemmer bei älteren Menschen (über 65 Jahre) mit dem für hohes Lebensalter üblichen Anstieg des Cholesterins im Blut eine verbesserte Lebenserwartung bewirken.

Unerwünschte Wirkungen

Da alle drei Substanzen erst seit 1989 auf dem Markt sind, läßt sich noch nicht beurteilen, welche unerwünschten Wirkungen bei langjähriger Einnahme auftreten.

Unangenehm, aber nicht bedrohlich sind:

- Blähungen,
- Sodbrennen,
- Magen-Darm-Krämpfe,
- Durchfall,
- Verstopfung,
- Übelkeit,
- Kopfschmerzen,
- Schwindel,
- verschwommenes Sehen,
- Müdigkeit,
- Mundtrockenheit,
- Schlafstörungen,
- Geschmacksstörungen.

Folgende Störwirkungen erfordern ärztliche Überwachung:

■ Sehstörungen infolge grauen Stars. Solche Linsentrübungen wurden im Tierversuch beobachtet und auch beim Menschen berichtet.

■ Anstieg der Leberfunktionswerte („Transaminasen"), insbesondere da diese ein Zeichen einer Leberschädigung sein können.

■ Unklare Muskelschmerzen und/oder Muskelschwäche, da diese Zeichen einer Muskelschädigung sein können und Laborkontrollen erfordern. Die Muskelzellen können dabei zerstört und die Blutgefäße der Nieren verstopft werden.

■ Störungen des Fühlens, wie Taubheitsgefühl der Haut, „Ameisenkrabbeln" und ähnliches. Sie sind Ausdruck einer Nervenschädigung an den Extremitäten (Arme, Beine) mit Schwächegefühl der Muskulatur („Polyneuropathie").

Wechselwirkungen mit anderen Medikamenten

Alle CSE-Hemmer können insbesondere die Muskelzellen schädigen, wenn sie gemeinsam mit den lipidsenkenden Mitteln Gemfibrozil oder Nicotinsäure eingenommen werden. Auch in Kombination mit einem Mittel, das die Immunabwehr unterdrückt, und das vor allem nach einer Organtransplantation eingenommen werden muß (Ciclosporin A, im Handel als *Sandimmun*), kommt es dazu.

Da die Substanzen erst seit so kurzer Zeit auf dem Markt sind, sind die Erfahrungen in dieser Hinsicht derzeit noch lückenhaft. Seien Sie deshalb besonders wachsam, wenn Sie zusätzlich zu CSE-Hemmern andere Arzneimittel einnehmen müssen.

Besondere Hinweise für die Einnahme

Alle CSE-Hemmer sollten Sie abends einnehmen, weil nachts die Cholesterin-Synthese in der Leber verstärkt abläuft.

Es dauert eine Weile, bis die Mittel ihre volle Wirkung entfaltet haben. Deshalb sollte der Arzt erst nach drei bis vier Wochen mit einer Blutprobe prüfen, ob die Cholesterinwerte gesunken sind.

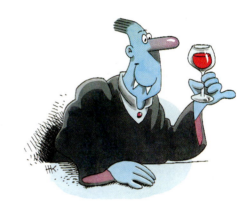

Für wen die Mittel nicht in Frage kommen

Schwangere, stillende Mütter, Leberkranke sowie Personen mit Muskelerkrankungen dürfen CSE-Hemmer nicht einnehmen. Frauen im gebärfähigen Alter sollten ein sicheres Verhütungsmittel benutzen, wenn sie CSE-Hemmer einnehmen, weil die Mittel den Aufbau der kindlichen Zellen stören und somit zu Schäden am Ungeborenen führen können.

MEDIKAMENTE

Colestyramin, Colestipol

Kunstharze in Pulverform, auch Ionenaustauscher genannt, schmecken scheußlich („Sand mit Orangengeschmack"), wirken aber gut. Deshalb sind sie die Mittel der ersten Wahl bei erhöhten Cholesterinwerten im Blut, insbesondere bei angeborenen Cholesterinstoffwechselstörungen. Die Mittel gehen nicht ins Blut, sondern wirken nur im Darm. Sie binden die cholesterinhaltigen Gallensäuren, die die Gallenblase für die Fettverdauung in den Dünndarm abgibt. Das zwingt den Organismus dazu, das für den Aufbau der Gallensäuren nötige Cholesterin aus den frei im Blut schwimmenden LDL-Teilchen zu beziehen. So sinkt der Anteil des frei verfügbaren LDL.

Diese Wirkung beansprucht auch das pflanzliche Sterol Beta-Sitosterin (*Sitosterin Delalande*), aber es liegen keine Daten vor, die einen vergleichbaren Nutzen belegen.

Viele Patienten müssen täglich sechs bis neun Beutel mit je vier Gramm Colestyramin schlucken und sind darüber nicht sehr glücklich. Wenn Sie dazu gehören, können Sie sich die Einnahme mit ein paar Tricks erleichtern.

Unerwünschte Wirkungen

Was passiert, wenn Sie täglich ein Häufchen Sand essen müssen? Sie bekommen Verstopfung, Blähungen, Sodbrennen, Ihnen wird übel, Sie fühlen sich, als hätten Sie zuviel gegessen. Genau das sind auch die häufigsten Nebenwirkungen der Ionenaustauscherharze. Sie lassen nach, wenn Sie das Pulver kurz vor dem Essen einnehmen.

Es kann sein, daß die Triglyzeride im Blut ansteigen. Dies sollte der Arzt mit Bluttests überwachen, weil das der Auslöser für eine Bauchspeicheldrüsenentzündung sein kann.

Ob Ionenaustauscher Tumore im Verdauungstrakt fördern, ist umstritten und wird derzeit noch erforscht.

Wechselwirkungen mit anderen Medikamenten

Die Kunstharze beeinträchtigen grundsätzlich die Aufnahme aller anderen Medikamente. Diese sollten Sie deshalb immer zeitlich versetzt (zwei Stunden früher) zu den Ionenaustauschern einnehmen. Gerinnungshemmende Mittel (siehe Seite 243) und Digitalis-Präparate (siehe Seite 260) können die Harze aber auch dann noch in ihrer Wirkung beeinträchtigen.

Besondere Hinweise für die Einnahme

Damit der „Sand" besser rutscht, können Sie ihn in Fruchtsaft oder Müsli einrühren oder unters Essen mischen. Sie können ihn auch im Mixbecher mit Milch oder Saft zu einem Shake aufquirlen und schnell trinken, bevor sich das Pulver wieder absetzt.

Für wen die Mittel nicht in Frage kommen

Wenn Sie bereits unter krankhafter, schwerer Verstopfung leiden, sollten Sie Kunstharze nur nach Absprache mit dem Arzt einnehmen. Das gleiche gilt, wenn

Lipidsenker

Sie einen Gallengangsverschluß oder Gallensteine haben oder hatten oder wenn Ihnen die Gallenblase entfernt wurde.

Fibrate (Gemfibrozil, Bezafibrat, Clofibrat u. a.)

Alle Fibrate können die Blutfette um etwa zehn Prozent senken. Das ist nicht ganz so viel wie bei den CSE-Hemmern, aber dafür liegen mit ihnen schon mehr Erfahrungen vor, weil sie länger auf dem Markt sind. Fibrate senken weniger das LDL, als vielmehr die Triglyzeride. Bezafibrat beispielsweise senkt das Gesamtcholesterin um etwa zehn Prozent, die Triglyzeride um 30 bis 50 Prozent.

Wenn es darum geht, vor allem die Trigylzeride zu senken, sind Fibrate die Mittel der Wahl. In diesem Fall wird der Arzt die clofibratähnliche Substanz Gemfibrozil (z.B. in *Gevilon*) verordnen.

Sollen hingegen überwiegend die Cholesterin-Anteile (LDL-Werte, siehe Seite 28) im Blut zurückgehen, sind Ionenaustauscherharze oder CSE-Hemmer die wirksameren Mittel.

Fibrate werden unnötig häufig älteren Patienten über 60 Jahre verordnet, um die Blutfette zu senken. Das ist oft nur „Labor-Kosmetik", denn es ist unklar, ob sie im höheren Lebensalter tatsächlich einen Herzinfarkt verhüten. Bislang ist noch nicht erwiesen, daß dies bei Senioren, die solche Mittel erstmalig einnehmen, überhaupt einen Nutzen hat.

Unerwünschte Wirkungen

Ungefähr fünf Prozent der Patienten müssen Fibrate wegen unerwünschter Wirkungen wieder absetzen.

Unangenehm, aber nicht bedrohlich sind:

- Magen-Darm-Störungen wie Blähungen und Durchfall,
- Appetitlosigkeit,
- Übelkeit,
- Kopfschmerzen,
- Müdigkeit,
- Schwindel,
- Schmerzen beim Wasserlassen,
- Potenzstörungen,
- Hautausschlag mit und ohne Juckreiz,
- Haarausfall.

Folgende Störwirkungen erfordern ärztliche Überwachung:

- Störungen der Leberfunktion (Anstieg der Transaminasen, Leberschwellung und Gelbsucht).

- Störungen der Nierenfunktion mit Eiweiß oder Blut im Urin, Flüssigkeitseinlagerungen („Ödeme") und Gewichtszunahme.

- Venenentzündungen.

- Fieber mit grippeähnlichen Beschwerden: Gelenk- und Muskelschmerzen sowie Muskelschwäche. Diese Krankheitszeichen können Ausdruck einer immunallergisch bedingten Muskelentzündung mit Auflösung der Muskelzellen („Myositis") sein. In diesen Fällen muß der Arzt die Blutwerte kontrollieren und die Nierenfunktion überwachen, weil die Nierengefäße verstopft werden können. Solche Immunerkrankungen können sich auch an der Haut mit Entzündung, Blasenbildung und Juckreiz sowie am Knochenmark als Blutbildungsstörung (Abnahme der roten und weißen Blutkörperchen) ausprägen.

Für die Fibrate ist außerdem bekannt, daß sie die Bildung von Gallensteinen begünstigen können.

Wechselwirkungen mit anderen Medikamenten

Fibrate können therapierelevant die Wirkung verstärken von

- gerinnungshemmenden Medikamenten (*Marcumar*, siehe Seite 243),
- Mitteln gegen epileptische Anfälle (Substanz: Phenytoin, Handelsname *Zentropil*).

Wechselwirkungen mit anderen Medikamenten sind selten bedeutsam und haben meist keine Auswirkungen auf die Therapie.

Für wen die Mittel nicht in Frage kommen

Wenn Ihre Leber oder Niere nur eingeschränkt arbeitet, wenn Sie schwanger sind oder stillen, dürfen Sie keine Fibrate einnehmen. Vorsicht ist geboten, wenn Sie Gallensteine oder eine Gallenblasenentzündung hatten oder haben.

Nikotinsäure

Nikotinsäure – die mit dem Nikotin in Zigaretten nichts gemein hat – senkt Triglyzeride und Gesamtcholesterin zuverlässig. Der Nachteil von Nikotinsäure ist die Tatsache, daß sie wegen der mengenabhängigen Störwirkungen meist nicht hoch genug dosiert werden kann. Deshalb hat sie bei der Behandlung von erhöhten Blutfettwerten keinen so großen Stellenwert. Es existieren praktisch nur noch wenige Wirksubstanzen auf dem Markt, zum Beispiel Xantinolnikotinat, Acipimox.

Unerwünschte Wirkungen

Viele Patienten vertragen Nikotinsäure in der erforderlichen hohen Dosierung nicht, weil es dosisabhängig zu Hautrötung, Hitzegefühl an der Haut und im Nacken („Flush"), Blutdruckabfall bis zum Kollaps sowie quälendem, intensivem Juckreiz kommt. Mitunter ist dies auch mit Übelkeit, Erbrechen und Durchfall verbunden.

Außerdem sind unangenehm, aber nicht bedrohlich:

- Blähungen,
- Sodbrennen,
- Appetitlosigkeit,
- saures Aufstoßen,
- Kopfschmerzen,
- trockene, spröde Haut,
- Bildung von braunen Hautflecken,
- überschießende Verhornung der Haut.

Lipidsenker

Folgende Störwirkungen erfordern ärztliche Überwachung:

- Sehstörungen, Doppelbilder und verschwommenes Sehen, die Ausdruck einer Netzhautschädigung sein können.

- Zunehmende Magenschmerzen als Ausdruck der Aktivierung eines Magengeschwürs.

- Gelenkschmerzen als Ausdruck eines Gichtanfalles infolge einer verminderten Ausscheidung von Harnsäure.

- Auslösung einer verborgenen Zuckerkrankheit.

- Auftreten einer Leberfunktionsstörung mit erhöhten Transaminase-Werten.

Wechselwirkungen mit anderen Medikamenten

Wenn Sie zuckerkrank sind, sollten Sie keine Nikotinsäure-Präparate einnehmen. Diese mindern die Wirkung von Insulin oder Tabletten gegen zu hohen Blutzucker.

Für wen die Mittel nicht in Frage kommen

Wenn Sie bereits Probleme mit Herz und Kreislauf haben, sollten Sie kein Nikotinsäure-Präparat verwenden. Auch bei Herzschwäche (siehe Seite 167), akuten Blutungen, Magengeschwüren und Leberfunktionsstörungen sollten Sie andere blutfettsenkende Medikamente nehmen.

Andere Lipidsenker

Für Sonderfälle stehen noch weitere lipidsenkende Substanzen zur Verfügung, die wegen ihres problematischen Risiko-Nutzen-Verhältnisses nicht für eine breite Anwendung geeignet erscheinen:

Probucol

Die Substanz senkt das schädliche LDL, aber noch stärker das nützliche HDL. Sie reichert sich für lange Zeit im Körper an, so daß sie noch sechs Monate nach Therapieende nachweisbar ist. Deshalb ist sie für Frauen im gebärfähigen Alter nicht geeignet. Außerdem treten Herzrhythmusstörungen auf, die bedenklich sein können und eine Überwachung des Herzens mittels EKG erforderlich machen.

Dextrothyroxin

Das ist eine dem Schilddrüsenhormon verwandte Substanz, die zwar die Cholesterinwerte im Blut senken, aber gleichzeitig die Zeichen einer Schilddrüsen-Überfunktion auslösen kann. Bedenklich ist das Auftreten von Angina pectoris und vielfältigen Herzrhythmusstörungen, insbesondere bei Patienten mit vorgeschädigtem Herzen, zum Beispiel nach einem Herzinfarkt.

MEDIKAMENTE

THROMBOZYTEN-AGGREGATIONS-HEMMER

Im Blut sind bestimmte Blutkörperchen (Blutplättchen, „Thrombozyten") enthalten, die sich zusammenklumpen können, wenn das Blutgefäß verletzt ist. Bei Verletzungen ist das günstig, weil die Blutplättchen damit den Wundverschluß fördern. Sie können sich aber auch an der Gefäßwand zusammenballen, wenn diese durch Arteriosklerose verändert oder zerstört ist. Der Klumpen kann so dick werden, daß er die gesamte Ader verschließt. Er kann sich auch von der Gefäßwand ablösen und durch den Blutstrom in andere Kreislaufbereiche verschleppt werden und dort eine Ader verschließen („Embolie", siehe Seite 63).

Es gibt zwei Medikamente, die das Zusammenklumpen der Blutplättchen verhindern können („Thrombozytenaggregationshemmer"): Azetylsalizylsäure (*Aspirin*) und Ticlopidin (*Tiklyd*).

Azetylsalizylsäure (ASS)

Diese Substanz kennen Sie sicher als Schmerzmittel unter ihrem Handelsnamen *Aspirin*. Obwohl Azetylsalizylsäure (kurz ASS) schon seit Anfang dieses Jahrhunderts verwendet wird, ist ihr Wert als Blutpfropf-Hemmstoff erst in den vergangenen Jahren richtig erkannt worden. Wer nach einem Herzinfarkt täglich 100 bis 300 Milligramm ASS schluckt, verringert das Risiko, einen zweiten Infarkt zu erleiden, um 20 Prozent.

Seit sich diese Wirkung herausgestellt hat, boomt der Absatz des Allerweltsschmerzmittels wie nie zuvor. Fast jeder Patient, der Durchblutungsstörungen hat oder herzkrank ist, bekommt heute ASS. Es ist das wichtigste und am weitesten verbreitete Medikament für diese Krankheitsgruppe.

Zur Zeit wird ausgetestet, welches die geringstmögliche wirksame Menge ASS ist. Das ist wichtig, weil ASS sehr störende Nebenwirkungen an Magen und Darm verursacht (siehe nächste Seite). Je niedriger ASS dosiert werden kann, desto seltener treten diese Nebenwirkungen auf.

Es genügt, täglich 100 bis 300 Milligramm ASS zu schlucken, um die Thrombozyten wirksam daran zu hindern, miteinander zu verkleben. Zur Prophylaxe eines Herzinfarkts oder Schlaganfalls experimentieren die Mediziner sogar mit einer Mini-Dosis zwischen 30 und 100 Milligramm. Ob so geringe Mengen ausreichend wirken, wird derzeit in einigen großen Studien geprüft. Die Ergebnisse liegen noch nicht vor. Allerdings deuten erste Auswertungen darauf hin, daß auch bereits 30 Milligramm täglich genügen, um einem Herzinfarkt oder Schlaganfall vorzubeugen.

Da das aber noch nicht gesichert ist, sollten heute noch 100 bis 300 Milligramm pro Tag eingenommen werden. Nur wenn Sie unter den Nebenwirkungen von ASS erheblich leiden, kann es unter Umständen vertretbar sein, die Dosis jetzt schon auf 30 bis 100 Milligramm zu verringern. Fragen Sie aber vorher auf jeden Fall Ihren Arzt.

Unerwünschte Wirkungen

Weil die Dosis wesentlich geringer ist als zur Schmerzbehandlung, treten auch seltener Störwirkungen auf, wenn Sie ASS nach einem Herzinfarkt oder zur Prophylaxe von Durchblutungsstörungen nehmen müssen.

Unangenehm, aber nicht bedrohlich sind:

- Übelkeit,
- Magenschmerzen,
- Verdauungsstörungen.

Folgende Störwirkungen erfordern ärztliche Überwachung:

- Andauernde, starke Magenschmerzen oder schwarzgefärbter Stuhlgang. Dies kann Ausdruck von Magen- oder Zwölffingerdarmgeschwüren sein, die auch bei niedrigen Dosen von ASS hin und wieder auftreten können, weil ASS die Magenschleimhaut schädigt.

- Schwellungen im Bereich der oberen Atemwege („Angioödem") und asthmaartige Luftnot durch Verengung der oberen Atemwege. Dieses kann Ausdruck einer Überempfindlichkeit gegen ASS sein („Analgetika-Asthma") und betrifft dann meist nicht nur diese Substanz, sondern auch Mittel, die vor allem gegen Gelenkentzündungen bei Rheuma eingesetzt werden („nicht-steroidale Antirheumatika").

- Blutiger Urin, Flüssigkeitseinlagerungen im Gewebe („Ödeme") und/oder verminderte Nierenausscheidung. ASS kann auch in niedrigen Dosen ein Nierenversagen auslösen, wenn die Niere vorgeschädigt ist oder wenn es nach schweren Verletzungen oder Operationen zu früh eingesetzt wird. Ein zeitlicher Abstand von drei Tagen zwischen Eingriff und Medikamentengabe ist erforderlich.

Andere schwere Störwirkungen von ASS wie Kreislaufschock, schwerwiegende Hautreaktionen, Seh- und Hörstörungen, Leberschäden und Blutbildungsstörungen sind bei den geringen Dosen, in denen ASS bei Durchblutungsstörungen einzunehmen ist, nicht zu erwarten.

Wechselwirkung mit anderen Medikamenten

Patienten, die gerinnungshemmende Mittel einnehmen müssen (*Marcumar*, siehe Seite 243), dürfen auf keinen Fall ASS einnehmen, weil durch die doppelte Wirkung in Form der Thrombozytenaggregations- und der Gerinnungshemmung Blutungen ausgelöst werden können. Treten sie beispielsweise im Gehirn auf, kann dies lebensbedrohlich sein (Schlaganfall, siehe Seite 192). Auch nach Verletzungen können die Wunden zu lange bluten. Deshalb dürfen Patienten, die Gerinnungshemmer schlucken, ohne Rücksprache mit dem Arzt kein ASS-haltiges Arzneimittel einnehmen.

Andere Wechselwirkungen spielen bei den niedrigen Dosierungen, in denen ASS eingenommen werden muß, keine Rolle.

Besondere Hinweise für die Einnahme

Sie können die Verträglichkeit von ASS verbessern, wenn Sie die Tabletten zuvor in reichlich Wasser oder Saft auflösen und nicht auf nüchternen Magen, sondern immer mit oder nach dem Essen einnehmen. Auch sprudelnde ASS-Tabletten sind meist besser verträglich, während die Einnahme von ASS zusammen mit hochdosierten Vitamin C-Präparaten die Magenbeschwerden steigern kann.

Sogenannte Kautabletten oder mikroverkapselte ASS-Pillen, die sich erst im Darm und nicht schon im Magen auflösen, haben hinsichtlich der unerwünschten Wirkungen meist keine Vorteile.

Wenn Sie gleichzeitig Alkohol (Schnaps, Wein) trinken, reagiert die Magenschleimhaut auf ASS empfindlicher. ASS hat aber keinen Einfluß auf den Alkoholspiegel im Blut, obwohl viele dies immer noch glauben.

Für wen die Mittel nicht in Frage kommen

Wenn Sie an einer Störung der Blutgerinnung leiden und deshalb zu Blutungen neigen oder Asthma, Heuschnupfen und leicht andere Überempfindlichkeitsreaktionen haben, kann ASS diese Krankheiten verschlimmern. Deshalb sollten Sie in diesen Fällen ASS nur nach Rücksprache mit dem Arzt anwenden.

Vorsicht ist auch geboten, wenn Sie Magen- oder Zwölffingerdarmgeschwüre hatten oder haben. Diese können unter Einnahme von ASS erneut aufbrechen oder sich verschlimmern. Nach einem Herzinfarkt dürfen Sie ASS aber dennoch einnehmen, weil in diesem Fall der Nutzen für die Verhinderung eines zweiten Infarkts schwerer wiegt als das Risiko eines Magen- oder Zwölffingerdarmgeschwürs. Sie sollten aber in jedem Fall Rücksprache mit Ihrem Arzt nehmen.

Ob schwangere oder stillende Mütter ASS einnehmen dürfen, ist umstritten. Es wird behauptet, daß das Risiko einer Fehlgeburt größer ist, wenn die Frau in den ersten drei Monaten der Schwangerschaft ASS einnimmt. Dies hat sich jedoch in Nachuntersuchungen bisher nicht bestätigen lassen. Auch spricht die Erfahrung – Schwangere haben häufig schmerzlindernde ASS-haltige Arzneimittel eingenommen – eher dagegen, daß der Fötus Schaden nimmt. Sicher ist jedoch, daß ASS in den letzten zehn Tagen vor der Geburt zu verstärkten Blutungen während der Entbindung, und zwar sowohl bei der Mutter, als auch beim Neugeborenen, führen kann. Deshalb sollte die Frau sicherheitshalber in den letzten vier Wochen vor dem errechneten Geburtstermin kein ASS einnehmen.

Die Hemmwirkung auf die Verklumpung der Blutplättchen hält etwa zehn Tage lang an. Deshalb muß ASS mindestens eine Woche vor Operationen, auch vor zahnärztlichen Eingriffen, abgesetzt werden, da Sie sonst mit stärkeren und längeren Blutungen rechnen müssen.

Ticlopidin

Ticlopidin (*Tiklyd*) ist eine neuere Substanz, die ebenso wie ASS die Thrombozyten daran hindert, Klümpchen zu bilden. Die Hemmwirkung dauert jedoch nicht wie bei ASS sieben bis zehn Tage an, sondern nur etwa zwölf Stunden, so daß das Mittel zweimal täglich eingenommen werden muß.

Die Wirkstärke entspricht etwa der von ASS, jedoch kann Ticlopidin neben den üblichen Magen-Darm-Störungen relativ

Gerinnungshemmende Mittel

häufig das Knochenmark schädigen. Dies kann lebensbedrohlich sein, weil daraus schwere Folgeschäden resultieren: Abwehrschwäche (Fehlen der weißen Blutkörperchen), Blutarmut (Fehlen der roten Blutkörperchen), Blutungen (Fehlen der Blutplättchen).

Ticlopidin sollte der Arzt deshalb nur dann verordnen, wenn Sie ASS nicht einnehmen dürfen (etwa bei lebensbedrohlichen Magenblutungen). Unverträglichkeitsbeschwerden bei ASS sind kein Grund, Ticlopidin zu schlucken, da der Vorteil der besseren Magenverträglichkeit von Ticlopidin durch den Nachteil der unbemerkt auftretenden Knochenmarksschäden mehr als aufgehoben ist.

In jedem Fall muß der Arzt zunächst alle zwei, dann alle vier Wochen das Blutbild kontrollieren, wenn er Ticlopidin verordnet.

Erste Anzeichen für das Fehlen von weißen Blutkörperchen sind Fieber, Halsentzündungen, Mund- oder Hautgeschwüre. Das Fehlen von Blutplättchen führt zu Schleimhautblutungen in Mund, Darm oder Blase; außerdem entstehen leicht blaue Flecken oder blutunterlaufene Stellen in der Haut.

GERINNUNGS-HEMMENDE MEDIKAMENTE

Normalerweise ist die Fähigkeit des Blutes, offene Wunden mit einem dicht verwobenen Netz aus Bluteiweißbestandteilen (Fibrin) zu schließen und damit auch die Blutung zu stillen, höchst erwünscht. Das verhindert, daß wir bei jeder kleinen Schnittwunde verbluten. Die Blutgerinnung selbst ist ein komplizierter Ablauf verschiedener Vorgänge, die ineinander greifen.

Bei ausgeprägter Arteriosklerose (siehe Seite 23), nach einem Herzinfarkt (siehe Seite 98) oder Schlaganfall (siehe Seite 192) oder bei künstlichen Herzklappen (siehe Seite 176) kann die sonst lebenswichtige Gerinnungsfähigkeit dazu führen, daß das Blut Klümpchen bildet, die in feinen Adern hängenbleiben und diese verstopfen.

Gerinnungshemmende Medikamente verdünnen das Blut nicht, sondern setzen seine Gerinnungsfähigkeit herab. Ein Blutgerinnsel nennen Ärzte ein „Koagel". Die Mittel heißen deshalb „Antikoagulantien".

Viele Patienten müssen solche Medikamente ihr Leben lang einnehmen (beispielsweise, wenn sie eine mechanische Herzklappe tragen, siehe Seite 177), andere nur einige Monate oder Jahre. Dann hat sich ihr Zustand so stabilisiert, daß das Risiko für ein Blutgerinnsel nicht mehr groß ist. Wann Sie die gerinnungshemmenden Mittel absetzen können, entscheidet Ihr Arzt.

Die gebräuchlichsten Wirkstoffe sind Phenprocoumon (*Marcumar*), Acenocoumarol (*Sintrom*) und Warfarin (*Coumadin*).

MEDIKAMENTE

Unerwünschte Wirkungen

Die positive Wirkung dieser Medikamente hat auch eine Kehrseite: Wenn das Blut nicht mehr von selbst gerinnt oder dies nur sehr verzögert tut, kommt es leicht zu Blutungen. Durch das Mittel sind Sie künstlich zum „Bluter" geworden.

Bei jedem Stoß bekommen Sie blaue Flecke, also Blutergüsse in Muskeln und Haut. Deshalb dürfen Sie, solange Sie ein gerinnungshemmendes Medikament einnehmen, keine Spritzen in die Muskulatur bekommen. Auch Zahnfleisch und Nasenschleimhaut bluten leichter als sonst. Außerdem droht bei jeder kleinen Wunde ein erheblicher Blutverlust.

Warnzeichen für eine Überdosierung eines gerinnungshemmenden Mittels sind:

- blaue Flecke in der Haut, ohne daß Sie sich gestoßen haben,
- schmerzende und geschwollene Gelenke (Blutungen in die Gelenke), ohne daß die Gelenke zuvor überbelastet wurden,
- Netzhautblutungen und Sehkraftverlust,
- häufiges Zahnfleisch- und Nasenbluten,
- braun verfärbter Urin oder erkennbar blutiger Urin,
- Blut im Stuhl oder schwarzer, sogenannter Teer-Stuhl,
- Erbrechen von geronnenem Blut,
- Auswurf von Blut mit dem Husten.

Sobald eines dieser Warnzeichen bei Ihnen auftritt, sollten Sie Ihren Arzt aufsuchen.

Die langfristige Gabe gerinnungshemmender Medikamente kann zu weiteren, mitunter schwerwiegenden Störwirkungen führen. Dazu gehören:

- Haarausfall, Hautausschläge;
- immunallergische Reaktionen mit Fieber, grippeähnlichen Beschwerden, Hautentzündungen, Leberentzündung mit und ohne Gelbsucht, Störungen der Blutbildung;
- Gewebsuntergänge im Fettgewebe und in der Haut mit Einblutung als Folge einer angeborenen, meist unerkannten Gerinnungsstörung, die durch gerinnungshemmende Medikamente aktiviert und lebensbedrohlich werden kann („Cumarin-Hautnekrosen").

Wechselwirkungen mit anderen Medikamenten

Viele andere Medikamente können die Wirkung der gerinnungshemmenden Mittel beeinflussen. Diverse Rheumamittel, Azetylsalizylsäure (siehe Seite 240) oder Bezafibrat und Clofibrat (Lipidsenker, siehe Seite 237) verstärken die Wirkung und damit die Gefahr für Blutungen. Ein anderes Mittel gegen zu hohe Blutfettwerte (Colestyramin, siehe Seite 236) hingegen schwächt die Wirkung der gerinnungshemmenden Substanzen ab.

Gerinnungshemmende Mittel

Besondere Hinweise für die Einnahme

Wenn Sie gerinnungshemmende Mittel nehmen und sich einen Zahn ziehen lassen müssen oder eine Operation bevorsteht, muß die normale Blutgerinnung wiederhergestellt werden. Dann setzen Sie in Absprache mit Ihrem Arzt die Medikamente langsam ab – Sie dürfen sie nicht von heute auf morgen weglassen, weil es dadurch zu einer überschießenden Gerinnungsreaktion kommen kann, bei der Blutpfropfen entstehen können. Muß die Blutgerinnung innerhalb kürzester Zeit aktiviert werden, beispielsweise aufgrund eines Unfalls, bei dem Sie sonst verbluten würden, spritzt der Arzt ein Gegenmittel, das die Wirkung der Antikoagulantien ausschaltet. Deshalb ist es wichtig, daß Sie Ihren Ausweis, den Sie mit der Verordnung der Medikamente vom Arzt bekommen, ständig, wirklich auf Schritt und Tritt bei sich tragen, auch nachts, im Urlaub, auf kurzen Reisen, in der Bahn, am Strand, eben überall.

Wenn Sie Antikoagulantien einnehmen, müssen Sie die Gerinnungsfähigkeit Ihres Blutes regelmäßig kontrollieren. Der Meßwert dafür ist der sogenannte Quick-Wert. Wenn Sie ihn nicht selbst messen (siehe Kasten Seite 246), müssen Sie dafür alle drei bis vier Wochen zum Arzt. Sinkt der Quick-Wert zu tief ab, drohen Blutungen. Bleibt er zu hoch, können sich trotz des Medikaments Gerinnsel bilden. Üblicherweise wird die Gerinnungsfähigkeit des Blutes – und damit der Quick-Wert – auf etwa 20 bis 25 Prozent des natürlichen Ausgangswertes eingestellt, um die notwendige Wirkung zu gewährleisten. Mitunter genügt es auch, sie auf 30 bis 40 Prozent des Normwerts zu senken.

DIESE LEBENSMITTEL SOLLTEN SIE MEIDEN

Phenprocoumon, der Wirkstoff in dem bei uns gebräuchlichsten Gerinnungshemmer *Marcumar*, ist der Gegenspieler zu Vitamin K, das in der Leber für die Bildung von Gerinnungsfaktoren verantwortlich ist. Solange Sie *Marcumar* einnehmen, sollten Sie deshalb Lebensmittel meiden, die viel Vitamin K enthalten. Sonst wirkt das Medikament nicht wie gewünscht, und der Quick-Wert steigt.

Das betrifft folgende Nahrungsmittel:

Sauerkraut, Rosenkohl, Spinat, Blumenkohl, Broccoli, Rotkohl, Weizenkeime, Weißkohl, Kopfsalat, Brathähnchen, Kalbs- und Hühnerleber.

Für wen die Mittel nicht in Frage kommen

Wenn Sie Magen- oder Zwölffingerdarmgeschwüre haben oder hatten, dürfen Sie keine gerinnungshemmenden Medikamente einnehmen. Die Geschwüre könnten zu bluten beginnen. Das gleiche gilt, wenn Sie Nierensteine haben oder hatten, zu Blutungen neigen oder Blutkrankheiten haben.

Außerdem kommen die Mittel für Sie nicht in Frage, wenn

■ Sie einen diastolischen Blutdruck über 105 mm Hg haben (siehe Seite 53),

MEDIKAMENTE

- Sie an Arteriosklerose leiden, die die großen Körper- und Gehirnschlagadern befallen hat,

- Sie einen Schlaganfall hatten, der nicht auf ein Blutgerinnsel zurückzuführen war (siehe Seite 192),

- Sie Augenkrankheiten mit einem Blutungsrisiko haben,

- Ihre Nierenfunktion eingeschränkt ist,

- Sie schwanger sind oder schwanger werden wollen; es drohen sonst Mißbildungen am Ungeborenen oder eine Totgeburt,

- Sie stillen.

Es gibt aber bei all diesen Erkankungen und Problemsituationen immer wieder besondere Umstände, die trotzdem die Anwendung gerinnungshemmender Arzneimittel erforderlich machen. Dies müssen Sie mit Ihrem Arzt zusammen besprechen und entscheiden.

DEN QUICK-WERT SELBST MESSEN

Wenn Sie auf Dauer gerinnungshemmende Mittel einnehmen müssen, ist es sinnvoll, daß Sie Ihren Quick-Wert selbst messen können. Sie müssen dafür nicht extra alle drei Wochen zum Arzt und sich Blut aus der Vene abnehmen lassen. Es genügt, wenn Sie sich selbst mit einem kleinen Stilett einige Tropfen Blut aus der Fingerbeere quetschen und damit in einem Spezial-Meß-Set Ihren Quick-Wert bestimmen. Sie können dann in Absprache mit Ihrem Arzt Ihre Medikamenten-Portion entsprechend erhöhen oder verringern. Die gemessenen Werte tragen Sie in Ihren Ausweis ein und legen ihn alle paar Monate dem Arzt vor.

Wie Sie richtig messen und in welchem Maße Sie Dosierungen eigenmächtig verändern können, müssen Sie sich in der Reha-Klinik oder von Ihrem Arzt zeigen beziehungsweise sagen lassen. Sprechen Sie mit Ihrer Krankenkasse, ob sie die Kosten für das Meßgerät und das erforderliche Zubehör übernimmt. Dazu ist sie nicht verpflichtet, aber es gibt Möglichkeiten, eine Übernahme zu erreichen. So zum Beispiel, indem Sie mit dem Hersteller eine Probezeit vereinbaren, nach deren Ablauf Ihr Arzt bzw. die Krankenkasse dann entscheidet, ob das Gerät für Sie sinnvoll ist oder nicht. Bei positiver Bewertung sind die Kassen im allgemeinen zur Erstattung bereit. Das Gerät selbst kostet derzeit zirka 2 995 DM, für die Probezeit fällt eine monatliche Gebühr von 200 DM an, die später beim Kauf angerechnet wird.

Adresse eines Herstellers: Firma Amelung, Lehbrinksweg 59, 32657 Lemgo – Lieme. Das Gerät heißt „Coagulometer KC 1A".

HARNTREIBENDE MITTEL („DIURETIKA")

Wenn das Herz zu schwach ist, um den Kreislauf in Schwung zu halten, funktionieren die Nieren und der Abtransport von Stoffwechselprodukten aus dem Gewebe nicht richtig. Die Folge: Wasser lagert sich ein. Besonders problematisch sind Wasseransammlungen in der Lunge. Sie führen zu Atemnot, einem häufigen Symptom für Herzschwäche (siehe Seite 167).

Diuretika sorgen dafür, daß das Gewebswasser ausgeschwemmt wird und erleichtern damit dem Herzen die Arbeit. Sie verhindern außerdem, daß sich Wasser im Kreislauf und Gewebe, zum Beispiel in der Lunge, sammelt. Die vermehrte Wasserausscheidung senkt den Blutdruck, deshalb sind harntreibende Mittel mit die wichtigsten Medikamente gegen Bluthochdruck (siehe Seite 53). Außerdem gehören Diuretika bezüglich ihrer erwünschten und unerwünschten Wirkungen zu den am besten geprüften Arzneimitteln. Im Vergleich zu den anderen Mitteln gegen Bluthochdruck sind sie verhältnismäßig nebenwirkungsarm.

Diuretika schwemmen mit dem Wasser auch Salze wie Natrium, Kalium und Magnesium aus. Der Natrium-Verlust ist erwünscht und harmlos, weil er durch das Kochsalz, das wir täglich mit dem Essen aufnehmen, vollständig ausgeglichen wird. Problematischer ist der Kalium-Verlust. Wenn der Organismus zu wenig Kalium zur Verfügung hat, kann es zu Muskelkrämpfen oder Herzrhythmusstörungen kommen. Deshalb wurden „kaliumsparende" Diuretika entwickelt. Sie wirken allerdings allein zu schwach harntreibend und werden deshalb meist nur zusammen mit anderen Diuretika als Kombination verwendet. Der Arzt kann aber auch zusätzlich zum Diuretikum ein Kalium-Präparat verschreiben.

Beides ist nicht immer erforderlich. Im allgemeinen ist der Kalium-Verlust durch Diuretika nicht so hoch, daß er als Krankheit bezeichnet werden könnte. Außerdem nehmen wir mit der Nahrung immer wieder Kalium auf, so daß die Speicher selten ganz leer sind. Das Risiko, durch kaliumsparende Diuretika oder Kalium-Tabletten einen Kalium-Überschuß zu bekommen, ist oft wesentlich größer, besonders, wenn die Nieren nicht mehr richtig funktionieren

Bevor der Arzt ein kaliumsparendes Diuretikum oder Kalium-Präparate verordnet, sollte er deshalb erst anhand von Blutuntersuchungen feststellen, ob tatsächlich ein Kaliummangel vorliegt. Leider werden viele Diuretika gegen Bluthochdruck immer noch zu hoch dosiert. Meistens genügen sehr geringe Mengen, um den gewünschten Effekt zu erzielen. Dabei tritt ein relevanter Kaliummangel nur äußerst selten auf. Wenn die Richtlinien einer niedrig dosierten Diuretika-Behandlung berücksichtigt werden, sind kaliumsparende Präparate oder gar Kalium-Tabletten bzw. -Pulver in aller Regel überflüssig.

Höhere Dosierungen sind nur dann erforderlich, wenn Diuretika gegen Herzschwäche eingesetzt werden oder wenn Wassereinlagerungen in der Lunge oder anderen Organen auftreten.

Falls der Arzt Ihnen Kalium oder kaliumsparende Diuretika verschreibt, sollte er regelmäßig den Kalium-Gehalt im Blut

MEDIKAMENTE

kontrollieren. Patienten mit schlechter Nierenfunktion sollten keinesfalls kaliumsparende Diuretika einnehmen.

Ob es notwendig und sinnvoll ist, das ebenfalls vermehrt ausgeschwemmte Magnesium zu ersetzen, eventuell durch zusätzliche Magnesium-Präparate, ist umstritten, denn es fehlen Belege, daß dies tatsächlich irgendwelche therapeutischen Effekte hat.

Diuretika werden entsprechend ihrem Wirktyp unterschieden. Es gibt drei Hauptgruppen: Thiazid-, Schleifen- und die bereits erwähnten kaliumsparenden Diuretika. Sie enthalten jeweils unterschiedliche Wirkstoffe, ohne daß dadurch wesentliche Wirkunterschiede bedingt sind.

■ **Thiaziddiuretika** sind die allgemein gebräuchlichen harntreibenden Medikamente für die Langzeitbehandlung. Bei einer Dauertherapie läßt die entwässernde Wirkung meist langsam nach, während der blutdrucksenkende Effekt erhalten bleibt.

■ **Schleifendiuretika** wirken schneller und wesentlich stärker. Deshalb dienen sie mehr zur Sofort- und Notfallbehandlung. Bei normaler Nierenfunktion sind sie für die Dauerbehandlung nicht geeignet, sondern nur bei eingeschränkter und gestörter Nierenfunktion. Hier wirken sie auch dann noch, wenn Thiaziddiuretika versagen.

■ **Kaliumsparende Diuretika** gibt es meist nur als fixe Kombination mit Thiazid- oder Schleifen-Diuretika.

Die bekanntesten und gebräuchlichsten Thiazid-Diuretika sind *Esidrix* und *Aquaphor*. Bei den Kombinationen von kaliumsparenden mit Thiazid-Diuretika sind es *Dytide H, Diucomb* und *Moduretik*. Unter den Schleifen-Diuretika ist *Lasix* besonders verbreitet.

Alle Diuretika gibt es als Tabletten, Kapseln oder Dragees, teilweise auch als Ampullen zum Spritzen oder zur Infusion.

Unerwünschte Wirkungen

Sie treten vor allem dann auf, wenn Diuretika zu hoch dosiert werden oder zu stark wirken. Eine unerwünschte Wirkung ist etwa ein Kaliummangel bei Thiazid-Diuretika oder – umgekehrt – ein erhöhter Kalium-Spiegel im Blut bei Kombinationen mit kaliumsparenden Substanzen. Oftmals lassen sich diese Störungen vermeiden, indem der Arzt die Dosis der Medikamente verringert.

Eine zu starke Wirkung kann auch einen übermäßigen Flüssigkeitsverlust im Kreislauf und Gewebe bedingen. Das hat zur Folge, daß der Blutdruck in kritische Bereiche abfällt, was sich in Herzrasen, Schwindel, Sehstörungen und Schwächezuständen bis zum Kollaps äußern kann. Gleichzeitig kann das Blut „eindicken", so daß sich leichter Venen-Thrombosen bilden.

Diese Störwirkungen sind naturgemäß bei den stärker wirksamen Schleifendiuretika ausgeprägter als bei den Thiazid-Diuretika.

Unangenehm, aber nicht bedrohlich sind:

■ Müdigkeit, Abgeschlagenheit,
■ Magen-Darm-Störungen,
■ Brechreiz,
■ Mundtrockenheit,
■ Kopfschmerzen,

Harntreibende Mittel

- Muskelverspannungen und -krämpfe, insbesondere in der Wade.

Diese unerwünschten Wirkungen können bei allen Diuretika auftreten, allerdings überwiegend nur bei höheren Dosierungen zur Behandlung einer Herzinsuffizienz. Ob die Muskelbeschwerden Zeichen eines Magnesiummangels infolge erhöhter Elektrolytausscheidung sind, ist umstritten, denn Magnesium-Präparate können die Krämpfe meist nicht bessern.

Folgende Störwirkungen erfordern ärztliche Überwachung:

- Allergische Hautausschläge mit und ohne Juckreiz, entzündliche Hauterkrankungen, insbesondere im Gesicht.

- Leberfunktionsstörungen und -entzündungen mit und ohne Gelbsucht. Selten kann auch die Bauchspeicheldrüse beteiligt sein.

- Störungen der Blutbildung, insbesondere der Blutplättchen mit Einblutungen in die Haut und die Schleimhäute.

Bei Spironolacton, einem kaliumsparenden Diuretikum, können schmerzhafte Brustschwellungen, Potenzstörungen und Heiserkeit auftreten. Deshalb ist die Anwendung von Spironolacton bei der Behandlung von Bluthochdruck nicht mehr vertretbar. Sie ist nur noch für die Bauchwassersucht bei Leberversagen, bei einer speziellen Überfunktion der Nebennieren und bei Patienten mit schwerer Herzinsuffizienz, die keine ACE-Hemmer vertragen, gerechtfertigt.
Leider gibt es aber immer noch Kombinationsarzneimittel mit Thiazid- oder Schleifendiuretika, die Spironolacton enthalten. Diese Präparate werden noch viel zu häufig verordnet.

Wechselwirkungen mit anderen Medikamenten

Diuretika schwächen die Wirkung von Insulin und anderen Mitteln gegen Zuckerkrankheit ab, so daß Überzuckerung eintreten kann. Viele Rheumamittel („nicht-steroidale Antirheumatika") vermindern ebenfalls die Wirkung der Diuretika. Bei hohen Dosen und/oder sehr starken Präparaten kann das zum völligen Wirkungsverlust der Diuretika führen.

Die blutdrucksenkende Wirkung der Diuretika verstärkt sich, wenn sie mit Kalzium-Antagonisten (siehe Seite 253), ACE-Hemmern (siehe Seite 255) oder Beta-Blockern (siehe Seite 250) kombiniert werden.

Sie sollten deshalb nicht eigenmächtig mehr Entwässerungstabletten schlucken, wenn Sie das Gefühl haben, daß die Wirkung nachläßt. Sprechen Sie mit Ihrem Arzt darüber.

Besondere Hinweise für die Einnahme

Nehmen Sie Diuretika morgens mit Milch oder mit dem Frühstück ein, dann vermeiden Sie unangenehme Magen-Darm-Reaktionen.

Nehmen Sie keine Abführmittel, sonst werden noch mehr Salze und Mineralien ausgeschwemmt.

MEDIKAMENTE

Für wen die Mittel nicht in Frage kommen

Wenn Sie einen Gichtanfall hatten oder chronisch unter Gicht leiden, sollten Sie keine Diuretika einnehmen. Auch wenn Sie gerade eine Nierenentzündung haben oder wenn Ihre Nieren nicht mehr richtig arbeiten, dürfen Sie diese Mittel nur nach Rücksprache mit dem Arzt einnehmen.

Diuretika sind ungeeignet zur Bekämpfung von Übergewicht, da sie den Körper nur veranlassen, mehr Wasser und Salze auszuscheiden. Auf die Fettpolster haben sie keinen Einfluß! Das gleiche gilt für Schwellungen der Beine infolge chronischer Venenentzündungen. Diese können sogar verschlimmert werden, weil das Blut „zäher" wird und schlechter abfließt.

Wenn es im Lauf einer Schwangerschaft zu Bluthochdruck kommt oder sich Wasseransammlungen im Gewebe („Ödeme") bilden, sind Diuretika als Medikamente ungeeignet. Sie vermindern die Durchblutung der Gebärmutter und gefährden damit die Ernährung des Ungeborenen.

Auch stillende Mütter dürfen keine Diuretika einnehmen.

Pflanzliche Diuretika

Einer Reihe von Pflanzen werden ebenfalls entwässernde Wirkungen nachgesagt, beispielsweise der Brennessel, der Petersilie, dem Spargel, dem Wacholder oder dem Zinnkraut. Extrakte aus diesen Kräutern und Pflanzen gibt es als Dragées oder Tropfen. Sie können sich auch einen Tee aus den jeweils getrockneten Kräutern (Brennessel, Petersilie, Zinnkraut), Schalen (Spargel) oder Beeren (Wacholder) zubereiten. Außerdem gibt es fertige Tee-Mischungen, die zur Entwässerung angewandt werden können.

Für alle pflanzlichen Präparate ist nicht gesichert, daß sie überhaupt eine entwässernde Wirkung haben. Deshalb sind sie zur Behandlung krankhafter Flüssigkeitsansammlungen oder des Bluthochdrucks ungeeignet. Das gleiche gilt bei eingeschränkter Nierenfunkution.

Bei Wacholder-Präparaten ist Vorsicht geboten: Sie können bei Daueranwendung die Nierenfunktion beeinträchtigen.

BETA-BLOCKER

Diese Substanzen bewähren sich wie die Diuretika schon seit Jahren in der Therapie des Bluthochdrucks. Darüber hinaus verringern sie den Sauerstoffbedarf des Herzens, was bei Angina pectoris (siehe Seite 70) von Nutzen ist.

Beta-Blocker haben ihren Namen von ihrem Wirkmechanismus. Sie blockieren spezielle Empfangsstellen („Beta-Rezeptoren") an Herzmuskel- und Blutgefäßzellen, die auf Signale des Sympathikus-Nervs reagieren. Normalerweise steigern Impulse dieses Nervenstrangs Herzschlag und Blutdruck und auch die Kraft, mit der sich der Herzmuskel zusammenzieht. Wenn nun Beta-Blocker die Empfangsstellen für diese Impulse besetzen, reagieren Herz und Blutdruck entsprechend. Der Blutdruck steigt nicht an, der Herzschlag verlangsamt sich. Beta-Blocker werden deshalb sowohl gegen hohen Blutdruck (siehe Seite 53), als auch gegen Angina-pectoris-Beschwerden (siehe Seite 70), zu schnellen Herzschlag (Herzrhyth-

Beta-Blocker

musstörungen, siehe Seite 159) und vorbeugend nach einem Herzinfarkt (siehe Seite 98) eingesetzt.

Der Pharma-Markt bietet eine Vielzahl verschiedener Beta-Blocker, von denen viele den gleichen Wirkstoff haben. Insgesamt halten die Apotheken fast hundert Präparate in verschiedenen Zubereitungen bereit, nicht gerechnet die Mittel, in denen Beta-Blocker ein Wirkstoff von mehreren sind.

Bei Bluthochdruck sind folgende Substanzen am gebräuchlichsten: Metoprolol (*Beloc*), Bisoprolol (*Concor*) oder Atenolol (*Tenormin*).

Bei bestimmten Herzrhythmusstörungen ist Sotalol (*Sotalex*) der bevorzugte Beta-Blocker.

Um einem erneuten Herzinfarkt vorzubeugen, werden vor allem Atenolol (*Tenormin*) und Metoprolol (*Beloc*) verordnet.

Die verschiedenen Beta-Blocker unterscheiden sich in ihren unerwünschten Wirkungen nicht wesentlich. Im Zweifelsfall sollte immer ein Wirkstoff gewählt werden, der sich schon lange bewährt hat und dessen Eigenschaften gut bekannt sind. Die oben aufgeführten Präparate gehören dazu.

Beta-Blocker gibt es als Tabletten oder Tropfen, sie werden nur im Notfall im Krankenhaus oder in der Arztpraxis in die Vene gespritzt.

Unerwünschte Wirkungen

Die meisten unerwünschten Wirkungen bei Beta-Blockern kommen dadurch zustande, daß das Mittel zu stark oder zu hoch dosiert ist. Außerdem können Vorerkrankungen vorliegen, deren Krankheitszeichen die Wirkungen der Beta-Blocker verstärken. Solche Zeichen sind:

■ verlangsamte Herzschlagfolge („Bradykardie", siehe Seite 162),

■ asthmatische Beschwerden,

■ zu starker Blutdruckabfall mit Schwindel,

■ Seh- und Hörstörungen,

■ Kreislaufzusammenbruch,

■ kalte Hände und Füße,

■ Schlafstörungen mit Alpträumen,

■ Müdigkeit,

■ Benommenheit,

■ depressive Stimmung,

■ Kopfschmerzen,

■ trockene Augen,

■ Muskelschwäche und -schmerzen,

■ bei Männern: Potenzstörungen oder Impotenz.

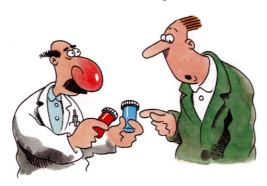

MEDIKAMENTE

Wechselwirkungen mit anderen Medikamenten

Beta-Blocker werden häufig mit anderen blutdrucksenkenden Medikamenten kombiniert, weil sie sich gegenseitig in der Wirkung verstärken. Dann braucht man die einzelnen Mittel nicht so hoch zu dosieren. Das ist der Fall bei Diuretika (siehe Seite 247), Kalzium-Antagonisten, insbesondere bei Nifedipin (siehe Seite 253). Beta-Blocker sollten allerdings nicht mit Kalzium-Antagonisten vom Verapamil- oder Diltiazem-Typ kombiniert werden, weil diese Kombination die Erregungsleitung im Herzen beeinträchtigt (und eventuell einen AV-Block herbeiführen kann, siehe Seite 162) oder die Pumpkraft des Herzens zu sehr schwächt.

Beta-Blocker verstärken die dämpfende Wirkung von Psychopharmaka. Dazu gehören vor allem Beruhigungs- und Schlafmittel, aber auch angstlösende Medikamente.

Umgekehrt können andere Arzneimittel die Wirkung der Beta-Blocker verstärken. Das trifft zu für einige Medikamente gegen Herzrhythmusstörungen, für Herzglykoside (Digitalis, siehe Seite 260) sowie für Narkosemittel.

Besondere Hinweise für die Einnahme

Wenn Sie Kontaktlinsen tragen, sollten Sie Ihre Tränenflüssigkeit vom Augenarzt oder Kontaktlinsen-Spezialisten überprüfen lassen. Beta-Blocker können den Tränenfluß mindern, so daß sich die Augen leicht entzünden oder die Hornhaut nicht mehr genügend mit Sauerstoff versorgt wird.

Wenn Sie Alkohol trinken, können Beta-Blocker Ihre Reaktionsfähigkeit beeinträchtigen. Außerdem senken sie dann den Blutdruck stärker.

ACHTUNG!

Beta-Blocker dürfen sie keinesfalls von heute auf morgen absetzen. Wenn Sie bereits einen Infarkt hatten, kann das schwerste Angina-pectoris-Anfälle oder sogar einen erneuten Infarkt auslösen.

Für wen die Mittel nicht in Frage kommen

Asthmakranke sowie Patienten, die an chronischer Lungenentzündung erkrankt und/oder bei denen die Atemwege verengt sind, dürfen Beta-Blocker nicht einnehmen, weil dadurch Atemnot und Asthmaanfälle ausgelöst werden können. Beta-Blocker verhindern, daß sich die Bronchien durch Asthma-Mittel oder körpereigene Stoffe weitstellen.

Diabetiker, die ihren Blutzucker durch Tabletten oder Insulin regulieren, können durch Beta-Blocker gefährdet werden, weil diese die Warnzeichen einer Unterzuckerung (Hitzegefühl, Schwitzen, Unruhe, Herzrasen) überdecken. Diabetiker dürfen Beta-Blocker grundsätzlich nur unter sorgfältiger Kontrolle des Blutzuckers anwenden.

Wenn Sie an Durchblutungsstörungen in Armen oder Beinen leiden, können Beta-Blocker Kältegefühle und Schmerzen verstärken. In diesem Fall muß der Arzt Nutzen der Medikamente und Risiko der Beschwerden sorgfältig gegeneinander abwägen.

Bei Patienten mit bradykarden Herzrhythmusstörungen (siehe Seite 162) und ausgeprägter Herzschwäche können Beta-Blocker die Krankheitszeichen verschlimmern. Auch bei ihnen muß der Arzt Nutzen und Risiken sorgfältig abwägen.

Schwangere sollen in den letzten Wochen vor der Geburt keine Beta-Blocker mehr einnehmen, weil diese vorzeitige Wehen mit dem Risiko einer Frühgeburt auslösen können. Keinesfalls dürfen sie in den Tagen unmittelbar vor der Niederkunft Beta-Blocker einnehmen, weil dadurch der Herzschlag des Ungeborenen und zusätzlich die Atemtätigkeit beim Neugeborenen gestört werden können. Dies gilt auch für stillende Mütter.

In Einzelfällen gibt es jedoch Blutdruckerkrankungen bei Schwangeren, bei denen sich eine Therapie mit Beta-Blockern nicht vermeiden läßt. Dann rechtfertigt der Nutzen den Einsatz der Mittel.

KALZIUM-ANTAGONISTEN

Bei dieser Substanzgruppe gibt es drei verschiedene Wirkstofftypen, die sich in ihrer Wirkweise unterscheiden. Nifedipin, Diltiazem und Verapamil heißen die wichtigsten Kalzium-Antagonisten. Sie sind erst seit 30 Jahren auf dem Markt.

Auch die Kalzium-Antagonisten beziehen ihren Namen aus ihrem Wirkmechanismus. Sie hemmen den Einstrom von Kalzium in die Zellen, vor allem der glatten Muskulatur, aber auch an den Herzmuskelzellen.

Das führt dazu, daß sich die Blutgefäße erweitern, und zwar besonders die kleinen Blutgefäße in Armen und Beinen, Fingern und Füßen. Dadurch nimmt der Widerstand in den Blutgefäßen ab, gegen den der Blutstrom anfließen muß. Die Folge ist, daß der Blutdruck sinkt.

Beim Herzmuskel führt die Kalzium-Blockade zu einer Verminderung der Kontraktionskraft und dadurch zu einem geringeren Sauerstoffbedarf. Das mildert Angina-pectoris-Beschwerden. Und es verhindert Spasmen in den Blutgefäßen. Das ist besonders hilfreich und nützlich nach einer Ballon-Dilatation (siehe Seite 127), wenn die dünnen Herzkranzgefäße durch den Reiz des Eingriffs dazu neigen, sich engzustellen. Deshalb bekommen fast alle Patienten danach Kalzium-Antagonisten.

Die einzelnen Typen von Kalzium-Antagonisten sind gleichwertig in ihrer Wirkung gegen Bluthochdruck und Angina pectoris. Verapamil allerdings hemmt gleichzeitig die Erregungsübertragung vom Herzvorhof auf die Herzkammer. Deshalb wird es bevorzugt als Mittel gegen Vorhofflattern und -flimmern eingesetzt.

MEDIKAMENTE

Von allen drei Typen von Kalzium-Antagonisten gibt es mehrere verwandte Untergruppen, die sich jedoch nicht wesentlich von den Muttersubstanzen unterscheiden.

Unerwünschte Wirkungen

■ Wassereinlagerungen am Knöchel und in den Beinen (überwiegend bei Kalzium-Antagonisten vom Nifedipin-Typ);

■ Hautrötungen mit Hitzegefühl („Flush"), Nacken-Kopfschmerz (besonders bei Kalzium-Antagonisten vom Nifedipin-Typ);

■ Schwindel, Müdigkeit, Abgeschlagenheit;

■ Herzrasen und starker Blutdruckabfall (überwiegend bei Kalzium-Antagonisten vom Nifedipin-Typ);

■ Übelkeit, Völlegefühl (überwiegend bei Kalzium-Antagonisten vom Verapamil-Typ);

■ Verstopfung (überwiegend bei Kalzium-Antagonisten vom Verapamil-Typ);

■ Hitzewallungen, Schwellungen der Brüste und des Zahnfleisches sowie verschlechterte Blutzuckereinstellung bei Diabetikern.

Alle unerwünschten Wirkungen von Kalzium-Antagonisten bilden sich zurück, wenn die Mittel abgesetzt werden.

Immunallergische Erkrankungen als unerwünschte Wirkungen von Kalzium-Antagonisten kommen sehr selten vor. Sie können sich vor allem in Form von Hautausschlägen mit Juckreiz und Bläschenbildung ausprägen, außerdem als Schmerzen in Muskeln und Gelenken, Leberfunktions- und Blutbildungsstörungen mit Abfall der weißen Blutkörperchen (Abwehrschwäche!) und der Blutplättchen (zum Beispiel flohsticharige Blutungen in die Haut).

Wechselwirkungen mit anderen Medikamenten

Auf den niedrigeren Blutdruck kann das Herz mit beschleunigtem Puls reagieren. Um diesen Effekt zu vermeiden, kombiniert man Kalzium-Antagonisten vom Nifedipin-Typ häufig mit Beta-Blockern. Verapamil und Diltiazem eignen sich für diese Kombination nicht.

Alle Kalzium-Antagonisten verstärken die blutdrucksenkende Wirkung anderer Medikamente, beispielsweise von harntreibenden Mitteln („Diuretika", siehe Seite 247) oder Beta-Blockern (siehe Seite 250). Dies kann erwünscht sein.

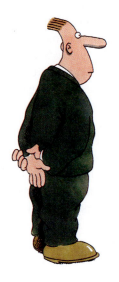

Da Kalzium-Antagonisten die Kontraktionskraft des Herzens herabsetzen, mindern sie die Wirkung von Mitteln gegen Herzschwäche, wie beispielsweise Digitalis (siehe Seite 260).

Nifedipin und Nitrate (siehe Seite 258) haben ähnliche Wirkungen, so daß der Blutdruck zu stark abfallen kann, was Abgeschlagenheit und Schwindelanfälle auslösen kann.

Für wen die Mittel nicht in Frage kommen

Kalzium-Antagonisten dürfen Sie nicht oder nur unter genauer ärztlicher Überwachung einnehmen, wenn

■ Sie ein schwaches Herz haben („Herzinsuffizienz", siehe Seite 167);

■ die Erregungsleitung im Herzen gestört ist, zum Beispiel, wenn Sie einen AV-Block haben (siehe Seite 162) – dies gilt für Kalzium-Antagonisten vom Verapamil- und Diltiazem-Typ, nicht für solche vom Nifedipin-Typ;

■ Sie unter Schock stehen oder einen kritisch niedrigen Blutdruck (systolischer Wert unter 90 mm Hg) haben,

■ Sie schwanger sind oder stillen, denn im Tierversuch wurden Fehl- und Mißbildungen beobachtet.

ACE-HEMMER

Hinter der Abkürzung versteckt sich ein komplizierter biochemischer Begriff. ACE bedeutet ausgeschrieben Angiotensin-Converting-Enzym. Die Substanzen dieser Stoffklasse hemmen die Bildung eines Hormons (Angiotensin), das die Blutgefäße, insbesondere die kleineren Arterien, zusammenzieht und damit den Blutdruck erhöht. ACE-Hemmer wirken deshalb blutdrucksenkend.

Diese Medikamente gibt es erst seit Anfang der 80er Jahre. Sie sind eine sehr wirksame Waffe gegen Bluthochdruck. Anfangs, als die Mittel noch neu auf dem Markt waren, gab es häufig erhebliche unerwünschte Wirkungen infolge eines zu starken und deshalb bedrohlichen Blutdruckabfalls. Inzwischen haben die Ärzte Einsatz und Dosierung der ACE-Hemmer besser im Griff.

Bei Bluthochdruck sollten sie erst eingesetzt werden, wenn die anderen Mittel nicht oder nicht mehr ausreichend wirken, oder wenn sie nicht vertragen werden. ACE-Hemmer sind also typische „Reservemittel". Sehr hoher Blutdruck ist kein Grund, sie sofort einzusetzen.

Bei schwerer Herzinsuffizienz (siehe Seite 167) entlasten ACE-Hemmer das Herz dadurch, daß sie die kleinen Arterien erweitern und den Widerstand, gegen den das Herz anarbeiten muß, senken („Nachlastsenkung"). Dadurch erleichtern sie die Herztätigkeit, es kann besser pumpen. Das bedeutet, daß ACE-Hemmer bei Patienten mit geschwächtem, vergrößertem Herz (siehe Seite 181) die Beschwerden bessern und die Lebenszeit deutlich verlängern. In leichteren Fällen genügt allerdings meist eine Behandlung mit Diuretika (siehe Seite 247), bei der sich die in

MEDIKAMENTE

den Blutgefäßen zirkulierende Flüssigkeitsmenge verringert. Auch dies kann das Herz ausreichend entlasten.

Wenn Sie empfindlich auf Medikamente reagieren, sollte der Arzt Ihren Blutdruck in den ersten Tagen der Einnahme von ACE-Hemmern gut überwachen. Es könnte sein, daß der Blutdruck zu sehr abfällt, was einen Schock oder Kollaps auslösen kann.

Die bekanntesten ACE-Hemmer sind Captopril (*Lopirin, Tensobon*), Enalapril (*Xanef, Pres*) sowie Lisinopril (*Acerbon, Coric*).

Andere ACE-Hemmer unterscheiden sich von diesen drei Substanzen nicht wesentlich, haben aber teilweise eine erheblich längere Wirkdauer. Dies kann problematisch sein: Wenn in der Nacht (dann fällt bei vielen Menschen der Blutdruck normalerweise ab) die Wirkung anhält, kann der Blutdruck leicht zu stark absinken. Sind zusätzlich die Herzkranzgefäße verengt, könnte dies zu einer Mangeldurchblutung des Herzens führen, mit der Folge von Angina-pectoris-Anfällen bis zum Herzinfarkt.

Bei Enalapril und Lisinopril setzt die Wirkung der Tabletten etwa eine Stunde nach der Einnahme ein, erreicht ihr Maximum nach vier bis sechs Stunden und hält dann noch etwa 14 Stunden vor. Eine Tablette genügt also für einen ganzen Tag. Captopril wirkt kürzer, etwa acht bis zwölf Stunden, so daß eine zweimalige Einnahme pro Tag erforderlich sein kann.

Wenn die Nieren nur noch eingeschränkt arbeiten, werden die Wirkstoffe verzögert ausgeschieden, dadurch verlängert und verstärkt sich ihre Wirkung. Das muß der Arzt bei der Verordnung berücksichtigen und vorher unbedingt die Nierenfunktion prüfen.

Unerwünschte Wirkungen

ACE-Hemmer gehören nicht zu den gut verträglichen Arzneimitteln. Jeder vierte bis fünfte bekommt unter der Behandlung einen Reizhusten, der zwar nicht bedrohlich ist, aber so quälend sein kann, daß viele Patienten die Mittel deshalb absetzen. Raucher und Frauen leiden häufiger darunter.

Unangenehm, aber nicht bedrohlich sind:

- Reizhusten,
- Kopfschmerzen,
- Müdigkeit,
- Schlafstörungen,
- Schwindel,
- Schwächegefühl,
- Gefühl der Verkrampfung der Atemwege mit Atemnot,
- Magen-Darm-Störungen mit Völlegefühl,
- Übelkeit und Durchfälle sowie Schmerzen im Bauchraum,
- Lichtempfindlichkeit der Haut und verstärkte Schuppenbildung.

Folgende Störwirkungen erfordern ärztliche Überwachung:

- Langanhaltender und bedrohlicher Blutdruckabfall, insbesondere nach Erstbehandlung und/oder gleichzeitiger Gabe von Diuretika. In diesen Fällen muß oft der Arzt eingreifen, um den Kreislauf wieder hinreichend zu stabilisieren.
- Akute Schwellungen im Halsbereich oder in den oberen Luftwegen („Quincke-Ödem"). Diese Reaktion kann lebensbe-

ACE-Hemmer

drohlich sein, weil die Atemwege zuschwellen und der Tod durch Ersticken droht. Als Gegenmaßnahme ist häufig die Gabe eines spezifischen „Gegengiftes" erforderlich („CI-Inaktivator", *Berinert HS*). Es handelt sich vermutlich um eine angeborene Stoffwechselstörung, die durch den ACE-Hemmer zum Ausbruch kommt. Am häufigsten treten diese Erscheinungen in den ersten zwanzig Tagen der Behandlung auf, sie können jedoch auch später plötzlich vorkommen.

■ Relativ selten kommt es unter ACE-Hemmern zu Immunerkrankungen, die sich mit Fieber, Schock und Hauterscheinungen sowie Gelenk- und Muskelentzündungen bemerkbar machen. Von solchen überschießenden Immunreaktionen können aber auch andere Organe befallen sein, beispielsweise Leber, Bauchspeicheldrüse, Nieren, Lungen, Blutgefäße oder Haut. Individuell verschieden können diese Vorgänge bedrohlich sein und zum jeweiligen Organversagen führen. Die vielfältigen Hautveränderungen können auch Anlaß geben, eine Schuppenflechte vermuten.

■ Blutbildungsstörungen mit Abnahme der weißen Blutkörperchen und/oder der Blutplättchen. Es kann auch sein, daß zuwenig rote Blutkörperchen gebildet werden oder durch die im vorigen Punkt beschriebenen Immunerkrankungen vorzeitig aufgelöst werden („hämolysierende Anämie").

Wechselwirkungen mit anderen Medikamenten

ACE-Hemmer können bei Herzschwäche mit Diuretika und Digitalis kombiniert werden, wenn deren Wirkung allein nicht ausreicht. In der kombinierten Anwendung unterstützen sie die Wirkung der anderen Mittel.

Sie verstärken die Wirkung von kaliumsparenden Diuretika. Es wird weniger Kalium ausgeschwemmt, was zu einem Kaliumüberschuß im Blut führen kann. Beide Mittel dürfen deshalb nicht miteinander kombiniert werden. Eine Kombination mit Thiazid-Diuretika (z. B. *Capozide, tensobon comp* und andere) ist aber sinnvoll.

Besondere Hinweise zur Einnahme

Wenn Sie ACE-Hemmer einnehmen und wegen eines Nierenversagens regelmäßig zur Dialyse müssen, können Sie bei bestimmten Geräten (AN69-Dialysatoren) eine Schockreaktion erleiden. Obwohl das Problem in der Zwischenzeit in den Dialyse-Zentren bekannt und beseitigt ist, sollten Sie über dieses mögliche Risiko Bescheid wissen.

Für wen die Mittel nicht in Frage kommen

Wenn Sie an einer Fehlsteuerung des Immunsystems im Sinne einer Autoimmunerkrankung oder Kollagenose leiden, können ACE-Hemmer diese Krankheit aktivieren und verschlimmern. Ob ACE-Hemmer solche Leiden auslösen können, ist zweifelhaft und wird unter Fachleuten noch diskutiert, Klarheit besteht darüber noch nicht.

Wenn Ihre Nieren vorgeschädigt und in ihrer Funktion eingeschränkt sind, können ACE-Hemmer ein vollständiges Nierenversagen hervorrufen, weil durch die Blutdrucksenkung der für das Abpressen des Harns notwendige Blutdruck zusammenbrechen kann. Dies gilt insbesondere dann, wenn die Durchblutung der Nieren eingeschränkt ist, weil die Nierenarterien verengt sind. Ob unter diesen Bedingungen die Einnahme von ACE-Hemmern trotzdem sinnvoll ist, kann nur der behandelnde Arzt entscheiden.

Wegen dieser Probleme sollte der Arzt bei jedem Patienten, der über 65 Jahre alt ist, die Nierenfunktion überprüfen, bevor er einen ACE-Hemmer verordnet. Bei älteren Menschen arbeiten die Nieren naturgemäß nicht mehr so gut wie bei jungen.

Schwangere dürfen keine ACE-Hemmer einnehmen, da sowohl Mißbildungen beim Ungeborenen als auch Veränderungen der Fruchtwasserbildung beobachtet wurden. Bei den Neugeborenen stellten die Ärzte Nierenversagen und zu niedrigen Blutdruck fest. Deshalb dürfen ACE-Hemmer auch während des Stillens nicht eingenommen werden.

NITRATE

Seit über 100 Jahren helfen Nitrate, Angina-pectoris-Anfälle zu überstehen. Sie erweitern die Herzkranzgefäße und beheben so die Sauerstoffnot der Herzmuskelzelle. Nitrate verbessern die Leistungsfähigkeit und lindern die Schmerzen bei Angina pectoris.

Für die Langzeittherapie können Sie Tabletten schlucken oder ein nitrathaltiges Pflaster auf die Haut kleben. Für den Akutbedarf zerbeißen Sie eine Nitro-Kapsel oder sprühen sich einen Stoß Nitroglyzerin aus der Sprayflasche in den Mund.

Die Pflaster waren vor ein paar Jahren sehr in Mode, werden inzwischen jedoch seltener verschrieben, weil die ständige Nitratabgabe durch die Haut ins Blut offenbar einen Gewöhnungseffekt nach sich zieht. Das heißt, der Organismus braucht mit der Zeit immer mehr davon, damit die erwünschte Wirkung – Erweiterung der Herzkranzgefäße – eintritt. Dieser Gewöhnungseffekt ist zu vermeiden, wenn die Pflaster nicht länger als zehn bis zwölf Stunden auf der Haut bleiben. Durch eine Pause der Nitratzufuhr von ca. zwölf Stunden pro Tag wird die Gewöhnung durchbrochen beziehungsweise verhindert. Aber dann können Sie auch gleich Tabletten einnehmen. Das ist billiger und langfristig auch praktischer.

Bei Retard-Präparaten, die den Wirkstoff verzögert freisetzen, besteht ähnlich wie bei Pflastern die Gefahr, daß das Blut über längere Zeit kontinuierlich hohe Mengen Nitrat aufweist, wenn Sie morgens und abends je eine Tablette nehmen. Das kann ebenso den Gewöhnungseffekt hervorrufen. Retard-Tabletten sollten Sie deshalb nur entweder einmal täglich morgens vor der Arbeit oder morgens und mittags einnehmen. Die Abend-Pause reicht dann aus, damit der Organismus sich nicht an die Nitrat-Gabe gewöhnt.

Nitrate für die Anfallsbehandlung sind Glyceroltrinitrat (*Nitrolingual, Corangin*) oder Isosorbiddinitrat (*Isoket Spray, Iso Mack Spray*). Für die Langzeittherapie eignen sich Isosorbiddinitrate (*Isoket, Iso Mack, ISDN*) und -mononitrate (*Ismo, Mono Mack, Coleb*).

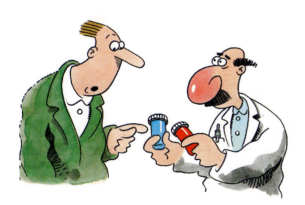

Unerwünschte Wirkungen

Viele Menschen klagen über Kopfschmerzen, wenn sie beginnen, Nitrate einzunehmen. Das liegt daran, daß die Substanz alle Blutgefäße im Körper weitet, auch die im Gehirn. Sie können solche unerwünschten Wirkungen vermeiden, wenn Sie die Mittel anfangs nur in kleinen Mengen schlucken und die Dosis täglich steigern, bis Sie Ihre Zielmenge erreicht haben. Außerdem können Hitzewallungen, Hautröte oder Schwindel auftreten.

Wechselwirkungen mit anderen Medikamenten

Nitrate verstärken die Wirkung von blutdrucksenkenden Mitteln, so daß es zum Kollaps kommen kann.

Besondere Hinweise bei der Einnahme

Wenn Sie das erste Mal Nitrate einnehmen, sollte ein Arzt in der Nähe sein. Es kann vorkommen, daß Sie auf die Mittel mit einem Kreislaufkollaps reagieren, weil Ihr Blutdruck zu stark absinkt.

Ein Nitro-Spray sollten Sie nur benutzen, wenn Sie einen Angina-pectoris-Anfall bekommen oder bevor Sie etwas Anstrengendes tun. Geben Sie sich höchstens zwei Sprühstöße in den Mund, sonst wird die Nitro-Dosis zu hoch. Wenn sich die Angina-pectoris-Beschwerden nicht innerhalb von wenigen Minuten bessern, sollten Sie nicht noch einmal sprühen, sondern möglichst schnell den Hausarzt oder einen Notarzt rufen, weil sich hinter einem andauernden Angina-pectoris-Anfall auch ein Infarkt verbergen kann.

Für wen die Mittel nicht in Frage kommen

Sie sollten keine Nitrate einnehmen, wenn Sie

■ eine Hirnverletzung oder Hirnblutung hatten,

■ unter grünem Star leiden (zu hoher Druck im Augeninneren),

■ sehr niedrigen Blutdruck haben.

MITTEL GEGEN HERZSCHWÄCHE

Herzglykoside

„Herzglykoside" ist der Sammelbegriff für alle sich von Digitalis ableitenden Substanzen, die gegen Herzschwäche eingesetzt werden. Digitalis wiederum hat seinen Namen von dem Fingerhut-Gewächs (lateinisch „Digitalis lanata", der wollige Fingerhut, und „Digitalis purpurea", der rote Fingerhut), das im Garten oder am Waldrand blüht. Auch Maiglöckchen und Meerzwiebel enthalten Herzglykoside. Sie werden seit über 200 Jahren in der Therapie der Herzschwäche („Herzinsuffizienz", siehe Seite 167) eingesetzt.

Die wichtigsten Substanzen sind Digoxin und Digitoxin. Digoxin und seine Derivate (Azetyl- und Methyldigoxin) werden überwiegend über die Nieren ausgeschieden und lassen sich besser steuern als Digitoxin. Letzteres eignet sich eher für ältere Patienten, bei denen die Nieren häufig nur noch eingeschränkt funktionieren. Das früher viel verwendete Strophanthin spielt heute kaum noch eine Rolle, weil es in Tablettenform sehr schlecht aufgenommen wird.

Digitalispräparate erleichtern dem Herzen die Arbeit, indem sie die Kraft, mit der sich der Herzmuskel zusammenzieht, verstärken. Gleichzeitig hemmen sie (ebenso wie Beta-Blocker, siehe Seite 250, oder Kalzium-Antagonisten vom Diltiazem- und Verapamil-Typ, siehe Seite 253) die elektrische Erregungsübertragung vom Herzvorhof auf die Herzkammer. Deshalb können sie Pulsunregelmäßigkeiten infolge von Vorhofflattern oder -flimmern (siehe Seite 162) verhindern und die Herzschlagfolge drosseln, wenn diese krankhaft erhöht ist.

Problematisch bei diesen Substanzen ist, daß Nutzen und Risiko sehr eng beieinander liegen. Digitalisglykoside können sehr leicht überdosiert werden. Drei bis fünf Prozent der Patienten spüren unerwünschte Wirkungen, obwohl sie die Tabletten ordnungsgemäß einnehmen. Der Arzt muß deshalb die Dosis bei jedem Patienten individuell einstellen. Dazu braucht er Ihre Mithilfe. Sie müssen sehr genau auf unerwünschte Wirkungen achten, bis Sie die für Sie richtige Menge gefunden haben.

Manche Herzkranke müssen Digitalis-Präparate nicht lebenslang einnehmen. Nach einiger Zeit können Sie in Absprache mit dem Arzt versuchen, die Herzglykoside langsam abzusetzen. Tun Sie das aber bitte nie eigenständig!

Die gebräuchlichsten Präparate mit Digoxin oder verwandten Stoffen sind *Lanicor, Lanitop, Novodigal* und *Digotab*. Die verbreitetsten Präparate mit Digitoxin sind *Digimerck* und *Digicor*. Alle gibt es als Tabletten oder Spritzampullen.

Unerwünschte Wirkungen

Unangenehm, aber nicht bedrohlich sind:

■ Appetitlosigkeit,

■ Übelkeit, Erbrechen,

■ Schmerzen im Bauchraum und Durchfälle,

■ Spannungen und Schwellungen in der Brust,

■ Kopfschmerzen,

■ Schlafstörungen.

Mittel gegen Herzschwäche

Folgende Störwirkungen erfordern ärztliche Überwachung:

■ Verwirrtheit mit Fehlwahrnehmungen (Halluzinationen), häufig verbunden mit Schwierigkeiten, sich zu erinnern oder das richtige Wort zu finden.

■ Störungen im Farbsehen („Kornblumenblau-Sehen"). Die Farben Grün, Rot, Blau und Weiß können plötzlich ganz anders aussehen. Gleichzeitig kann auch die Orientierung im Raum gestört sein.

■ Fühlbar langsamerer oder beschleunigter unrhythmischer Herzschlag, wobei beides auch wechselnd auftreten kann. Am häufigsten und auffälligsten ist es jedoch, wenn sich der Herzschlag wesentlich verlangsamt. Wenn dies auftritt, muß der Arzt unbedingt ein EKG schreiben.

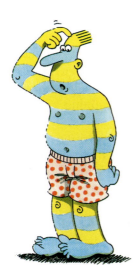

Wechselwirkungen mit anderen Medikamenten

Colestyramin oder Colestipol zur Senkung der Blutfette (siehe Seite 236) sowie Kohletabletten (gegen Durchfall) vermindern die Aufnahme von Digitoxin und schwächen damit dessen Wirkung.

Abführmittel verstärken die unerwünschten Wirkungen der Herzglykoside, indem sie den Kaliumgehalt im Blut herabsetzen. Das gilt auch für Kalzium-Tabletten und schmerz- und entzündungshemmende Mittel („nicht-steroidale Analgetika"), Schleifendiuretika (siehe Seite 247) und Asthma-Medikamente (speziell für Theophyllin und Betasympathomimetika).

Kombinationen mit Mitteln gegen Herzrhythmusstörungen können zu gefährlichen Störungen der Herzschlagfolge führen.

Generell sind die Wechselwirkungen der Digitalisglykoside mit anderen Medikamenten sehr vielfältig. Ihr Arzt sollte Nutzen und Risiken sorgfältig gegeneinander abwägen, wenn Sie zusätzliche Medikamente einnehmen. Achten Sie genau auf neu auftretende Mißempfindungen oder Störungen!

Für wen die Mittel nicht in Frage kommen

Bei älteren Menschen (über 65 Jahre) kommt es häufiger zu unerwünschten Wirkungen, weil bei ihnen die Nierenfunktion oft beeinträchtigt ist. Für diese Patienten sind Digitoxin-Präparate vorteilhafter als solche mit Digoxin. Generell sollten sie Digitalisglykoside nur einnehmen, wenn sich die Beschwerden nicht mit anderen Medikamenten bessern.

Weißdorn

Es gibt noch eine weitere Pflanze, von der behauptet wird, daß sie einem schwachen Herzen wieder auf die Sprünge helfen kann: Weißdorn (lateinisch „Crataegus"). Alkoholische oder wäßrige Extrakte aus Blättern, Blüten und Beeren sollen das Herz stärken und die Durchblutung des Herzens verbessern.

Ein krankes, leistungsschwaches Herz kann mit Weißdornextrakten nicht ausreichend behandelt werden. Deshalb werden die Mittel zur Therapie von „leichten" Herzbeschwerden empfohlen. Das sind jedoch Krankheiten, die normalerweise gar nicht medikamentös behandelt werden müssen, weil der Beleg, daß dies nützt oder schweren Leiden vorbeugt, fehlt. Aber viele Menschen schwören dennoch auf diese Mittel.

Es gibt Weißdornextrakt in Form von Tabletten, Tropfen, Dragées oder Spritzampullen. Außerdem sind eine Reihe von Kombinationen verschiedener Pflanzenextrakte auf dem Markt.

DURCHBLUTUNGSFÖRDERNDE MEDIKAMENTE

Alle sogenannten durchblutungsfördernden Arzneimittel sind höchst fragwürdig. Bislang hat noch keines seinen therapeutischen Nutzen bei der Behandlung von Durchblutungsstörungen des Herzens, des Gehirns oder der Beine nach wissenschaftlichen Kriterien unter Beweis stellen können. Auch Mittel, die eine bessere Durchblutung des Gehirns nach einem Schlaganfall gewährleisten sollen, haben bisher noch nicht bewiesen, daß sie dies tatsächlich tun.

Viele Fachleute halten diese Medikamente deshalb für überflüssig. Die Arzneimittelkommission der Deutschen Ärzteschaft hält sie für unangebracht. Gleichwohl wurden für die Substanzen Pentoxifyllin (z.B. in *Trental*), Naftidrofuryl (z.B. in *Dusodril*) und Buflomedil (z.B. in *Bufedil, Defluina peri*) einige Studien veröffentlicht, die behaupten, daß sich die Durchblutung in den Beinen verbessert oder sich die schmerzfreie Gehstrecke geringfügig verlängert. Diese Hinweise sind aber noch kein ausreichender Beleg, daß diese Substanzen den Verlauf der Erkrankung, die sich nachweislich nur durch intensives Gehtraining bessern läßt, positiv beeinflussen.

Ebenso umstritten sind Mittel mit Extrakten aus den Blättern des Ginkgo-Baumes (Ginkgo biloba). Da alle Ginkgo-Mittel frei verkäuflich – also nicht rezeptpflichtig – sind, bezahlen viele Patienten sie aus eigener Tasche. Davon profitieren allerdings nur die Hersteller dieser Präparate, der Nutzen für die Krankheit ist mehr als fragwürdig.

Durchblutungsfördernde Mittel

Trotzdem verschreiben viele Ärzte durchblutungsfördernde Medikamente (1992 waren es 19 Millionen Packungen im Wert von mehr als einer Milliarde DM), vielleicht auch deshalb, weil die Patienten danach verlangen. Der Ginkgo-Extrakt Tebonin gehörte beispielsweise 1992 zu den meistverkauften Arzneimitteln der Bundesrepublik. Es ist eben einfacher, eine Pille zu schlucken oder eine Infusion zu bekommen, als selbst etwas für eine bessere Durchblutung zu tun.

Bei Hirnleistungsstörungen nach einem Schlaganfall oder im Alter haben die angeblich durchblutungsfördernden Mittel ebenfalls keinen gesicherten Nutzen, weder als Infusion, noch als Kapseln, Tabletten oder Tropfen. Das gilt auch für die Behandlung eines Hörsturzes. In allen Fällen wird der Ablauf der Erkrankung nicht wesentlich beeinflußt.

Viel wichtiger und effektiver sind eine gute Pflege, emotionale Zuwendung, Krankengymnastik, soziale Fürsorge, aktive Bewegungstherapie und Rehabilitation. Und: Wenn alten Menschen nicht so häufig Beruhigungs- und Schlafmittel verordnet würden, wären sie auch ein gutes Stück weniger gleichgültig und hätten mehr Energie.

Zu den sogenannten durchblutungsfördernden Medikamenten gehören Präparate wie *Dusodril, Sibelium, Fludilat, Trental, Hydergin, Orphol, Sermion* und *Bufedil*. Ginkgo-Extrakte finden sich außer in *Tebonin* auch in den Präparaten *Rökan, Kaveri, Ginkobil* oder *Gingiun*.

ANTIOXIDANTIEN (VITAMIN C, BETA-CAROTIN, VITAMIN E)

Vitamin C und E machen in jüngster Zeit Furore als Mittel gegen „freie Radikale". So bezeichnen Mediziner Sauerstoff-Partikel, denen ein Teilchen (ein „Elektron") fehlt. In dieser Form sind die Sauerstoff-Partikel besonders aggressiv. Sie sollen den Stoffwechsel stören, vor allem in der Zellwand.

Aufgrund theoretischer Überlegungen, von denen noch nicht erwiesen ist, daß sie zutreffen, sollen freie Radikale auch eine Rolle beim Zustandekommen der Arteriosklerose spielen. Welche, ist allerdings noch völlig unklar. Möglicherweise greifen sie das LDL-Cholesterin an, so daß es „oxidiert". Oxidiertes LDL ist schädlich für die empfindlichen Zellen der Aderinnenhaut. Vielleicht ist das der erste Schritt zur Arteriosklerose (siehe Seite 23).

Vitamin C und E sowie die Vorstufe zu Vitamin A, das Beta-Carotin, werden als „Antioxidantien" bezeichnet. Es wird behauptet, daß sie freie Radikale neutralisieren können, sie gelten deshalb als „Fänger" für diese aggressiven Substanzen. Wenn es stimmt, daß die freien Radikale bei der Entstehung der Arteriosklerose eine Rolle spielen, müßten diese Substanzen die Krankheit verhindern oder in ihrem Verlauf aufhalten können. Der Nachweis dafür ist noch nicht gelungen. In mehreren Labor-Versuchen konnten Wissenschaftler zwar zeigen, daß Vitamin C und Beta-Carotin die Aufnahme von LDL in bestimmte Blutzellen

("Makrophagen") verhindern können. Ob das jedoch bedeutet, daß die Plaques-Entstehung wirksam und dauerhaft verhindert wird, ist noch nicht erwiesen.

Eine Studie mit amerikanischen Ärzten deutet darauf hin, daß neben Azetylsalizylsäure (siehe Seite 240) auch Beta-Carotin vor einem Herzinfarkt schützen soll. Ob man sich damit jedoch gleichzeitig ein höheres Schlaganfall-Risiko einhandelt, ist derzeit noch offen.

Ebenso unsicher sind die Ergebnisse von zwei weiteren Studien, nach denen Vitamin E vor Arteriosklerose schützen soll, allerdings nur in sehr hoher Dosierung von 100 bis 200 Milligramm pro Tag.

Zusammenfassend läßt sich feststellen, daß bisher noch völlig unklar ist, ob „Antioxidantien" wirklich einen günstigen Einfluß auf die Entwicklung einer Arteriosklerose haben.

MAGNESIUM

Magnesium kann Herzrhythmusstörungen verhindern. Hoch konzentriert ins Blut infundiert kann es dazu beitragen, daß die Sterblichkeit nach einem Herzinfarkt sinkt.

Eine Magnesium-Infusion sollte so früh wie möglich nach dem Infarkt angelegt werden. Von dieser Therapie profitieren vor allem diejenigen Patienten, bei denen eine Lyse-Therapie (siehe Seite 104) nicht in Frage kommt. Sie überleben einen Herzinfarkt deutlich länger als ohne Magnesium-Infusionen.

Die Wissenschaftler führen dies darauf zurück, daß Magnesium möglicherweise die Übererregbarkeit des Herzmuskels und den Sauerstoffbedarf verringert. Wenn das zutrifft, könnten hochkonzentrierte Magnesium-Gaben nicht nur Patienten mit einem frischen Infarkt, sondern auch anderen Herz-Patienten zugute kommen.

Die einzige unerwünschte Wirkung der Magnesium-Infusionen war bei wenigen Patienten ein „Flush", ein starkes Hitzegefühl mit Hautrötung, vor allem im Gesicht. Vermutlich lag dieser Flush daran, daß die Infusion zu rasch ins Blut floß.

Da die Ergebnisse der Studie jedoch noch sehr neu sind, ist noch unklar, inwieweit die Magnesium-Infusion zur Standard-Therapie bei Herzinfarkt gehören soll.

Keine Belege liegen vor für den Nutzen von Magnesium-Tabletten bei Herzinfarkt, koronarer Herzkrankheit, Herzrhythmusstörungen oder zur Vorbeugung von Herzerkrankungen.

KNOBLAUCH

Bereits vor 3500 Jahren, im alten Ägypten, galt Knoblauch als wichtiges Heilmittel bei Herzkrankheiten. Trotzdem ist umstritten, ob Knoblauch in ausreichender Dosierung die Blutfette oder die Gerinnungsfähigkeit des Blutes senkt. Völlig ohne Beleg ist die Behauptung, daß Knoblauch einer Arteriosklerose vorbeugt.

Damit diese Wirkung eintritt, sollen circa fünf Gramm – das entspricht etwa zwei Zehen – Knoblauch pro Tag erforderlich sein. Das kann zu Magenschmerzen, Verdauungsstörungen, auch zu Hautentzündungen und Allergien führen.

Die „natürliche" Knoblaucheinnahme ist sicher am empfehlenswertesten – sowohl für die Gesundheit, als auch für den Geldbeutel. Sie können also davon ausgehen, daß Sie sich etwas Gutes tun, wenn Sie öfter mit Knoblauch würzen. Bei der „Mittelmeerkost" (siehe Seite 41) gehört Knoblauch sowieso dazu.

Bei Knoblauch-Pillen ist eher Zurückhaltung geboten. Viele dieser Präparate sind noch nicht einmal standardisiert, das heißt, der in ihnen enthaltene angebliche Wirkstoff („Alliin") ist nicht vereinheitlicht, seine Menge schwankt je nach Herstellungsart, Anbaugebiet und Ernte beträchtlich. Und teuer sind die Mittel obendrein. Sie zahlen etwa das Vierzigfache, wenn Sie statt frischen Knoblauchzehen Dragées oder Kapseln mit Knoblauchpulver einnehmen.

Vor der typischen „Duftwolke", die Sie nach Knoblauchgenuß um sich verbreiten, schützen die Kapseln nicht. Im Gegenteil: Es muß vermutet werden, daß angeblich nicht riechende Zubereitungen auch nicht die mutmaßlichen Knoblauchwirkungen haben.

FISCHÖL

Die in Seefisch enthaltenen Fette können dazu beitragen, die Blutfette zu normalisieren – nicht ohne Grund empfehlen wir gegen zu hohe Cholesterin- und Triglyzeridspiegel eine „Mittelmeerkost" (siehe Seite 41). Das hat sich die Industrie zunutze gemacht und bietet Fischöl konzentriert in Kapseln oder Dragées an.

Fischöl besteht vor allem aus Omega-3-Fettsäuren. Das sind mehrfach ungesättigte Fettsäuren (siehe Seite 26). Hering, Makrele, Lachs, Sardinen, Kabeljau und Dorsch enthalten hohe Anteile an Eicosapentaensäure, die zu den Omega-3-Fettsäuren gehört.

Fischöl senkt weniger das Cholesterin als vielmehr die Triglyzeride. Bis zu 30 Fischöl-Kapseln täglich (das entspricht fünf bis zehn Gramm Fischöl) müssen Sie allerdings mindestens einnehmen, damit die Triglyzeride merklich sinken. Mit der Folge, daß Sie ständig aufstoßen müssen. Vielen Menschen ist das so zuwider, daß sie die teuer erstandenen Kapseln gleich wieder in den Müll werfen. Außerdem verursacht das Fischöl oft Bauchschmerzen und Durchfall, was die Einnahme zusätzlich vergällt.

Fischöl ist reines Fett, das heißt, es liefert viele Kalorien. Das macht nicht nur das Abnehmen schwer, sondern sorgt oft sogar dafür, daß Sie unnötig zunehmen.

Es ist billiger, täglich einen Löffel Lebertran anstelle der teuren Fischöl-Kapseln (Werbung: „Aus edlen Seefischen") zu schlucken. Sie betanken Ihr Auto ja auch nicht mit Feuerzeugbenzin.

Oder Sie essen die „edlen Seefische", bevor die Industrie sie zu Kapseln verarbeitet. Zwei Fischmahlzeiten pro Woche genügen, um dem Herzen und den Blut-

MEDIKAMENTE

fetten etwas Gutes zu tun: Makrele geräuchert oder in Folie im Gemüsebett gedämpft; Heringe als Bückling, „grün" gebraten, als Matjes mit Bratkartoffeln (dafür kommt natürlich nur „gesundes" Öl in die Pfanne, siehe Seite 27); Lachs geräuchert, in Kräuter eingelegt („Graved Lachs"), gedämpft oder gegrillt; Kabeljau und Dorsch in allen denkbaren Variationen. Das schmeckt garantiert besser als Lebertran und ist mindestens so gesund.

Fischöl-Kapseln sind also überflüssig und tragen nicht zur Gesundheit bei.

Q10 – DAS „HERZWUNDER"

Vielleicht ist Ihnen in Zeitschriften und Zeitungen eine Werbung für das „Herzwunder" und „Energie-Vitamin" Q10 aufgefallen. Wunder gibt es aber leider immer seltener! Und Q 10 ist mit Sicherheit keines.

Q10 ist die Abkürzung für eine Substanz, die Sie täglich mit der Nahrung aufnehmen. Es handelt sich um ein sogenanntes Ubichinon, das für biochemische Vorgänge im Stoffwechsel wichtig sein soll. Rindfleisch, Leber, Geflügel, Lamm, Eier, Fisch, Gemüse und Pilze enthalten genügend Q10, so daß es Ihnen mit Sicherheit nie daran mangeln wird.

Sie können bei normaler Ernährung also getrost darauf verzichten, die teuren Q10-Kapseln (eine Packung mit 60 Stück kostet 32,40 DM – Stand 1. 6. 1992) zu kaufen.

MEDIKAMENTE GEGEN HERZRHYTHMUS-STÖRUNGEN

Medikamente gegen Herzrhythmusstörungen haben vorrangig das Ziel, die Betroffenen vor einem plötzlichen Herztod zu bewahren beziehungsweise lebensgefährlichen Herzrhythmusstörungen vorzubeugen. Manches Herzstolpern wird als unangenehm und bedrohlich empfunden, ist jedoch verhältnismäßig harmlos und bedarf keiner Medikamente. Wie die Störung einzuschätzen ist, kann nur der Kardiologe oder erfahrene Internist beurteilen.

Auf dem Arzneimittelmarkt gibt es eine ganze Reihe von Substanzen gegen Herzrhythmusstörungen („Antiarrhythmika"). Ihr Einsatz ist einerseits wegen mangelnder Wirkung, andererseits wegen unerwünschter Nebenwirkungen umstritten. Ob und welches Mittel sinnvoll ist, muß der Arzt im Einzelfall entscheiden. Diese Auswahl eines individuell geeigneten Antiarrhythmikums erfordert ein hohes Maß an Fachkenntnis und Erfahrung. Die Medikamente sollten deshalb ausschließlich vom Spezialisten verordnet werden.

In Frage kommen Einstoff-Präparate wie Beta-Blocker (in erster Linie Sotalol (*Sotalex*), siehe Seite 251), Kalzium-Antagonisten (hauptsächlich Verapamil (*Isoptin*), siehe Seite 253) sowie die Substanzen Chinidin (*Chinidin Duriles*), Mexiletin (*Mexiril*), Tocainid (*Xylotocan*), Flecainid (*Tambocor*), Propafenon (*Rytmonorm*) oder Amiodaron (*Cordarex*).

QUELLEN

Bücher:

R. Gross, P. Schölmerich: Lehrbuch der Inneren Medizin, Schattauer Verlag, Stuttgart–New York 1982.

Gotthard Schettler, Heiner Greten: Innere Medizin, Bd. I und II, Georg Thieme Verlag, Stuttgart 1990.

Thomas F. Lüscher (Hrsg.): Präventive Kardiologie in Klinik und Praxis, Verlag Hans Huber, Bern 1993.

W. Bleifeld, Ch.W. Hamm: Herz und Kreislauf, Klinische Pathophysiologie, Springer Verlag, Berlin-Heidelberg-New York 1988.

W. Delius, D.W. Sack, H. Stöckle (Hrsg.): Kardiologie aktuell, Diagnostik und Therapie, Gustav Fischer Verlag, Stuttgart-New York 1990.

Yearbook Kardiologie 1992, Ullstein Mosby GmbH & Co. KG, Berlin 1993.

J. Wagner: Praktische Kardiologie, 2. Auflage, W. de Gruyter Verlag, Berlin-New York 1992.

Dr. med. Carola Halhuber, Prof. Dr. med. Max J. Halhuber: Sprechstunde: Herzinfarkt, Gräfe und Unzer Verlag, München 1985.

Dr. med. Carola Halhuber (Hrsg.): Vor und nach Bypass-Operation oder Ballon-Dilatation, Trias – Georg Thieme Verlag, Stuttgart 1989.

Dr. med. Carola Halhuber (Hrsg.): Leben mit der neuen Herzklappe, Trias – Georg Thieme Verlag, Stuttgart 1989.

PD Dr. med. Martin Middeke, Edita Pospisil, Dr. med. Klaus Völker: Bluthochdruck senken ohne Medikamente, Trias – Georg Thieme Verlag, Stuttgart 1991.

Prof. Dr. med. Gotthard Schettler: Der Mensch ist so jung wie seine Gefäße, Piper Verlag, München-Zürich 1984.

Wunna Lippert-Burmester, Herbert Lippert: Operationen, Kiepenheuer & Witsch, Köln 1993.

Prof. Dr. med. Helmut Klepzig, Priv.-Doz. Dr. med. Harald Klepzig: Das kranke Herz, Trias – Georg Thieme Verlag, Stuttgart 1990.

Kurt Langbein, Hans-Peter Martin, Hans Weiss: Bittere Pillen, Ausgabe 1993-95, Kiepenheuer & Witsch, Köln.

Rote Liste 1992.

Hermann Mannebach: Das Herz, Springer Verlag, 2. Auflage, Berlin-Heidelberg-New York 1992.

Arzneimittel-Kursbuch, transparenz-telegramm 92/93, A.V.I. Arzneimittel-Verlags GmbH, Berlin.

STIFTUNG WARENTEST mit Dr. Krista Federspiel und Vera Herbst: Die Andere Medizin, 2. Auflage, Berlin 1992.

Dean Ornish: Revolution in der Herztherapie, Kreuz Verlag, Stuttgart 1992.

Der Mensch - eine phantastische Reise durch den Kosmos in uns, GEO im Verlag Gruner + Jahr AG & Co. mit The National Geographic Society, Hamburg 1987.

Zeitschriften:

The Lancet, British Medical Journal (BMJ), The Journal of the American Medical Association (JAMA), New Scientist, Science, The New England Journal of Medicine sowie deutschsprachige Fachzeitschriften.

ANHANG

Gesprächs- und Selbsthilfegruppen für Herz-Kreislauf-Kranke

Es gibt eine Reihe von Gesprächs- und Selbsthilfegruppen für Herz-Kreislauf-Kranke, an die sich die Betroffenen wenden können, wenn sie das Gefühl haben, daß ihnen ein Gespräch helfen könnte.

Die im folgenden genannten Gruppen sind sämtlich in der Deutschen Herzstiftung e. V. organisiert, die uns auch die jeweiligen Kontaktadressen zur Verfügung gestellt hat **(Stand: April 1996)**. Wer interessiert ist, eine Selbsthilfegruppe innerhalb der Deutschen Herzstiftung zu gründen, kann sich direkt wenden an die:

Deutsche Herzstiftung
Wolfsgangstraße 20
60322 Frankfurt/Main
Tel.: 0 69/95 51 28-0

Aufgaben der Deutschen Herzstiftung:
Sie informiert über sinnvolle Vorbeuge- und Behandlungsmethoden bei Herz-Kreislauf-Krankheiten. Sie setzt sich für eine bessere Versorgung der Herzkranken ein und veranstaltet Patientenseminare, auf denen Spezialisten Rede und Antwort stehen. Mitglieder erhalten kostenlos die Zeitschrift der Deutschen Herzstiftung mit vielen Beiträgen in allgemein verständlicher Form. Dem wissenschaftlichen Beirat der Organisation gehören fast alle namhaften Ärzte aus Forschung und Praxis an, die auf dem Gebiet der Herz-Kreislauf-Erkrankungen tätig sind.

Inge Behr und Gustav Materna
Brauhofstr. 16
10587 Berlin
Tel.: 0 30-3 41 97 99
Für wen geeignet: Zentralstelle für alle Selbsthilfegruppen im Großraum Berlin

Wilfried Heimanns
Laureide 6
48727 Billerbeck
Tel.: 0 25 07-33 35; 0 25 43-78 25
Für wen geeignet: Herzpatienten

Gerda von Lingen
Borgfelder Deich 15a
28357 Bremen
Tel.: 04 21-27 54 78
Für wen geeignet: Herzklappenpatienten und Patienten mit Herzmuskelschäden

Karin Wiedenhöft
Herrmann-Löns-Str. 44
27578 Bremerhaven
Tel.: 04 71-6 00 91
Für wen geeignet: Herzpatienten

Wolfgang Schwabe-Werner
Kalandstr. 10
29227 Celle
Tel.: 0 51 41-88 19 85
Für wen geeignet: Herzpatienten (Gruppe in Gründung)

Ekkehard Hannisch
Klappen Clup
Am Karbel 56
09116 Chemnitz
Tel.: 03 71-90 34 25
Für wen geeignet: Herzklappenpatienten

Norbert Wiese
Beckstr. 59
64287 Darmstadt
Tel.: 0 61 51-4 54 79
Für wen geeignet: Herzklappenpatienten

Heinz Wiesner
Breslauer Str. 16
63128 Dietzenbach
Tel.: 0 60 74-4 64 92
Für wen geeignet: Defibrillatorpatienten

Selbsthilfegruppen Herz-Kreislauf-Kranke

Marianne Metzner
Friedrich-Hegel-Str. 12
01187 Dresden
Tel.: 03 51-4 01 49 61
Für wen geeignet: Herzklappenpatienten

Michael Stöppler
Märzenstr. 4
79238 Ehrenkirchen
Tel.: 0 76 33-8 26 50
Für wen geeignet: Herzpatienten

Herzpatienten in der Deutschen Herzstiftung
Wolfsgangstr. 20
60322 Frankfurt/Main
Tel.: 0 69-95 51 28 29
Für wen geeignet: Herzinfarkt- und Bypasspatienten (Gruppe in Gründung)
weitere Kontaktperson:
Familie Dierks
Tel.: 0 68-58 68 52
Für wen geeignet: Herzklappenpatienten

Giesela Forkert
Thaerstr. 27
35392 Gießen
Tel.: 06 41-2 48 07
Für wen geeignet: Herzklappenpatienten

Eberhard Lemke
Schellingstr. 6
30625 Hannover
Tel.: 05 11-53 72 55
weitere Kontaktpersonen:
Helge Henningsen
Tel.: 05 11-55 54 64
Familie Thomas
Tel.: 05 11-79 23 30
Hilde Skibba
Tel.: 05 11-52 13 35
Für wen geeignet: Herz-, Herzklappen-, Infarkt- und Bypasspatienten

Peter Jung
Feldstr. 11
55743 Idar-Oberstein
Tel.: 0 67 81-4 38 04
weitere Kontaktperson:
Rudolf Kraus, Tel.: 0 67 84-63 20
Für wen geeignet: Herzpatienten u. Angehörige

Christa Hunger
Birkunger Str. 30
37327 Leinefeld
Tel.: 0 36 05-50 09 26
Für wen geeignet: Herzkranke und -patienten

Klaus Westphal
Windscheidstr. 25
04277 Leipzig
Tel.: 03 41-31 36 91
Für wen geeignet: Herzpatienten

Siegfried Cambeis
Trifelsring 67
67117 Limburgerhof
Tel.: 0 62 36-85 96
Für wen geeignet: Herzpatienten

Maria Franken
Raadter Str. 21
45472 Mühlheim/Ruhr
Tel.: 02 08-49 13 53
Für wen geeignet: Herzklappenpatienten

Simone Eberhard
Theresienstr. 60
80333 München
Tel.: 0 89-28 48 59
Für wen geeignet: Herzklappenpatienten

ANHANG

Dieter Wetzel
Herz in Takt - Defi-Liga e. V.
Hensenstr. 164
48161 Münster
Tel.: 02 51-86 21 78
Für wen geeignet: Defibrillatorpatienten

Monika Wollgarten
Breite Str. 139
41460 Neuss
Tel.: 0 21 31-27 81 86
Für wen geeignet: Herzklappenpatienten

Ludwig Arnold
Auf der Leege 15b
31171 Nordstemmen
Tel.: 0 50 69-25 45
Für wen geeignet: Koronare Herzkrankheiten

Manfred Röttenbacher
Franz-Reichel-Ring 33
90473 Nürnberg
Tel.: 09 11-80 40 30
Für wen geeignet: Bluthochdruckpatienten

Rudolf Stark
Neidsteiner Str. 11
90482 Nürnberg
Tel.: 09 11-50 26 68
Für wen geeignet: Herzklappenpatienten

Dieter Wagner
Rosenstr. 27
72622 Nürtingen
Tel.: 0 70 22-81 49
Für wen geeignet: Herzkreislaufpatienten

Gerhard Wacker
Schweppenhäuserstr. 4
76889 Oberrottenbach
Tel.: 0 63 41-72 91
Für wen geeignet: Herzinfarktpatienten, Kinder mit Herzkrankheiten

Evelyne Schmitt
Eisenbahnstr. 56
66117 Saarbrücken
Tel.: 06 81-58 53 83
Für wen geeignet: Herzklappenpatienten

Gudrun Langer
Lindenallee 56
16303 Schwedt
Tel.: 0 33 32-52 13 16
Für wen geeignet: Herzklappenpatienten

Karl Fischer
Buchradstr. 3
31655 Stadthagen
Tel.: 05 11-52 05 36
Für wen geeignet: Herzschrittmacher- und Defibrillatorpatienten

Jürgen Müller
Berthold-Brecht-Str. 13
03226 Vetschau
Tel.: 03 54 33-33 75
Für wen geeignet: Herz-Kreislaufpatienten

Karin Kliemchen
Höhenstr. 41
42111 Wuppertal
Tel.: 02 01-7 75 05; 02 02-7 19 14 16
Für wen geeignet: Herzklappenpatienten

Ambulante Herzgruppen

Kontaktadressen für ambulante Herzgruppen

Wer daran interessiert ist, ambulante Herzgruppen ausfindig zu machen und sich anzuschließen, kann über die nachfolgend aufgelisteten Kontaktadressen* weitere Informationen bekommen:

Deutsche Gesellschaft für Prävention und Rehabilitation von Herz-Kreislauferkrankungen e. V.
Rizzastraße 34
56068 Koblenz
Tel.: 02 61/30 92 31
Fax 02 61/30 92 32

* Quelle: Deutsche Gesellschaft für Prävention und Rehabilitation von Herz-Kreislauferkrankungen e. V., Koblenz. **(Stand der Adressen: August 1995)**

Baden-Württemberg

Landesverband für Prävention und Rehabilitation von Herz-Kreislauferkrankungen Baden-Württemberg e. V.
Angelmoos 13
78126 Königsfeld
Tel.: 0 77 25/13 40
Fax 0 77 25/13 39

Bayern

Landesarbeitsgemeinschaft für ambulante kardiologische Prävention und Rehabilitation in Bayern e. V.
Klinik Höhenried
82347 Bernried am Starnberger See
Tel.: 0 81 58/33 87
Fax 0 81 58/98 18

Berlin

Berliner Gesellschaft für Prävention und Rehabilitation von Herz-Kreislauferkrankungen e. V.
Forckenbeckstraße 21
14199 Berlin
Tel.: 0 30/8 23 26 34
Fax 0 30/8 23 88 70

Brandenburg

Landesverband Brandenburg für Prävention und Rehabilitation von Herz-Kreislauferkrankungen
Brandenburg Klinik
Brandenburgallee 1
16321 Bernau
Tel.: 03 33 97/3-0
Fax 03 33 97/3 33 33

Bremen

Landesarbeitsgemeinschaft für kardiologische Prävention und Rehabilitation
Horner-Heer-Straße 33
28359 Bremen
Tel.: 04 21/23 18 44
Fax 04 21/24 99 61

Hamburg

Landesarbeitsgemeinschaft für Prävention und Rehabilitation von Herz-Kreislauferkrankungen e. V.
Humboldtstraße 58
22083 Hamburg
Tel.: 0 40/22 80 23 64
Fax 0 40/2 29 65 05

Hessen

Gesellschaft für Prävention und Rehabilitation von Herz-Kreislauferkrankungen in Hessen e. V.
Mierendorffstraße 4
36037 Fulda
Tel.: 06 61/6 27 43
Fax 06 61/6 27 21

Mecklenburg-Vorpommern

Landesverband für Prävention und Rehabilitation von Herz-Kreislauferkrankungen e. V. Mecklenburg-Vorpommern
Ärztehaus
Paulstraße 48-55
18055 Rostock
Tel.: 03 81/4 56 17 89
Fax 03 81/4 56 17 89

ANHANG

Niedersachsen

Landesarbeitsgemeinschaft für kardiologische Prävention und Rehabilitation in Niedersachsen e. V.
Kreiskrankenhaus Sturmbäume 8-10
37154 Northeim
Tel.: 0 55 51/97 15-91 und -93
Fax 0 55 51/24 31

Nordrhein-Westfalen

Arbeitsgemeinschaft für kardiologische Prävention und Rehabilitation im Landessportbund Nordrhein-Westfalen
Friedrich-Alfred-Straße 25
47055 Duisburg
Tel.: 02 03/7 38 16 51
Fax 02 03/7 38 16 16

Rheinland-Pfalz

Landesverband für Prävention und Rehabilitation von Herz-Kreislauferkrankungen Rheinland-Pfalz e. V.
Rizzastraße 34
56068 Koblenz
Tel.: 02 61/30 92 33
Fax 02 61/30 92 32

Saarland

Herzgruppen Saar e. V., Landesverband für Prävention und Rehabilitation von Herz- und Kreislauferkrankungen
Dr. med. Jan Dyckmans
Domagkstraße 8
66424 Homburg
Tel.: 0 68 41/10 82 00
Fax 0 68 41/10 82 17

Sachsen

Landesverband Sachsen für Prävention und Rehabilitation von Herz-Kreislauferkrankungen e. V.
Prof. Böthig
Heinrich-Braun-Krankenhaus
Karl-Keil-Straße 35
08060 Zwickau
Tel.: 03 75/51 22 19
Fax 03 75/52 95 51

Sachsen-Anhalt

Landesverband Sachsen-Anhalt für Prävention und Rehabilitation von Herz-Kreislauferkrankungen e. V.
Prof. Dr. W. Teichmann
Klinik Kröllwitz
Ernst-Grube-Straße 40
06097 Halle
Tel.: 03 45/5 57 26 35
Fax 03 45/5 57 20 72

Schleswig-Holstein

Landesarbeitsgemeinschaft für kardiologische Prävention und Rehabilitation Schleswig-Holstein e. V.
Winterbeker Weg 49
24114 Kiel
Tel.: 04 31/6 48 62 90
Fax 04 31/6 48 62 90

Thüringen

Landesverband Thüringen für Prävention und Rehabilitation von Herz-Kreislauferkrankungen e. V.
Kurpromenade 2
36448 Bad Liebenstein
Tel.: 03 69 61/6 80 92
Fax 03 69 61/6 80 92

Reha-Kliniken für Herz-Kreislauf-Kranke

Herz-Kreislauf-Rehabilitationskliniken

Im folgenden sind diejenigen Kliniken aufgelistet, die speziell für die Rehabilitation bei Herz-Kreislauf-Erkrankungen geeignet sind. Die Adressen sind sämtlich der Broschüre „Herz-Kreislauf REHA-Kliniken" entnommen, die von der Deutschen Herzstiftung herausgegeben wird. Soweit derzeit möglich, sind auch Kliniken in den neuen Bundesländern berücksichtigt **(Stand: 1991/1992)**. Die Broschüre selbst enthält eine Vielzahl weiterer Informationen. Sie ist erhältlich bei der

Deutschen Herzstiftung e. V.
Wolfsgangstraße 20
60322 Frankfurt/Main

oder über den

E. Theo Hofmann Verlag
60560 Frankfurt/Main.

Die nachfolgende Zusammenstellung ist alphabetisch nach Orten sortiert und gibt auch an, von wem die Klinik belegt werden kann.

AOK-Kurklinik Hirschpark des AOK-Landesverbandes Hessen

Lindenstraße 12
64665 Alsbach-Hähnlein
Tel.: (0 62 57) 50 12 20
Fax: (0 62 57) 50 12 03

Klinik kann belegt werden von: AOK in Hessen – (Ausnahmen auf Anfrage möglich)

Schussental Klinik
Rehabilitationszentrum für innere Medizin, Fachkrankenhaus für Psychosomatik

Safranmoosstraße 5
88326 Aulendorf
Tel.: (0 75 25) 79-1
Fax: (0 75 25) 22 01

Klinik kann belegt werden von: BfA – LVA – RVO-Krankenkassen – Arbeiter-Ersatzkassen – Angestellten-Ersatzkassen – Private Krankenversicherungen – Öffentlicher Dienst/Beihilfe – Selbstzahler

Ilmtal-Klinik Bad Berka GmbH

Parkstr. 8 a
99438 Bad Berka
Tel.: (03 64 58) 2 10 02
Fax: (03 64 58) 2 10 02

Klinik kann belegt werden von: BfA – LVA Thüringen – sämtliche Rentenversicherungen – Gesetzliche Krankenkassen – Ersatzkassen – Privatkassen – Betriebskrankenkassen – Selbstzahler

Baumrainklinik

Lerchenweg 8
57319 Bad Berleburg
Tel.: (0 27 51) 87-0
Fax: (0 27 51) 8 74 36 und 8 24 46

Klinik kann belegt werden von: LVA Westfalen – RVO-Krankenkassen – Arbeiter-Ersatzkassen – Angestellten-Ersatzkassen – Private Krankenversicherungen – Polizei – Landesversorgungsamt – Öffentlicher Dienst/Beihilfe – Selbstzahler

Herz-Kreislauf-Klinik

57319 Bad Berleburg
Tel.: (0 27 51) 8 81
Fax: (0 27 51) 8 24 46

Klinik kann belegt werden von: BfA - RVO-Krankenkassen - Arbeiter-Ersatzkassen - Angestellten-Ersatzkassen - Private Krankenversicherungen - Öffentlicher Dienst/Beihilfe - Selbstzahler

Herz-Kreislauf-Klinik Bevensen

Römsteder Straße 25
29549 Bad Bevensen
Tel.: (0 58 21) 82-0
Fax: (0 58 21) 8 29 67

Klinik kann belegt werden von: BfA – LVA – RVO-Krankenkassen – Arbeiter-Ersatzkassen – Angestellten-Ersatzkassen – Private Krankenversicherungen – Öffentlicher Dienst/Beihilfe – Selbstzahler

Kurpension und Sanatorium Trümbach mit Dependance "Haus Thea"

Kissinger Straße 1
97708 Bad Bocklet
Tel.: (0 97 08) 88-1

ANHANG

Klinik kann belegt werden von: Betriebskrankenkassen – RVO-Krankenkassen – Arbeiter-Ersatzkassen – Angestellten-Ersatzkassen – Private Krankenversicherungen – Öffentlicher Dienst/Beihilfe – Selbstzahler

Klinik Bad Brambach der Dr. Ebel Fachkliniken – Rehabilitationsklinik für Rheuma und Herz-Kreislauf-Erkrankungen

Christian-Schüller-Str.
08646 Bad Brambach
Tel.: (03 74 38) 8-0

Klinik kann belegt werden von: BfA – LVA Sachsen-Anhalt, Berlin, Brandenburg – bei Anschlußheilbehandlungen auch LVA Sachsen, Thüringen – RVO-Krankenkassen – Arbeiter-Ersatzkassen – Bundesknappschaft – Angestellten-Ersatzkassen – Private Krankenversicherungen – Öffentlicher Dienst/Beihilfe – Selbstzahler

Heldburgklinik der LVA Thüringen

Parkallee 1
98663 Bad Colberg
Tel.: (03 68 71) 7 08
Fax: (0 95 64) 44 78

Klinik kann belegt werden von: BfA – LVA Thüringen, Sachsen – RVO-Krankenkassen – Arbeiter-Ersatzkassen – Angestellten-Ersatzkassen – Private Krankenversicherungen – Öffentlicher Dienst/Beihilfe – Selbstzahler

Caspar Heinrich Klinik AHB- und Reha-Klinik

Georg-Nave-Straße 26
33014 Bad Driburg
Tel.: (0 52 53) 82-0
Fax: (0 52 53) 8 24 32

Klinik kann belegt werden von: BfA – RVO-Krankenkassen – Arbeiter-Ersatzkassen – Angestellten-Ersatzkassen – Private Krankenversicherungen – Öffentlicher Dienst/Beihilfe – Selbstzahler

Knappschafts-Klinik

Georg-Nave-Straße 28
33014 Bad Driburg
Tel.: (0 52 53) 83-1

Klinik kann belegt werden von: BfA – LVA – RVO-Krankenkassen – Arbeiter-Ersatzkassen – Angestellten-Ersatzkassen – Private Krankenversicherungen – Öffentlicher Dienst/Beihilfe – Selbstzahler

Reha-Klinik Berlin

Brunnenstraße 11
33014 Bad Driburg
Tel.: (0 52 53) 81-0

Klinik kann belegt werden von: BfA – LVA – RVO-Krankenkassen – Arbeiter-Ersatzkassen – Angestellten-Ersatzkassen – Bundeswehr – Selbstzahler

Kurheim und Sanatorium

Luisenstraße 8
78073 Bad Dürrheim
Tel.: (0 77 26) 6 61-0

Klinik kann belegt werden von: Privatsanatorium auf Selbstzahlerbasis (Private Krankenanstalt nach § 30 GewO – ärztlich geleitet, von Ordensschwestern betreut)

Kursanatorium Ried – ehem. Sanatorium Messmer

Ludwigstraße 8
78073 Bad Dürrheim
Tel.: (0 77 26) 66 07-0

Klinik kann belegt werden von: alle Kassen

Rehabilitations-Klinik Hüttenbühl der BfA

Wittmannstalstraße 5
78073 Bad Dürrheim
Tel.: (0 77 26) 62-0
Fax: (0 77 26) 6 24 80

Klinik kann belegt werden von: BfA – LVA – Arbeiter-Ersatzkassen – Angestellten-Ersatzkassen – Private Krankenversicherungen – und auf Anfrage

Klinikum Sachsenhof Parkblick

Badstraße 21
08645 Bad Elster
Tel.: (03 74 37) 34 17 und 34 31

Klinik kann belegt werden von: BfA – LVA – Barmer-Ersatzkasse (Direkt-Belegung) – Selbstzahler

Reha-Kliniken für Herz-Kreislauf-Kranke

Reha-Klinik Albert Funk

Endersstr. 5
08645 Bad Elster
Tel.: (03 74 37) 3 12-1
Fax: (03 74 37) 21 62

Klinik kann belegt werden von: BfA – LVA (alle neuen Bundesländer) – RVO-Krankenkassen – Arbeiter-Ersatzkassen – Angestellten-Ersatzkassen – Private Krankenversicherungen – Selbstzahler

Vogtland-Klinik

Forststr. 3
08645 Bad Elster
Tel.: (03 74 37) 3 14-1
Fax: (03 74 37) 33 92

Klinik kann belegt werden von: BfA – LVA (alle neuen Bundesländer) – RVO-Krankenkassen – Arbeiter-Ersatzkassen – Angestellten-Ersatzkassen – Private Krankenversicherungen – Öffentlicher Dienst/Beihilfe – Selbstzahler – Versorgungsämter – Betriebskrankenkassen, Post, Bundesbahn

Gesundheitspark Klinik Bad Gottleuba GmbH & Co. Betriebs KG

Hauptstr. 39
01816 Bad Gottleuba
Tel.: (03 50 23) 3 64
Fax: (03 50 23) 3 68

Klinik kann belegt werden von: BfA – LVA Sachsen, Sachsen-Anhalt, Brandenburg, Berlin, Thüringen, Mecklenburg-Vorpommern – RVO-Krankenkassen – Arbeiter-Ersatzkassen – Angestellten-Ersatzkassen – Private Krankenversicherungen – Öffentlicher Dienst/Beihilfe – Selbstzahler (alle Kassen)

Klinik Wingertsberg der BfA

Am Wingertsberg 11
61348 Bad Homburg v. d. H.
Tel.: (0 61 72) 1 04 -1

Klinik kann belegt werden von: BfA – LVA – RVO-Krankenkassen – Arbeiter-Ersatzkassen – Angestellten-Ersatzkassen – Private Krankenversicherungen – Öffentlicher Dienst/Beihilfe – Selbstzahler

Deegenbergklinik

Burgstraße 21
97688 Bad Kissingen
Tel.: (09 71) 8 21-1
Fax: (09 71) 9 91 67

Klinik kann belegt werden von: BfA – LVA – RVO-Krankenkassen – Arbeiter-Ersatzkassen – Angestellten-Ersatzkassen – Private Krankenversicherungen – Öffentlicher Dienst/Beihilfe – Selbstzahler

Frankenklinik Bad Kissingen Reha-Klinik der LVA Unterfranken

Menzelstraße 5/7
97688 Bad Kissingen
Tel.: (09 71) 8 25-0

Klinik kann belegt werden von: BfA – LVA – RVO-Krankenkassen – Arbeiter-Ersatzkassen – Angestellten-Ersatzkassen – Private Krankenversicherungen – Öffentlicher Dienst/Beihilfe – Selbstzahler

Rehabilitationszentrum der BfA Saale-Klinik

Pfaffstraße 10
97688 Bad Kissingen
Tel.: (09 71) 8 50-1
Fax: (09 71) 6 47 56

Klinik kann belegt werden von: BfA – LVA – RVO-Krankenkassen – Arbeiter-Ersatzkassen – Angestellten-Ersatzkassen – Private Krankenversicherungen – Selbstzahler (Saale-Klinik ist BfA-eigenes Haus, für andere Kostenträger vorherige schriftliche Kostenzusage erforderlich.)

Sanatorium Dr. Lechmann

Altenbergweg 2
97688 Bad Kissingen
Tel.: (09 71) 9 17-0

Klinik kann belegt werden von: alle Versicherungsträger

ANHANG

Sanatorium Jesse GmbH

Kantstraße 25
97688 Bad Kissingen
Tel.: (09 71) 30 85

Klinik kann belegt werden von: RVO-Krankenkassen – Arbeiter-Ersatzkassen – Angestellten-Ersatzkassen – Private Krankenversicherungen – Öffentlicher Dienst/Beihilfe – Selbstzahler

Sanatorium Max Uibeleisen

Prinzregentenstraße 15
97688 Bad Kissingen
Tel.: (09 71) 9 18-0

Klinik kann belegt werden von: RVO-Krankenkassen – Arbeiter-Ersatzkassen – Angestellten-Ersatzkassen – Private Krankenversicherungen – Öffentlicher Dienst/Beihilfe – Selbstzahler

Kinder-Reha-Klinik Am Nicolausholz GmbH

Postfach
06625 Bad Kösen
Tel.: (03 44 63) 8 39-1

Klinik kann belegt werden von: BfA – LVA (in den 5 neuen Bundesländern) – RVO-Krankenkassen – Arbeiter-Ersatzkassen – Angestellten-Ersatzkassen – Private Krankenversicherungen – Öffentlicher Dienst/Beihilfe – Selbstzahler

Kur-Sanatorium Kölbl

Herbert-Hellmann-Allee 29
79189 Bad Krozingen
Tel.: (0 76 33) 40 01-0

Klinik kann belegt werden von: RVO-Krankenkassen – Arbeiter-Ersatzkassen – Angestellten-Ersatzkassen – Private Krankenversicherungen – Öffentlicher Dienst/Beihilfe – Selbstzahler

Reha-Klinik Baden/Privatklinik

Herbert-Hellmann-Allee 44
79189 Bad Krozingen
Tel.: (0 76 33) 4 05-0
Fax: (0 76 33) 4 05-6 47

Klinik kann belegt werden von: Private Krankenversicherungen – Öffentlicher Dienst/Beihilfe – Selbstzahler

Reha-Klinik Lazariterhof

Herbert-Hellmann-Allee 46
79189 Bad Krozingen
Tel.: (0 76 33) 4 06-0
Fax: (0 76 33) 4 05-6 47

Klinik kann belegt werden von: LVA Baden – RVO-Krankenkassen – Arbeiter-Ersatzkassen – Angestellten-Ersatzkassen – Bundesknappschaft – Landwirtschaftliche Alterskassen – Berufsgenossenschaften – Private Krankenversicherungen – Öffentlicher Dienst/Beihilfe – Selbstzahler

Reha-Klinik Sinnighofen

Im Sinnighofen 4
79189 Bad Krozingen
Tel.: (0 76 33) 4 05-0
Fax: (0 76 33) 4 05-6 47

Klinik kann belegt werden von: BfA – RVO-Krankenkassen – Arbeiter-Ersatzkassen – Angestellten-Ersatzkassen – Landwirtschaftliche Alterskassen – Berufsgenossenschaften – Bundesknappschaft – Private Krankenversicherungen – Öffentlicher Dienst/Beihilfe – Selbstzahler

Theresienklinik Bad Krozingen Rehabilitationszentrum-Schwerpunktklinik

Herbert-Hellmann-Allee 11
79189 Bad Krozingen
Tel.: (0 76 33) 4 04-0
Fax: (0 76 33) 40 45 55

Klinik kann belegt werden von: BfA – LVA (bundesweit alle Rentenversicherungsträger, Berufsgenossenschaften, Sozialämter, Freie Heilfürsorge wie Bundeswehr, Knappschaftskassen, Landwirtschaftliche Kassen) – RVO-Krankenkassen – Arbeiter-Ersatzkassen – Angestellten-Ersatzkassen – Private Krankenversicherungen – Öffentlicher Dienst/Beihilfe – Selbstzahler

Emmaburg-Klinik

Lahnstraße 28
57334 Bad Laasphe
Tel.: (0 27 52) 1 02-0
Fax: (0 27 52) 10 22 29

Reha-Kliniken für Herz-Kreislauf-Kranke

Klinik kann belegt werden von: BfA – RVO-Krankenkassen – Arbeiter-Ersatzkassen – Angestellten-Ersatzkassen – Private Krankenversicherungen – Öffentlicher Dienst/Beihilfe – Selbstzahler

Sanatorium Dr. von Plachy

Lönsweg 6
37431 Bad Lauterberg
Tel.: (0 55 24) 35 95

Klinik kann belegt werden von: BfA – LVA (Versorgungsvertrag gemäß § 111 SGB V) – RVO-Krankenkassen – Arbeiter-Ersatzkassen – Angestellten-Ersatzkassen – Private Krankenversicherungen – Öffentlicher Dienst/Beihilfe – Selbstzahler

Heinrich Mann Klinik

Heinrich-Mann-Str. 34
36448 Bad Liebenstein
Tel.: (03 69 61) 37-0
Fax: (03 69 61) 3 72 50

Klinik kann belegt werden von: BfA – LVA Thüringen, Sachsen, Brandenburg, Berlin, Sachsen-Anhalt, Mecklenburg-Vorpommern – Bundesknappschaft – RVO-Krankenkassen – Arbeiter-Ersatzkassen – Angestellten-Ersatzkassen – Private Krankenversicherungen – Selbstzahler

Kurparkklinik Dr. Lauterbach-Klinik GmbH

Esplanade 09
36448 Bad Liebenstein
Tel.: (03 69 61) 66 20 und 66 11
Fax: (03 69 61) 25 96

Klinik kann belegt werden von: BfA – RVO-Krankenkassen – Arbeiter-Ersatzkassen – Angestellten-Ersatzkassen – Private Krankenversicherungen – Öffentlicher Dienst/Beihilfe – Selbstzahler

m & i Fachklinik Bad Liebenstein

Herzog-Georg-Str. 37
36448 Bad Liebenstein
Tel.: (03 69 61) 6 31-0 und 6 51-0
Fax: (03 69 61) 6 47-0

Klinik kann belegt werden von: BfA – LVA – RVO-Krankenkassen – Arbeiter-Ersatzkassen – Angestellten-Ersatzkassen – Private Krankenversicherungen – Öffentlicher Dienst/Beihilfe

Klinik Martinusquelle

An der Martinusquelle 10
33175 Bad Lippspringe
Tel.: (0 52 52) 2 94 31

Klinik kann belegt werden von: BfA – LVA Westfalen – RVO-Krankenkassen – Arbeiter-Ersatzkassen – Angestellten-Ersatzkassen – Private Krankenversicherungen – Öffentlicher Dienst/Beihilfe – Selbstzahler

Teutoburger-Wald-Klinik Bad Lippspringe

An der Jordanquelle 6
33175 Bad Lippspringe
Tel.: (0 52 52) 2 87 11

Klinik kann belegt werden von: LVA Westfalen, Rheinprovinz, Saarland, Schleswig-Holstein – RVO-Krankenkasen – Arbeiter-Ersatzkassen – Angestellten-Ersatzkassen – Private Krankenversicherungen – Öffentlicher Dienst/Beihilfe – Selbstzahler

Reha-Klinik Taubertal der BfA

Kettenberg 2
97980 Bad Mergentheim
Tel.: (0 79 31) 5 91-0

Klinik kann belegt werden von: BfA – LVA (Patienten der LVA nach vorheriger Kostenübernahme-Bestätigung) – RVO-Krankenkassen – Arbeiter-Ersatzkassen – Angestellten-Ersatzkassen – Private Krankenversicherungen – Öfentlicher Dienst/Beihilfe (Saarland und Rheinland-Pfalz) – Selbstzahler (Privatversicherte und Selbstzahler in beschränktem Umfang.)

Tauberland-Klinik

Erlenbachweg 20-22
97980 Bad Mergentheim
Tel.: (0 79 31) 5 42-0
Fax: (0 79 31) 54 23 66

ANHANG

Klinik kann belegt werden von: LVA – RVO-Krankenkassen – Arbeiter-Ersatzkassen – Angestellten-Ersatzkassen – Private Krankenversicherungen – Öffentlicher Dienst/Beihilfe – Selbstzahler

Fachklinik für Herz- und Kreislaufkrankheiten der LVA Rheinland-Pfalz

Kurhausstraße 2
55583 Bad Münster am Stein
Tel.: (0 67 08) 82-0

Klinik kann belegt werden von: LVA Rheinland-Pfalz – Selbstzahler

Kneipp-Sanatorium Dr. Schumacher-Wandersleb

Sebastian-Kneipp-Promenade 28-30
53902 Bad Münstereifel
Tel.: (0 22 53) 60 11/12

Klinik kann belegt werden von: BfA – LVA – RVO-Krankenkassen – Arbeiter-Ersatzkassen – Angestellten-Ersatzkassen – Private Krankenversicherungen – Öffentlicher Dienst/Beihilfe – Selbstzahler (Direkte Belegungsverträge bestehen nicht; anerkannt für ambulante und stationäre Kuren der gesetzlichen Krankenkassen für GRG ab 1.1.1989.)

Klinik für Herz- und Kreislaufkrankheiten der LVA Hessen

Ludwigstraße 25-31
61231 Bad Nauheim
Tel.: (0 60 32) 8 2 00-1
Fax: (0 60 32) 8 35 90

Klinik kann belegt werden von: LVA Hessen – RVO-Krankenkassen – Arbeiter-Ersatzkassen – Private Krankenversicherungen – Öffentlicher Dienst/Beihilfe – Selbstzahler

Klinik Wetterau der BfA

Goethestraße 4-6
61231 Bad Nauheim
Tel.: (0 60 32) 3 02 21 61
Fax: (0 60 32) 3 02 22 00

Klinik kann belegt werden von: BfA – LVA – Arbeiter-Ersatzkassen – Angestellten-Ersatzkassen – Private Krankenversicherungen – und auf Anfrage

Kurpark-Klinik

Kurstraße 39-45
61231 Bad Nauheim
Tel.: (0 60 32) 2 06-1

Klinik kann belegt werden von: LVA Westfalen – RVO-Krankenkassen – Arbeiter-Ersatzkassen – Angestellten-Ersatzkassen – Private Krankenversicherungen – Öffentlicher Dienst/Beihilfe – Selbstzahler

Klinik Nordrhein mit Abt. Rhein-Ruhr der LVA Rheinprovinz

Ernst-Ludwig-Ring 2
61231 Bad Nauheim
Tel.: (0 60 32) 3 49-0
Fax: (0 60 32) 3 49-2 65

Klinik kann belegt werden von: BfA – LVA – RVO-Krankenkassen – Arbeiter-Ersatzkassen – Angestellten-Ersatzkassen – Private Krankenversicherungen – Öffentlicher Dienst/Beihilfe – Selbstzahler

Spree-Kurklinik

Kurstraße 32
61231 Bad Nauheim
Tel.: (0 60 32) 27 09

Klinik kann belegt werden von: LVA Berlin

Taunus-Klinik der BfA

Lindenstraße 6
61231 Bad Nauheim
Tel.: (0 60 32) 3 41-0

Klinik kann belegt werden von: BfA – RVO-Krankenkassen – Arbeiter-Ersatzkassen – Angestellten-Ersatzkassen – Selbstzahler

William Harvey Klinik

Am Kaiserberg 6
61231 Bad Nauheim
Tel.: (0 60 32) 7 07-0
Fax: (0 60 32) 70 79 59

Reha-Kliniken für Herz-Kreislauf-Kranke

Klinik kann belegt werden von: BfA – LVA (wenn Kostenzusage für die William Harvey Klinik vorliegt) – RVO-Krankenkassen – Arbeiter-Ersatzkassen – Angestellten-Ersatzkassen – Private Krankenversicherungen – Öffentlicher Dienst/Beihilfe – Selbstzahler

Klinik Jülich

Jülich Straße 5
53474 Bad Neuenahr-Ahrweiler
Tel.: (0 26 41) 8 07-0

Klinik kann belegt werden von: BfA – LVA – RVO-Krankenkassen – Angestellten-Ersatzkassen – Private Krankenversicherungen – Öffentlicher Dienst/Beihilfe – Selbstzahler

Gollwitzer-Meier-Klinik
Medizinisches Rehabilitationszentrum für Herz- und Kreislaufkrankheiten

Herforder Str. 43
32545 Bad Oeynhausen
Tel.: (0 57 31) 2 49-0

Klinik kann belegt werden von: BfA – LVA Berlin, Oldenburg-Bremen, Hamburg, Rheinprovinz – Landesversorgungsamt Nordrhein-Westfalen – Bundesknappschaft – RVO-Krankenkassen – Arbeiter-Ersatzkassen – Angestellten-Ersatzkassen – Private Krankenversicherungen – Öffentlicher Dienst/Beihilfe – Selbstzahler

Klinik am Park
Bad Oeynhausen

Westkorso 14
32545 Bad Oeynhausen
Tel.: (0 57 31) 2 48-1

Klinik kann belegt werden von: BfA – LVA Hamburg und Schleswig-Holstein – RVO-Krankenkassen – Arbeiter-Ersatzkassen – Angestellten-Ersatzkassen – Private Krankenversicherungen – Bundesknappschaft – Arbeitsgemeinschaft für Krebsbekämpfung – Öffentlicher Dienst/Beihilfe – Selbstzahler

Klinik Porta Westfalica
AHB- und REHA-Klinik GmbH & Co.

Steinstr. 65
32547 Bad Oeynhausen
Tel.: (0 57 31) 1 85-0
Fax: (0 57 31) 18 57 00

Klinik kann belegt werden von: LVA Nordrhein-Westfalen, Baden, Rheinland–Pfalz, Oldenburg-Bremen – Arbeitsgemeinschaft für Krebsbekämpfung, Bochum – Arbeitsgemeinschaft der AOK – Verband der Angestelltenkassen

Siekertal-Klinik

Schützenstr. 9
32545 Bad Oeynhausen
Tel.: (0 57 31) 9 85-0
Fax: (0 57 31) 9 85-1 70

Klinik kann belegt werden von: LVA Rheinprovinz, Oldenburg-Bremen – RVO-Krankenkassen – Arbeiter-Ersatzkassen – Angestellten-Ersatzkassen – Bundesknappschaft – Berufsgenossenschaft – Betriebs-Krankenkassen – Private Krankenversicherung – Öffentlicher Dienst/Beihilfe – Selbstzahler

Sonnenhof-Klinik

Brahmstr. 8
32545 Bad Oeynhausen
Tel.: (0 57 31) 9 84-0

Klinik kann belegt werden von: LVA Schleswig-Holstein, Oldenburg-Bremen, Hamburg – RVO-Krankenkassen – Arbeiter-Ersatzkassen – Angestellten-Ersatzkassen – Private Krankenversicherungen – Öffentlicher Dienst/Beihilfe – Selbstzahler

Küppelsmühle, Reha-Klinik
Fachbereich Innere/Kardiologie

Am Orbtal 1
63619 Bad Orb
Tel.: (0 60 52) 82-1
Fax: (0 60 52) 8 22 55

Klinik kann belegt werden von: LVA Hessen und Westfalen – RVO-Krankenkassen – Arbeiter-Ersatzkassen – Angestellten-Ersatzkassen –

ANHANG

Bundesknappschaft – Private Krankenversicherungen – Öffentlicher Dienst/Beihilfe – Selbstzahler

Kursanatorium St. Elisabeth

Frankfurter Straße 2
63619 Bad Orb
Tel.: (0 60 52) 8 04 02

Klinik kann belegt werden von: RVO-Krankenkassen – Arbeiter-Ersatzkassen – Angestellten-Ersatzkassen – Private Krankenversicherungen – Öffentlicher Dienst/Beihilfe – Selbstzahler

Rehabilitationsklinik für Herzkreislauferkrankungen und Erkrankungen des Bewegungsapparates, AHB-Klinik

Würzburger Straße 7/11
63619 Bad Orb
Tel.: (0 60 52) 87-0
Fax: (0 60 52) 8 72 00

Klinik kann belegt werden von: LVA Hessen – RVO-Krankenkassen – Ersatzkassen – Landwirtschaftliche Kranken- und Alterskassen – Bundesknappschaft – Private Krankenversicherungen – Öffentlicher Dienst/Beihilfe – Selbstzahler

Sanatorium Quellenhof

Salinenstraße 6-12
63619 Bad Orb
Tel.: (0 60 52) 8 09-0

Klinik kann belegt werden von: BfA – LVA – RVO-Krankenkassen – Arbeiter-Ersatzkassen – Angestellten-Ersatzkassen – Bundesknappschaft – Private Krankenversicherungen – Öffentlicher Dienst/Beihilfe – Selbstzahler

Sanatorium Regena

Sauerbornstraße 16
63619 Bad Orb
Tel.: (0 60 52) 3 04-1
Fax: (0 60 52) 61 34

Klinik kann belegt werden von: RVO-Krankenkassen – Arbeiter-Ersatzkassen – Angestellten-Ersatzkassen – Private Krankenversicherungen – Öffentlicher Dienst/Beihilfe – Selbstzahler

Spessart-Klinik Bad Orb Rehabilitationsklinik- und Kurzentrum für Kinder, Jugendliche* und Erwachsene

Würzburger Straße 7-11
63619 Bad Orb
Tel.: (0 60 52) 87-0
Fax: (0 60 52) 8 72 00

(*mit angeschlossener staatlich genehmigter Privater Schule für Kranke, Comenius-Schule)

Klinik kann belegt werden von: LVA (alle) – RVO-Krankenkassen – Arbeiter-Ersatzkassen – Angestellten-Ersatzkassen – Landwirtschaftliche Kranken- und Alterskassen – Bundesknappschaften – Berufsgenossenschaften – Landeswohlfahrtsverbände – Landschaftsverbände – Jugendämter – Städte – Sozialämter – Private Krankenversicherungen – Öffentlicher Dienst/Beihilfe – Selbstzahler (Geschäftsbeziehungen zur BfA sind erwünscht und werden angestrebt.)

DAK Herz-Kreislauf-Kurzentrum Haus Weserland

Vogelreichsweg 49
31812 Bad Pyrmont
Tel.: (0 52 81) 6 18-0

Klinik kann belegt werden von: DAK-Versicherte

Fachklinik Friedrichshöhe

Forstweg 2
31812 Bad Pyrmont
Tel.: (0 52 81) 1 69-0

Klinik kann belegt werden von: BfA – LVA – RVO-Krankenkassen – Arbeiter-Ersatzkassen – Angestellten-Ersatzkassen – Private Krankenversicherungen – Öffentlicher Dienst/Beihilfe – Selbstzahler

Weser-Klinik der BfA

Schulstraße 2
31812 Bad Pyrmont
Tel.: (0 52 81) 12-0
Fax: (0 52 81) 1 25 70

Klinik kann belegt werden von: BfA – LVA – Arbeiter-Ersatzkassen – Angestellten-Ersatzkas-

Reha-Kliniken für Herz-Kreislauf-Kranke

sen – Private Krankenversicherungen – und auf Anfrage

Kurklinik Bad Rappenau Reha-Zentrum

Salinenstraße 14
74906 Bad Rappenau
Tel.: (0 72 64) 83-0
Fax: (0 72 64) 8 61 13

Klinik kann belegt werden von: LVA Baden und Württemberg – RVO-Krankenkassen – Arbeiter-Ersatzkassen – Angestellten-Ersatzkassen – Private Krankenversicherungen – Öffentlicher Dienst/Beihilfe – Selbstzahler

Kurklinik und Sanatorien Bad Rippoldsau GmbH & Co. KG

Fürstenbergstraße 38
77776 Bad Rippoldsau-Schapbach
Tel.: (0 74 40) 80-0
Fax: (0 74 40) 8 08 62

Klinik kann belegt werden von: BfA – LVA Hamburg, Unterfranken, Baden (bei Kostenzusage durch sonstige LVA ebenfalls) – RVO-Krankenkassen – Arbeiter-Ersatzkassen – Angestellten-Ersatzkassen – Private Krankenversicherungen – Öffentlicher Dienst/Beihilfe – Selbstzahler

Knappschafts-Sanatorium Weidtmanshof

Parkstraße 46
49214 Bad Rothenfelde
Tel.: (0 54 24) 6 47-0

Klinik kann belegt werden von: BfA – LVA – Bundesknappschaft – RVO-Krankenkassen – Arbeiter-Ersatzkassen – Angestellten-Ersatzkassen – Private Krankenversicherungen – Öffentlicher Dienst/Beihilfe – Selbstzahler

Schüchtermann-Klinik Klinik für Herz- und Gefäßkrankheiten

Ulmenallee 11
49214 Bad Rothenfelde
Tel.: (0 54 24) 6 41-1
Fax: (0 54 24) 64 15 98

Klinik kann belegt werden von: BfA – LVA (ohne LVA Hannover) – RVO-Krankenkassen – Arbeiter-Ersatzkassen – Angestellten-Ersatzkassen – Private Krankenversicherungen – Öffentlicher Dienst/Beihilfe – Selbstzahler

Teutoburger-Wald-Klinik Bad Rothenfelde

Teutoburger-Wald-Straße 33
49214 Bad Rothenfelde
Tel.: (0 54 24) 62-1

Klinik kann belegt werden von: LVA Hannover - RVO-Krankenkassen – Arbeiter-Ersatzkassen

Klinik für Kinder- und Jugendmedizin

Im Borntal 1-7
37441 Bad Sachsa
Tel.: (0 55 23) 3 03-0

Klinik kann belegt werden von: BfA – LVA – RVO-Krankenkassen – Arbeiter-Ersatzkassen – Angestellten-Ersatzkassen – Private Krankenversicherungen – Öffentlicher Dienst/Beihilfe – Selbstzahler

Hochrheinklinik

Bergseestraße 57
79713 Bad Säckingen
Tel.: (0 77 61) 5 58-0
Fax: (0 77 61) 55 83 52

Klinik kann belegt werden von: BfA – LVA Baden, Hannover, Niederbayern-Oberpfalz, Rheinland-Pfalz, Saarland, Schwaben, Württemberg – RVO-Krankenkassen – Arbeiter-Ersatzkassen – Angestellten-Ersatzkassen – Private Krankenversicherungen – Öffentlicher Dienst/Beihilfe – Selbstzahler

Klinik am Kurpark

Parkstr. 23-25
32105 Bad Salzuflen
Tel.: (0 52 22) 1 89-0
Fax: (0 52 22) 18 98 06

Klinik kann belegt werden von: LVA Westfalen, Hamburg, LVA Rheinprovinz in begründeten Einzelfällen – RVO-Krankenkassen – Arbeiter-Ersatzkassen – Angestellten-Ersatzkassen – Private Krankenversicherungen – Öffentlicher Dienst/Beihilfe – Selbstzahler

ANHANG

Klinik Lipperland der BfA Rehabilitationszentrum

Am Ostpark 1
32105 Bad Salzuflen
Tel.: (0 52 22) 62-0
Fax: (0 52 22) 62-0

Klinik kann belegt werden von: BfA – LVA – Arbeiter-Ersatzkassen – Angestellten-Ersatzkassen – Private Krankenversicherungen – und auf Anfrage

Klinikum für Rehabilitation Kliniken am Burggraben

Alte Vlothoer Str. 47-49
32105 Bad Salzuflen
Tel.: (0 52 22) 37-0
Fax: (0 52 22) 37 44 40

Klinik kann belegt werden von: BfA – LVA Hannover, Berlin, Oldenburg-Bremen, Schleswig-Holstein, Westfalen, Rheinprovinz, Rheinland-Pfalz, Freie und Hansestadt Hamburg – Bundesknappschaft – Sanitätsamt der Bundeswehr – Arbeitsgemeinschaft für Krebsbekämpfung – RVO-Krankenkassen – Arbeiter-Ersatzkassen – Angestellten-Ersatzkassen – Private Krankenversicherungen – Berufsgenossenschaften – Landesversorgungsämter – Landschaftsverbände – Beihilfestellen – Selbstzahler

Klinikum für Rehabilitation Klinik Flachsheide

Forsthausweg 1 c
32105 Bad Salzuflen
Tel.: (0 52 22) 3 98-0
Fax: (0 52 22) 37 44 40

Klinik kann belegt werden von: BfA – LVA Hannover, Berlin, Oldenburg-Bremen, Schleswig-Holstein, Westfalen, Rheinprovinz, Rheinland-Pfalz, Freie und Hansestadt Hamburg – Bundesknappschaft – Sanitätsamt der Bundeswehr – Arbeitsgemeinschaft für Krebsbekämpfung – RVO-Krankenkassen – Arbeiter-Ersatzkassen – Angestellten-Ersatzkassen – Private Krankenversicherungen – Berufsgenossenschaften – Landesversorgungsämter – Landschaftsverbände – Beihilfestellen – Selbstzahler

Salzetalklinik der LVA Westfalen

Alte Vlothoer Str. 1
32105 Bad Salzuflen
Tel.: (0 52 22) 1 86-0
Fax: (0 52 22) 18 62 50

Klinik kann belegt werden von: BfA – LVA Westfalen – RVO-Krankenkassen – Arbeiter-Ersatzkassen – Angestellten-Ersatzkassen – Private Krankenversicherungen – Öffentlicher Dienst/Beihilfe – Selbstzahler

Asklepios Burgseeklinik Bad Salzungen

Am See
36422 Bad Salzungen
Tel.: (0 36 95) 5 26-1
Fax: (0 36 95) 2 82 34

Klinik kann belegt werden von: BfA – LVA (alle Bundesländer) – RVO-Krankenkassen – Arbeiter-Ersatzkassen – Angestellten-Ersatzkassen – Private Krankenversicherungen – Öffentlicher Dienst/Beihilfe – Selbstzahler

Klinik am Park Bad Sassendorf

Berliner Straße 9
59505 Bad Sassendorf
Tel.: (0 29 21) 57 55/56

Klinik kann belegt werden von: BfA – LVA Rheinprovinz – RVO-Krankenkassen – Arbeiter-Ersatzkassen – Angestellten-Ersatzkassen – Private Krankenversicherungen – Öffentlicher Dienst/Beihilfe – Selbstzahler

Kurklinik Wiesengrund

Berliner Straße 100
59505 Bad Sassendorf
Tel.: (0 29 21) 5 02-1

Klinik kann belegt werden von: BfA – Angestellten-Ersatzkassen – Private Krankenversicherungen – Öffentlicher Dienst/Beihilfe – Selbstzahler (Keine Anschlußheilbehandlung für die BfA.)

Klinik der LVA Oldenburg-Bremen

65307 Bad Schwalbach
Tel.: (0 61 24) 58-0

Reha-Kliniken für Herz-Kreislauf-Kranke

Klinik kann belegt werden von: BfA – LVA – RVO-Krankenkassen – Arbeiter-Ersatzkassen – Angestellten-Ersatzkassen – Private Krankenversicherungen – Öffentlicher Dienst/Beihilfe – Selbstzahler

Kurklinik Paracelsus

Merianstraße 9-11
65307 Bad Schwalbach
Tel.: (0 61 24) 5 08-0
Fax: (0 61 24) 50 81 11

Klinik kann belegt werden von: BfA – LVA – RVO-Krankenkassen – Arbeiter-Ersatzkassen – Angestellten-Ersatzkassen – Private Krankenversicherungen – Öffentlicher Dienst/Beihilfe – Selbstzahler

Rheingau-Taunus-Klinik Pitzer KG

Genthstraße 7-9
65307 Bad Schwalbach
Tel.: (0 61 24) 5 09-0

Klinik kann belegt werden von: BfA – RVO-Krankenkassen – Arbeiter-Ersatzkassen – Angestellten-Ersatzkassen – Private Krankenversicherungen – Öffentlicher Dienst/Beihilfe – Selbstzahler

Rehabilitationszentrum Bad Segeberg

Kurhausstraße 81
23795 Bad Segeberg
Tel.: (0 45 51) 8 02-0
Fax: (0 45 51) 80 23 15

Klinik kann belegt werden von: BfA – LVA Schleswig-Holstein, Hamburg, Niedersachsen – RVO-Krankenkassen – Arbeiter-Ersatzkassen – Angestellten-Ersatzkassen – Private Krankenversicherungen – Öffentlicher Dienst/Beihilfe – Selbstzahler

Knappschaftsklinik

Knappschaftsweg 2
63628 Bad Soden-Salmünster
Tel.: (0 60 56) 77-0

Klinik kann belegt werden von: BfA – LVA – Bundesknappschaft-Rentenversicherung – Bundesknappschaft-Krankenversicherung – Private Krankenversicherungen – Öffentlicher Dienst/Beihilfe – Selbstzahler

Park-Sanatorium St. Georg

Frowin-von-Hutten-Straße 18
63628 Bad Soden-Salmünster
Tel.: (0 60 56) 7 32-0

Klinik kann belegt werden von: BfA – LVA Baden/Unterfranken – RVO-Krankenkassen – Arbeiter-Ersatzkassen – Angestellten-Ersatzkassen – Private Krankenversicherungen – Öffentlicher Dienst/Beihilfe – Selbstzahler – Seekasse

Rehabilitationsklinik Bellevue

Brüder-Grimm-Straße 20
63628 Bad Soden-Salmünster
Tel.: (0 60 56) 72-0
Fax: (0 60 56) 7 22 74

Klinik kann belegt werden von: BfA – LVA – RVO-Krankenkassen – Arbeiter-Ersatzkassen – Angestellten-Ersatzkassen – Private Krankenversicherungen – Öffentlicher Dienst/Beihilfe – Selbstzahler

Werra-Reha-Klinik der BfA

Berliner Straße 3
37242 Bad Sooden-Allendorf
Tel.: (0 56 52) 51-0

Klinik kann belegt werden von: BfA (über 90 Prozent BfA-Versicherte) – RVO-Krankenkassen – Arbeiter-Ersatzkassen – Angestellten-Ersatzkassen – Private Krankenversicherungen – Öffentlicher Dienst/Beihilfe – Selbstzahler

Klinik Frankenwarte

Oberstebener Straße 20
95138 Bad Steben
Tel.: (0 92 88) 70-0

Klinik kann belegt werden von: LVA Bayern – RVO-Krankenkassen – Arbeiter-Ersatzkassen – Angestellten-Ersatzkassen – Private Krankenversicherungen – Öffentlicher Dienst/Beihilfe – Selbstzahler

ANHANG

Rehabilitations-Klinik Franken der BfA

Berliner Straße 18
95138 Bad Steben
Tel.: (0 92 88) 80-1
Fax: (0 92 88) 8 03 80

Klinik kann belegt werden von: BfA – LVA – Arbeiter-Ersatzkassen – Angestellten-Ersatzkassen – Private Krankenversicherungen – und auf Anfrage

Paracelsus Harz-Klinik Bad Suderode

06507 Bad Suderode
Tel.: (03 94 85) 3 44
Fax: (03 94 85) 3 46

Klinik kann belegt werden von: BfA – LVA (alle Bundesländer) – RVO-Krankenkassen – Arbeiter-Ersatzkassen – Angestellten-Ersatzkassen – Private Krankenversicherungen – Öffentlicher Dienst/Beihilfe – Selbstzahler

Buchberg-Klinik

Wengleinstraße 20
83646 Bad Tölz
Tel.: (0 80 41) 8 03-0

Klinik kann belegt werden von: BfA – LVA Bayern, Baden, Rheinland-Pfalz, Hannover – RVO-Krankenkassen – Arbeiter-Ersatzkassen – Angestellten-Ersatzkassen – Private Krankenversicherungen – Öffentlicher Dienst/Beihilfe – Selbstzahler

Kurklinik Kaiserhof

Herderstraße 6
83646 Bad Tölz
Tel.: (0 80 41) 5 01-0

Klinik kann belegt werden von: LVA Bayern, Baden, Rheinland-Pfalz, Hannover – RVO-Krankenkassen – Arbeiter-Ersatzkassen – Angestellten-Ersatzkassen – Private Krankenversicherungen – Öffentlicher Dienst/Beihilfe – Selbstzahler

Kursanatorium Heßlinger

Ludwigstraße 20
83646 Bad Tölz
Tel.: (0 80 41) 60 53

Klinik kann belegt werden von: LVA – RVO-Krankenkassen – Arbeiter-Ersatzkassen – Angestellten-Ersatzkassen – Private Krankenversicherungen – Selbstzahler

Oberland-Klinik

Herderstraße 1
83646 Bad Tölz
Tel.: (0 80 41) 8 02-0

Klinik kann belegt werden von: LVA Bayern, Baden, Rheinland-Pfalz, Hannover – RVO-Krankenkassen – Arbeiter-Ersatzkassen – Angestellten-Ersatzkassen – Private Krankenversicherungen – Öffentlicher Dienst/Beihilfe – Selbstzahler

Rehaklinik Wiessee
Fachklinik für Rehabilitation GmbH & Co.

Münchner Straße 52
83707 Bad Wiessee
Tel.: (0 80 22) 8 48-0
Fax: (0 80 22) 84 81 04

Klinik kann belegt werden von: LVA Oberbayern, Ober- und Mittelfranken, Hessen – RVO-Krankenkassen – Arbeiter-Ersatzkassen – Angestellten-Ersatzkassen – Bundesknappschaft – Private Krankenversicherungen – Öffentlicher Dienst/Beihilfe – Selbstzahler

Fachklinik Der Fürstenhof

Brunnenallee 39
34537 Bad Wildungen
Tel.: (0 56 21) 7 04 03
Fax: (0 56 21) 70 41 07

Klinik kann belegt werden von: BfA – RVO-Krankenkassen – Arbeiter-Ersatzkassen – Angestellten-Ersatzkassen – Private Krankenversicherungen – Öffentlicher Dienst/Beihilfe – Selbstzahler

Klinik am Homberg

Herzog-Georg-Weg 2
34537 Bad Wildungen
Tel.: (0 56 21) 7 93-1
Fax: (0 56 21) 79 32 62

Klinik kann belegt werden von: BfA – RVO-Krankenkassen – Angestellten-Ersatzkassen –

Reha-Kliniken für Herz-Kreislauf-Kranke

Private Krankenversicherungen – Öffentlicher Dienst/Beihilfe – Selbstzahler

Klinikzentrum Mühlengrund
Dr. med. H. Kienle Fachklinik Alte Mühle und Fachklinik im Junkerngrund

Mühlenstraße 14,
34537 Bad Wildungen
Tel.: (0 56 21) 82-0 und 87-0
Fax: (0 56 21) 8 76 07

Klinik kann belegt werden von: LVA Westfalen (federführend), Hannover, Oberbayern, Baden, Schleswig-Holstein, Oldenburg-Bremen, Saarland – Bundesknappschaft, Arbeitsgemeinschaft für Krebsbekämpfung – RVO-Krankenkassen – Arbeiter-Ersatzkassen – Angestellten-Ersatzkassen – Private Krankenversicherungen – Öffentlicher Dienst/Beihilfe – Selbstzahler

Sanatorium Dr. Wolf

Dr.-Born-Straße
34537 Bad Wildungen
Tel.: (0 56 21) 20 02

Klinik kann belegt werden von: RVO-Krankenkassen – Arbeiter-Ersatzkassen – Angestellten-Ersatzkassen – Private Krankenversicherungen – Öffentlicher Dienst/Beihilfe – Selbstzahler
(Es besteht ein Versorgungsvertrag nach § 111 SGB V Abs. 2 – nur kurfähige Patienten.)

Waldsanatorium und Fachklinik für Onkologie und Lymphologie

Quellenstraße 8-12
34537 Bad Wildungen
Tel.: (0 56 21) 7 05-0
Fax: (0 56 21) 70 51 01

Klinik kann belegt werden von: LVA Schleswig-Holstein, Niedersachsen, Hamburg, Oberbayern – RVO-Krankenkassen – Arbeiter-Ersatzkassen – Angestellten-Ersatzkassen – Private Krankenversicherungen – Öffentlicher Dienst/Beihilfe – Selbstzahler

Kurklinik Osterberg

Osterbergstraße 16
74206 Bad Wimpfen
Tel.: (0 70 63) 52-0
Fax: (0 70 63) 66 30

Klinik kann belegt werden von: LVA Baden, Württemberg – RVO-Krankenkassen – Arbeiter-Ersatzkassen – Angestellten-Ersatzkassen – Private Krankenversicherungen – Öffentlicher Dienst/Beihilfe – Selbstzahler

Herz-Kreislauf-Klinik der LVA Schwaben

Am Tannebaum 2
86825 Bad Wörishofen
Tel.: (0 82 47) 3 57-0
Fax: (0 82 47) 35 71 48

Klinik kann belegt werden von: LVA Bayern – RVO-Krankenkassen* – Arbeiter-Ersatzkassen* – Private Krankenversicherungen – Öffentlicher Dienst/Beihilfe – Selbstzahler
* (im Rahmen von Anschlußheilbehandlungen)

Klinisches Sanatorium Am Eichwald

Hahnenfeldstraße 15
86825 Bad Wörishofen
Tel.: (0 82 47) 3 02-0

Klinik kann belegt werden von: RVO-Krankenkassen – Arbeiter-Ersatzkassen – Angestellten-Ersatzkassen – Private Krankenversicherung – Öffentlicher Dienst/Beihilfe – Selbstzahler

Klinik Dr. Franz Dengler Nachf. GmbH & Co. KG

Kapuzinerstr. 1
76530 Baden-Baden
Tel.: (0 72 21) 3 51-0
Fax: (0 72 21) 35 18 26

Klinik kann belegt werden von: BfA – Landesversorgungsämter – Berufsgenossenschaften – RVO-Krankenkassen – Arbeiter-Ersatzkassen – Angestellten-Ersatzkassen – Private Krankenversicherungen – Öffentlicher Dienst/Beihilfe – Selbstzahler

ANHANG

Sanatorium Birkenhöhe

Herchenbachstr. 12
76530 Baden-Baden
Tel.: (0 72 21) 24 91-0

Klinik kann belegt werden von: Landesversorgungsamt Baden-Württemberg – RVO-Krankenkassen – Arbeiter-Ersatzkassen – Angestellten-Ersatzkassen – Private Krankenversicherungen – Öffentlicher Dienst/Beihilfe – Selbstzahler

Schwarzwaldklinik in Villa Stephanie GmbH

Lichtentaler Allee 1
76530 Baden-Baden
Tel.: (0 72 21) 21 14-0
Fax: (0 72 21) 2 11 42 19

Klinik kann belegt werden von: Private Krankenversicherungen – Öffentlicher Dienst/Beihilfe - Selbstzahler

Kursanatorium Rheingold GmbH

Markgrafenstraße 3
79410 Badenweiler
Tel.: (0 76 32) 5 02-1

Klinik kann belegt werden von: RVO-Krankenkassen – Arbeiter-Ersatzkassen – Angestellten-Ersatzkassen – Private Krankenversicherungen – Öffentlicher Dienst/Beihilfe – Selbstzahler

Schwarzwald Sanatorium Obertal GmbH & Co. KG

Rechtmurgstraße 27
72270 Baiersbronn
Tel.: (0 74 49) 84 53-1
Fax: (0 74 49) 84 53-1

Klinik kann belegt werden von: BfA – LVA Baden-Württemberg – RVO-Krankenkassen – Arbeiter-Ersatzkassen – Angestellten-Ersatzkassen – Private Krankenversicherungen – Öffentlicher Dienst/Beihilfe – Selbstzahler

Klinik Hochstaufen der BfA

Herkommer Straße 2
83457 Bayerisch Gmain
Tel.: (0 86 51) 71-1
Fax: (0 86 51) 7 12 86

Klinik kann belegt werden von: BfA – LVA – Arbeiter-Ersatzkassen – Angestellten-Ersatzkassen – Private Krankenversicherungen – und auf Anfrage

Klinik an der Stanggaß

Sonnleitstraße 33
83471 Berchtesgaden
Tel.: (0 86 52) 6 09-0
Fax: (0 86 52) 60 96 13

Klinik kann belegt werden von: BfA – LVA Bayern – RVO-Krankenkassen – Arbeiter-Ersatzkassen – Angestellten-Ersatzkassen – Private Krankenversicherungen – Öffentlicher Dienst/Beihilfe – Selbstzahler

Rehabilitations-Klinik Wannsee der BfA

Kaiserstr. 1-3
14109 Berlin
Tel.: (0 30) 8 10 01-0
Fax: (0 30) 8 05 35 96

Klinik kann belegt werden von: BfA – LVA – RVO-Krankenkassen – Arbeiter-Ersatzkassen – Angestellten-Ersatzkassen – Private Krankenversicherungen – Öffentlicher Dienst/Beihilfe – Selbstzahler (Die Klinik kann von sämtlichen Versicherungsträgern belegt werden; einzige Voraussetzung: Anschlußbehandlung nach Herzkrankheiten – Nur AHB-Verfahren.)

Brandenburg Klinik Kardiologische Abteilung

Waldsiedlung Wandlitz
Brandenburgallee 1
16321 Bernau
Tel.: (03 33 97) 3-0
Fax: (03 33 97) 3 33 33

Klinik kann belegt werden von: BfA – LVA Berlin, neue Bundesländer – RVO-Krankenkassen -

Reha-Kliniken für Herz-Kreislauf-Kranke

Arbeiter-Ersatzkassen – Angestellten-Ersatzkassen – Private Krankenversicherungen – Öffentlicher Dienst/Beihilfe – Selbstzahler

Klinik Kues – Reha-Zentrum Bernkastel-Kues

Kueser Plateau
54470 Bernkastel-Kues
Tel.: (0 65 31) 51-0
Fax: (0 65 31) 5 31 70

Klinik kann belegt werden von: BfA – LVA Rheinland-Pfalz, Saarland – RVO-Krankenkassen – Bundesknappschaft – Arbeiter-Ersatzkassen – Angestellten-Ersatzkassen – Private Krankenversicherungen – Öffentlicher Dienst/Beihilfe – Selbstzahler

Klinik Höhenried
für Herz- und Kreislaufkrankheiten

82347 Bernried
Tel.: (0 81 58) 24-1
Fax: (0 81 58) 2 44 60

Klinik kann belegt werden von: LVA Bayern – RVO-Krankenkassen – Arbeiter-Ersatzkassen – Angestellten-Ersatzkassen – Private Krankenversicherungen – Öffentlicher Dienst/Beihilfe – Selbstzahler

Höhenklinik

Fröbershammer 18
95493 Bischofsgrün
Tel.: (0 92 76) 88-0

Klinik kann belegt werden von: BfA – LVA Ober- und Mittelfranken, Niederbayern, Oberpfalz, Unterfranken, Oberbayern, Schwaben – RVO-Krankenkassen – Arbeiter-Ersatzkassen – Angestellten-Ersatzkassen – Private Krankenversicherungen – Öffentlicher Dienst/Beihilfe – Selbstzahler

Bliestal-Klinik für innere Erkrankungen

Zur Kurklinik
66440 Blieskastel
Tel.: (0 68 42) 54 22 12

Klinik kann belegt werden von: BfA – LVA Saarland u. a. – RVO-Krankenkassen – Arbeiter-

Ersatzkassen – Angestellten-Ersatzkassen – Private Krankenversicherungen – Öffentlicher Dienst/Beihilfe – Selbstzahler

Ernst-Ludwig-Klinik

64747 Breuberg
Tel.: (0 61 63) 74-0
Fax: (0 61 63) 7 46 40

Klinik kann belegt werden von: LVA Hessen – RVO-Krankenkassen – Arbeiter-Ersatzkassen – Angestellten-Ersatzkassen – Private Krankenversicherungen – Öffentlicher Dienst/Beihilfe – Selbstzahler

Kurklinik am Hochwald
für Kinder und Jugendliche
LVA Rheinland-Pfalz

Lindenstraße 46-48
55758 Bruchweiler
Tel.: (0 67 86) 70 28

Klinik kann belegt werden von: BfA – LVA Rheinland-Pfalz – RVO-Krankenkassen – Arbeiter-Ersatzkassen – Angestellten-Ersatzkassen – Bundesknappschaft – Seekasse – Private Krankenversicherungen – Öffentlicher Dienst/Beihilfe – Selbstzahler

Max Grundig Klinik Bühlerhöhe

Schwarzwaldhochstraße 1
77815 Bühl
Tel.: (0 72 26) 55 20-0
Fax: (0 72 26) 5 58 88

Klinik kann belegt werden von: Private Krankenversicherungen – Öffentlicher Dienst/Beihilfe - Selbstzahler

Bayerwald-Klinik, Klinik für kardiologische, gastroenterologische und onkologische Rehabilitation, AHB-Klinik

Klinikstraße 22
93413 Cham
Tel.: (0 99 71) 4 82-0
Fax: (0 99 71) 48 26 29

Klinik kann belegt werden von: alle Kostenträger – BfA – LVA – RVO-Krankenkassen – Ar-

ANHANG

beiter-Ersatzkassen – Angestellten-Ersatzkassen – Private Krankenversicherungen – Öffentlicher Dienst/Beihilfe – Selbstzahler

Reha-Klinik Damp

24351 Damp
Tel.: (043 52) 80 83 03
Fax: (043 52) 80 89 21

Klinik kann belegt werden von: BfA – LVA Schleswig-Holstein, Niedersachsen, Oldenburg-Bremen, Hamburg, Berlin, Hannover – RVO-Krankenkassen – Arbeiter-Ersatzkassen - Angestellten-Ersatzkassen – Berufsgenossenschaften – Bundesknappschaft – Seekasse – Landesversorgungsverwaltungen – sonstige Krankenversicherungen – Private Krankenversicherungen – Öffentlicher Dienst/Beihilfe – Selbstzahler

Krankenhaus Eisenhüttenstadt
Innere Abteilung

Friedrich-Engels-Str. 39
15890 Eisenhüttenstadt
Tel.: (0 33 64) 5 45

Klinik kann belegt werden von: Zuordnung ist noch nicht erfolgt.

Aggertalklinik

51766 Engelskirchen
Tel.: (0 22 63) 8 22 17
Fax: (0 22 63) 8 22 07

Klinik kann belegt werden von: BfA – LVA – RVO-Krankenkassen – Arbeiter-Ersatzkassen – Angestellten-Ersatzkassen – Private Krankenversicherungen – Öffentlicher Dienst/Beihilfe – Selbstzahler

Klinik Königsfeld der LVA Westfalen

Holthauser Talstraße 2
58256 Ennepetal
Tel.: (0 23 33) 98 88-0
Fax: (0 23 33) 8 86 03

Klinik kann belegt werden von: LVA Westfalen – BfA – RVO-Krankenkassen – Arbeiter-Ersatzkassen – Angestellten-Ersatzkassen – Private Krankenversicherungen – Öffentlicher Dienst/Beihilfe – Selbstzahler

Sanatorium Solequelle

Mühlenweg 13
59597 Erwitte-Bad Westernkotten
Tel.: (0 29 43) 8 94-0

Klinik kann belegt werden von: BfA – RVO-Krankenkassen – Arbeiter-Ersatzkassen – Angestellten-Ersatzkassen – Private Krankenversicherungen – Öffentlicher Dienst/Beihilfe – Selbstzahler

Fachklinik Rhein/Ruhr

Auf der Rötsch 2
45219 Essen
Tel.: (0 20 54) 88-0
Fax: (0 20 54) 26 24

Klinik kann belegt werden von: BfA – LVA – RVO-Krankenkassen – Arbeiter-Ersatzkassen – Angestellten-Ersatzkassen – Private Krankenversicherungen – Öffentlicher Dienst/Beihilfe – Selbstzahler

Klinik Fallingbostel von Graevemeyer GmbH & Co. KG Fachklinik zur Rehabilitation von Herz-u. Kreislauferkrankungen (AHB)

Kolkweg
29683 Fallingbostel
Tel.: (0 51 62) 44-0

Klinik kann belegt werden von: BfA – LVA – RVO-Krankenkassen – Arbeiter-Ersatzkassen- Angestellten-Ersatzkassen – Private Krankenversicherungen – Öffentlicher Dienst/Beihilfe – Selbstzahler

Median Klinik Flechtingen

Parkstr.
39345 Flechtingen
Tel.: (03 90 54) 9 96
Fax: (03 90 54) 9 24 96

Klinik kann belegt werden von: BfA – LVA (alle) – RVO-Krankenkassen – Arbeiter-Ersatzkassen – Angestellten-Ersatzkassen – Private Krankenversicherungen – Öffentlicher Dienst/Beihilfe – Selbstzahler

Reha-Kliniken für Herz-Kreislauf-Kranke

Kneipp-Sanatorium St. Urban

Sebastian-Kneipp-Str. 13
79104 Freiburg
Tel.: (07 61) 21 07-0
Fax: (07 61) 2 10 76 12

Klinik kann belegt werden von: RVO-Krankenkassen – Arbeiter-Ersatzkassen – Angestellten-Ersatzkassen – Private Krankenversicherungen – Öffentlicher Dienst/Beihilfe – Selbstzahler

Kurklinik Sanatorium Hohenfreudenstadt

Tripsenweg 17
72250 Freudenstadt
Tel.: (0 74 41) 5 34-0
Fax: (0 74 41) 8 27 76

Klinik kann belegt werden von: RVO-Krankenkassen – Angestellten-Ersatzkassen – Private Krankenversicherungen (sofern entsprechende Zusatzversicherung abgeschlossen ist) – Öffentlicher Dienst/Behilfe – Selbstzahler

Kinderfachklinik Gaißach der LVA Oberbayern

83674 Gaißach (bei Bad Tölz)
Tel.: (0 80 41) 6 07-1

Klinik kann belegt werden von: BfA – LVA – RVO-Krankenkassen – Arbeiter-Ersatzkassen – Angestellten-Ersatzkassen – Private Krankenversicherungen – Öffentlicher Dienst/Beihilfe – Selbstzahler

Klinik für Rehabilitation Glotterbad der LVA Württemberg

79286 Glottertal
Tel.: (076 84) 8 09-0
Fax: (0 76 84) 1 99

Klinik kann belegt werden von: LVA Württemberg – RVO-Krankenkassen – Arbeiter-Ersatzkassen – Angestellten-Ersatzkassen – Private Krankenversicherungen – Öffentlicher Dienst/Beihilfe – Selbstzahler

AKG Reha-Zentrum Kardiologische Fachklinik

Rostocker Str. 16
18181 Graal-Müritz
Tel.: (03 82 06) 3 81/-82/-83
Fax: (03 82 06) 7 92 71

Klinik kann belegt werden von: BfA – LVA Mecklenburg-Vorpommern – RVO-Krankenkassen – Arbeiter-Ersatzkassen – Angestellten-Ersatzkassen – Private Krankenversicherungen – Öffentlicher Dienst/Beihilfe – Selbstzahler

Stahlbad Imnau Sanatorium und Homöopathische Kurklinik

72401 Haigerloch
Tel.: (0 74 74) 6 99-0

Klinik kann belegt werden von: RVO-Krankenkassen – Arbeiter-Ersatzkassen – Angestellten-Ersatzkassen – Private Krankenversicherungen – Öffentlicher Dienst/Beihilfe – Selbstzahler

Rehabilitationsklinik Königstuhl der LVA Baden, Schwerpunkt für Herz-und Kreislauferkrankungen

Kohlhof 8
69117 Heidelberg
Tel.: (0 62 21) 9 07-1

Klinik kann belegt werden von: LVA Baden u. a. – RVO-Krankenkassen – Arbeiter-Ersatzkassen – Öffentlicher Dienst/Beihilfe – Selbstzahler

Fachkliniken Sonnenhof

Kirchstraße 2
79862 Höchenschwand
Tel.: (0 76 72) 489-0
Fax: (0 76 72) 48 94 04

Klinik kann belegt werden von: LVA – RVO-Krankenkassen – Arbeiter-Ersatzkassen – Angestellten-Ersatzkassen – Private Krankenversicherungen – Öffentlicher Dienst/Beihilfe – Selbstzahler

ANHANG

Klinik Silvaticum
Wilfried Kirchner GmbH & Co. KG

Wällenweg 42
32805 Horn-Bad Meinberg
Tel.: (0 52 34) 9 02-0

Klinik kann belegt werden von: LVA (Rheinprovinz federführend) – RVO-Krankenkassen – Arbeiter-Ersatzkassen – Angestellten-Ersatzkassen – Private Krankenversicherungen – Öffentlicher Dienst/Beihilfe – Selbstzahler

Weserbergland-Klinik
Fachkrankenhaus für Physikalische Medizin

Postfach 10 06 29
37656 Höxter
Tel.: (0 52 71) 64-0
Fax: (0 52 71) 64 44 44

Klinik kann belegt werden von: BfA – LVA – RVO-Krankenkassen – Arbeiter-Ersatzkassen – Angestellten-Ersatzkassen – Private Krankenversicherungen – Öffentlicher Dienst/Beihilfe – Selbstzahler

Neanderklinik Harzwald GmbH

Neanderplatz 4
99768 Ilfeld
Tel.: (03 63 31) 62 55
Fax: (03 63 31) 64 35

Klinik kann belegt werden von: BfA – LVA Thüringen, Sachsen-Anhalt – RVO-Krankenkassen – Arbeiter-Ersatzkassen – Angestellten-Ersatzkassen – Private Krankenversicherungen – Öffentlicher Dienst/Beihilfe – Selbstzahler (Anschlußheilbehandlungen und Sofortrehabilitation Herzkreislauferkrankungen, Vorsorgekuren und allgemeine Reha-Maßnahmen gemäß Versorgungsvertrag nach § 111 SGB V mit den Krankenkassenverbänden.)

Klinik für Rehabilitation Überruh der LVA Württemberg

88316 Isny
Tel.: (0 75 63) 75-1

Klinik kann belegt werden von: BfA – LVA – RVO-Krankenkassen – Arbeiter-Ersatzkassen – Angestellten-Ersatzkassen – Selbstzahler

Klinik Schwabenland KG
Fachklinik für Innere Medizin

Waldburgallee
88316 Isny-Neutrauchburg
Tel.: (0 75 62) 71-0
Fax: (0 75 62) 85 37

Klinik kann belegt werden von: BfA – RVO-Krankenkassen – Arbeiter-Ersatzkassen – Angestellten-Ersatzkassen – Private Krankenversicherungen – Öffentlicher Dienst/Beihilfe – Selbstzahler

Albert Schweitzer Klinik

Parkstraße 10
78126 Königsfeld
Tel.: (0 77 25) 81-1
Fax: (0 77 25) 21 74

Klinik kann belegt werden von: BfA – LVA – Alle Rentenversicherungsträger-Krankenkassen bundesweit – RVO-Krankenkassen – Arbeiter-Ersatzkassen – Angestellten-Ersatzkassen – Private Krankenversicherungen – Öffentlicher Dienst/Beihilfe – Selbstzahler

Klinik für Herz- und Gefäßkrankheiten der Krankenversorgung der Bundesbahnbeamten

Sodener Straße 43
61462 Königstein
Tel.: (0 61 74) 2 04-0

Klinik kann belegt werden von: BfA – LVA – RVO-Krankenkassen – Arbeiter-Ersatzkassen – Angestellten-Ersatzkassen – Private Krankenversicherungen – Öffentlicher Dienst/Beihilfe – Selbstzahler (Alle Patienten werden aufgenommen, mit BfA und LVA z. Z. keine Verträge.)

Klinik Roderbirken der LVA Rheinprovinz

42799 Leichlingen
Tel.: (0 21 75) 9 91-1
Fax: (0 21 75) 99 14 00

Klinik kann belegt werden von: LVA – RVO-Krankenkassen – Arbeiter-Ersatzkassen – Angestellten-Ersatzkassen – Private Krankenversicherungen – Öffentlicher Dienst/Beihilfe – Selbstzahler

Reha-Kliniken für Herz-Kreislauf-Kranke

Fachklinik für Innere Krankheiten

Ried 1
88161 Lindenberg
Tel.: (0 83 81) 8 04-0

Klinik kann belegt werden von: LVA Bayern – RVO-Krankenkassen – Arbeiter-Ersatzkassen – Angestellten-Ersatzkassen – Private Krankenversicherungen – Öffentlicher Dienst/Beihilfe – Selbstzahler

Herz- und Rheumazentrum Bad Waldliesborn

Quellenstr. 54
59556 Lippstadt-Bad Waldliesborn
Tel.: (0 29 41) 8 00-0

Klinik kann belegt werden von: BfA – LVA Westfalen – RVO-Krankenkassen – Arbeiter-Ersatzkassen – Angestellten-Ersatzkassen – Private Krankenversicherungen – Öffentlicher Dienst/Beihilfe – Selbstzahler

Kurklinik Panorama

Eichenweg 3-5
59556 Lippstadt-Bad Waldliesborn
Tel.: (0 29 41) 8 81-0

Klinik kann belegt werden von: BfA – LVA – RVO-Krankenkassen – Arbeiter-Ersatzkassen – Angestellten-Ersatzkassen – Private Krankenversicherungen – Öffentlicher Dienst/Beihilfe – Selbstzahler

Berolina Klinik GmbH & Co. KG

Bültestraße 25
32584 Löhne
Tel.: (0 57 31) 8 42-0
Fax: (0 57 31) 84 27 99

Klinik kann belegt werden von: BfA – LVA Niedersachsen – RVO-Krankenkassen – Arbeiter-Ersatzkassen – Angestellten-Ersatzkassen – Private Krankenversicherungen – Öffentlicher Dienst/Beihilfe – Selbstzahler

Werretal Klinik GmbH & Co. KG

Bültestraße 21
32584 Löhne
Tel.: (0 57 31) 8 69-0
Fax: (0 57 31) 8 22 80

Klinik kann belegt werden von: BfA – LVA Westfalen, Hannover – RVO-Krankenkassen – Arbeiter-Ersatzkassen – Angestellten-Ersatzkassen – Private Krankenversicherungen – Beihilfe – Selbstzahler

Mühlenberg-Klinik
Schwerpunktklinik der
LVA Schleswig-Holstein

Frahmsallee 1-7
23714 Malente
Tel.: (0 45 23) 4 01-0
Fax: (0 45 23) 40 12 09

Klinik kann belegt werden von: BfA – LVA Berlin, Hamburg, Hannover, Oldenburg-Bremen, Westfalen – RVO-Krankenkassen – Arbeiter-Ersatzkassen – Angestellten-Ersatzkassen – Bundesbahnversicherungsanstalt – Seekasse – Bundesknappschaft – Private Krankenversicherungen – Öffentlicher Dienst/Beihilfe – Selbstzahler

Klinik Sonnenblick

Amöneburger Str. 1-6
35043 Marburg
Tel.: (0 64 21) 2 95-0
Fax: (0 64 21) 29 53 00

Klinik kann belegt werden von: LVA – Krankenkassen – Selbstzahler

Chiemgau-Klinik
der Bundesbahn-Versicherungsanstalt

Geisenhausen 1
83250 Marquartstein
Tel.: (0 86 41) 88 72

Klinik kann belegt werden von: alle Versicherungsträger

Klinik Hellbachtal der BfA

Sebastian-Kneipp-Straße 2
23879 Mölln
Tel.: (0 45 24) 8 04-1
Fax: (0 45 42) 80 44 99

Klinik kann belegt werden von: BfA – LVA – Arbeiter-Ersatzkassen – Angestellten-Ersatzkassen – Private Krankenversicherungen – und auf Anfrage

ANHANG

Wiedemann Kursanatorium
Privatklinik für Innere Medizin und Naturheilverfahren

Simetsbergweg 11
82541 Münsing/Ambach (Starnberger See)
Tel.: (0 81 77) 82-0
Fax: (0 81 77) 8 23 51

Klinik kann belegt werden von: Private Krankenversicherungen – Öffentlicher Dienst/Beihilfe – Selbstzahler

Lahntalklinik

Emser Straße 37
56377 Nassau
Tel.: (0 26 04) 7 03-0
Fax: (0 26 04) 70 31 24

Klinik kann belegt werden von: BfA – LVA Rheinprovinz – RVO-Krankenkassen – Arbeiter-Ersatzkassen – Angestellten-Ersatzkassen – Private Krankenversicherungen – Öffentlicher Dienst/Beihilfe – Selbstzahler
(Als Drittzahler können alle Kassen die Klinik belegen. Verträge bestehen nicht.)

Eifelhöhen-Klinik Marmagen

Dr.-Konrad-Adenauer-Straße 1
53947 Nettersheim
Tel.: (0 24 86) 71-0
Fax: (0 24 86) 7 15 55

Klinik kann belegt werden von: BfA – LVA Rheinprovinz (nur in Einzelfällen) – RVO-Krankenkassen – Arbeiter-Ersatzkassen – Angestellten-Ersatzkassen- Private Krankenversicherungen – Berufsgenossenschaften – Öffentlicher Dienst/Beihilfe – Selbstzahler

Medizinische Rehabilitationsklinik

Am Brunnenforum 5
93333 Neustadt/Donau-Bad Gögging
Tel.: (0 94 45) 2 01-0
Fax: (0 94 45) 20 15 06

Klinik kann belegt werden von: LVA Niederbayern/Oberpfalz, Oberbayern, Schwaben, Ober- und Mittelfranken, Schleswig-Holstein, Württemberg, Unterfranken – RVO-Krankenkassen – Arbeiter-Ersatzkassen – Angestellten-Ersatzkassen – Private Krankenversicherungen – Öffentlicher Dienst/Beihilfe – Selbstzahler

Klinik Römerwall der BfA

Im Park 2
63667 Nidda
Tel.: (0 60 43) 8 02-0
Fax: (0 60 43) 80 24 30

Klinik kann belegt werden von: BfA – LVA – Arbeiter-Ersatzkassen – Angestellten-Ersatzkassen – Private Krankenversicherungen – und auf Anfrage

Kinderkrankenhaus Seehospiz Kaiserin Friedrich

Benekestraße 27
26548 Nordseeheilbad Norderney
Tel.: (0 49 32) 8 99-1

Klinik kann belegt werden von: BfA – LVA – RVO-Krankenkassen – Arbeiter-Ersatzkassen – Angestellten-Ersatzkassen – Private Krankenversicherungen – Öffentlicher Dienst/Beihilfe – Selbstzahler

Stillachhaus Privatklinik GmbH

Alte Walserstraße 15
87561 Oberstdorf
Tel.: (0 83 22) 6 02-0
Fax: (0 83 22) 60 22 80

Klinik kann belegt werden von: RVO-Krankenkassen – Arbeiter-Ersatzkassen – Angestellten-Ersatzkassen – Private Krankenversicherungen – Öffentlicher Dienst/Beihilfe – Selbstzahler

Ohlstadtklinik
Reha-Klinik der LVA Unterfranken

Boschetstraße 5
82441 Ohlstadt
Tel.: (0 88 41) 73 14

Klinik kann belegt werden von: LVA Unterfranken, Rheinland-Pfalz – RVO-Krankenkassen – Arbeiter-Ersatzkassen – Angestellten-Ersatzkassen – Private Krankenversicherungen – Öffentlicher Dienst/Beihilfe – Selbstzahler

Reha-Kliniken für Herz-Kreislauf-Kranke

Klinik St. Irmingard – Rehabilitationsabteilung

Osternacher Straße 103
83209 Prien/Chiemsee
Tel.: (0 80 51) 6 07-0

Klinik kann belegt werden von: BfA – Bundesbahn – Bundespost

Kurklinik Kronprinz Markt Prien KG

Alte Rathausstraße 9
83209 Prien
Tel.: (0 80 51) 6 08-0

Klinik kann belegt werden von: BfA – LVA Bayern – RVO-Krankenkassen – Arbeiter-Ersatzkassen – Angestellten-Ersatzkassen – Private Krankenversicherungen – Öffentlicher Dienst/Beihilfe – Selbstzahler

Herz-Kreislauf-Klinik Mettnau

Strandbadstraße 80
78315 Radolfzell
Tel.: (0 77 32) 1 51-0

Klinik kann belegt werden von: BfA – RVO-Krankenkassen – Arbeiter-Ersatzkassen – Angestellten-Ersatzkassen – Private Krankenversicherungen – Öffentlicher Dienst/Beihilfe – Selbstzahler

Kurklinik Hohenelse LVA Brandenburg

16831 Rheinsberg-Mark
Tel.: (03 39 31) 22 16
Fax: (03 39 31) 22 17

Klinik kann belegt werden von: BfA – LVA – alle Krankenkassen

Herz- und Kreislaufzentrum Pergola Klinik-GmbH & Co. Betriebs-KG

Panoramastraße
36199 Rotenburg/Fulda
Tel.: (0 66 23) 88-0
Fax: (0 66 23) 88 70 10

Klinik kann belegt werden von: BfA – LVA – RVO-Krankenkassen – Arbeiter-Ersatzkassen – Angestellten-Ersatzkassen – Bundesknappschaft – Landwirtschaftliche Krankenkasse – Seekasse – Krankenversorgung für Bundesbeamte – Private Krankenversicherungen – Öffentlicher Dienst/Beihilfe – Selbstzahler

Prinzregent-Luitpold Kinderkurklinik

Oberschwenden 70
88175 Scheidegg
Tel.: (0 83 81) 8 19 47

Klinik kann belegt werden von: BfA – LVA – RVO-Krankenkassen – Arbeiter-Ersatzkassen – Angestellten-Ersatzkassen – Jugendämter – freie Verbände – Private Krankenversicherungen – Öffentlicher Dienst/Beihilfe – Selbstzahler

Schwarzwald-Kurklinik der BfA

Hugo-Römpter-Straße 12
75328 Schömberg
Tel.: (0 70 84) 12-1
Fax: (0 70 84) 1 22 77

Klinik kann belegt werden von: BfA – LVA – Arbeiter-Ersatzkassen – Angestellten-Ersatzkassen – Private Krankenversicherungen – und auf Anfrage

Ostseeklinik Holm

24217 Schönberg
Tel.: (0 43 44) 3 70
Fax: (0 43 44) 3 76 66

Klinik kann belegt werden von: BfA – LVA – RVO-Krankenkassen – Arbeiter-Ersatzkassen – Angestellten-Ersatzkassen – Private Krankenversicherungen – Öffentlicher Dienst/Beihilfe – Selbstzahler

Sanatorium Schloß Lindach GmbH

73525 Schwäbisch Gmünd
Tel.: (0 71 71) 7 19 71

Klinik kann belegt werden von: RVO-Krankenkassen – Arbeiter-Ersatzkassen – Angestellten-Ersatzkassen – Private Krankenversicherungen – Öffentlicher Dienst/Beihilfe – Selbstzahler

ANHANG

Kurklinik Schwangau

Mitteldorf 5
87645 Schwangau
Tel.: (0 83 62) 81 03-1
Fax: (0 83 62) 8 17 68

Klinik kann belegt werden von: BfA – LVA – RVO-Krankenkassen – Arbeiter-Ersatzkassen – Angestellten-Ersatzkassen – Private Krankenversicherungen – Öffentlicher Dienst/Beihilfe – Selbstzahler – Beamte der Stadt München – Polizei

Privatklinik für Herz- und Kreislauferkrankungen

Römerstraße 17 + 25
83358 Seebruck/Chiemsee
Tel.: (0 86 67) 76-0
Fax: (0 86 67) 2 02

Klinik kann belegt werden von: RVO-Krankenkassen – Arbeiter-Ersatzkassen – Angestellten-Ersatzkassen – Postbeamten-Krankenkassen – Private Krankenversicherungen – Öffentlicher Dienst/Beihilfe – Selbstzahler

Privatklinik für Herz- und Kreislauferkrankungen

Lauterbacher Mühle
82402 Seeshaupt
Tel.: (0 88 01) 18-0
Fax: (0 88 01) 24 28

Klinik kann belegt werden von: RVO-Krankenkassen – Arbeiter-Ersatzkassen – Angestellten-Ersatzkassen – Private Krankenversicherungen – Öffentlicher Dienst/Beihilfe – Selbstzahler

Felke-Kurhaus am Maasberg Sanatorium für Naturheilverfahren

Am Maasberg
55566 Sobernheim
Tel.: (0 67 51) 2 04-1
Fax: (0 67 51) 20 44

Klinik kann belegt werden von: BfA – LVA – RVO-Krankenkassen – Arbeiter-Ersatzkassen – Angestellten-Ersatzkassen – Private Krankenversicherungen – Öffentlicher Dienst/Beihilfe – Selbstzahler

Klinik Der Westerhof

Westerhofstraße 12
83684 Tegernsee
Tel.: (0 80 22) 1 81-0

Klinik kann belegt werden von: RVO-Krankenkassen – Arbeiter-Ersatzkassen – Angestellten-Ersatzkassen – Private Krankenversicherungen – Öffentlicher Dienst/Beihilfe – Selbstzahler

Kurhaus Seidl Teisendorf-Holzhausen

83317 Teisendorf
Tel.: (0 86 66) 8 01-0
Fax: (0 86 66) 80 11 02

Klinik kann belegt werden von: BfA – LVA (nur auf Anfrage) – RVO-Krankenkassen – Arbeiter-Ersatzkassen – Angestellten-Ersatzkassen – Private Krankenversicherungen – Öffentlicher Dienst/Beihilfe – Selbstzahler – Sanitätsamt der Bundeswehr

Curschmann-Klinik – Rehabilitationszentrum für Herz-Kreislauferkrankungen

Saunaring 6
23669 Timmendorfer Strand
Tel.: (0 45 03) 6 02-0
Fax: (0 45 03) 60 26 57

Klinik kann belegt werden von: BfA – LVA Hamburg, Schleswig-Holstein – RVO-Krankenkassen – Arbeiter-Ersatzkassen – Angestellten-Ersatzkassen – Anschlußheilbehandlungen – Anschlußgesundheitsmaßnahmen – Private Krankenversicherungen – Öffentlicher Dienst/Beihilfe – Selbstzahler

Klinik Wehrawald der BfA

Schwarzenbacher Straße 3
79682 Todtmoos
Tel.: (0 76 74) 80-0

Klinik kann belegt werden von: BfA – LVA Oldenburg – RVO-Krankenkassen – Arbeiter-Ersatzkassen – Angestellten-Ersatzkassen – Selbstzahler

Reha-Kliniken für Herz-Kreislauf-Kranke

Birkle-Klinik Fachklinik für Innere Medizin und Orthopädie

Obere St. Leonhardstraße 55
88662 Überlingen
Tel.: (0 75 51) 8 03-0
Fax: (0 75 51) 80 37 11

Klinik kann belegt werden von: BfA (derzeit keine Beauftragung in Anschlußheilbehandlung Klasse I) – LVA Baden – RVO-Krankenkassen – Arbeiter-Ersatzkassen – Angestellten-Ersatzkassen – Private Krankenversicherungen – Öffentlicher Dienst/Beihilfe – Selbstzahler

Klinik Buchinger am Bodensee

Wilhelm-Beck-Straße 27
88662 Überlingen
Tel.: (0 75 51) 8 07-0
Fax: (0 75 51) 80 78 89

Klinik kann belegt werden von: RVO-Krankenkassen – Arbeiter-Ersatzkassen – Angestellten-Ersatzkassen – Private Krankenversicherungen – Öffentlicher Dienst/Beihilfe – Selbstzahler

Klinik und Rehabilitationszentrum Lippoldsberg e.V.

Birkenallee
37194 Wahlsburg
Tel.: (0 55 72) 41-0
Fax: (0 55 72) 4 12 21

Klinik kann belegt werden von: BfA – LVA Rheinprovinz, Hessen, Niedersachsen – RVO-Krankenkassen – Arbeiter-Ersatzkassen – Angestellten-Ersatzkassen – Private Krankenversicherungen – Öffentlicher Dienst/Beihilfe – Selbstzahler

Kurklinik Sonnenhof

Am Wald 1
72178 Waldachtal
Tel.: (0 74 43) 27-0
Fax: (0 74 43) 2 77 14

Klinik kann belegt werden von: BfA (nicht im Anschlußheilbehandlungs-Verfahren) – RVO-Krankenkassen – Arbeiter-Ersatzkassen – Angestellten-Ersatzkassen – Private Krankenversicherungen (Kostenzusage vor Beginn der Maßnahme einholen) – Öffentlicher Dienst/Beihilfe – Selbstzahler

Herz-Kreislauf-Klinik Waldkirch

Kandelstraße 41
79183 Waldkirch
Tel.: (0 76 81) 29-0

Klinik kann belegt werden von: BfA – RVO-Krankenkassen – Arbeiter-Ersatzkassen – Angestellten-Ersatzkassen – Private Krankenversicherungen – Öffentlicher Dienst/Beihilfe – Selbstzahler

Knappschafts-Kurklinik Warmbad

09429 Warmbad Wolkenstein
Tel.: (03 73 69) 49-1
Fax: (03 73 69) 4 56

Klinik kann belegt werden von: Bundesknappschaft

Fachklinik Wolletzsee Cardiologisches Rehabilitationszentrum

Waldstr. 2
16278 Wolletz (Kreis Angermünde)
Tel.: (0 33 31) 3 26 07
Fax: (0 33 31) 3 26 07

Klinik kann belegt werden von: BfA – LVA Berlin, Brandenburg, Mecklenburg-Vorpommern, Sachsen-Anhalt – RVO-Krankenkassen – Arbeiter-Ersatzkassen – Angestellten-Ersatzkassen – Private Krankenversicherungen – Öffentlicher Dienst/Beihilfe – Selbstzahler

ANHANG

Kontaktadressen für Schlaganfall-Patienten

Stiftung Deutsche Schlaganfall-Hilfe
Carl-Bertelsmann-Straße 156
33311 Gütersloh
Tel.: 0 52 41/97 70-0
Fax: 0 52 41/70 20 71

Aufgaben der Stiftung Deutsche Schlaganfall-Hilfe: Aufklärung der Bevölkerung, Verbesserung und Weiterentwicklung der diagnostischen Möglichkeiten, Einrichtung von „Schlaganfall-Stationen" in Krankenhäusern zur Früh- und Akutbehandlung sowie zur Frührehabilitation, Fortbildung und Erfahrungsaustausch von Ärzten, Förderung von patientenorientierter Forschung.

Nationale Kontakt- und Informationsstelle zur Anregung und Unterstützung von Selbsthilfegruppen (NAKOS)
Albrecht-Achilles-Straße 65
10709 Berlin

Reha-Kliniken für Schlaganfall-Patienten:

Alle im folgenden aufgeführten Adressen wurden uns von der Stiftung Deutsche Schlaganfall-Hilfe zur Verfügung gestellt **(Stand: September 1995)**.

Es handelt sich um neurologisch orientierte Kliniken, die vornehmlich auf die Rehabilitation von Schlaganfall-Patienten ausgerichtet sind. Sie sind nach Bundesländern geordnet.

Baden-Württemberg

Kliniken Schmieder KG
Im Tafelholz
78476 Allensbach
Tel.: 0 75 33/80-0

Sanatorium Sankt Marien
Im Grün 2-4
79415 Bad Bellingen
Tel.: 0 76 35/3 11-0

Schwarzwaldklinik I (Neurologie)
Im Sinnighofen 2
79189 Bad Krozingen
Tel.: 0 76 33/4 05-5 05

Parkklinik
Waldstraße 9
74906 Bad Rappenau
Tel.: 0 72 64/88-0

Rehabilitationsklinik für Stimm-, Sprach- und Sprechstörungen
74906 Bad Rappenau
Tel.: 0 72 64/8 86 00

Sankt-Rochus-Klinik
Kraichgutstraße 11
76669 Bad Schönborn
Tel.: 0 72 53/82-0

Sigmund Weil-Klinik
Kraichgaustraße 17
76669 Bad Schönborn
Tel.: 0 72 53/85-0

Kliniken Hohenurach
Immanuel-Kant-Straße 31
72574 Bad Urach
Tel.: 0 71 25/1 51-0

Kliniken für Rehabilitation Waldklinik Dobel
Neuenbürger Straße 49
75335 Dobel
Tel.: 0 70 83/7 47-0

Neurologische Klinik des Bundes Deutscher Hirnbeschädigter e. V.
Postfach 1262
79213 Elzach
Tel.: 0 76 82/8 01-0

Kliniken Schmieder Gailingen und Allensbach
Auf dem Berg
78262 Gailingen
Tel.: 0 77 34/8 60

Geriatrische Rehabilitationsklinik Sinsheim
Alte Waibstadter Straße 1
74889 Sinsheim
Tel.: 0 72 61/66-0

Kliniken für Rehabilitation Klinik Reichebach
Bergstraße 38
76337 Waldbronn
Tel.: 0 72 43/6 03-0

Reha-Kliniken für Schlaganfall-Patienten

Kurklinik Wildbad
Bätzerstraße 92
75323 Wildbad
Tel.: 0 70 81/15 00

Bayern

Rehabilitationsklinik Schloß Bad Buchau
Schloßplatz 2
88422 Bad Buchau
Tel.: 0 75 82/8 07-0

Klinikum
Passauer Wolf-Haus II
Bürgermeister-Hartl-Platz 1
94086 Bad Griesbach
Tel.: 0 85 32/27-0

Stift Rottal
May-Köhler-Straße 3
94086 Bad Griesbach
Tel.: 0 85 32/87-0

Fachklinik Bad Heilbrunn
Wörnerweg 30
83670 Bad Heilbrunn
Tel.: 0 80 46/18-0

Neurologische Klinik
von-Guttenberg-Straße 10
97616 Bad Neustadt/Saale
Tel.: 0 97 71/9 08-0

Buchberg-Klinik
Wengleinstraße 20
83646 Bad Tölz
Tel.: 0 80 41/80 30

Kurklinik Kaiserhof und Oberland-Klinik
Herderstraße 1+6
83646 Bad Tölz
Tel.: 0 80 41/50 10

Reha-Zentrum Roter Hügel
Jakob-Herz-Straße 1
95445 Bayreuth
Tel.: 09 21/3 09-0

Rehabilitationsklinik Loipl
Tanngasse 15
83483 Bischofswiesen/Berchtesgaden
Tel.: 0 86 52/89-0

Fachklinik Enzensberg
Höhenstraße 56
87629 Hopfen am See/Füssen
Tel.: 0 83 62/12-0

Fachklinik Ichenhausen
Fachklinik für physikalische
Medizin und medizinische
Rehabilitation
Krumbacher Straße 45
89335 Ichenhausen
Tel.: 0 82 23/99-0

Klinik Haus Bruneck
Gräfin-Schlippenbach-Weg 16
83708 Kreuth
Tel.: 0 80 29/8-0

Kurklinik Ludwigsbad
Seidlpark 10
82418 Murnau
Tel.: 0 88 41/47 30

Medizinische
Rehabilitationsklinik
Am Brunnenforum 5
93333 Neustadt
Tel.: 0 94 45/2 01-0

Klinik Bavaria
Hausstein 30 1/2
94571 Schaufling/Deggendorf
Tel.: 0 99 04/77-0

Rehabilitationskrankenhaus Ulm
Oberer Eselsberg 45
89081 Ulm
Tel.: 07 31/1 77-0; 07 31/1 77-3 39

Berlin

Klinik Berlin
Kladower Damm 223
14089 Berlin
Tel.: 0 30/3 65 03-0

Brandenburg

MEDIAN Klinik Hoppegarten
Rehabilitationsklinik für Neurologie
und Orthopädie
Rennbahnstraße 107
15366 Dahlwitz/Hoppegarten
Tel.: 0 33 42/35 30

ANHANG

Brandenburg Klinik
Wandlitzer Chaussee 116
16348 Bernau
Tel.: 03 33 97/3-0

Mecklenburg-Vorpommern

MEDIAN Klinik Bad Sülze
Schwerpunkt für Neurologie und Orthopädie
Kastanienallee
18334 Bad Sülze
Tel.: 03 82 29/72-0

Reha-Zentrum Plau
Quetziner Straße
19395 Plau
Tel.: 03 87 35/74-0

Niedersachsen

Diana-Klinik
Dahlenburger Straße 2a
29549 Bad Bevensen
Tel.: 0 58 21/8 01-0

Marcus-Klinik
Fachklinik für Neurologie und Orthopädie
Brunnenstraße 1
33014 Bad Driburg
Tel.: 0 52 52/4 01-0

Johanniter Ordenshäuser
Johanniterstraße 7
32545 Bad Oeynhausen
Tel.: 0 57 31/1 51-0

Klinik am Rosengarten
Fachklinik für konservative Orthopädie und Neurologie
Westkorso 22
32545 Bad Oeynhausen
Tel.: 0 57 31/13-02

Sonnenhof-Klinik
Brahmsstraße 8
32545 Bad Oeynhausen
Tel.: 0 57 31/9 84-0

Klinikum für Rehabilitation Bad Salzuflen-
Kliniken am Burggraben (KAB)
Alte Vlothoer Straße 47-49
Klinik Flachsheide (KF)
Forsthausweg 1c
32105 Bad Salzuflen
Tel. : 0 52 22/37-0

Sophienhaus
Sophienstraße 5
32105 Bad Salzuflen
Tel.: 0 52 22/18 40

Klinik Hoher Meißner
Fachklinik für Orthopädie
und Rheumatologie
Hardtstraße 36
37424 Bad Soden Allendorf
Tel.: 0 56 52/55-0

Wicker Klinik
Fürst-Friedrich-Straße 2-4
34537 Bad Wildungen
Tel.: 0 56 21/7 92-0

Hardtwaldklinik I
Hartstraße 31
34596 Bad Zwesten
Tel.: 0 56 26/87-0

Neurologische Klinik des
Bundes Deutscher Hirnbeschädigter e. V.
Hubertusstr. 5-7
35619 Braunfels
Tel.: 0 64 42/93 60

Hainpark-Klinik
Am Hainpark 11
35075 Gladenbach
Tel.: 0 64 62/2 05-0

Reha-Zentrum-Gyhum
Dammersmoorweg 17
27404 Gyhum
Tel.: 0 42 86/8 90

Neurologische Klinik des
Bundes Deutscher
Hirnbeschädigter e. V.
Greitstr. 18-28
31840 Hessisch-Oldendorf
Tel.: 0 51 52/7 81-0

Weserbergland-Klinik
Postfach 10 01 93
37669 Höxter
Tel.: 0 52 71/64-0

Waldklinik Jesteburg
„Rüsselkäfer"
Klecker Waldweg 145
21266 Jesteburg
Tel.: 0 41 83/1 89-0

Reha-Kliniken für Schlaganfall-Patienten

Neuro-orthopädisches
Reha-Zentrum
Oeninger Weg 59
29614 Soltau
Tel.: 0 51 91/80-0

Klinik und Rehabilitationszentrum Lippoldsberg
Birkenallee 1
37194 Wahlsburg
Tel.: 0 55 72/41-0

Rehazentrum Wilhelmshaven
-Klinik am Park-
Bremer Str. 2
26382 Wilhelmshaven
Tel.: 0 44 21/9 45-0

Hans-Werner- und Helmut-
Burmeister-Gedächtnis-Stiftung
Waldsaumweg 20-24
37449 Zorge
Tel.: 0 55 86/80 41-0

Nordrhein-Westfalen

Odeborn-Klinik
57319 Bad Berleburg
Tel.: 0 27 51/82-0

Neurologische Rehabilitationsklinik
Bad Camberg
Obertorstraße 100-102
65520 Bad Camberg
Tel.: 0 64 34/9 19-0

Deutsch-Ordens-Hospital
Römerstraße 45/46
56130 Bad Ems
Tel.: 0 26 03/97 50

Schloßberg-Klinik Wittgenstein
Schloßstraße 40
57334 Bad Laasphe
Tel.: 0 27 52/1 01-0

Parkinson-Fachklinik Bad Nauheim
Franz-Groedel-Straße 6
61231 Bad Nauheim
Tel.: 0 60 32/7 81-0

Rehabilitationsklinik Wetterau
Zanderstraße 30-32
61231 Bad Nauheim
Tel.: 0 60 32/70-0

William-Harvey-Klinik
Am Kaiserberg 6
61231 Bad Nauheim
Tel.: 0 60 32/7 07-0

Küppelsmühle Reha-Kliniken
Am Orbtal 1
63611 Bad Orb
Tel.: 0 60 52/8 21

Neuro-orthopädisches Reha-Zentrum
Spessartstraße 20
63619 Bad Orb
Tel.: 0 60 52/8 08-2 33

Klinik Burg Landshut
Kueser Plateau
Postfach 134
54470 Bernkastel-Kues
Tel.: 0 65 31/40 00

Neurologisches Rehabilitationszentrum
„Godeshöhe" e. V.
Waldstraße 2-10
53177 Bonn
Tel.: 02 28/3 81-0

Fachklinik Rhein-Ruhr
Auf der Rötsch 2
45219 Essen
Tel.: 0 20 54/88-0

Klinik Holthausen
Am Hagen 20
45527 Hattingen
Tel.: 0 23 24/9 66-0

Neurologische Klinik
Hennef-Allner des BDH
Siegburger Straße 41
53773 Hennef/Sieg
Tel.: 0 22 42/27 63

Hedon-Klinik Lingen/Ems
Hedonallee 1
49803 Lingen/Ems
Tel.: 05 91/9 18-0

Eifelhöhen-Klinik
Dr. Konrad Adenauer Straße 1
53947 Nettersheim-Marmagen
Tel.: 0 24 86/71-0

Asklepios
Neurologische Klinik Bad Salzhausen
Am Hasensprung 6
63667 Nidda
Tel.: 0 60 43/8 04-0

ANHANG

Rhein-Sieg-Klinik
Höhenstraße 30
51588 Nümbrecht
Tel.: 0 22 93/9 20-0

Klinik am Stein
Wattmecke 3-7
59939 Olsberg
Tel.: 0 29 62/80 80

Westerwaldklinik Waldbreitbach
Postfach 12 40
56588 Waldbreitbach
Tel.: 0 26 38/8 98-0

Saarland

Reha-Med-Klinik Homburg
Am Steinhübel 8
66424 Homburg
Tel.: 0 68 41/69 90

Fachklinik St. Hedwig
Krankenhausstraße 1
66557 Illingen
Tel.: 0 68 25/40 10

DRK-Klinik Mettlach für
Geriatrie und Rehabilitation
Saaruferstraße 10
66693 Mettlach
Tel.: 0 68 64/88-0

Bosenberg-Klinik
Am Bosenberg
66606 St. Wendel
Tel.: 0 68 51/14-0

Klinik Sonnental
66709 Weiskirchen
Tel.: 0 68 76/17-0

Sachsen

Reha-Zentrum Fachkliniken für
orthopädische, kardiologische und
neurologische Rehabilitation
Gustav-Adolf-Straße 15
04849 Bad Düben
Tel.: 03 42 43/79-0

Klinik Bavaria
An der Wolfsschlucht 1-2
01731 Kreischa
Tel.: 03 52 06/60

Klinik Schloß Pulsnitz
Robert-Koch-Straße 10
01896 Pulsnitz
Tel.: 03 59 55/50

Knappschafts-Kurklinik
Warmbad Wolkenstein
Am Freibad 59
09429 Warmbad
Tel.: 0 37/36 94 91

Sachsen-Anhalt

Neurologisches Therapiezentrum Magdeburg
Georg-Kaiser-Straße 2c
39116 Magdeburg
Tel.: 03 91/60 21 59

Schleswig-Holstein

Segeberger Kliniken GmbH
Kurhausstraße 81
23795 Bad Segeberg
Tel.: 0 45 51/80-0

Reha-Klinik Damp
24351 Damp
Tel.: 0 43 52/80 03

Sachregister

SACHREGISTER

ACE-Hemmer 249, 255
Acenocoumarol 243
Acerbon 256
Acipimox 238
Adrenalin 19
Adventitia 20
AIDS 139
Alkohol 47
Alliin 265
AN69-Dialysatoren 257
Analgetika-Asthma 241
Anämie, hämolysierende 257
Anamnese 74
Aneurysma 193, 215, 228
Angina pectoris 70 ff.
Angiographie 195, 229
Angioödem 241
Angiotensin 255
– Converting-Enzym 255
Anschlußgesundheitsmaßnahme 115
Anschlußheilbehandlung 110
Antikoagulantien 243
Antioxidantien 263
Antirheumatika, nicht-steroidale 249
Aorta 14
Aortenklappe 175
– Stenose 176
Aphasie 204
Apherese 38
apoplektischer Insult 192
Aquaphor 248
Arbeits- und Beschäftigungstherapie 202
Arterien 13, 20
Arterienverkalkung 23
Arteriosklerose 23, 36, 185
– Entstehung 36
– Risikofaktoren 24
– Vorbeugen 38
Arzneimittel 231
Aspirin 240
Atemgymnastik 145
Atenolol 251
Atrio-Ventrikular-Knoten 19
AV-Block (atrioventrikulärer Block) 163, 252
Atrium 14
Attacken, transiente ischämische 186, 194
Autogenes Training 96
Azetyldigoxin 261
Azetylsalizylsäure 240, 245, 260

Ballaststoffe 39
Ballon-Dilatation 127, 190, 226
Bauchschlagader 215
Beckenarterie 219
Befundbericht 90
Beloc 251
Berinert HS 257
Beruf 118, 210
Berufsunfähigkeit 150
Beta-Blocker 249, 250, 255
Beta-Carotin 264
Beta-Rezeptoren 250
Beta-Sitosterin 236
Bewegung 48
Bewegungstherapie 196, 206
Bezafibrat 233, 237
Bifurkation 188
Binnenraum-Szintigraphie 84
Bio-Klappe 177
Bisoprolol 251
Blutdruckselbstmeßgeräte 57
Blutfette 25
Blutgefäßsystem 13
Blutgerinnsel 191
Bluthochdruck 53
– Behandlung 58 f.
– Entstehung 54
– Grenzwerte 58
– Medikamente 60
– messen 54
– selbst messen 55
– vorbeugen 58
Blutkreislauf 13
Blutplättchen 63
Bobath-Konzept 200
Body-mass-Index (BMI) 48
Bradykardie 162
Brennessel 250
Bufedil 262
Buflomedil 262
Bypass-Operation 136, 228
– Arteria mammaria 138, 142, 143
– Erfolgsraten 148
– Gegenanzeigen 138
– Nachsorge 149
– Verlauf 138, 142
– Vorbereitung 138

*C*apozide 257
Captopril 256
Carotis 188
Cedur 233
Chelat-Therapie 225
Cholestabyl 233

Cholesterin 25, 27, 46
– Kinder 33
– Richtwerte 30
Cholesterin-Synthese-Hemmer 234
cholesterinarme Küche 46
Chylomikronen 27, 29
CI-Inaktivator 257
Ciclosporin A 235
Claudicatio intermittens 221
Clofibrat 233, 237, 245
Coleb 259
Colestipol 233, 236, 262
Colestyramin 233, 236, 245, 262
Complamin spezial 233
Concor 251
Corangin 259
Coric 256
Cortison 210
Coumadin 243
Crataegus 262
CSE-Hemmer 234
Cumarin-Hautnekrosen 244

Defibrillation 80, 88, 161
Defluina peri 262
Delta-Gehrad 208
Denan 233
Deutsche Gesellschaft für Prävention und Rehabilitation von Herz-Kreislauferkrankungen e. V. 273
Deutsche Herzstiftung 273
Deutsches Rotes Kreuz (DRK) 203
Dextrothyroxin 239
Diastole 19, 54
Digicor 261
Digimerck 260
Digitalis 236, 252 255
Digitoxin 261
Digotab 260
Digoxin 261
Diltiazem 252
Diuretika 247, 255
Doppler-Effekt 82
– Verfahren 187
Duplex-Sonographie 187
Durchblutungsstörungen 69
– im Bauch 215
– in den Beinen 219
– am Herzen 69
– im Kopf 185
Dusodril 263
Dyskardien 75
Dytide H 248

301

ANHANG

Echokardiographie 81
EDTA 225
Eicosapentaensäure 265
Eigenblutspende 139
Einschwemmkatheter 168
EKG 77
– Belastungs-EKG 80
– Langzeit-EKG 81
– Ruhe-EKG 79
Elektro-Kardiogramm 77
Embolie 63
Enalapril 256
Endokarditis 176
Engegefühl in der Brust 70
Entspannungstechniken 96 ff.
Ergometer 80
Ergotherapeuten (Bundesverband) 203
Ergotherapie 202
Erwerbsunfähigkeit 150
Esidrix 248
Ethinylöstradiol 157
Etofibrat 233

Fast food 45
Feldenkrais-Lernmethode 97
Fenofibrat 233
Fett 42
– tierisches 25
– pflanzliches 25, 26, 44
fettarme Kost 39, 44
Fettgehalt wichtiger Nahrungsmittel 40
Fettsäuren 26
– gesättigte 26
– ungesättigte 26
Fettstoffwechselstörungen 37
Fibrate 233, 237
Fibrin 63, 104, 243
Fibrinogen 63, 64
Fingerhut 260
Fingermeßgeräte 57
Fischöl 26, 265
Fludilat 263
Flush 238, 254, 264
Framingham-Studie 29
freie Radikale 36, 263
Früh-Rehabilitation 116
–, ambulante 116
Frührente 119, 150, 211
funktionelle Entspannung nach Fuchs 96
Fuß-Hygiene 224
Fußball 49
Fußkreise 67

Gamma-Kamera 84
gefäßchirurgisches Zentrum 226
Gefäßprothese 217, 228
Gehgestelle 209
Gehhilfen 208
Gehtest 222
Gehtraining 223
Gemfibrozil 233, 237
gerinnungshemmende Mittel 236
Gesamtcholesterin 30
Gesprächsgruppen 268
Gestagene 157
gesunde Ernährung 34
Gesundheits-Check-up 75
Gevilon 233, 237
Gingiun 263
Ginkgo biloba 262
– Mittel 262
Ginkobil 263
Glyceroltrinitrat 259
Golf 49
Greifhilfen 207
Griffverdickungen 207

Halsschlagader 188
– Operation 190
Hämodilution 210
harntreibende Mittel 247
Hauptfürsorgestelle 211
Haushaltszucker 41
HDL 27, 28
Herz 13, 14
Herz-Lungen-Maschine 142
Herz-Transplantation 171 f.
Herzbeschwerden, nervöse 76
Herzbeutel 16
Herzgeräusche 77
Herzglykoside 260
Herzgruppen 117, 121, 271
Herzinfarkt 98, 120, 122
– Anzeichen 101
– Autofahren 120
– Erste Hilfe 101
– Hinterwandinfarkt 100
– Medikamente 122
– Nachsorge 108
– Sexualität 124
– Vorderwandinfarkt 100
Herzinsuffizienz 167
Herzkammer 14
Herzkatheter 85, 168
Herzklappen 17, 159, 175
– künstliche 176
Herzklappenfehler 175
Herzkranzgefäße 21
Herzminutenvolumen 84

Herzmuskel 16
Herzmuskelentzündung 159, 181, 182
herzmuskelspezifische Enzyme 103
Herzrhythmusstörungen 159, 161
Herzschrittmacher 163
Herzschwäche 167 ff.
Herzströme 77
Herztöne 76
Hexanicit forte 233
Hirnblutung 192, 193, 195
Hirndurchblutungsstörungen 186
Hirninfarkt 186, 193
HIV 139
HMG-CoA-Hemmer 234
HMG-CoA-Reduktase 28
Husten 145
Hydergin 263
Hypercholesterinämie, familiäre 37
Hypertonie 53, 58
–, essentielle 54

Infarkt 37
Infarkttote 99
Intensivstation 104, 144
Intima 20, 36
Ionenaustauscher 233
ISDN 259
Ismo 259
Iso Mack 259
Iso Mack Spray 259
Isoket 259
Isoket Spray 259
Isosorbiddimononitrat 259
Isosorbiddinitrat 259

Joggen 49

Kalium 159, 247
Kalzium-Antagonisten 249, 253
Kammerflattern 161
Kammerflimmern 80, 88, 161
Kapillaren 13
Kardiomyopathie 181
–, kongestive 181
–, dilatative 181
–, hypertrophische 182
Katheter-Ablation 161
Kaveri 263
Kernspintomographie 195
Klappenprothesen 176
Kneipp-Maßnahmen 111
Knoblauch 265
Kontrastmittel 87
Kornblumenblau-Sehen 261
Koronar-Angiographie 85, 88, 91

Sachregister

Koronararterie 21
koronare Herzkrankheit (KHK) 69, 152
– Frauen 152 ff.
Körper-Therapie 212
Körperschlagader (Aorta) 216
Krampfadern 67, 139
Krankengymnastik 202
Krankengymnast(inn)en (Berufsverband) 201
Kreislauf 13
Kunstharze 233, 236
Kunstherz 173
Kunstklappen 176
künstliche Adern 228

Lanicor 260
Lanitop 260
Laser 133, 226
Lasix 248
LDL 27, 28, 37
– Rezeptoren 28, 37
Lebensstil 95, 111, 121
Leichtathletik 49
leichte Küche 46
Leistenarterie 87
Liebe 124, 179
Linolsäure 26
Linsentrübungen 235
Lipanthyl 233
Lipide 27
Lipidsenker 232
Lipo-Merz 233
Lipoproteine 27, 29
Liprevil 233
Lisinopril 256
Logopädie 205
Logopädie 204
– Bundesverband 204
Lopirin 256
Lovastatin 233, 234
Lungenentzündung 145
Lurselle 234, 238
Lyse-Therapie 104
– Gegenanzeigen 107
– unerwünschte Wirkungen 107

*M*agnesium 159, 247, 264
– Präparate 247
– Infusion 264
– Tabletten 264
Magnetfeld-Schleusen 164
Maiglöckchen 261
Makrophagen 37, 264
Marcumar 238, 241, 243

Media 20
Medikamente 122, 231 ff., 243, 263
Meerzwiebel 260
Methyldigoxin 260
Metoprolol 251
Mevinacor 233
Mittelmeerkost 41
Mitralklappe 17, 175
Mobiltelefone 164
Moduretik 248
Mono Mack 259
Musiktherapie 204
Muskelbeschwerden 249
Muskelentspannung nach Jacobson 97
Myokard-Szintigraphie 84
Myokarditis 182
Myositis 237

*N*achlastsenkung 256
Naftidrofuryl 262
Nahrungsfette 27
Neurologe 186
nicht-steroidale Antirheumatika 241
Nifedipin 252, 253
Nikotinsäure 233, 238
Nikotinpflaster 51
Nitrate 255, 259
Nitro-Kapsel 258
Nitro-Spray 269
Nitroglyzerin 258
Nitrolingual 259
Noradrenalin 19
Nordsee 120
Normalgewicht 48
Novodigal 260

*Ö*deme 237, 241, 250
offenes Bein 65
Olivenöl 26, 44
Ölsäure 26
Omega-3-Fettsäuren 26, 265
Operation an den Halsschlagadern 190
Orphol 263
Östrogen 152, 156

*P*artnerschaft 118
Passivrauchen 51
Patch 143, 190
PAVK 219
Pentoxifyllin 262
Perikard 16

periphere arterielle Verschlußkrankheit 219 ff.
Petersilie 250
Pflanzenöl 44
Pflege 205
Pflegedienst 207
Pflegeheim 213
Phenprocoumon 243
Phenytoin 238
Phlebographie 139
Physiosklerose 20
Pille 152, 157, 192
Pilzinfektion 147
Plaques 24, 37
Plättchenthromben 186
plötzlicher Herztod 70
Polyneuropathie 235
Pravasin 233
Pravastatin 233 f.
Pres 256
Probucol 234, 239
Prostaglandine 224
Proteine 27
Psychopharmaka 252
PTCA 127
Pulmonalklappe 175
Puls 159

*Q*10 266
Quantalan 233
Quickwert 245
Quincke-Ödem 256

*R*adfahren 49
Ramus interventricularis anterior (RIVA) 91
Rauchen 50, 223
Raucherbein 219
Rechtsherz-Katheter 168
Regelan 233
Rehabilitation 110
Reisen 120, 151
Reizhusten 256
Rentenversicherungsträger 113
Reservetherapeutika 234
Rheuma 176, 182
Risikofaktoren 69
Rökan 263
Rollator 208
Rotablation 134, 226
roter Thrombus 63
Rotwein 47
Rudern 111
Ruhepuls 160

303

ANHANG

Sandimmun 235
Sauna 121
Schaufensterkrankheit 221
Schaumzellen 37
Schilddrüse 159
Schilddrüsenhormone 159
Schlaganfall 192
– Anzeichen 194
– Autofahren 212
– Behandlung 195
– Erste Hilfe 194
– Folgen 195
– Medikamente 209
– Patientenbetreuung 199
– Pflege 207, 213
– Rehabilitation 200
– Reisen 211
– Risikofaktoren 192
– Ursachen 193
– Vorbeugen 209
Schleifendiuretika 248, 261
Schlüsselhalter 203
Schrittmacher-Paß 164
Schwerbehinderte 211
Schwerbehindertenausweis 119, 211
Schwerbehinderung 150
Schwimmen 49
Seele 93
Segeln 111
Sekundenherztod 70
Selbsthilfegruppen 268
Sermion 263
Simvastatin 233 f.
Sintrom 243
Sinusknoten 19, 159
Sitosterin Delalande 236
Skifahren 111
Skiferien 122
Skilanglauf 49
Sonographie 83
Sotalex 251
Sotalol 251
Spargel 250
Spazierengehen 49
Sport 49, 111
ST-Strecke 79
ST-Strecken-Senkung 79
stabile Seitenlage 102
Stent 134, 227
Stiftung Rehabilitation 207
Streptokinase 104
Streßbewältigungstraining 112
Strophanthin 260
Strumpf-Anziehhilfen 207
Subarachnoidal-Blutung 193
Surfen 111

Süßstoff 41
Sympathikus-Nerv 250
Systole 19, 54
Szintigraphie 229

Tachykardie 160
Tebonin 264
technische Hilfsmittel für Behinderte 203
Tennis 49, 111
Tenormin 251
Tensobon 256
tensobon comp 257
Thiazid-Diuretika 257
Thrombektomie 65, 66
Thrombendarteriektomie 191
Thrombolyse 65
Thrombose 63 ff.
Thrombozytenaggregationshemmer 187, 240
TIA 186
Ticlopidin 240, 243
Tiklyd 240, 242
Tissue Plasminogen Activator 106
t-PA 104, 106
Transaminase 235, 237, 239
transösophageale Echokardiographie 82
Trental 263
Triglyzeride 25
Trikuspidalklappe 17, 175

Übergewicht 47
Ubichinon 266
Ulcus cruris 65
Ultraschalluntersuchungen 81
Umgehungsadern (Kollaterale) 70
Umschulung 119, 150
Unterarmgehstützen 208
Urlaub 120, 150
Urokinase 104

Vegetatives Nervensystem 19
Venen 13, 20
Ventrikel 14
Verapamil 253 f.
Verschlußkrankheit 219
Versorgungsamt 211
Vierpunktgehstützen 208
Vitamin C 263
– E 263
– K 245
VLDL 27, 28

Vollrohrzucker 41
Vollwert-Ernährung 39
Vorhöfe 14
Vorhofflattern 162
Vorhofflimmern 162

Wacholder 250
Wanderferien 122
Warfarin 243
Wechseljahre 152, 156
Weißdorn 262
WPW-Syndrom 160

Xanef 256
Xantinolnikotinat 238

Yoga 98

Zahnarzt 178
Zentropil 238
Zinnkraut 250
Zocor 233

304